精编妇产科诊治实践

主编　戚　敏　孙　慧　孟双双　齐玉玲
晁翠敏　魏爱萍　闫丽娟

黑龙江科学技术出版社
HEILONGJIANG SCIENCE AND TECHNOLOGY PRESS

图书在版编目(CIP)数据

精编妇产科诊治实践 / 戚敏等主编. -- 哈尔滨：黑龙江科学技术出版社，2023.12

ISBN 978-7-5719-2218-4

Ⅰ. ①精… Ⅱ. ①戚… Ⅲ. ①妇产科病－诊疗 Ⅳ. ①R71

中国国家版本馆CIP数据核字（2023）第248035号

精编妇产科诊治实践
JINGBIAN FUCHANKE ZHENZHI SHIJIAN

主　　编　戚　敏　孙　慧　孟双双　齐玉玲　晁翠敏　魏爱萍　闫丽娟
责任编辑　陈兆红
封面设计　宗　宁
出　　版　黑龙江科学技术出版社
　　　　　地址：哈尔滨市南岗区公安街70-2号　邮编：150007
　　　　　电话：（0451）53642106　传真：（0451）53642143
　　　　　网址：www.lkcbs.cn
发　　行　全国新华书店
印　　刷　黑龙江龙江传媒有限责任公司
开　　本　787mm×1092mm　1/16
印　　张　23.25
字　　数　586千字
版　　次　2023年12月第1版
印　　次　2023年12月第1次印刷
书　　号　ISBN 978-7-5719-2218-4
定　　价　198.00元

编委会

◎ 主　编

戚　敏　孙　慧　孟双双　齐玉玲

晁翠敏　魏爱萍　闫丽娟

◎ 副主编

倪立燕　蔡　芬　李茸茸　王家荣

杨云霞　张素霞　李金环

◎ 编　委（按姓氏笔画排序）

王家荣（宜城市妇幼保健院）

齐玉玲（安丘市人民医院）

闫丽娟（山东省昌邑市妇幼保健院）

孙　慧（滕州市中医医院）

李金环（湖北省江陵县人民医院）

李茸茸（甘肃省镇原县第二人民医院）

杨云霞（冠县妇幼保健计划生育服务中心）

张素霞（曲周县医院）

周　珍（江山市人民医院）

孟双双（山东省郓城诚信医院）

晁翠敏（菏泽市牡丹区妇幼保健院）

倪立燕（泰安市妇幼保健院）

戚　敏（日照市中医医院）

蔡　芬（湖北省黄石市阳新县妇幼保健院）

魏爱萍（齐河县妇幼保健院）

Foreword 前言

医学科学技术日新月异的发展使我国妇产科学的理论研究与临床实践取得了显著进步，得到了广大患者及国际同行的高度认可，为广大女性朋友带来了健康的希望与福祉。这些进步不仅建立在原有基础上，也与相关学科相互渗透、借鉴等因素分不开。但随着人们文化提升、观念转变，以及科学技术创新等，我国面临着人口老龄化等问题，对妇产科工作者提出了新的要求。

21世纪是生命科学大发展，也是循证医学不断完善的时代。如何适应社会科学与生命科学之间相互交叉、彼此渗透、立体发展的医学模式，满足当前形势下患者的医疗需求，是新时代医务工作者需要解决的重要问题。所以，现代妇产科工作者需要应用经过科学论证的证据指导临床实践，以审慎、明确、客观的观点为患者提供高质量的医疗服务。为帮助广大妇产科工作者掌握新知识，学会新的临床应用技术，我们特组织一批专家编写了这本《精编妇产科诊治实践》。

本书根据妇产科疾病的特点，以常见病、多发病为纲，对每种疾病的基本概念、病因、病理、临床表现、辅助检查、诊断、鉴别诊断、治疗等方面展开阐述，展示了妇产科学理论知识的实际应用情况，呈现了编者多年积累的临床工作经验。本书文字简练、内容新颖，具有很强的实用性、科学性和专业性，有助于提高妇产科工作者的诊断准确性、治疗有效性和独立诊治妇产科常见疾病的能力，可供各级妇产科医务人员及其他相关专业人员参考使用。

鉴于编者编写经验不足，加之时间有限，书中难免存在一些不足之处，望广大读者不吝赐教，以便日后修正和补充。

《精编妇产科诊治实践》编委会

2023年3月

Contents 目录

第一章　女性生殖系统解剖与生理

第一节　女性生殖器官解剖学

一、骨盆

在分娩过程中，主要是胎儿如何能通过母体产道，尤其是骨产道（还有软产道）而娩出的问题。因此，首先应清楚了解母体骨盆的形态和大小，以及在临产之前，结合估计胎儿的体重和了解胎儿的位置，都是产科工作者在做产前检查时应当清楚熟悉的问题。

（一）骨盆的组成

成年妇女的骨盆是由 4 块骨，即骶骨、尾骨和左右两块髋骨所组成。每块髋骨又由髂骨、坐骨和耻骨融合而成。两块髋骨借骶髂软骨与骶骨连接，并在耻骨联合处互相接合（图 1-1）。

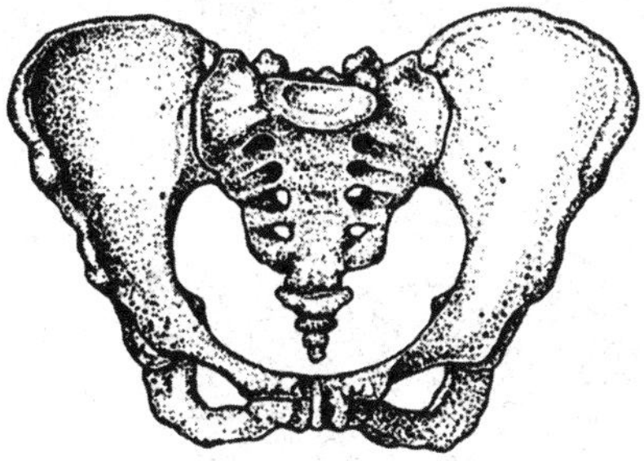

图 1-1　妇女的正常骨盆

（二）骨盆的发育

1.新生儿的骨盆

胎儿骨盆发展为成年人骨盆的机制历来为学者所关注，尤其是某些畸形骨盆的发生。

新生婴儿的骨盆是由部分骨质及部分软骨所组成。新生婴儿的髋骨并不是像成年人那样，而是分为髂骨、坐骨和耻骨。这 3 块骨头由一块大的“Y”形软骨连接起来在髋臼处聚集。髂嵴和髋臼及坐耻支的大部分完全是软骨（图 1-2）。

骨盆的软骨部分逐渐变为骨质，但是髋臼处完全接合是在青春期甚至更晚些时间才能完成。事实上，髋骨要在 20～25 岁才能完全骨化。

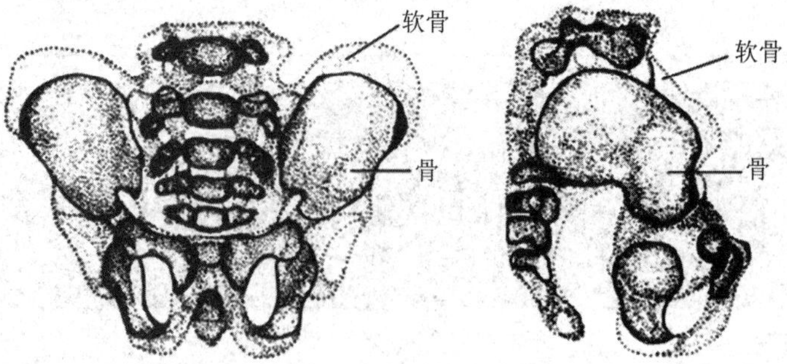

图 1-2　近足月的胎儿骨盆

正面和侧面显示骨化的程度

2.胎儿骨盆转变为成年人骨盆

一般认为骨盆形状的演变牵涉到两种因素:①生长和内在的倾向;②机械性影响。这个转变过程不完全是机械性力量,表现在成年人的骨盆中存在着性别的和人种的差异。出生后机械性影响对男女两性是一样的,然而性别的差异则在青春将要到来时才被确立。

生长和遗传影响所起的作用,已由 Litzmann(1861 年)清楚地阐明。他指出女性的骶骨比男性的要宽得多。出生时两性的第 1 节骶骨都比翼部宽 1 倍(100∶50),但至成年,此比率在女性成为 100∶76,而在男性则为 100∶56。这就表明女性骶骨翼部的生长要比男性快得多。早期的研究工作者认为,生产中骨盆的一切变化都是由于性别的差异,而机械性因素的影响仅仅是从属的。

(三)骨盆的关节及韧带

在上面,骨盆的骨是由耻骨联合接合在一起的。耻骨联合是由纤维软骨和上耻骨韧带及下耻骨韧带(往往称为耻骨弓状韧带)所组成(图 1-3)。耻骨联合有一定程度的可动性;此可动性在妊娠时增加,特别在经产妇中增加更多。这一事实是由 Budin(1867 年)证明的。他陈述如果把一指伸入一名妊娠妇女的阴道中,当她起来行走时就可扪及她的耻骨两端随着每一步上下活动。骶骨与髋骨之间的关节(骶髂关节)也有一定程度的可动性。

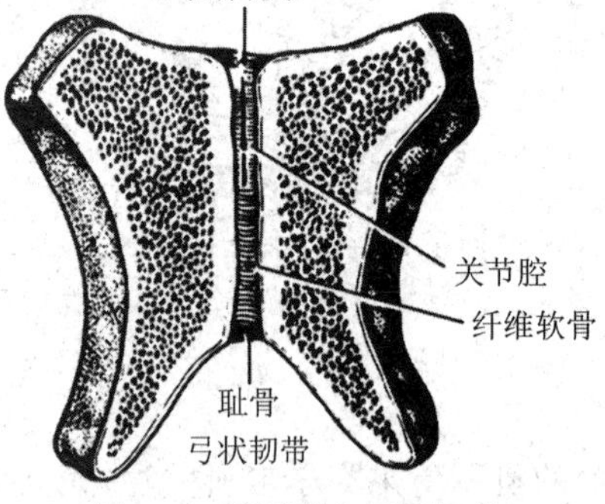

图 1-3　耻骨联合正面切片

在妊娠过程中,骨盆的关节松弛可能是由于激素的改变所致。妇女的耻骨联合在妊娠的上半期开始松弛,并在妊娠最后 3 个月更为松弛,但分娩后立即开始消退,一般产后 3～5 个月可完全消退。耻骨联合在妊娠过程中宽度增加,在经产妇比初产妇增宽得更多,而且在分娩后很快转为正常。经 X 线研究发现骨盆在妊娠足月时由于骶髂关节向上滑动引起较明显的活动性。最大的移位是在膀胱截石卧位时，此移位可以使骨盆出口的直径增加 1.5～2.0 cm。

（四）骨盆的分界

骨盆的分界线是指髂耻线把骨盆分为两部分，即假骨盆和真骨盆。假骨盆处于界线之上，真骨盆则在界线之下。

假骨盆后边界是腰椎，其两侧为髂窝；前面的边界是前腹壁下部（图 1-4）。假骨盆的大小随髂骨的张开程度不等，在妇女中有很大的差异，这些差异并无特别妇产科意义。

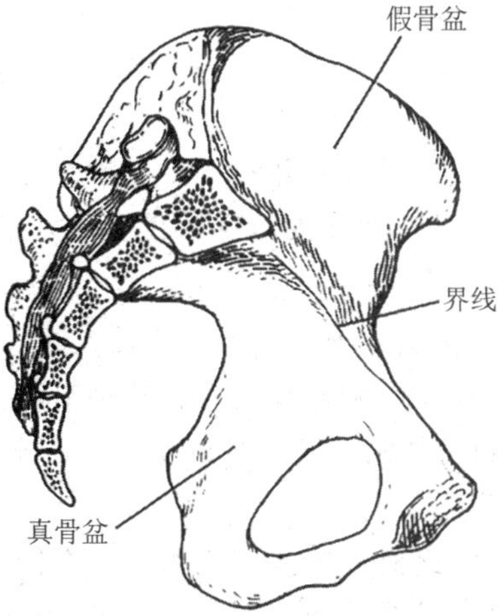

图 1-4　骨盆矢状切面显示真、假骨盆

真骨盆处于分界线之下，与分娩密切相关。上分界是骶岬上缘和骶骨的翼部、髂耻缘，以及耻骨联合的上缘，下分界是骨盆出口。盆腔好比是一段切断的、弯的圆筒；它的后面最高，因为它的前壁在耻骨联合处的长度大约为 5 cm，而后壁的长度约为 10 cm。因此，当妇女处于立位时，骨产道上部的轴心是向下、向后，而它的下部是弯曲的，指向下前。

真骨盆的壁部分是骨质，部分是韧带。它的后边界是骶骨和尾骨的前面；两侧的界限由坐骨内面和骶骨一坐骨切迹及骶骨韧带组成；在前面，它的边界是闭孔、耻骨和坐骨的升支。

正常成年妇女真骨盆的两侧壁稍呈前集。因此，如果一名正常成年妇女的两侧坐骨平面向下伸展，它们将在近膝处相遇。从每块坐骨的后缘中间伸出的是坐骨棘，后者是骨盆的重要标志，如在两棘之间画一条线，就可代表盆腔的最短直径。此外，在做阴道或肛门检查时坐骨棘很容易被摸到，因此，要查明胎儿先露部是否已下达中骨盆的水平时，它们可作为有价值的标志。

骶骨构成盆腔的后壁。骶骨的前缘相当于第 1 节骶椎体，即骶岬，可能在做阴道检查时被摸到，因而可为骨盆内测量法提供一个界标。正常骶骨呈现为一个明显垂直的和不十分明显与地平线平行的凹，它在不正常的骨盆内可以出现重要的变异。从骶岬到骶骨尖端的一条直线通常为 10 cm，而沿上述凹的距离则为 12 cm。

女性耻骨弓的外形是独特的。两侧耻骨的降支在 90°～100°的角度联合起来形成一个圆形的耻骨弓，胎儿的头部可容易地从下面通过。

（五）骨盆的平面、径线和倾斜度

由于骨盆的特殊形状，很难将它里面对象的位置描述清楚。为方便起见把骨盆分为 4 个平面：①骨盆入口平面；②骨盆出口平面；③骨盆的最宽平面；④骨盆中段平面。

1.骨盆入口平面

骨盆入口(上峡)的后面以骶岬和骶骨翼部为界;两侧以髂耻缘为界;在前面的分界是耻骨横支和耻骨联合上缘。典型的女性骨盆入口几乎是圆的,不是卵形的。

骨盆入口的 4 条径线,一般描述为前后径、横径和两条斜径。前后径自骶岬的中间伸至耻骨联合上缘,称为真直径或内直径。正常时其长度为 11 cm,或长些,但在异常骨盆,它可能明显地缩短。横径与真直径成直角,它代表两侧分界线之间最长的距离。横径一般在骶岬前面的 5 cm 处与真直径交叉。在卵形骨盆中,它的长度约为 13.5 cm;在圆形骨盆中则稍短些。任一斜径自一侧骶髂软骨结合伸至对侧的髂耻隆起,根据它们的起点位置,被称为左或右斜径,其长度约为 12.75 cm。

骨盆入口的前后径(即认为是真直径的)并不代表骶岬与耻骨联合之间的最短距离。最短距离是从骶岬到耻骨联合上缘稍下之处,常称为产科直径。在大多数骨盆中,这是胎头下降时必须通过骨盆入口的最短直径。

产科直径不能用手指直接测量到。虽然人们设计了各种器械,但是除 X 线外,都未能获得满意的结果。临床上如果没有 X 线设备,只能测量出对角径的距离,然后根据耻骨联合的高度和倾斜度减去 1.5～2.0 cm,间接地估计产科直径的长度。对角径是从耻骨下缘到骶岬的一条径线。

2.骨盆出口平面

骨盆的出口由两个近似三角区组成。这两个三角区不在同一平面上,但有一条共同的基线,即在两侧坐骨结节之间的一条线。后三角的顶点是骶骨的尖端,两侧的界限是骶结节韧带和坐骨结节;前三角的顶点是耻骨联合下缘,两侧是耻骨降支。

骨盆出口一般描述有 3 条径线:前后径、横径和后矢状径。前后径自耻骨联合下缘至骶骨尖端,其长度约为 11.5 cm。横径是两侧坐骨结节之间的距离约 11 cm。后矢状径自骶骨的尖端伸至出口横径之中点,其长度约为 7.5 cm(图 1-5)。

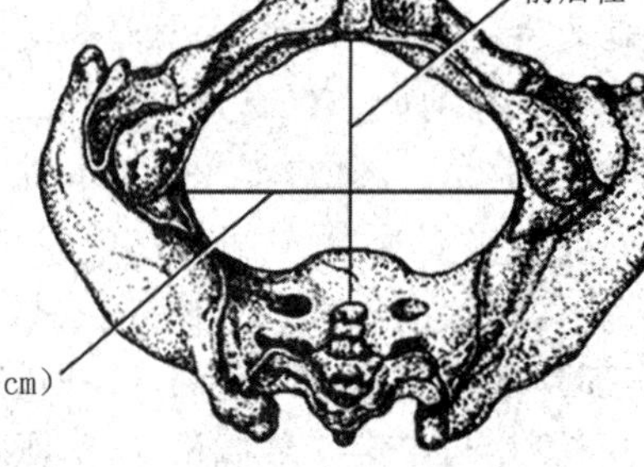

图 1-5　骨盆出口

3.骨盆的最宽平面

骨盆的最宽平面没有什么产科学意义。从定义来看,骨盆的最宽平面表示盆腔最宽敞的部分。骨盆的最宽平面的前后径从耻骨联合的后面中间伸到第二、第三节骶椎的结合处;横径处于两侧髋臼中心之间。前后径和横径的长度均为 12.5 cm 左右。骨盆的最宽平面的两条斜径在闭孔和骶坐骨切迹之间,长度是不确定的。

4.骨盆中段平面

骨盆中段平面位于两侧坐骨棘的同一水平,是骨盆的最窄平面。骨盆中段平面对胎头入盆后分娩产道阻塞有特别重要的意义。前后径长约 12.0 cm;横径处于两侧坐骨棘之间,长约

10.5 cm;后矢状径最短,约 5 cm。

5.骨盆倾斜度

处于直立位的妇女,其骨盆入口平面与地平面所形成的角度称为骨盆倾斜度。一般妇女的骨盆倾斜度为 60°(图 1-6)。骨盆倾斜度过大往往影响胎头的衔接。

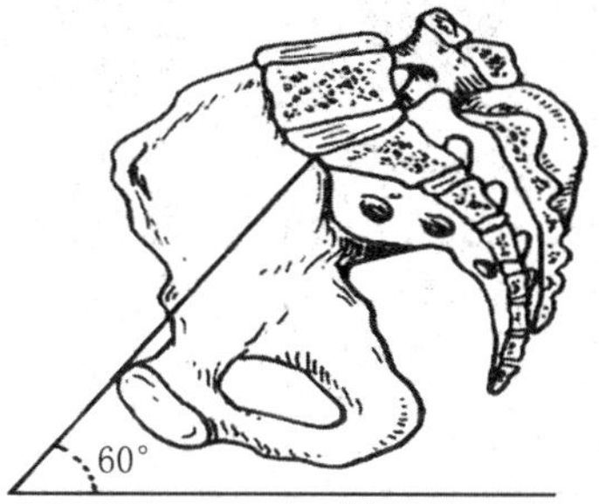

图 1-6 骨盆倾斜度

6.骨盆轴

骨盆轴为连接骨盆腔各平面中点的假想曲线。此轴上段向下向后,中段向下,下段向下向前(图 1-7)。分娩时胎儿即沿此轴娩出。

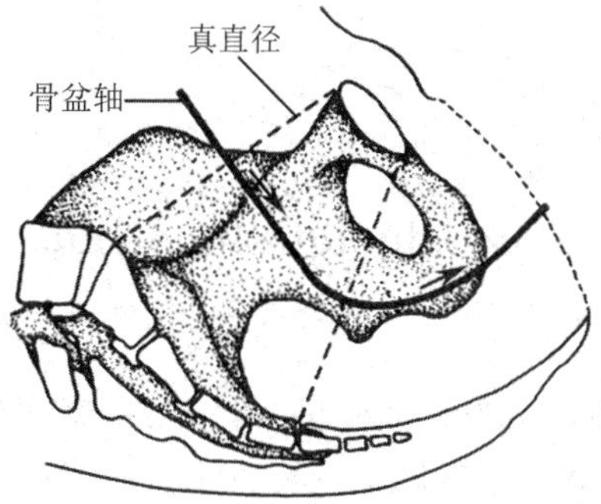

图 1-7 骨盆轴

(六)骨盆的类型

根据骨盆的形状可分为 4 种类型:①女性型骨盆;②男性型骨盆;③类人猿型骨盆;④扁平骨盆。该分类至今仍被广泛使用,该分类能协助医师领会分娩机制,当遇到骨盆狭窄时,帮助医师做出明智的处理。

该分类以骨盆入口的前、后两部的形态作为基础。在入口最长横径处划一条线,把它分为前、后两部分(图 1-8)。后面的部分决定骨盆的形状,前面的部分表示它的变异。很多骨盆不是纯粹型的,而是混合型的。如某一个女性型骨盆可以伴有男性样型的倾向,即骨盆后部是女性型的而前部是男性样型的。

1.女性型骨盆

女性型骨盆入口的后矢状径比前矢状径仅稍短些。后半部分的边缘是圆形的,前半部分也是圆而宽的。因为入口的横径或是比前后径稍长些或是一样长,所以从入口的总体来看稍似横位卵圆形或圆形。骨盆的侧壁是直的,坐骨棘亦不突出,耻骨弓是宽的,两侧坐骨之间的横径长度为 10 cm或长些。形成骨盆的骶骨既不前倾也不后倾。女性型骨盆骶坐骨切迹是圆形的而非狭窄的。女性型骨盆是最普通的,约占半数。根据现有资料,这类骨盆在我国妇女占 52.0%～58.9%。

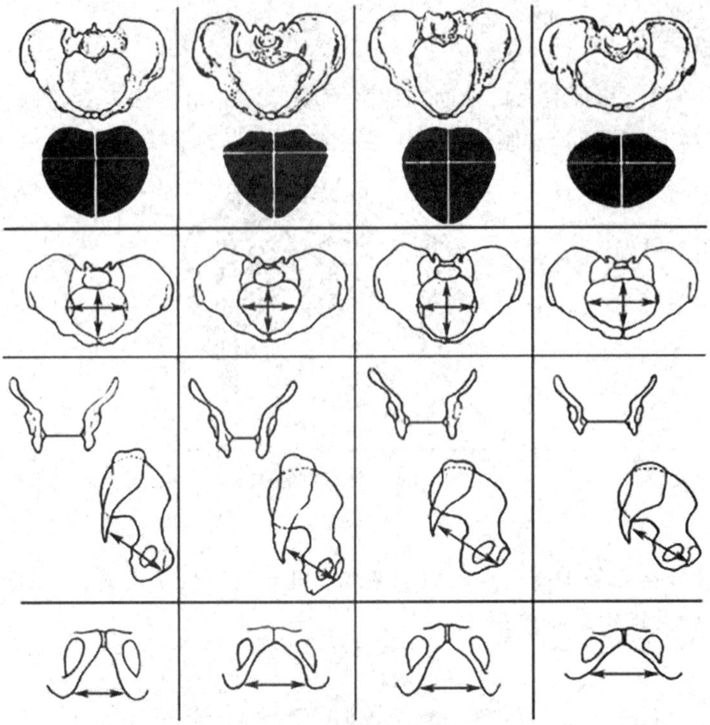

图 1-8　四种基本骨盆

在入口最长横径的一条线把它们分为前部分和后部分

2.男性型骨盆

男性型骨盆入口的后矢状径比前矢状径短得多，被胎头所占用的后面地位除外。后面半部分的边缘不是圆形，而是倾向与前半部分相应边缘的结合点构成楔形。前骨盆是窄三角形的，两侧壁往往内聚，坐骨棘突出耻骨弓狭窄。骨盆的诸棘均显得粗重。骶坐骨切迹呈狭窄和高弓形。骨盆的骶骨部分往往较直并向前倾，它的前倾使后矢状径缩短。骨盆的末端有相当程度地向前倾斜。这类骨盆在我国妇女仅占 1.0%～3.7%。

非常狭窄的男性样型骨盆预示经阴道分娩困难。当遇到较小的男性样型骨盆时，困难的产钳手术和死胎的发生率大大增高。

3.类人猿型骨盆

类人猿型骨盆的特点是入口前后径比横径长，往往形成一个卵型骨盆。类人猿型骨盆的前半部稍狭窄和有尖角，骶坐骨切迹较大，两侧壁往往稍呈内集状，而且骶骨向后倾斜，因此后半部较大。骶骨往往有 6 节而且是直的，使类人猿型骨盆比其他类型的骨盆要深些。类人猿型骨盆的坐骨棘很可能较为突出。耻骨弓一般稍狭窄，但形状是好的。这类骨盆在我国妇女占 14.2%～18%。

4.扁平骨盆

扁平骨盆可以说是扁平的女性型骨盆。前后径短而横径长，横径的位置与典型的女性型骨盆的横径相似。骨盆前半部的角度很大，两侧髂耻线的前耻髂部和后髂部都相当弯曲，骶骨往往是弯曲而向后旋转。因此，骶骨短、骨盆浅，构成一个宽的骶坐骨切迹。这种类型的骨盆在我国妇女中占 23.2%～29%。

5.中间类型骨盆

中间类型骨盆或称混合类型,比上述纯粹类型(或称基本类型)要多得多。骨盆后半部的特征决定它的类型,前半部的特征表示它的倾向。

二、外生殖器官解剖

女性生殖器可分为外生殖器和内生殖器两部分。外生殖器一般是指位于耻骨联合下缘与会阴之间所能见到的部分(图 1-9)。

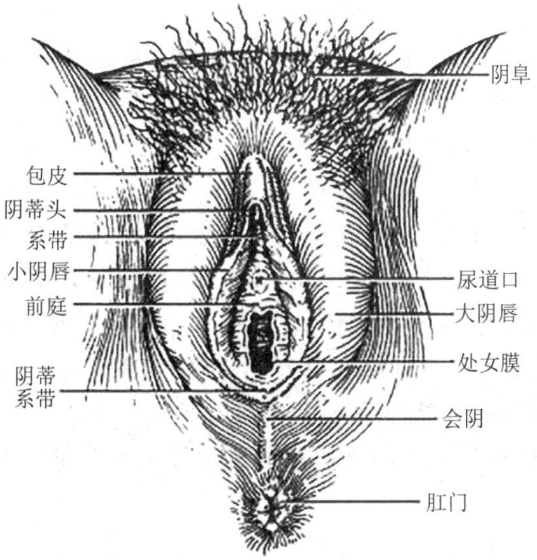

图 1-9　女性外生殖器

(一)阴阜

阴阜是耻骨联合前方以脂肪组织为主组成的垫子样结构。在青春期后这里的皮肤上长着有卷曲状的毛发,呈盾式分布。男女两性阴毛分布的范围有所不同。在女性,阴毛分布在一个三角形区域,三角的基线相当于耻骨联合的上缘,从这里少量阴毛往后下方扩展直达大阴唇外面。在男性,阴毛的分布不局限。阴毛可以向上分布,朝向脐部或朝下扩伸而达左、右大腿的内侧。

(二)大阴唇

大阴唇是由阴阜开始,向下、向后扩展的左、右两堆盖有皮肤的脂肪组织。这里的皮肤在多数妇女有色素沉着。大阴唇的外形根据所含脂肪量的多少而不同。

妇女的大阴唇在解剖上相当于男性的阴囊。子宫的圆韧带终止于大阴唇的上缘。经产妇的大阴唇往往变得不甚触目,尤其老年妇女的大阴唇更为萎缩。

一般妇女的大阴唇长 7～8 cm,宽 2～3 cm,厚 1.0～1.5 cm。女孩或未婚女子的两侧大阴唇往往互相靠拢而完全盖没它们后面的组织,经产妇左、右大阴唇多数是分开的。大阴唇在前上方和阴阜相连,后方则逐渐并入会阴部。左、右大阴唇在后方的正中形成后联合。

大阴唇外面的皮肤与邻近的皮肤相似,在青春期后长有毛发。未产妇的大阴唇内侧面湿润似黏膜,经产妇则变为与外面的皮肤一样,有许多皮脂腺但没有阴毛。在大阴唇的皮肤下面有一层厚的结缔组织,其中有丰富的弹力纤维和脂肪组织,这里形成外阴部形状的主体。在脂肪层中有较多的静脉,因此,如果大阴唇受到外伤容易发生血肿。

(三)小阴唇

分开大阴唇后,可见到小阴唇。左、右小阴唇在外阴的前上方互相靠拢。左、右小阴唇的大小和形状因人而异,有很大差别。未产妇的小阴唇往往被大阴唇所遮盖,经产妇的小阴唇可伸展到大阴唇之外。

左、右小阴唇分别由两片薄薄的组织所组成。一般情况下小阴唇呈湿润状,颜色微红犹如黏膜一样。盖在小阴唇上面的是复层鳞状上皮,这里没有阴毛而有许多皮脂腺,偶有少数汗腺。小阴唇的内部含有勃起功能的组织、许多血管和少数平滑肌纤维。小阴唇富有多种神经末梢,非常敏感。

左、右两侧小阴唇在前方互相靠拢,各自的上端分为两层。左、右两侧的下层相结合,成为阴蒂的系带;左、右两侧的上层则与阴蒂包皮合在一起。两侧小阴唇在后方,或者分别与大阴唇结合或者在中线形成小阴唇后联合,又称阴唇系带。

(四)阴蒂

阴蒂是小而长且有勃起功能的小体,其头位于阴蒂的包皮和系带之间。

阴蒂由一个阴蒂头、一个阴蒂体和两只阴蒂脚组成,相当于男性的阴茎,具有勃起性。阴蒂头由梭形细胞组成。阴蒂体包括两个海绵体,在它们的壁中有平滑肌纤维。长而狭的阴蒂脚分别起源于左、右两侧坐耻支的下面。即使在勃起的情况下,阴蒂的长度也很少超过 2 cm。由于小阴唇的牵拉,阴蒂呈一定程度的弯曲,其游离端指向下内方,朝着阴道口。

阴蒂头的直径很少超过 0.5 cm。阴蒂头被富有神经末梢的复层上皮盖没,因而非常敏感,是使女性动欲的主要器官。

大阴唇、小阴唇和阴蒂都含有纤细的神经末梢网和触觉盘。生殖神经小体(一种感觉小体)则多见于小阴唇,特别多见于阴蒂的包皮和阴蒂头,而很少分布于大阴唇。

(五)前庭

前庭是指左、右小阴唇所包围的长圆形区域,为胚胎期尿生殖窦的残余部分。前庭的前方有阴蒂,后方则以小阴唇后联合为界。

在前庭的范围内有尿道口,阴道口和左、右前庭大腺(即巴氏腺)的出口(图 1-10)。前庭的后半部,即小阴唇后联合与阴道之间是所谓的舟状窝。除未产妇外此窝很少能被观察到,经产妇在分娩时多数妇女的舟状窝由于受到损伤而消失。

(六)前庭大腺

与前庭密切相关的是前庭大腺。前庭大腺是一对小小的复泡管状腺,其直径各为 0.5～1.0 cm位于前庭下方阴道口的左、右两侧。复泡管状腺的出口管长 1.5～2.0 cm,开口于前庭的两侧,正好在阴道口两侧边缘之外。前庭大腺的管径很小,一般仅能插入细小的探针。在性交的刺激下,腺体分泌出黏液样分泌物以资润滑。

(七)尿道口

尿道口位于前庭的中央、耻骨弓下方 1.0～1.5 cm 处,稍高于阴道口的水平。尿道口往往呈轻度折叠状,排尿时尿道口的直径可以放松到 4～5 mm。在尿道的左、右两侧,尿道旁管(即 Skene 氏管)开口于前庭,也偶有个别妇女的尿道旁管开口于尿道口内的后壁处。尿道旁管的口径很小,约为 0.5 mm,其长度可因人而异。

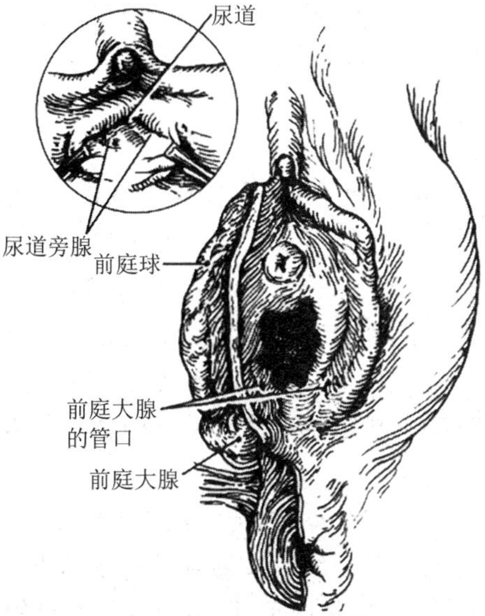

图 1-10　尿道、尿道旁腺、前庭大腺

尿道下 2/3 经过阴道的前壁，与它相应处紧密相连。阴道下 1/3 的环状肌肉围绕尿道的上端和下端。

(八)前庭球

前庭球是位于前庭两侧黏膜下的一对静脉聚集体，长 3.0～4.0 cm，宽 1.0～2.0 cm，厚 0.5～1.0 cm。它们与坐耻支并列，部分被坐骨海绵体肌和阴道缩肌覆盖。前庭球的下端一般处于阴道口的中部，前端向上朝着阴蒂伸展。

从胚胎学的角度看，前庭球相当于男性阴茎的海绵体。在分娩时前庭球往往被推到耻骨弓的下面，但因其尾部部分环绕着阴道，在分娩时容易受到损伤而造成外阴血肿甚至大量出血。

(九)阴道口和处女膜

阴道口位于前庭的后半部，其形状和大小可因人而异。在处女，阴道口往往被小阴唇所盖没；推开小阴唇则可见到阴道口几乎完全被处女膜所封闭。处女膜是否破裂有时可以引起法律纠纷，因此，检查时应详细检查、慎重结论。

处女膜的形状和坚固度均有明显的差异。处女膜大部分由弹性和胶原性的结缔组织组成。处女膜的两面均被未角化的复层鳞状上皮覆盖。阴道的表面和游离的边缘有较多的结缔组织乳头。处女膜没有腺性或肌性成分，也没有很多神经纤维。新生女孩的处女膜有很多血管；妊娠妇女的处女膜上皮较厚并富有糖原；绝经后妇女的处女膜上皮变薄，并可以出现轻微的角化；成年处女的处女膜仅是或多或少围绕阴道口的一片不同厚度的膜，并有一个小到如针尖、大到能容纳一个或两个指尖的孔。此开口往往呈新月形或圆形，偶可呈筛状、有中隔或伞状。伞状的可能被误认为是处女膜破裂。因此，由于法律的原因，在做出肯定的处女膜是否破裂的供述时必须慎重。

一般来说，处女膜多数是在第一次性交时被撕裂，裂口可以分散在数处，多数撕裂位于处女膜的后半部。撕裂的边缘往往很快结成瘢痕，此后，处女膜即成为若干分段的组织。首次性交时，处女膜被撕裂的深度因人而异。一般认为，处女膜被撕裂时往往伴有少量出血但很少引起大出血。在个别处女，处女膜组织比较坚韧，需外科手术切开，但极为罕见。由分娩引起的处女膜解剖上的改变往往比较明显、清楚，因而易被识别而做出诊断。

处女膜无孔是一种先天性异常，此时阴道完全被闭锁。主要表现为经血滞留、性交受阻，一般需手术切开。

（十）阴道

关于阴道的起源问题尚无统一的意见。针对阴道上皮的来源有 3 种不同的看法：①苗勒系统；②午非管；③尿生殖窦。总的来说，被多数人接受的看法是阴道部分起源于苗勒氏管和部分来自尿生殖窦。

阴道是一个由肌肉、黏膜组成的管道。从上下而论，阴道位于外阴部之上、子宫颈之下；从前后而论，阴道处于膀胱之后、直肠之前。

阴道可被称为子宫的排泄管道，子宫经过阴道排出经血。阴道也是女性的性交器官，同时又是分娩时产道的一部分。

阴道在前方与膀胱及尿道相邻近，它们之间被一层结缔组织，即“膀胱-阴道隔”分开。在后方，于阴道下段和直肠之间也有由类似组织形成的直肠-子宫间隔。大约有 1/4 的阴道被子宫直肠陷凹（即 Douglas 陷凹）分开。在正常情况下，阴道前壁与后壁的中间部分互相靠得较近，而在阴道的左、右两旁的侧壁之间则有一定距离。这样便使阴道的横切面看来犹似空心的 H 字形状（图 1-11）。

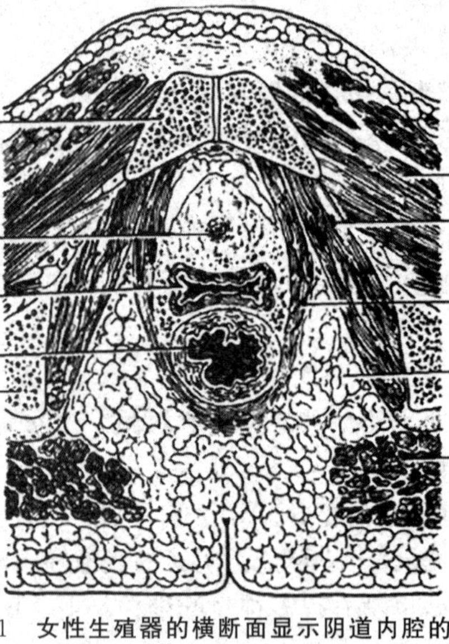

图 1-11　女性生殖器的横断面显示阴道内腔的 H 形状

阴道的伸缩性很大，在足月妊娠时它可以被扩张到足以使正常足月胎儿顺利娩出，而在产褥期间它又能逐渐恢复到产前状态。

阴道的顶端是个盲穹隆，子宫颈的下半部伸入此处。阴道穹隆可以分为四部分，即左、右、前、后穹隆。阴道和子宫颈的连接处在子宫颈的后方要比子宫颈的前方高些，因此，阴道后穹隆比前穹隆深一些，在进行手术时经后穹隆易进入盆腔后下方。阴道前壁比后壁稍短，前壁与后壁分别为 6～8 cm 和 7～10 cm。

阴道的前、后壁上有纵行的阴道皱褶柱。在未经产妇女中还可以在此处见到与纵行柱成直角的横嵴。当这些皱褶到达侧壁时渐渐消失，在高年经产妇中阴道壁往往变为平滑。

阴道的黏膜由典型的不角化复层鳞状上皮细胞组成。在上皮层下有一层结缔组织，其中的血管丰富，偶尔有淋巴小结。阴道黏膜仅松松地与下面的组织相连，因此，在做手术时可以方便地把阴道黏膜与位于下面的结缔组织分开。

阴道在正常情况下没有典型的腺。有时在经产妇的阴道中可见有些包涵囊肿，但它们不是腺，而是在修补阴道撕裂时的黏膜碎片被埋没在缝合伤口下。另外，有些衬有柱状的或骰状的上皮的囊肿也不是腺，而是午非管或苗勒氏管的残余物。

阴道的肌层可分为两层平滑肌，外层纵行，内层环行，但整个肌层并不明显。在阴道的下端可见有一横纹肌带。它是阴道缩肌或括约肌，然而主要关闭阴道的是肛提肌。在肌层的外面有结缔组织把阴道与周围的组织连接起来。这些结缔组织内含有不少弹性纤维和很多静脉。

阴道有丰富的血管供应。阴道的上 1/3 是由子宫动脉的子宫颈-阴道支供应，中 1/3 由膀胱下动脉供应，下 1/3 由直肠中动脉和阴部内动脉供应。直接围绕阴道的是一个广泛的静脉丛，静脉与动脉伴行最后流入髂内静脉。阴道下 1/3 的淋巴与外阴的淋巴一起大部分地流入腹股沟淋巴结，中 1/3 的淋巴流入髂内淋巴结，上 1/3 的淋巴流入髂总淋巴结。

根据 Krantz(1958 年)的论述，人的阴道没有特殊的神经末梢(生殖小体)，但在它的乳头中偶可见到游离的神经末梢。

(十一)会阴

广义的会阴是指盆膈以下封闭骨盆出口的全部软组织结构，有承载盆腔及腹腔脏器的作用，主要由尿生殖膈和盆膈组成。尿生殖膈由上、下两层筋膜，会阴深横肌和尿道阴道括约肌构成。盆膈由上、下两层筋膜，肛提肌和尾骨肌构成。肛提肌由髂尾肌、耻骨直肠肌、耻尾肌组成。肛提肌有加强盆底托力的作用，又因部分肌纤维在阴道和直肠周围密切交织，还有加强肛门和阴道括约肌的作用。处于阴道和肛门之间的中缝(即会阴缝)被会阴的中心腱加固，球海绵体肌、会阴浅横肌和肛门外括约肌在它的上面会聚。以上这些结构共同成为会阴体的主要支撑。在分娩时它们往往被撕伤。

狭义的会阴是指阴道口与肛门之间的软组织结构。

三、内生殖器官解剖

内生殖器包括子宫、输卵管和卵巢。

(一)子宫

子宫是一个以肌肉为主组成的器官，它的外面被腹膜覆盖。子宫腔内面由子宫内膜覆盖。在妊娠期，子宫接纳和保护受孕产物并供以营养；妊娠足月时，子宫收缩，娩出胎儿。

在非妊娠期，子宫位于盆腔内，处于膀胱与直肠之间，下端伸入阴道。子宫后壁几乎全部被腹膜覆盖，它的下段形成直肠子宫陷凹的前界。子宫前壁仅上段盖有腹膜，它的下段直接与膀胱后壁相连，在它们中间有一层清楚的结缔组织。

子宫的形状上宽下窄(图 1-12)，可分为大小不同的上下两部：上部呈三角形，即宫体；下部呈圆筒形或梭形，即宫颈。宫体的前壁几乎是平的，其后壁则呈清楚的凸形。双侧输卵管起源于子宫角部，即子宫上缘和侧缘交界之处。双侧输卵管内端之间的上面凸出的子宫称为子宫底。自子宫的左、右侧角至盆腔底部之间是子宫的侧缘，不被腹膜所直接覆盖但有阔韧带附着于此。

子宫的大小和形状随女性的年龄和产次而有较大差别。女性新生儿的子宫长度为 2.5～3.0 cm，成年而未产者的子宫长度为 5.5～8.0 cm，经产妇的子宫长度为 9.0～9.5 cm。未产妇和经产妇的子宫重量亦有很大差异，前者为45～70 g，后者为80 g或更重一些。在不同年龄的对象中，宫体与宫颈长度的比率亦有很大差异。在婴儿中，宫体长度仅为宫颈长度的一半；在年轻而未产者中，宫体长度与宫颈长度约相等；在经产妇中，宫颈长度仅为子宫总长度的1/3。

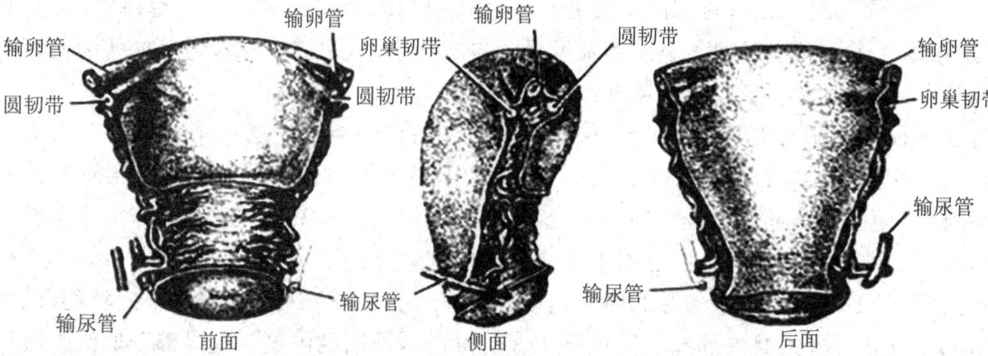

图1-12　子宫的前面、侧面、后面观

子宫的主要组成成分是肌肉，子宫体的前壁与后壁几乎互相接触，中间的子宫腔仅为一裂缝。子宫颈呈梭形，在其上、下两端各有一小孔，即宫颈内口和外口。在额切面，子宫体呈三角形，子宫颈管则仍保留其梭形。经产妇子宫腔的三角形状变得较不明显，因为原来凸出的侧缘往往变为凹进。绝经期妇女由于子宫肌层和内膜层萎缩子宫的体积变小。

1.子宫颈

子宫颈是指子宫颈解剖学内口以下的部分子宫。在子宫的前方，子宫颈的上界几乎相当于腹膜开始反折到膀胱上。子宫颈被阴道的附着处分为阴道上和阴道两部分，称为子宫颈阴道上部和子宫颈阴道部。子宫颈阴道上部的后面被腹膜覆盖，前面和左、右侧面与膀胱及阔韧带的结缔组织相接触。宫颈阴道部伸入阴道，它的下端是子宫颈外口。

子宫颈外口的形状可因人而异。在未产妇，它是个小而齐整的卵圆形孔；在经产妇，因子宫颈在生产时受到一定的损伤（损伤最容易发生于外口的两旁），子宫颈外口往往变为一条横行的缝道。这样就把子宫颈外口分为所谓的前唇和后唇。有时在初产妇子宫颈遭到较严重的多处撕裂时，它的外口变得很不规则（图1-13、图1-14）。

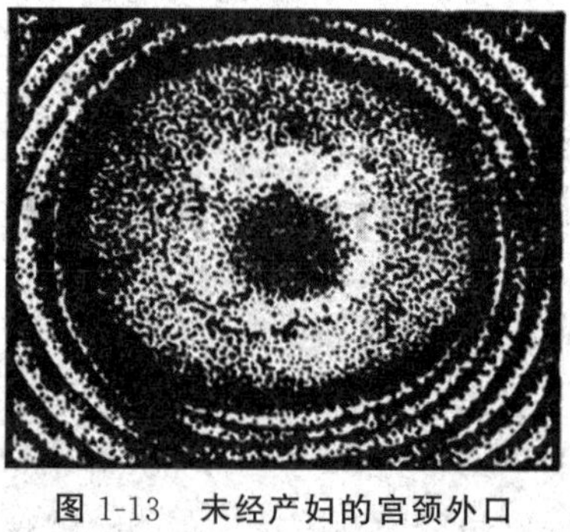

图1-13　未经产妇的宫颈外口

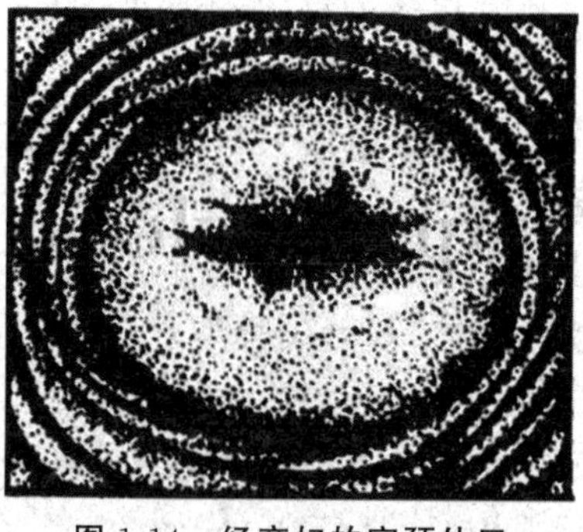

图1-14　经产妇的宫颈外口

子宫颈主要由结缔组织组成，偶有平滑肌纤维，但这里有许多血管和弹性组织。子宫颈的胶原性组织与子宫体的肌肉组织一般界线明显，但也可以是逐渐转变的，延伸范围为10 mm左右。子宫颈的物理性能根据它的结缔组织状态决定，在妊娠期和分娩期，子宫颈之所以能扩张与子宫颈中的胶原组织的离解有关。

子宫颈管的黏膜由一层高柱形上皮组成，它处在一层薄的基底膜之上。这里没有黏膜下层，因此，子宫颈的腺体直接从黏膜的表层伸入到下面的结缔组织。这里的黏液细胞为宫颈管分泌厚而粘的分泌物，形成黏液栓，将宫颈管与外界隔开。

宫颈阴道部的黏膜直接与阴道的黏膜相连，二者都由复层鳞状上皮组成，有时子宫颈管的腺体可以伸展到黏膜面。假如这些腺体的出口被阻塞则会形成所谓的潴留囊肿。

在正常情况下，阴道部的鳞状上皮与子宫颈管的柱状上皮之间，在宫颈外口处，有清楚的分界线，称为原始鳞-柱交接部或鳞柱交界。如遇有体内雌激素变化、感染或损伤，复层鳞状上皮可扩展到子宫颈管的下 1/3 甚至更高一些。而子宫颈管的柱状上皮也可移至子宫颈阴道部，这种变化在有子宫颈前、后唇外翻的经产妇中更为显著。这种随体内环境变化而移位所形成的鳞-柱交接部称生理性鳞-柱交接部。在原始鳞-柱交接部和生理性鳞-柱交接部间形成的区域称移行带区，此区域是宫颈癌的好发部位。

子宫峡部为子宫颈阴道上部与子宫体相移行的部分，实际上属于子宫颈的一部分，即子宫颈解剖学内口和子宫颈组织学内口之间的部分，在产科方面有特别重要的意义。正常时，此部仅长 0.6～1.0 cm，到妊娠晚期，则可增长达 6～10 cm，临床上称其为子宫下段，是剖腹取胎切开子宫之处。

2.子宫体

子宫体的壁由 3 层组织组成，即浆膜层、肌肉层和黏膜层。浆膜层由覆盖在子宫外面的腹膜组成，它和宫体紧密粘连。

子宫体的黏膜层位于宫腔面，即为子宫内膜。它是一层薄的、淡红色的绒样的膜。仔细观察可以见到有许多微小的孔，即子宫腺体的开口。在生殖年龄的妇女，其子宫内膜有周期性变化，即为月经周期。总的来说，正常子宫内膜在月经期后是相当薄的，它的管形腺体互相分开。但在下次月经之前，内膜又复迅速增厚。正常情况下，子宫内膜的厚度可以变动在 0.5 mm 至 3～5 mm。

子宫内膜的表面上皮由一层高柱形、具有纤毛且互相紧密排列的细胞组成。在子宫内膜周期中这些细胞的卵圆形细胞核多数位于细胞的下半部分。

管形的子宫腺体由表层上皮内陷构成。它们伸入子宫内膜层的全层，直达肌层。从组织学的观点看，这些腺体与子宫内膜的表层上皮相似，由一层柱状、部分有纤毛的上皮组成。这些腺体位于一层薄的基底膜上，可分泌稀薄的碱性液体以保持子宫腔潮湿。

处于表面上皮与子宫肌层之间的子宫内膜结缔组织是一种间质细胞液，紧接行经后。它由结缔组织细胞组成，此种细胞的细胞质少，细胞核致密，呈卵形和纺锤形。当由于水肿分离时，这些细胞呈现星状并伴有正在分支的细胞质，在腺体和血管周围更为密集。行经前几天，它们往往增大，有更多的水泡，形似蜕膜细胞。同时，有白细胞浸润。

子宫内膜的血管结构对解释月经和妊娠的某些现象极为重要。动脉血是由子宫和卵巢动脉供给子宫的。当动脉支穿透子宫壁进入肌层，称为弓形小动脉。在内膜的基底层分出基底小动脉供应基底层，它本身呈螺旋小动脉供应近宫腔面 2/3 的内膜，螺旋小动脉壁有平滑肌及外膜，进入近腔面 1/3 内膜时平滑肌消失而形成微血管（图 1-15）。子宫内膜的动脉是呈圈状的或螺旋形的动脉，这些血管壁对激素的影响很敏感，特别是血管收缩。子宫内膜的直基底动脉比螺旋小动脉短而口径小，它们仅能伸入子宫内膜的基底层或者最多稍伸入中层，它们不受激素的影响。

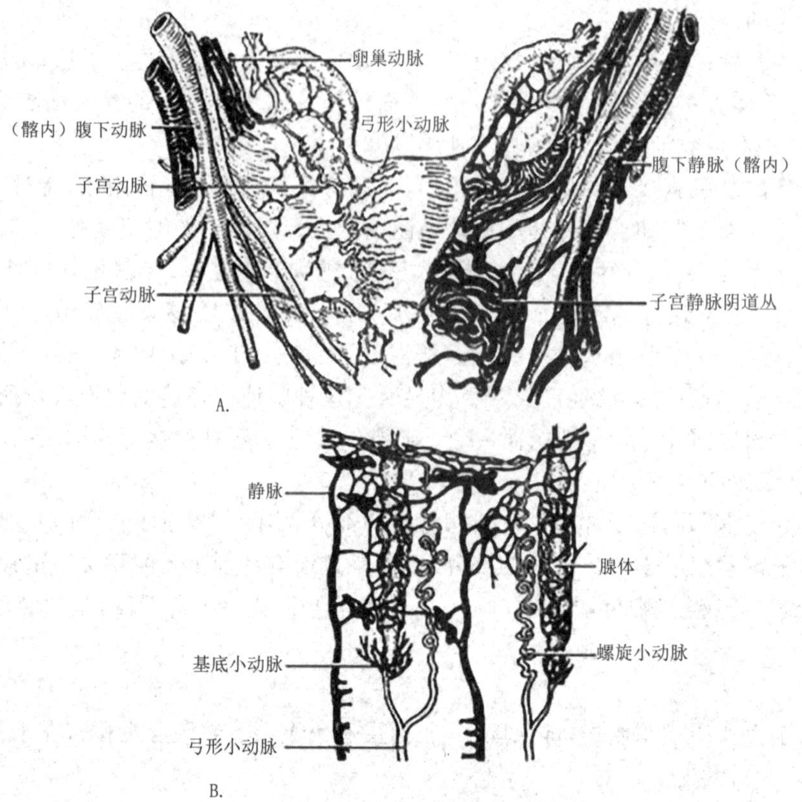

图 1-15　子宫的血液供应

A.子宫的动静脉；B.子宫内膜的血供

子宫的大部分由含有很多弹性纤维的结缔组织联合起来的肌肉束组成。子宫的肌肉纤维从上到下逐渐减少，到了子宫颈仅含有 10％的肌肉。在子宫体中，子宫内壁较外壁含有相对多的肌肉。在妊娠期，子宫上部的肌肉大大增加而子宫颈的肌肉含量没有明显的变化。根据这些研究的结果，认为在分娩时子宫颈是被动地扩张。

3.子宫的韧带

从子宫两侧伸展者为阔韧带、圆韧带和子宫骶韧带。

阔韧带是自子宫两侧缘伸展至骨盆壁的两个翼状结构，它们把盆腔分为前、后两个间隔。每个阔韧带是一个包围各种结构的腹膜褶，它有上缘、侧缘、下缘和中缘。上缘的内侧 2/3 形成输卵管系膜，附着于输卵管；上缘的外侧 1/3 从输卵管的散状端伸至骨盆壁，形成卵巢悬韧带，卵巢动脉经此穿过。输卵管下的阔韧带部分即为输卵管系膜，由两层腹膜组成，其间是一些松弛的结缔组织，有时可见卵巢冠。

卵巢冠由许多含有纤毛上皮的狭窄垂直小管组成。这些小管的上端与一条纵向管相接合，后者在输卵管下伸展到子宫的侧缘，在子宫颈内口近处成为盲管。这个管是午非管的残余，在女性称为加特内管（卵巢冠纵管）。卵巢冠在男性相当于附睾的头。

在阔韧带的两侧缘，腹膜回向骨盆的边上。阔韧带的底部很厚，与骨盆底的结缔组织相连，子宫血管在此处穿过。阔韧带的最厚部分叫作主韧带；宫颈横韧带或子宫骶韧带由结缔组织组成，与阴道上部的子宫颈和子宫侧缘牢固联合。此部分包含着子宫血管和输尿管下段。子宫下端阔韧带的直切面呈三角形，子宫血管处于它宽阔的基线上。它与子宫颈附近的结缔组织广泛连接，即子宫旁组织。阔韧带上部的直切面显示分为三部分，分别围绕输卵管、子宫、卵巢韧带和圆韧带(图 1-16)。

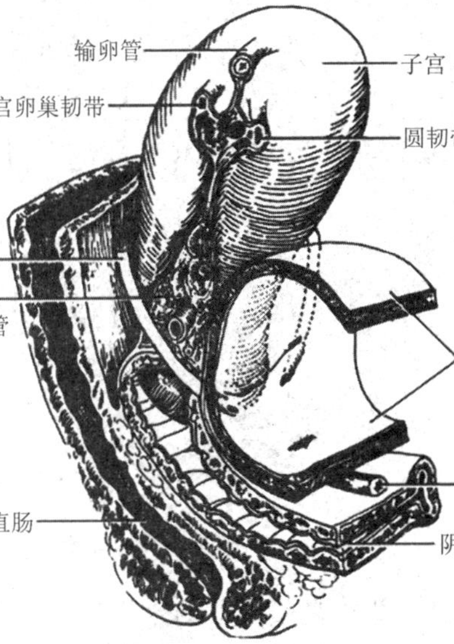

图 1-16　阔韧带的子宫端断面示意图

圆韧带从子宫的前部和侧部的两旁伸至输卵管附着处之下。每一条圆韧带处于腹膜的一褶之中与阔韧带相连，并向上、向外延伸过腹股沟管，终止于大阴唇的上部之中。在非妊娠时，圆韧带的直径为 3～5 mm，由直接与子宫相连的平滑肌和一些结缔组织组成，相当于男性的睾丸引带。在妊娠时，圆韧带相应肥大。

子宫骶韧带从子宫颈的后部和上部伸展并环绕直肠，然后附着在第二和第三节骶椎筋膜之上，其由结缔组织和肌肉组成，并被腹膜覆盖。它们构成直肠子宫陷凹的侧界，并对宫颈施加牵引力，以协助子宫保持在正常位置。

4.子宫的位置

子宫的一般位置是轻度前倾、前屈。当妇女直立时，子宫几乎处于水平线和稍向前屈，子宫底处在膀胱上，而宫颈则向后朝着骶骨的下端，其外口大约处于坐骨棘的水平。当然，上述器官的位置可依据膀胱和直肠的膨胀程度而变动。

正常子宫是一个部分可动的器官。宫颈是固定的，但是宫体可以在前后平面上自由活动。所以，姿势和地心引力可以决定子宫的位置。直立时骨盆的前倾斜可能造成子宫的前屈。

5.子宫的血管

子宫血管的供应主要来自子宫动脉和卵巢动脉。子宫动脉——髂内动脉的主支(图 1-17)在往下短距离后进入阔韧带的底部，跨过输尿管到达子宫旁，然后在到达阴道上部的子宫颈之前分为两支。较小的子宫颈阴道动脉供应子宫颈的下部和阴道的上部。子宫动脉的主支上行，作为一条高度卷曲的血管沿着子宫的侧缘分为一支相当大的血管(供应子宫颈的上部)和很多穿入子宫体的小支。将到输卵管之前，子宫动脉的主支分为 3 条末端支，即子宫底支、输卵管支和卵巢支。卵巢支与卵巢动脉的末端支吻合；输卵管支通过输卵管系膜，供应输卵管；子宫底支分布在子宫的上部。

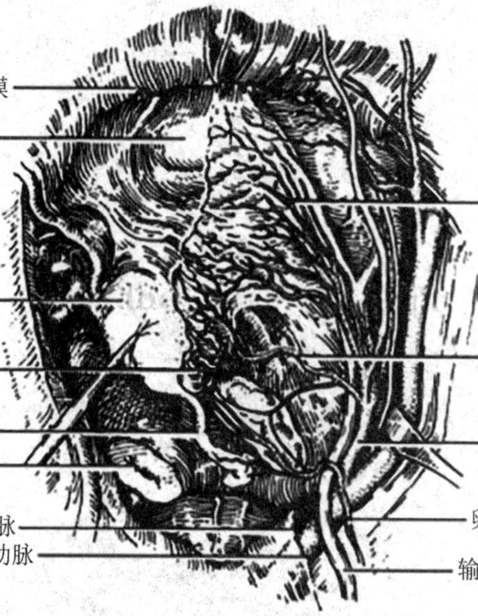

图 1-17　子宫和骨盆血管

子宫动脉在横越阔韧带之后，约在宫颈内口的水平到达子宫。大约在离子宫侧缘 2 cm 处子宫动脉经过输尿管。子宫动脉与输尿管接近点对手术来说极为重要，因为在做子宫切除术时输尿管可能损伤，或者被夹住，或在结扎子宫血管的过程中被误扎。

卵巢动脉——主动脉的一条直接分支(左卵巢动脉可来自左肾动脉)，经过卵巢悬韧带，进入阔韧带。当到达卵巢门时分为许多较小的支进入卵巢，而它的主干越过阔韧带的全长，在到达子宫缘的上部时与子宫动脉的卵巢支吻合。除此以外，在子宫两侧血管之间还有很多的血管交流。

两侧弓形静脉联合成为子宫静脉，然后流入髂内静脉，最后汇入髂总静脉。卵巢和阔韧带上部的血由几条静脉所收集，在阔韧带内形成大的蔓状丛。蔓状丛的静脉在卵巢静脉内终止。右卵巢静脉流入腔静脉，左卵巢静脉则流入左肾静脉。

6.淋巴

子宫内膜有丰富的淋巴供应，但真正的淋巴管大部分限于基底部。子宫肌层的淋巴管向浆膜层增加并在浆膜下面形成丰富的淋巴管丛，特别是在子宫的后壁，而在前壁则少些。

子宫各部的淋巴流入几组淋巴结。来自宫颈的淋巴主要在髂内淋巴结终止；来自宫体的淋巴分布于两组淋巴结：一组淋巴管流入髂内淋巴结，另一组在网络来自卵巢区的淋巴管后终止于腰淋巴结。后者处于主动脉之前，约在两侧肾下端的水平(图 1-18)。

7.神经支配

子宫有丰富的神经支配，但看起来它们不像是原生的，而是由于调整而发生的，因为有些脊髓被横切断的妊娠患者在分娩时子宫活动仍正常。

子宫的神经分配主要来自交感神经系统，也有一部分来自脑脊髓和副交感神经系统。副交感神经系统由来自第Ⅱ对、第Ⅲ对、第Ⅳ对骶神经的稀少纤维组成，分布于子宫的两侧，然后进入子宫颈神经节。交感神经系统经腹下丛进入盆腔，向两侧下行后进入子宫阴道丛。上述两神经丛的神经供应子宫、膀胱和阴道的上部。有些神经支在肌肉纤维间终止，另一些则伴着血管进入子宫内膜。

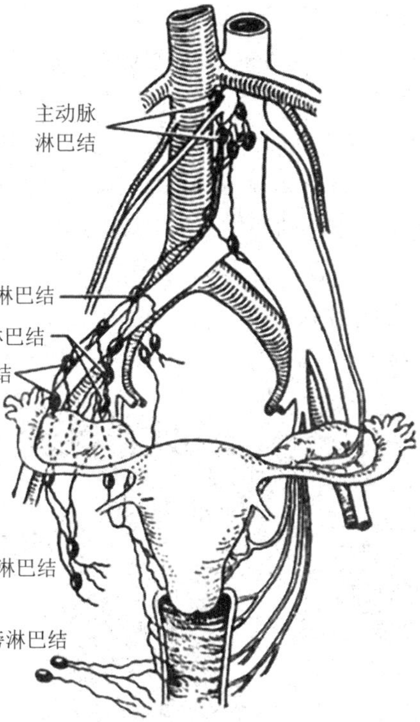

图 1-18 子宫淋巴回流

交感神经和副交感神经都具有运动神经和少许感觉神经纤维。交感神经使肌肉和血管收缩，副交感神经则抑制血管收缩，转为血管扩张。

盆腔内脏的神经支配有临床上的意义，因为有几种盆腔疼痛可以通过切断腹下神经丛永远获得解除。

来自第Ⅺ对和第Ⅻ对胸神经的感觉神经纤维可将子宫收缩的疼痛传至中枢神经系统。来自子宫颈和产道上部的感觉神经，经过盆腔神经到达第Ⅱ对、第Ⅲ对、第Ⅳ对骶神经，而产道下部的神经则经过腹股沟神经和阴部神经。子宫的运动神经来自 L_7 和 L_8 的脊髓。运动神经与感觉神经分层次，使在分娩时可应用脊尾麻醉和脊髓麻醉。

(二)输卵管

左、右输卵管自子宫的两角伸展至左、右卵巢，是输送卵细胞进入子宫的管道。输卵管的长度各有不同，在 8～14 cm。它们由腹膜覆盖，管腔内有黏膜，每个输卵管分为间质、峡部、壶腹和漏斗部分。间质部分包含在子宫的肌肉内。管腔开始大致是向上、向外偏斜。间质部长为 0.8～2.0 cm，管腔直径为 0.5～1.0 mm；输卵管的峡部，即靠近子宫的狭窄部分，管腔直径为 2～3 mm，然后逐渐扩大至较宽的外侧部分，即壶腹部，直径为 5～8 mm；漏即伞形端，形似漏斗，为输卵管的远端开口(图 1-19)。

除间质部外，输卵管的其余部分均被腹膜覆盖，此部分腹膜与阔韧带的上缘相连。除输卵管系膜的附着处外它完全由腹膜所围绕，散形端开口于腹腔内，其凸出部分即卵巢伞，比其他部分都长得多；它形成一个浅槽，向卵巢靠近或到达卵巢。有学者认为卵巢伞可能是引导卵子进入输卵管的通路。输卵管的肌肉组织一般分为两层，即环形的内层和纵行的外层。在管的远侧，上述两层变得不太清楚，而且在伞形端即被肌肉纤维交织的网所取代。输卵管的肌肉组织经常有节奏地收缩,收缩率随月经周期而变动。最大的收缩率和强度发生在卵转送时,而在妊娠时则最慢、最弱。输卵管腔覆以黏膜,其上皮由单层柱状细胞组成。这些细胞有些具有纤毛,有些具有分泌功能,在散状端有纤毛的细胞最多,而在其他处则很稀疏。在月经周期的各个时期,上述两类细胞的比率不同。由于管腔没有黏膜下层,所以黏膜层直接与肌肉层相接触;黏膜排成纵向的折襞,在散状端则变为更复杂。因此,管腔各段的外表不同。输卵管子宫部分的横切面显示 4 个简单的折襞,形成与马耳他十字相似的图案。管峡的折襞较为复杂。在壶腹,它的腔几乎完全被树状黏膜占据。这样的黏膜由极其复杂的折襞构成。

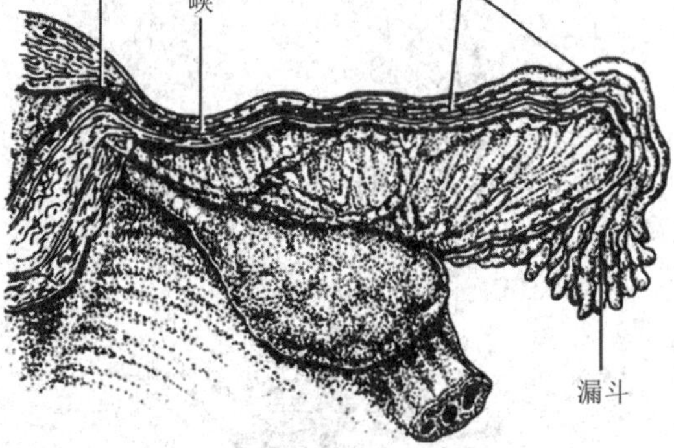

图 1-19　输卵管的纵切面

显示输卵管管腔各段的不同大小,纵行折襞和输卵管与输卵管系膜、子宫角,以及卵巢的关系

输卵管纤毛产生的流动方向指向子宫。输卵管的蠕动可能是输送卵的一个重要因素。

输卵管有丰富的弹性组织、血管和淋巴管。偶尔扩张的淋巴管可能是一个折襞的全部物质。输卵管的交感神经分布较副交感神经广泛。对输卵管的功能来说,上述神经的作用尚不明确。

输卵管黏膜在月经周期发生的组织变化与子宫内膜相似,但没有那么显著。在卵泡期,上皮细胞较长,有纤毛者宽,细胞核靠近边缘;无纤毛者狭,细胞核较近基底。在黄体期,分泌细胞变大,高于纤毛细胞,并挤压出它们的核。在行经期,上述变化更为突出。输卵管在妊娠晚期和产褥期显示的特征变化包括薄的黏膜、白细胞充满毛细管,以及蜕膜反应。如果在产褥期给予雌激素,黏膜细胞的长度会增加,分泌细胞的长度则会减短,并丧失很多胞浆以致形状变得像木钉。绝经后输卵管黏膜的特性是上皮细胞矮,增长迅速。上述月经周期的输卵管黏膜,以及与它有关的肌肉组织收缩的变化,可能是雌激素与孕酮之间的比例改变的结果。

(三)卵巢

卵巢的形状有些像杏仁,其主要功能是产生和排出卵细胞,以及分泌甾体激素。卵巢的体积在不同情况下有很大差异。在生殖期间,卵巢长 2.5～5.0 cm,宽 1.5～3.0 cm,厚 0.6～1.5 cm;绝经后,体积显著减小。而在老年妇女,卵巢的长、宽和厚度都只有 0.5 cm 左右。

正常时卵巢处于盆腔的上部,骨盆的左、右侧壁,髂外血管与腹下血管之间的浅窝内,即 Waldeyer 卵巢窝。当妇女直立时卵巢的长轴几乎垂直,仰卧时为水平位。然而它们的位置变动很大,因而很少见到左、右卵巢恰恰处于同一水平面的位置。

接触卵巢窝的卵巢面称为外侧面;面向子宫的是内侧面。附着在卵巢系膜上的卵巢边缘比较直,称为卵巢门,其不固定的边缘则是凸面,并且向后、向内指向直肠。

卵巢通过卵巢系膜附着在阔韧带上。卵巢固有带韧带始于子宫的侧面和后面部分，正好在输卵管起源处之下，伸展至卵巢的下端。它的长度一般在 3.0 cm 以上，其直径为 3.0～4.0 mm，由肌肉和与子宫相连的结缔组织组成并被腹膜覆盖。卵巢悬韧带从卵巢的上端伸展至骨盆壁，卵巢血管和神经在其间通过。

卵巢的外表随年龄而变化。在年轻妇女，其表面显示为平滑和暗淡白色，透过它可见一些有光的小的透明卵泡。当妇女年龄渐大，卵巢表面出现皱纹，而老年人卵巢的表面则明显迂曲。

卵巢的大体结构最好以它的横断面来研究，可以区别为两部分——皮层和髓质。

皮层(或称外层)的厚度随年龄而变化，年长者变薄。卵细胞和卵泡均位于皮层，由纺锤形结缔组织细胞和纤维组成，其中有分散的、不同发育期的原始卵泡和格雷夫卵泡(囊状卵泡)。随着妇女年龄的逐渐增大，卵泡数目逐渐减少。皮层的最外面是暗淡的白色，即卵巢白膜，它的表面是单层立方上皮，即 Waldeyer 生殖上皮。

卵巢的髓质由与卵巢系膜相连的疏松结缔组织组成，内含很多动脉和静脉。此外，尚有少量与卵巢悬韧带相连的平滑肌纤维。这些肌肉可能对卵巢的运动起作用。

卵巢有交感神经和副交感神经支配。大部分交感神经来自伴同卵巢血管的神经丛，小部分来自围绕子宫动脉卵巢支的神经丛。卵巢还有丰富的无髓鞘神经纤维。这些神经纤维的大部分也是伴同血管的，它们仅仅是血管神经。其他部分则形成花环样，围绕正常的和闭锁的卵泡，并伸出许多微细的神经支。这些支已被追踪到粒膜，但并未见到有穿过粒膜的。

四、邻近器官

(一)尿道

女性的尿道是一条狭窄的膜的管道，从内口伸至外口，长约 4.0 cm。尿道处在耻骨联合的后面，包埋在阴道壁中。方向为向下、向前，稍为弯曲，其凹面向前。在不膨胀时，尿道的直径约为 6.0 mm。尿道穿过尿生殖膈的筋模，外口(尿道口)直接位于阴道口之前，约在阴蒂 2.5 cm 之后。内层为纵行折襞，其中沿着尿道底的一条折襞称尿道嵴。很多小的尿道腺体开口于尿道内。

尿道由 3 层组织构成，即肌肉组织层、能勃起的组织层和黏膜组织层。肌肉层由环形肌肉纤维组成，与膀胱的肌肉相连，并伸展至尿道的全长。此外，在尿生殖膈的上、下筋膜之间，女性尿道与男性尿道一样，由尿道膜部括约肌所围绕。

紧接黏膜组织层下即是一层薄的海绵状能勃起的组织层。后者含有大的静脉丛及与静脉混合的平滑肌纤维。

黏膜层的颜色灰白，它的外面与外阴的黏膜相连，里面与膀胱的黏膜相连。其表面有复层鳞状细胞上皮，这层上皮在近膀胱处成为过渡型细胞。尿道的外口由少数黏液滤泡围绕。

(二)膀胱

女性膀胱的后面是子宫和阴道上部。膀胱子宫陷凹将膀胱与子宫体的前面分离，但在此陷凹的水平以下，通过疏松结缔组织与子宫颈的前面和阴道的前壁的上部相连。当膀胱排空时子宫靠在它的上面。

(三)输尿管

左、右输尿管从各自的肾脏输送尿液至膀胱，长为 25～30 cm。在女性，输尿管组成骨盆卵巢窝的后界，然后向内、向前沿子宫颈的侧面和阴道的上部到达膀胱底。近子宫颈处约 2.5 cm 有子宫动脉伴行。以后子宫动脉经过输尿管的上面，并在两层阔韧带之间上行。输尿管与子宫颈旁侧的距离约为 2.0 cm。一侧或两侧的输尿管有时都可能重叠成双。这样，双条输尿管往往在膀胱底才合并进入膀胱，但偶尔也可分别进入膀胱。

（四）盆部结肠（乙状结肠的下部）、直肠及肛管

盆部结肠上接髂部结肠（乙状结肠的上部），下接直肠。这部分结肠一般处于盆腔内，但由于它的活动性，有时会被挤入腹腔。在盆部结肠的后面是髂外血管、左梨状肌和左骶神经丛。在它的前面，在女性，由几段小肠曲与子宫分开。

直肠的上端与盆部结肠相连，下端与肛管相连，其长度约为 12 cm。直肠上部的后面是直肠上血管、左梨状肌和左骶神经丛。它的下部处于骶骨、尾骨和提肛肌之上。在它的前面，在女性上部由几段小肠曲，或往往由盆部结肠与子宫及附件的小肠面分开。直肠的下部与阴道的后壁相连。

肛管是大肠末端，上接直肠，下至肛门，其长度为 2.5～4.0 cm。在女性，肛管由一团肌肉和纤维组织（即会阴体）与阴道的下端分开。

（戚　敏）

第二节　女性生殖内分泌生理学

女性一生中时期不同，生殖内分泌功能不同。因而，按其变化可分为胎儿期、新生儿期和儿童期、青春期、成人期（生育期）、围绝经期和老年期。

一、分期

（一）胎儿期

在胎儿 6～8 周时下丘脑分泌的促性腺激素释放激素已有脉冲式分泌。在 10～20 周时垂体分泌的卵泡刺激素和黄体生成素的分泌达到一个高水平（相当于成年人性腺去势的水平）。卵巢分泌的雌激素有限，外周血中的雌二醇主要来自胎盘。可见胎儿期下丘脑-垂体-卵巢轴已具备功能，但于妊娠晚期胎盘分泌的性激素对中枢起抑制作用（负反馈）。

（二）新生儿期和儿童期

胎儿出生后与胎盘分离，循环中的性激素水平骤然下降。雌二醇在出生后 5～7 天内降到 10 pg/mL，此基础水平一直持续到青春期开始前；睾酮从出生时的 45 ng/dL，降到出生后第 2 个月时的 5 ng/dL，此基础水平持续到青春期开始前。因性激素水平明显低下，对中枢的负反馈作用显著减弱，卵泡刺激素和黄体生成素分泌增加。在出生后 2～5 个月时卵泡刺激素分泌达高峰，以后逐渐下降，可迟至 4 年方降到基础值；黄体生成素在出生后 2～3 个月时分泌达高峰，后下降，在 4 个月时也降到基础值。

在 4 岁时卵泡刺激素、黄体生成素及性激素均处于最低水平，中枢对低性激素的负反馈减弱无反应，因中枢的性腺调节器处于对性激素反馈的高度敏感和受内源性中枢神经的抑制。此低促性腺素和低雌激素状况持续到 10 岁或以上的青春期启动之前。此阶段卵巢对促性腺素的刺激起反应而能充分发育，用促性腺素制剂或促性腺激素释放激素可诱发排卵。Knobil 在猕猴实验中发现促性腺激素释放激素的脉冲频率影响促性腺素的分泌，每 3 小时一次脉冲时，卵泡刺激素幅度增加，而每小时一次脉冲时黄体生成素幅度增加。催乳素在 2 岁时可被测出，8 岁后逐渐增加，到 15 岁时可增加 1 倍。松果体分泌的褪黑素在7 岁时呈高水平分泌，此后渐降，在青春期启动前呈低水平。

在儿童期临近青春期启动前一个明显的内分泌变化为肾上腺分泌的雄激素脱氢表雄酮、硫酸脱氢表雄酮和雄烯二酮升高，此为青春期下丘脑、垂体性腺调节器功能启动前的肾上腺功能活动，称肾上腺功能初现。这 3 种雄激素的升高受促性腺素、促肾上腺皮质激素或催乳素的调节，是否受褪黑素的影响尚不明。

（三）青春期

青春期为性和生殖功能发育成熟的时期，即自儿童期到成人期的过渡时期。出现身高增长、第二性征和生殖器官发育，最终月经来潮，具备生殖能力。此时期的一个重要变化是下丘脑-垂体-卵巢功能轴（简称 H-P-O 轴）的成熟。下丘脑的抑制解除，脉冲式分泌促性腺激素释放激素使卵泡刺激素和黄体生成素也相应地脉冲式分泌，在卵泡刺激素和黄体生成素影响下卵巢功能启动，卵泡生长发育，分泌雌激素，在雌激素的直接作用下月经初潮来临（无排卵月经），经过 1～5 年卵巢周期性地排出成熟卵泡，月经周期性来潮，具生殖能力。

（四）成人期

成人期即性成熟期，具有周期性排卵功能。每一月经周期排出成熟卵子，具受精能力，又称生育期。一般历时约 30 年，此后进入围绝经期。

（五）围绝经期

绝经是指卵巢中的卵泡生长发育衰竭而月经永久终止。更年期指卵巢功能衰退的生理过程。1994 年世界卫生组织建议采用围绝经期（40 岁开始出现生殖内分泌、生物的临床表现，到停经后 12 个月），绝经过渡期（月经开始变化到绝经前的时期）和绝经前（绝经前的整个生育期）等概念比较明确的名称。绝经是卵巢功能衰竭的表现，在卵巢功能衰退过程中会有数月的闭经。因此，绝经需在闭经 1 年后方可确认。卵巢功能衰退，卵泡闭锁，合成和分泌的雌二醇在绝经后 1 年内明显下降，继而缓慢下降。卵泡分泌的抑制素也明显下降，导致卵泡刺激素升高、雌二醇低下。因此，卵泡刺激素≥30 U/L，雌二醇≤40 pg/mL 为绝经的生殖激素指标。绝经后卵巢分泌的睾酮和雄烯二酮也下降。

（六）老年期

进入老年期后，性激素极低，生殖器官退化萎缩。有限的雌激素为来自腺外转化的雌酮。肾上腺合成的雄激素脱氢表雄酮和硫酸脱氢表雄酮也减少。皮肤、肌肉和结缔组织趋向萎缩。骨质丢失、脂代谢异常、免疫力下降，机体逐渐老化。

二、月经周期

月经的外在表现为周期性的阴道（子宫）出血。青春期首次出现的月经称初潮，提示生殖功能基本成熟。完整的概念是在下丘脑、垂体的生殖激素作用下卵巢中的卵泡生长、发育、成熟，卵子排出，黄体形成；在性激素作用下子宫内膜呈现增生到分泌的变化。若未受孕则黄体萎缩，性激素水平下降，子宫内膜缺少性激素作用，退化、破碎、出血。破碎的子宫内膜伴随血液等经阴道排出，即月经。可见月经周期是一个卵子成熟，子宫内膜呈分泌变化，为受孕、着床做准备的过程，在生育期循环不已，若受孕则月经闭止。因此，月经周期是一个生殖内分泌事件，其本质是为了生殖，因此，又称生殖周期。

初潮的月经大多为无排卵，仅因雌激素波动而导致子宫内膜脱落、出血。一般在初潮后的1年内有排卵的月经占10%～80%，而5年后90%为有排卵月经。无排卵的月经周期常不规则，月经期也长短不一。有排卵月经的周期较规则，28～32天(21～40天)，月经期的流血时间5～7天，月经量约50 mL。

三、月经周期中卵巢的变化

月经周期中卵巢有两个重要的功能，即卵子(配子)生成和性激素合成，两者相辅而成。

(一)卵泡发育

卵巢中所有的卵细胞均在胚胎期形成。在胚胎早期卵原细胞有丝分裂，胚胎4～5个月时停止有丝分裂，进入减数分裂。在胎儿7个月时全部停滞于第一次减数分裂的核网期，形成初级卵母细胞。当某一初级卵母细胞排卵时完成第一次减数分裂，形成一个次级卵母细胞和一个极体(第一极体)；若次级卵母细胞受精则完成第二次减数分裂，排出第二极体。

每一个月经周期，在卵泡刺激素作用下窦腔期卵泡开始生长、发育。窦腔前期不受卵泡刺激素影响，为非激素依赖期。Gougeou将窦腔期卵泡分为8级，当卵泡进入5～6级时，5～8个5 mm左右的囊状卵泡进入选择期，卵泡中颗粒细胞明显增生，芳香化酶被激活，卵泡中卵泡膜细胞在黄体生成素作用下合成雄烯二酮和睾酮，此两种激素进入颗粒细胞后经芳香化酶转化为雌二醇，除分泌入循环血中外，同时进入卵泡液，增加卵泡中卵泡刺激素受体。某一卵泡中卵泡刺激素受体丰富，在卵泡内生长因子的共同作用下能合成足量的雌激素，则被选中继续生长发育成主卵泡；而未能合成足量雌激素的卵泡则非但不能接受足够的卵泡刺激素，而且卵泡液中雄激素比雌激素高，导致卵泡萎缩闭锁。主卵泡发育至18～20 mm时成为成熟卵泡且突出在卵巢表面。

(二)排卵

成熟卵泡分泌多量的雌二醇和少量黄体酮，在雌激素诱导下黄体生成素和卵泡刺激素分泌增加，大量释放，呈峰状分泌。此峰状分泌尤其是黄体生成素峰状分泌在促使排卵中起关键作用。在卵泡内各种水解酶、纤溶酶和前列腺素等共同作用下卵泡破裂，卵子排出。

月经周期中卵泡开始生长发育到排卵为卵泡期，卵泡期可长短不一但相对稳定。若月经28～30天来潮一次则一般在月经中期排卵。

(三)黄体

排卵后的卵泡塌陷，毛细血管长入，供应丰富的血液和低密度脂蛋白在腔内形成血肿，称血体。颗粒细胞和卵泡膜细胞发生形态变化成黄体细胞，细胞质内含丰富的脂质，呈黄色，称黄体。在黄体生成素作用下黄体细胞分泌孕激素和雌激素。黄体功能于排卵后7～8天达高峰，黄体酮分泌达高水平，雌二醇分泌也再度上升。若未受孕则于第9天开始衰退。黄体的寿命较恒定，14±2天。退化的黄体最终形成玻璃样变物质，称白体，从黄体退化到白体形成需6～8周。若受孕则人绒毛膜促性腺激素维持并促进黄体功能，成妊娠黄体，体积也增加一倍。

四、月经周期中子宫内膜的变化

月经周期中卵巢分泌的雌激素、孕激素作用在子宫内膜，出现增生、分泌的变化，在月经来潮前子宫内膜崩解、脱落，月经来潮。

（一）增生期

在卵泡分泌的雌激素作用下子宫内膜的基底层开始增生。从早期到晚期增生期为一渐进的过程。子宫内膜的表面上皮增生，于月经的第5～7天覆盖子宫内膜的表面，而月经血止；腺体也由稀疏逐渐增多，腺体弯曲，腺上皮增生，由柱状到假复层，细胞核增大，中期增生期出现核分裂象；间质致密，细胞增生，继而水肿、疏松；螺旋小动脉向内膜表面生长，且血管增生，逐渐卷曲呈螺旋状。子宫内膜增厚，超声观察可见从＜5 mm增厚到7～8 mm。

（二）分泌期

在增生期的基础上，子宫内膜受黄体分泌的雌激素、孕激素，主要是孕激素的作用而发生变化。在孕激素作用下腺体弯曲、腺腔扩大，腺上皮由假复层成为柱状，且出现核下空泡，此为孕激素作用的特征。晚期分泌期腺腔呈锯齿状，腺腔内出现分泌物，腺上皮的核下空泡消失；间质水肿，间质细胞成蜕膜样细胞；螺旋小动脉明显增生，血管壁厚，生长达内膜功能层。血管明显盘曲，内膜表面的微血管形成小血窦。分泌期内膜比增生期时稍增厚。

若未受孕，黄体于12～14天明显退化，雌激素、孕激素下降，腺体衰退，螺旋小动脉退变、扩张、节段性收缩。内膜组织缺血、坏死、崩解、脱落，月经来潮。

五、卵巢的分泌功能

女性性激素主要由卵巢分泌，如雌激素、孕激素和少量的雄激素。卵泡中卵泡膜细胞和颗粒细胞利用血液循环中的低密度脂蛋白携带来的类固醇合成性激素，卵巢还合成分泌抑制素、激活素和一些生长因子。

（一）雌激素

卵泡中卵泡膜细胞以胆固醇为原料合成雄激素，雄激素经基底膜进入颗粒细胞，在芳香化酶作用下雄激素转化为雌激素。性激素的合成与促性腺激素的调节有关。黄体生成素促进卵泡膜细胞的合成功能，卵泡刺激素调节颗粒细胞的合成功能，即“两个促性腺激素两种细胞”学说。在月经周期中雌二醇量的95％由主卵泡分泌。随着卵泡的发育和黄体形成，其合成率不一。雌二醇的合成率为卵泡期132～220 pmol/L，排卵期1 431～2 972 pmol/L，黄体期403.7～1 123 pmol/L。雌酮的合成率为卵泡期（290±77.3）pmol/L，排卵前（1 472.6±558.7）pmol/L，黄体期（814±162.8）pmol/L。卵泡期雌二醇与雌酮的比例为1∶1，围排卵期和黄体期时两者的比例为2∶1。黄体期时雌激素由颗粒黄体细胞分泌，月经周期中的雌酮一半由卵巢分泌，一半来自雄烯二酮和雌二醇在外周的腺外转化。雌二醇在循环中有15％转化为雌酮。循环中雌激素约2％呈游离状况，约60％与清蛋白结合，约40％与性激素结合球蛋白结合。

（二）孕激素

黄体中颗粒黄体细胞和卵泡膜黄体细胞主要合成孕酮和17-羟孕酮。孕酮合成率为卵泡期0.6～1.9 nmol/L，排卵期正常值为2.40～9.40 nmol/L，排卵后正常值为20.7～102.4 nmol/L。循环中孕酮约80％与清蛋白结合，＜20％与皮质类固醇结合球蛋白结合，＞2％为游离状态。

（三）雄激素

卵泡中卵泡膜细胞内层和卵巢间质细胞、门细胞为合成雄激素的细胞。前者合成雄烯二酮，后两种细胞合成睾酮。循环中的睾酮由卵巢合成的占25％，由肾上腺分泌的占25％，由雄烯二酮在外周由腺外转化而来的占50％。雄烯二酮由卵巢和肾上腺分泌的各占45％～50％，10％左右为腺外转化。去氢表雄酮由卵巢合成的占10%,90%由肾上腺合成。硫酸去氢表雄酮几乎全部由肾上腺合成,很少由卵巢合成。睾酮在生育期的正常值为(0.35～2.60 nmol/L),雄烯二酮正常范围是(4.0～6.6 nmol/L),两者在月经周期中无明显变化。外周血中睾酮仅>1%为游离状态,约65%与性激素结合球蛋白结合,>2%与皮质类固醇结合球蛋白结合,>30%与清蛋白结合。雄烯二酮>7%为游离状态,约>5%与性激素结合球蛋白结合,>1%与皮质类固醇结合球蛋白结合,约85%与清蛋白结合。

(四)抑制素

抑制素为一糖蛋白,在颗粒细胞和黄体细胞生成,有α和β两个亚单位,由双硫键连接而成。因β亚单位的组合不同,而分为抑制素A和抑制素B两种。卵巢内的抑制素在卵泡刺激素促进下由颗粒细胞和黄体细胞合成。抑制素对卵泡刺激素的分泌有抑制作用;且抑制促性腺激素释放激素自身受体的正调节作用;对黄体生成素促使卵泡膜细胞合成雄激素起促进作用,抑制雌激素的合成。黄体生成素、雌二醇和IGF-1促进卵巢抑制素的分泌,表皮生长因子则对抑制素的分泌起抑制作用。

青春期抑制素分泌量随着卵泡刺激素、黄体生成素的分泌量相应增加,当抑制素A对卵泡刺激素抑制作用负反馈建立后,抑制素的水平与卵泡刺激素水平呈负相关。月经周期的早期卵泡期抑制素A呈低水平,随着卵泡发育逐渐上升,在晚期卵泡期黄体生成素峰状分泌前其分泌达高峰,然后很快下降,排卵后又逐渐上升,在中期黄体期再度达分泌高峰。抑制素B在早期卵泡期呈一定分泌量,以后渐渐下降,在中期黄体期其分泌量达最低水平。

(五)激活素

激活素由颗粒细胞生成,其结构为抑制素β亚单位的异源二聚体,由双硫键连接而成。激活素A为βaβa组成,激活素B为βbβb组成。激活素A能促进卵泡刺激素分泌,激活素使颗粒细胞上卵泡刺激素和黄体生成素受体生成,加强卵泡刺激素促进芳香化酶活性的作用,抑制雄激素的合成。激活素抑制催乳素和生长素释放。

(六)卵泡抑制素

卵泡抑制素由颗粒细胞和黄体细胞生成,垂体促性腺细胞也具有分泌功能。卵泡抑制素为一单键多肽,抑制卵泡刺激素的合成和分泌,与激活素结合后降低激活素的活性,抑制卵泡刺激素促进雌激素合成的作用。在月经周期中卵泡抑制素无周期性变化。

(七)胰岛素样生长因子

胰岛素、IGF-1和IGF-2三者有结构的同源性,为多肽激素,构成胰岛素样生长因子家族。三者都有各自的受体,但当某一激素水平升高时,可结合在家族其他成员的受体上。颗粒细胞和卵泡膜细胞合成IGF-1和IGF-2,卵巢不合成胰岛素。IGF的生成受卵泡刺激素、黄体生成素和胰岛素样生长因子结合球蛋白的调节。IGF-1作用于颗粒细胞,可放大卵泡刺激素促使颗粒细胞分化,黄体生成素受体生成,激活芳香化酶,合成抑制素和雌激素的作用,还促使卵母细胞成熟,黄素化颗粒细胞的孕酮合成。作用于卵泡膜细胞有加强黄体生成素促进雄激素合成的作用。高水平的胰岛素能与IGF-1受体结合,加强卵泡细胞合成雄激素的作用。IGF-2的作用为促进卵泡膜细胞和颗粒细胞合成性激素。

1.表皮生长因子

表皮生长因子为多肽激素,由颗粒细胞、卵泡膜细胞和黄体细胞生成。作用为促使颗粒细胞和卵泡膜细胞的增生,抑制颗粒细胞合成雄激素和孕酮,抑制颗粒细胞卵泡刺激素和黄体生成素受体的生成，且抑制卵泡膜细胞合成雄激素。

2.转化生长因子

转化生长因子为多肽激素，有转化生长因子-α和转化生长因子-β两种。两种转化生长因子均由颗粒细胞、卵泡膜细胞和黄体细胞生成。转化生长因子-α与表皮生长因子受体结合，因此，转化生长因子-α的作用与表皮生长因子相同。转化生长因子-β可促使颗粒细胞合成雌激素和孕酮，还有加强卵泡刺激素诱导颗粒细胞芳香化酶和黄体生成素受体的作用。转化生长因子-β抑制人绒毛膜促性腺激素诱导合成孕酮的作用。

3.成纤维细胞生长因子

成纤维细胞生长因子有两个多肽酸性和碱性成纤维细胞生长因子。酸性成纤维细胞生长因子促进颗粒细胞生长，但抑制类固醇合成和黄体生成素受体生成。碱性成纤维细胞生长因子支持颗粒细胞生长，但抑制卵泡膜细胞合成雄激素。

六、中枢的生殖激素

促性腺激素释放激素为下丘脑分泌的神经激素，主要由下丘脑的弓状核、前乳头核和视上核中的促性腺激素释放激素神经元分泌。由10个氨基酸组成的十肽，氨基酸的组成为焦谷-组-色-丝-酪-甘-亮-精-脯-甘酰胺，其具有调节促性腺激素合成和分泌的作用。开始认为促性腺激素释放激素只有促使黄体生成素分泌的作用，现知其分泌后经垂体门脉血管到达垂体，调节促性腺激素:卵泡刺激素和黄体生成素的合成和分泌。促性腺激素释放激素间断的分泌对垂体有诱导促性腺激素释放激素受体生成的作用，为自身启动作用，增加垂体对促性腺激素释放激素的敏感性，起升调节作用。长期、连续的促性腺激素释放激素作用可减少垂体促性腺激素释放激素受体数，降低垂体对促性腺激素释放激素的敏感性，起降调节作用。促性腺激素释放激素的分泌呈脉冲式，即有一定的频率和幅度，因此，促性腺激素的分泌也呈脉冲式。促性腺激素释放激素的半衰期较短，2～4分钟很快降解，外周血中无法测到。实验证实黄体生成素的脉冲分泌与促性腺激素释放激素的分泌同步，为此黄体生成素的频率和幅度可反映促性腺激素释放激素的脉冲分泌。促性腺激素释放激素的脉冲分泌由弓状核的功能决定，因此，弓状核被认为是“促性腺激素释放激素脉冲发生器”。

（一）卵泡刺激素

卵泡刺激素为垂体分泌的蛋白激素，由α和β两个亚单位以非共价键结合而成，α亚单位的基因位于6号染色体，β亚单位的基因位于11号染色体。β亚单位是抗原特异性和生理功能的部位，两个亚单位结合后方具有生理功能。分子结构中的涎酸部分与半衰期有关，卵泡刺激素含有50%的涎酸，半衰期为3小时，因半衰期长，脉冲波动不明显。卵泡刺激素的主要作用为促使卵泡发育和雌激素合成。

（二）黄体生成素

黄体生成素为垂体分泌的蛋白激素，α亚单位与卵泡刺激素的相同，β亚单位的基因在16号染色体上，抗原性和生理功能与卵泡刺激素的β亚单位不同。分子结构中含有2%涎酸，半衰期为30分钟。主要作用为促使卵泡中卵泡膜细胞合成雄激素，激发排卵和维持黄体功能。

（三）催乳素

催乳素为蛋白激素，其基因在6号染色体上。催乳素在月经周期中的分泌模式相对稳定，在月经中期轻度升高，黄体期催乳素水平稍高于卵泡期。虽然月经周期中催乳素分泌期相对稳定，但是其他生理变化较促性腺激素明显。如夜间睡眠后催乳素分泌增加，在清晨5～7时达高峰，醒后1小时快速下降，上午9～11时分泌量最低；白天入睡时催乳素分泌量亦增加。午餐高蛋白质饮食可诱发催乳素分泌。妊娠期催乳素明显升高，可升高10～20倍。

有4种分子量不同的催乳素，以分子量23 000的催乳素最具生物学和免疫学活性，为一非糖基化的激素，称“小催乳素”；另有两种“糖基化的催乳素”（G1-催乳素，G2-催乳素），分子量约25 000，生物活性比“小催乳素”差；另有一“大催乳素”分子量为50 000；“大大催乳素”为糖基化催乳素与免疫球蛋白的结合物，分子量为100 000。血液循环中“小催乳素”占60%～90%，其他催乳素含量较低，且生物活性很差。

催乳素的主要功能为参与乳汁生成和促使泌乳，还影响H-P-O轴的功能。

七、月经周期中生殖激素的分泌模式及调节

月经周期中卵泡的发育是在下丘脑、垂体、卵巢分泌的生殖激素相互作用下完成的。H-P分泌的激素调节卵泡的发育，卵泡生长发育过程中分泌的激素起自身调节作用（自分泌）的同时经血液循环作用于中枢起反馈作用。在H-P-O轴功能相互协调的情况下卵泡成熟、排卵、黄体形成。

在促性腺激素释放激素作用下促性腺激素开始合成和分泌，促性腺激素释放激素的分泌频率影响促性腺激素的分泌。早卵泡期每90分钟一次的分泌频率促使卵泡刺激素分泌，卵泡刺激素募集并启动卵泡发育。在卵泡刺激素作用下窦腔卵泡中颗粒细胞分化、增殖，黄体生成素促使卵泡中卵泡膜细胞增殖、分化并合成雄烯二酮和睾酮。此雄激素进入颗粒细胞后，经卵泡刺激素激活的芳香化酶将其转化为雌二醇和雌酮。雌激素的自分泌作用促进颗粒细胞增生且协同卵泡刺激素增加颗粒细胞上卵泡刺激素受体；在卵泡期1～5天卵泡生长迅速，达6～7 mm，颗粒细胞中卵泡刺激素量，卵泡液中雌二醇量、卵泡刺激素受体量是卵泡继续生长发育的关键因素。因此时雌二醇对中枢起抑制作用（负反馈），卵泡刺激素稍降，唯有含有足够卵泡刺激素受体的卵泡方能竞争性地结合足够量的卵泡刺激素以保证卵泡继续生长、发育。晚卵泡期促性腺激素释放激素呈低频高幅的方式分泌，每60分钟分泌一次。在11～14天时卵泡达18～20 mm大小（成熟卵泡），黄体生成素量逐渐增加，促使卵泡膜细胞合成更多的雌激素前体，颗粒细胞中黄体生成素受体快速增加。排卵前雌二醇明显增加，外周血中达200～500 pg/mL，持续60小时，分泌模式呈峰状；同时卵泡分泌的孕酮也稍增加（0.5 μg/mL）。这两种性激素的分泌对中枢起兴奋作用（正反馈），垂体释放多量的黄体生成素和卵泡刺激素分泌持续约2天，分泌模式也呈峰状，此峰状分泌对激发排卵具有关键作用，称排卵峰。一般在黄体生成素分泌达峰顶后10～12小时排卵。排卵后促性腺激素快速下降，雌二醇下降，排出卵子的卵泡在黄体生成素作用下颗粒细胞和卵泡膜细胞黄素化，黄体形成。排卵后孕酮稍增加，黄体形成后孕酮明显增加，雌激素也相应增加。雌激素、孕激素的分泌对中枢起抑制作用，早黄体期时促性腺激素释放激素每90分钟分泌一次。若未受孕，黄体于8～9天开始衰退，雌激素、孕激素下降；晚黄体期因雌激素、孕激素下降，子宫内膜衰退、破碎，继而子宫内膜脱落，月经来潮。

近年的研究发现在月经来潮前的2～8天，黄体分泌的雌激素和抑制素A明显下降，对卵泡刺激素的抑制作用解除，卵泡刺激素逐渐上升，抑制素B也相应增加，促性腺激素释放激素的分泌频率也渐增加。这一段时间称为黄体-卵泡转变期。

（闫丽娟）

第二章　妇产科常用检查

第一节　妇产科病史采集

病历的书写是医师临床工作的基础，病历书写的质量对疾病的诊治有重要的意义。病历是记录疾病的发生、发展、治疗经过及其转归的医疗文件，可分为门诊病历、住院病历和入院记录，分别有不同的书写要求，但书写原则是统一的，即病历书写要内容真实、格式规范、描述精练、用词恰当、书写全面、字迹清晰、签署书写者姓名及日期，其中住院病历要求在患者入院后 24 小时内完成。病历的书写可以用蓝或者黑色的钢笔书写，或者按照电子病历的书写规范执行。

一、妇科病历

(一)病史采集

病史采集是医师通过对患者或有关人员的系统询问而获得病史资料的过程，病史采集的完整性和准确性是病历书写的基础，获得完整真实的病史需要一些沟通方法和技巧。

首先，医师应建立融洽的医患关系，尊重患者，真诚、耐心地听取患者的陈述，必要时以启发或询问的方式调整或集中患者诉说的内容，切记不要任意打断患者的叙述。其次，可先从理解性的交谈开始询问，避免暗示性提问和重复性提问，避免使用医学术语与患者交谈。最后，询问患者的性生活时应注意措辞和语言技巧，充分考虑到患者的隐私权，但当性生活与病情密切相关时应向患者讲明利害关系，取得理解。对于危重患者不能提供病史时可向家属询问，初步了解病情同时应立即积极抢救，以免延误治疗时机。

对非急症患者进行病史采集时应做的准备工作包括环境安静舒适、医师应穿着工作衣、佩戴工作卡、态度和蔼。先进行自我介绍，再向患者及其家属讲明病史采集的重要性，言语礼貌得体，举止友善，核实患者叙述中有疑问的情况。

对于特殊患者的病历采集应掌握一定的技巧，对有焦虑与抑郁倾向的患者以鼓励为主。在回答患者提出的问题时，注意回答力求准确，切忌含糊敷衍，必要时应与精神科医师取得联系。对于语言很多、不易讲清病史的患者可以通过提问的方式将问诊局限于主要症状，不要粗暴打断。对于可疑妇科恶性疾病的患者，医师提问及回答问题时应注意分寸，不可使患者产生恐惧和回避心理，并可通过家属补充了解病情。对于老年患者，医师应注意减缓提问语速，语言力求简单化，可向陪伴老人的家属询问。对于听力障碍的患者可以通过手势及书面的方式提问。

(二)病史内容

1.一般项目

一般项目包括患者姓名、性别、年龄、民族(国籍)、婚姻、出生地、地址、职业、入院日期及记录时间,病史陈诉者,可靠程度。若陈诉者不是患者本人,应注明其与患者的关系。

2.主诉

主诉是患者最主要的痛苦或最明显的症状或体征,是本次就诊的最主要原因,是对主要症状或体征出现及其发展经过的时限性描述。要求不超过20个汉字,简明扼要,对于两项以上的主诉按照出现的先后顺序进行描述。主诉书写时应注意使用患者的语言,不要使用医学术语。

3.现病史

现病史是围绕主诉对患者患病全过程的详细描述,是病史的关键部分。应使患者在较少启发下讲述完整病史,按照下列顺序进行了解。

(1)发病情况与发病时间:每种疾病的起病均有各自的特点,有一定的规律可循,对疾病病因的诊断和鉴别诊断具有重要的意义。应询问疾病的发生是急性发作还是缓慢起病,是否与疲劳和情绪波动等因素有关,如为停经后急性下腹部撕裂样疼痛伴阴道流血则可能为输卵管妊娠,月经间期慢性下腹部疼痛可能为排卵痛。发病时间是指发病至就诊或入院的时间,多个症状应分别记录,并追溯到出现首发症状的时间,时间应尽可能精确。

(2)主要症状特点:主要症状出现的部位、性质、持续时间和程度,发展与演变、缓解或加剧的可能原因及与本次发病有关的病因。如在诊断为葡萄胎后1年以上再次出现的不规则阴道出血伴有HCG升高者,在除外妊娠后可诊断为绒癌,而在诊断为葡萄胎后半年之内再次出现的不规则阴道出血伴有HCG升高者,在除外妊娠后可诊断为侵蚀性葡萄胎。如阴道分泌物为稀薄泡沫状伴有异味可考虑为滴虫性阴道炎,如阴道分泌物为豆渣样伴阴道奇痒则考虑为外阴阴道假丝酵母病。

(3)伴随症状:在主要症状基础上同时出现的其他症状常常是鉴别依据,应突出伴随症状与主要症状之间的关系及其演变。如急性下腹部疼痛伴发热,常见于炎症,可能为急性盆腔炎、子宫内膜炎、输卵管卵巢炎或脓肿;如为右下腹痛也应考虑有阑尾炎的可能性;如为停经后急性下腹部撕裂样疼痛伴肛门坠胀感,则首先考虑为输卵管妊娠破裂型伴腹腔内出血。

(4)诊治经过:发病后何时何医院接受的诊断治疗措施及结果,使用药物名称、剂量、时间和疗效。

(5)一般情况:患者患病后的精神、体力状态,食欲及食量有无改变、体重变化、睡眠与大小便情况。考虑与妊娠有关疾病时应详细询问饮食食欲情况,考虑为恶性疾病时重点询问有无消耗性体重减轻。

(6)与疾病有鉴别意义的阴性症状:应记录按照一般规律在某一疾病应该出现但却没有出现的伴随症状,可能对于疾病的鉴别诊断提供依据。如在考虑为右侧异位妊娠时,若无不洁饮食史及转移性右下腹疼痛史,可排除阑尾炎可能性,做出异位妊娠(右侧)的初步诊断。

(7)与本次发病有关的过去发病情况及其治疗经过:如为滋养细胞疾病时应询问之前的生育史,尤其是异常流产史,是否经过化疗及复查情况。

4.既往史

既往史包括患者既往的健康状况和过去曾经患过的疾病(包括传染病)、外伤手术、预防接种、过敏、重要药物应用系统回顾。应询问任何一次疾病的详细情况,特别是糖尿病、哮喘、高血压和心脑血管疾病。

5.月经史

月经史包括初潮年龄、月经周期、经期天数、经血的量和色、经期伴随症状、有无痛经及白带、末次月经日期、绝经年龄。如 12 $\frac{5\sim7}{30}$48 表示 12 岁初潮，月经周期为 30 天，经期 5～7 天，48 岁绝经。经量可以用使用卫生巾的数量表示，经期有无伴随症状如焦虑、烦躁、易怒、头痛、乳房胀痛、下腹部疼痛、肢体水肿、体重增加及行为改变，如思想不集中、工作效率低和有意外事故倾向。当月经不规律时应询问再前次月经，绝经后患者应询问绝经年龄，绝经后有无使用激素替代药物，是否有阴道出血及阴道分泌物情况等。

6.婚育史

婚姻状况、结婚年龄、配偶健康状况、夫妻关系。生育情况包括足月产、早产、流产及现有子女数，如 1-0-1-1 表示足月产 1 次、无早产、流产 1 次、现有子女 1 人。记录有无异常生育情况，如死产、手术产、产褥感染，并记录计划生育状况及性生活情况。

7.个人史

个人史包括社会经历(出生地、居住地和居留时间尤其是疫源地和地方病流行区、受教育情况、经济生活和业余爱好)、职业及工作条件(包括工种、劳动环境、对工业毒物的接触情况及时间)、习惯和嗜好(起居与卫生习惯、饮食的规律与质量、烟酒嗜好与摄入量、其他的异嗜物、麻醉药品、毒品等)。

8.家族史

家族成员(双亲、兄弟姐妹及子女)的健康与疾病情况，询问是否曾患同样疾病，有无与遗传有关的疾病及传染病。如有家族遗传性疾病应询问双方直系亲属 3 代，并绘出家系图。

二、产科病史

(一)一般项目

一般项目包括姓名、性别、年龄、婚姻、职业、民族、籍贯、工作单位、住址、入院日期、记录日期、病史陈述者。

(二)主诉

简单明确地描述患者就诊时最主要的症状及最明显的体征和病程，一般要求通过主诉大致明确疾病方向，语言精练，小于 20 个字，如“妊娠 38 周，下肢水肿 10 天，伴头昏、眼花 1 天”“妊娠 35 周，无痛性阴道出血 3 小时”。

(三)现病史

现病史为病史的主体，应详加描述。一般先交代平素月经规则与否、停经多少天出现早孕反应、停经多少天感到胎动、妊娠期间有无正规产检及相关情况，然后包括患者最初发病至就诊期间病情的发生、发展、变化及诊疗的全部过程。一般以症状为主体，按时间先后顺序依次描述，产科特殊病史与症状、体征，主要有以下几种。

(1)阴道流血：需询问发生的孕周，出血为持续性、间断性或有无规律，出血量的多少、色泽、性状、有无血块，伴腹痛与否，血压如何，并询问其诱因。

(2)阴道流水：需询问阴道流水量的多少、性状，流水为持续性、间断性、多长时间，伴腹痛与否，且有无规律，或其他全身性变化，如发热等，并询问其他诱因。

(3)血压升高:需询问孕前及家族中是否有高血压病史,是否有水肿、蛋白尿,伴头昏、眼花、胸闷与否及出现症状的先后、持续时间或其他全身症状。

(4)说明发病以来精神、食欲、体重、发热、大小便情况。

(四)月经史

初潮年龄 (行经天数/月经周期)末次月经时间和前次月经时间。经量多少、颜色、性状。有无痛经及其性质、严重程度及持续时间。

(五)婚育史

结婚年龄,生育情况,如足月产 0 次,早产 1 次,人工流产 2 次,现有子女 0 人,可简写为孕 3 产1(G_3P_1)。孕期有无异常,是否手术分娩,分娩、产后有无并发症,末次分娩和流产时间,是否避孕绝育,采取何种措施或手术。

(六)既往史

既往史指患者过去的健康状况和患病情况,特别是产科疾病、慢性高血压、肾炎、肝炎、糖尿病、贫血、心脏病等病史,外伤及手术史,过敏及预防接种史,输血及血液制品史。

(七)个人史

个人史包括出生地、居留地、出差地、生活及饮食习惯,有无特殊嗜好(如烟酒),工作环境。

(八)家族史

重点询问家中主要成员有无与现病有关的遗传病史、传染病(病毒性肝炎、结核)或家族性疾病(高血压、糖尿病、心脏病等)。

(孙　慧)

第二节　女性内分泌激素测定

女性内分泌系统激素包括下丘脑、垂体、卵巢分泌的激素。这些激素在中枢神经系统的影响及各器官的相互协调作用下,发挥正常的生理功能并相互调节,相互制约。卵巢功能受垂体控制,垂体活动受下丘脑调节,而下丘脑接受大脑皮层支配;反过来,卵巢激素又反馈调节下丘脑和垂体功能。因此,测定下丘脑-垂体-卵巢轴各激素水平,对于某些疾病的诊断、疗效的观察、预后的评价,以及生殖生理和避孕药物作用机制的研究具有重要意义。

激素水平的测定一般抽取外周血进行,常用方法包括气相色谱层析法、分光光度法、荧光显示法、酶标记免疫法和放射免疫测定法(RIA)。近年来,无放射性同位素标记的免疫化学发光法正逐步得到广泛应用。

一、下丘脑促性腺激素释放激素

体内下丘脑促性腺激素释放激素(GnRH)由下丘脑释放,由于人工合成的 10 肽 GnRH 能使垂体分泌 LH 的作用高于 FSH,故也有人称之为黄体生成素释放激素(LHRH)。正常妇女月经周期中最显著的激素变化是在中期出现排卵前黄体生成素(LH)高峰。由于 GnRH 在外周血中的量很少,且半衰期短,故测定有困难。目前主要采用 GnRH 兴奋试验与氯米芬试验来了解下丘脑和垂体的功能,以及其生理病理状态。

(一)GnRH 兴奋试验

1.原理

LHRH 对垂体促性腺激素有兴奋作用,给受试者注射外源性 LHRH 后在不同时相抽取血测定促性腺激素含量,可以了解垂体功能。若垂体功能良好,则促性腺激素水平升高;反之,则反应性差。

2.方法

上午 8 时静脉注射 LHRH 100 μg(溶于 5 mL 生理盐水中),于注射前、注射后的 15 分钟、30 分钟、60 分钟和 90 分钟分别取静脉血 2 mL,测定促性腺激素的含量。

3.结果分析

(1)正常反应:注入 GnRH 后,LH 值的上升比基值升高 2~3 倍,高峰出现在注射后 15~30 分钟。

(2)活跃反应:高峰值比基值升高 5 倍。

(3)延迟反应:高峰出现时间迟于正常反应出现的时间。

(4)无反应或低弱反应:即注入 GnRH 后 LH 值没有变动,一直处于低水平或稍有上升但不足 2 倍。

4.临床意义

(1)青春期延迟:GnRH 兴奋试验呈正常反应。

(2)垂体功能减退:希恩综合征、垂体手术或放射治疗垂体组织遭到破坏时,GnRH 兴奋试验呈无反应或低弱反应。

(3)下丘脑功能减退:可能出现延迟反应或正常反应。

(4)卵巢功能不全:卵泡刺激素(FSH)、LH 基值均>30 U/L,GnRH 兴奋试验呈活跃反应。

(5)多囊卵巢综合征:LH/FSH 比值>3,GnRH 兴奋试验呈现活跃反应。

(二)氯米芬试验

1.原理

氯米芬又称克罗米芬,其化学结构与人工合成的己烯雌酚很相似,是一种具有弱雌激素作用的非甾体类的雌激素拮抗剂,在下丘脑可与雌、雄激素受体结合,阻断性激素对下丘脑和/或腺垂体促性腺激素细胞的负反馈作用,引起 GnRH 的释放。氯米芬试验可以用来评估闭经患者下丘脑-垂体-卵巢轴的功能,鉴别下丘脑和垂体病变。

2.方法

月经来潮第 5 天开始每天口服氯米芬 50~100 mg,连服 5 天,服药后 LH 可上调 85%,FSH 上调 50%。停药后 LH、FSH 即下降。如再出现 LH 上升达排卵期水平,诱发排卵则为排卵型反应,排卵一般出现在停药后的第 5~9 天。如停药后 20 天不再出现 LH 上升为无反应。在服药第 1、3、5 天测 LH、FSH,第 3 周或经前抽血测孕酮。

3.临床意义

(1)下丘脑病变:下丘脑病变时对 GnRH 兴奋试验有反应而对氯米芬试验无反应。

(2)青春期延迟:可通过 GnRH 兴奋试验判断青春期延迟是否为下丘脑、垂体病变所致。

二、垂体促性腺激素测定

(一)来源及生理作用

FSH 和 LH 是腺垂体分泌的促性腺激素,均为糖蛋白,在血中与 α_2 和 β 球蛋白结合,受下丘脑 GnRH 和性腺性激素的调节。生育年龄妇女这些激素随月经周期出现周期性变化。

FSH 作用于卵泡颗粒细胞上的受体,刺激卵泡生长、发育、成熟,并促进雌激素分泌。FSH 在卵泡早期维持较低水平,随卵泡发育至晚期,雌激素水平升高,FSH 略下降,至排卵前 24 小时出现低值,随即迅速升高,24 小时后又下降,LH 和 FSH 共同作用,引起排卵,黄体期维持低水平,并促进雌、孕激素合成。FSH 的生理作用主要是促进卵泡成熟及分泌雌激素。

LH 在卵泡早期处于低水平,以后逐渐上升,至排卵前 24 小时左右与 FSH 同时出现高峰,而且是较 FSH 更高的陡峰,24 小时后最高值骤降,黄体后期逐渐下降。排卵期出现的 LH 陡峰是预测排卵的重要指标。LH 的生理作用是促进女性排卵和黄体生成,以促使黄体分泌雌激素和孕激素。

(二)正常值

见表 2-1 和表 2-2。

表 2-1 血 FSH 正常范围(U/L)

测定时期	正常范围
青春期	≤5
正常女性	5～20
绝经后	>40

表 2-2 血 LH 正常范围(U/L)

测定时期	正常范围
卵泡期	5～30
排卵期	75～100
黄体期	3～30
绝经期	30～130

(三)临床应用

1.协助判断闭经原因

FSH 及 LH 水平低于正常值,提示闭经原因在腺垂体或下丘脑;LH 水平明显升高,表明病变在下丘脑;LH 水平不增高,病变在腺垂体;FSH 及 LH 水平均高于正常,病变在卵巢。

2.了解排卵情况

测定 LH 峰值,可以估计排卵时间及了解排卵情况,有助于不孕症的治疗及研究避孕药物的作用机制。

3.协助诊断多囊卵巢综合征

测定 LH/FSH 比值,如 LH/FSH>3 表明 LH 呈高值,FSH 处于低水平,有助于诊断多囊卵巢综合征。

4.诊断性早熟

有助于区分真性和假性性早熟。真性性早熟由促性腺激素分泌增多引起，FSH 及 LH 呈周期性变化；假性性早熟，FSH 及 LH 水平较低，且无周期性变化。

三、垂体催乳激素测定

（一）来源及生理作用

垂体催乳激素（PRL）是腺垂体催乳激素细胞分泌的一种多肽蛋白激素，受下丘脑催乳激素抑制激素（主要是多巴胺）和催乳激素释放激素的双重调节。此外，可能还存在其他一些因子如促甲状腺释放激素（TRH）、雌激素、5-羟色胺等对其有促进作用。PRL 水平于睡眠、进食、哺乳、性交、服用某些药物、应激等情况下升高。一般以上午 10 时取血测定的结果较可靠。血中 PRL 分子结构有 4 种形态：小分子 PRL、大分子 PRL、大大分子 PRL 及异型 PRL。仅小分子 PRL 具有激素活性，占 PRL 分泌总量的 80%，临床测定的 PRL 是各种形态 PRL 的总和。因此 PRL 的测定水平与生物学作用不一定平行，如 PRL 正常者有溢乳，而高 PRL 者可无溢乳。PRL 的主要功能是促进乳房发育及泌乳，以及与卵巢类固醇激素共同作用促进分娩前乳房导管及腺体发育。PRL 还参与机体的多种功能，特别是对生殖功能的调节。

（二）正常值

见表 2-3。

表 2-3　不同时期血 PRL 正常范围

测定时期	正常范围（μg/L）
非妊娠期	＜25
妊娠早期	＜80
妊娠中期	＜160
妊娠晚期	＜400

（三）临床应用

（1）闭经、不孕及月经失调者，无论有无泌乳，均应测 PRL，以除外高催乳激素血症。

（2）垂体肿瘤患者伴 PRL 异常增高时，应考虑有垂体催乳激素瘤。

（3）PRL 水平升高还见于性早熟、原发性甲状腺功能低下、卵巢早衰、黄体功能欠佳、长期哺乳、神经精神刺激、某些药物作用如氯丙嗪、避孕药、大量雌激素、利血平等因素；PRL 降低多见于垂体功能减退、单纯性催乳激素分泌缺乏症。

四、雌激素测定

（一）来源及生理变化

雌激素主要由卵巢、胎盘产生，少量由肾上腺产生。雌激素（E）可分为雌酮（E_1）、雌二醇（E_2）及雌三醇（E_3）。各种雌激素均可从血、尿及羊水中测得。雌激素中以雌二醇活性最强，是卵巢产生的主要激素之一，对维持女性生殖功能及第二性征有重要作用。绝经后妇女以雌酮为主，主要来自肾上腺皮质分泌的雄烯二酮，在外周转化为雌酮。雌三醇是雌酮和雌二醇的代谢产物。妊娠期间，胎盘产生大量雌三醇，测血或尿中雌三醇水平，可反映胎儿胎盘功能状态。雌激素在肝脏灭活和代谢，经肾脏由尿液排出。

幼女及少女体内雌激素处于较低水平，随年龄增长自青春期至成年，女性雌二醇水平不断增长。在正常月经周期中，雌二醇随卵巢周期性变化而波动。卵泡期早期雌激素水平最低，以后逐渐上升，至排卵前达高峰，以后又逐渐下降，排卵后达低点，以后又开始上升，排卵后 8 天出现第二个高峰，但低于第一个峰，以后迅速降至最低水平。绝经后妇女卵巢功能衰退，雌二醇水平低于卵泡期早期，雌激素主要来自雄烯二酮的外周转化。

(二)正常值

见表 2-4。

表 2-4 血 E_2、E_1 参考值(pmol/L)

测定时间	E_2 正常值	E_1 正常值
青春前期	18.35～110.10	62.9～162.8
卵泡期	91.75～275.25	125.0～377.4
排卵期	734.0～2202.0	125.0～377.4
黄体期	367～1101	125.0～377.4
绝经期	18.35～91.75	—

(三)临床应用

1.监测卵巢功能

测定血雌二醇或 24 小时尿总雌激素水平。

(1)判断闭经原因：①激素水平符合正常的周期变化，表明卵泡发育正常，应考虑为子宫性闭经。②雌激素水平偏低，闭经原因可能因原发或继发性卵巢功能低下或受药物影响而抑制卵巢功能；也可见于下丘脑-垂体功能失调；高催乳激素血症等。

(2)诊断无排卵：雌激素无周期性变化，常见于无排卵性功能失调性子宫出血、多囊卵巢综合征、某些绝经后子宫出血。

(3)监测卵泡发育：应用药物诱导排卵时，测定血中雌二醇作为监测卵泡发育、成熟的指标之一，用以指导 HCG 用药及确定取卵时间。

(4)诊断女性性早熟：临床多以 8 岁以前出现第二性征发育诊断性早熟，血 E_2 水平升高>275 pmol/L为诊断性早熟的激素指标之一。

2.监测胎儿-胎盘单位功能

妊娠期雌三醇主要由胎儿胎盘单位产生，测定孕妇尿雌三醇含量可反映胎儿胎盘功能状态。正常妊娠 29 周尿雌激素迅速增加，正常足月妊娠雌三醇排出量平均为 88.7 nmol/24 h 尿；妊娠 36 周后尿中雌三醇排出量连续多次均<37 nmol/24 h 尿或骤减>30%，提示胎盘功能减退；雌三醇<22.2 nmol/24 h 尿，或骤减>50%，提示胎盘功能显著减退。

五、孕激素测定

(一)来源及生理作用

人体孕激素由卵巢、胎盘和肾上腺皮质产生。正常月经周期中血孕酮含量在卵泡期极低，排卵后由于卵巢黄体产生大量孕酮，水平迅速上升，在中期 LH 峰后的 6～8 天达高峰，月经前 4 天逐渐下降到卵泡期水平。妊娠时血浆孕酮水平随时间增加而稳定上升，妊娠早期 6 周，主要来自卵巢黄体，妊娠中晚期，则主要由胎盘分泌。血浆中的孕酮通过肝代谢，最后形成孕二醇，其

80%由尿液及粪便排出。孕酮的作用主要是进一步使子宫内膜增厚、血管和腺体增生，利于胚胎着床；降低母体免疫排斥反应；防止子宫收缩，使子宫在分娩前处于静止状态；同时孕酮还有促进乳腺腺泡导管发育，为泌乳做准备的作用。孕酮缺乏时可引起早期流产。

(二)正常值

见表 2-5。

表 2-5 血孕酮正常范围

时期	正常范围(nmol/L)
卵泡期	<3.18
黄体期	15.9～63.6
妊娠早期	63.6～95.4
妊娠中期	159～318
妊娠晚期	318～1272
绝经后	<3.18

(三)临床应用

1.监测排卵

血孕酮水平>15.6 nmol/L，提示有排卵。若孕酮水平符合有排卵，而无其他原因的不孕患者，需配合 B 超观察卵泡发育及排卵过程，以除外未破裂卵泡黄素化综合征(LUFS)。使用促排卵药物时，可用血孕酮水平观察促排卵效果。若出现多卵排卵产生多个黄体时，可使血孕酮水平升高。

原发性或继发性闭经、无排卵性月经或无排卵性功能失调性子宫出血、多囊卵巢综合征、口服避孕药或长期使用 GnRH 激动剂，均可使孕酮水平下降。

2.了解黄体功能

黄体期血孕酮水平低于生理值，提示黄体功能不足；月经来潮 4～5 天血孕酮仍高于生理水平，提示黄体萎缩不全。

3.了解妊娠状态

排卵后，若卵子受精，黄体继续分泌孕酮。自妊娠第 7 周开始，胎盘分泌孕酮在数量上超过卵巢黄体。妊娠期胎盘功能减退时，血中孕酮水平下降。异位妊娠，孕酮水平较低，如孕酮水平>78 nmol/L(25 ng/mL)，基本可除外异位妊娠。若单次血清孕酮水平≤15.6 nmol/L(5 ng/mL)，提示为死胎。先兆流产时，孕酮值若有下降趋势，有发生流产的可能。妊娠期尿孕二醇排出量个体差异较大，难以估计胎盘功能，故临床已很少应用。

4.孕酮替代疗法的监测

早孕期切除黄体侧卵巢后应用天然孕酮替代疗法时应监测血浆孕酮水平。

六、雄激素测定

(一)来源及生理变化

女性体内雄激素主要有睾酮及雄烯二酮，来自卵巢及肾上腺皮质。睾酮主要由卵巢和肾上腺分泌的雄烯二酮转化而来；雄烯二酮 50%来自卵巢，50%来自肾上腺，其生物活性介于活性很强的睾酮和活性很弱的脱氢表雄酮之间。血清中的脱氢表雄酮主要由肾上腺皮质产生。绝经后肾上腺是产生雄激素的主要部位。

(二)正常值

见表 2-6。

表 2-6 血总睾酮正常范围(nmol/L)

测定时间	正常范围
卵泡期	<1.4
排卵期	<2.1
黄体期	<1.7
绝经期	<1.2

(三)临床应用

1.协助诊断卵巢男性化肿瘤

短期内进行性加重的雄激素过多症状往往提示卵巢男性化肿瘤。

2.多囊卵巢综合征

患者血清雄激素可能正常,也可能升高。若治疗前雄激素水平升高,治疗后应下降,可作为评价疗效的指标之一。

3.肾上腺皮质增生或肿瘤

血清雄激素异常升高。

4.两性畸形的鉴别

男性假两性畸形及真两性畸形,睾酮水平在男性正常范围内;女性假两性畸形则在女性正常范围内。

5.女性多毛症

测血清睾酮水平正常时,多考虑毛囊对雄激素敏感所致。

6.应用睾酮或具有雄激素作用的内分泌药物

如达那唑等,用药期间有时需做雄激素测定。

7.高催乳激素血症

有雄激素过高的症状和体征,常规雄激素测定在正常范围者,应测定血催乳激素。

七、人绒毛膜促性腺激素相关分子测定

(一)来源及生理变化

人绒毛膜促性腺激素(HCG)是一种糖蛋白激素,由 α 和 β 亚单位组成,主要由妊娠时的胎盘滋养细胞产生,妊娠滋养细胞疾病、生殖细胞肿瘤和其他恶性肿瘤如肺、肾上腺及肝脏肿瘤也可产生 HCG。此外,尚存在无妊娠、癌症和疾病证据的垂体来源 HCG。垂体的促性腺细胞正常情况下可产生微量的 HCG 和 HCG-β 核心片段(<0.5 mU/mL)。偶尔有正常月经妇女及绝经后垂体肿瘤妇女有垂体来源的 HCG 升高(>20 mU/mL),在垂体组织中可分离到 HCG-β 核心片段。但是一般垂体来源的高 HCG 可被雌、孕激素抑制。

HCG 分子有很大的异质性。在血清和尿液中存在完整 HCG、游离 HCG 亚单位、HCG 降解分子和有不规则 N-和 O-寡聚糖基侧链的 HCG 分子或片段等多种 HCG 分子。通常术语 HCG 是指具有生物活性的激素,但也用于描述不同的"HCG 衍生分子",为避免混乱,现多使用

术语“HCG 相关分子”。

正常妊娠的受精卵着床时，即排卵后的第 6 受精卵滋养层形成时开始产生 HCG，约 1 天后能测到血浆 HCG，以后每 1.7～2.0 天上升 1 倍，在排卵后 14 天约达 100 U/L，妊娠 8～10 周达峰值（50 000～100 000 U/L），以后迅速下降，在妊娠中期和晚期，HCG 仅为峰值的 10%（10 000～20 000 U/L）。由于 HCG 分子中的 α 链与 LH 中的 α 链有相同结构，为避免与 LH 发生交叉反应，在测定其浓度时，常测定特异的 β-HCG 浓度。

（二）正常值

见表 2-7。

表 2-7　不同时期血清 β-HCG 浓度

期别	范围（U/L）
非妊娠妇女	＜3.1（μg/L）
孕 7～10 天	＞5.0
孕 30 天	＞100
孕 40 天	＞2 000
滋养细胞疾病	＞100 000

（三）临床应用

目前测定 HCG 的商用试剂盒已超过 100 种，但由于对 HCG 的抗原特性了解尚不充分、抗原决定簇位点不明、且不同试剂盒测定的 HCG 相关分子和测定的方法不同，以及使用的国际标准分子异源性，致使不同测定方法的结果间可比性较差。近期国际肿瘤发展生物和医学协会的多中心研究建议，在常规诊断中，推荐使用广谱能识别 HCG 及相关分子、而与其他糖蛋白激素及衍生物低交叉的 HCG 试验。

1.诊断早期妊娠

血 HCG 定量免疫测定＜3.1 μg/L 时为妊娠阴性，血浓度＞25 U/L 为妊娠阳性。可用于早早孕诊断，迅速、简便、价廉。

目前应用广泛的早早孕诊断试纸即是通过半定量测定尿 HCG 从而诊断早期妊娠，应用很方便、快捷。具体操作步骤为留被检妇女尿（晨尿更佳），用带有试剂的早早孕诊断试纸条（试纸条上端为对照测试线下端为诊断反应钱），将标有 MAX 的一端插入尿杯内尿液中，尿的液面不得越过 MAX 线。1～5 分钟即可观察结果，10 分钟后结果无效。结果判断：仅在白色显示区上端呈现一条红色线为阴性；在白色显示区上下呈现两条红色线则为阳性，提示妊娠。试纸反应线因标本中所含 HCG 浓度多少可呈现出颜色深浅的变化。若试纸条上端无红线出现，表示试纸失效或测试方法失败。此法可检出尿中 HCG 的最低量为 25 U/L。另外，也有利用斑点免疫层析法的原理制成的反应卡。反应卡的设计因厂家不同而异。通常，反应卡为一扁形塑料小盒，其内固定有一张硝酸纤维素膜，该膜预先用抗 HCG 抗体包被。操作时。将待检尿液滴于加样窗，3～5 分钟后看结果。如待检样中 HCG 超过标准，通过膜的层析作用向前移动，在结果窗口出现蓝色线条；若待检样中 HCG 低于标准，仅在对照窗口出现蓝色线条。在另一种反应卡上，如待检样中 HCG 超过标准，在观察处出现红色斑点；若待检样中 HCG 低于标准，在观察处不出现红色斑点。

2.异位妊娠

血及尿 HCG 维持在低水平，间隔 2～3 天测定无成倍上升，应怀疑异位妊娠。

3.妊娠滋养细胞肿瘤（GTD）的诊断和监测

HCG 试验可作为 GTD 的诊断、病情监测和随访的独立指标，但成熟的正常滋养细胞和具有侵袭性的细胞滋养细胞分泌的 HCG 相关分子不同。在正常妊娠时血液中的主要 HCG 分子为完整 HCG，尿中为β核心片段；而 GTD 和其他肿瘤产生更多的 HCG 相关分子。因此测定血液和尿样中各种 HCG 相关分子，观察其成分和比例的变化，有助于 GTD 的诊断。

（1）葡萄胎和侵蚀性葡萄胎：血 HCG 水平异常增高，甚至＞100 KU/L；子宫明显超过孕周大小；HCG 维持高水平不下降，提示葡萄胎。在葡萄胎块清除后，HCG 应呈大幅度下降，且在清除后的 16 周应转为阴性；若下降缓慢或下降后又上升，16 周未转阴者，排除宫腔内残留组织则可能为侵蚀性葡萄胎。HCG 是侵蚀性葡萄胎疗效监测的最主要的指标，HCG 下降与治疗疗效呈一致性。

（2）绒毛膜癌：HCG 是绒毛膜癌诊断和活性滋养细胞监测唯一的实验室指标。HCG 下降与治疗有效性一致，尿 HCG＜50 U/L 及血 HCG＜3.1 μg/L 为阴性标准，治疗后临床症状消失，HCG 每周检查1 次，连续 3 次阴性者可视为近期治愈。

（3）性早熟和肿瘤：最常见的是下丘脑或松果体胚细胞的绒毛膜上皮瘤或肝胚细胞瘤，以及卵巢无性细胞瘤、未成熟畸胎瘤分泌 HCG 导致性早熟。分泌 HCG 的肿瘤尚见于肠癌、肝癌、肺癌、卵巢腺癌、胰腺癌、胃癌，在成年妇女引起月经紊乱。因此成年妇女突然发生月经紊乱伴 HCG 升高时应考虑到上述肿瘤的异位分泌。

总之，HCG 试验是为诊断正常妊娠而发展起来的一项检测，对 GTD 而言，其可能不是诊断必需的理想血清标志物。理想的 HCG 试验应能测定多种 HCG 相关分子和同时应用多种试验方法。若 HCG 的测定结果与临床表现不相符合时，临床医师应仔细分析、解释结果。

八、人胎盘生乳素测定

（一）来源及生理变化

人胎盘生乳素测定（HPL）由胎盘合体滋养细胞产生、贮存及释放，是与胎儿生长发育有关的重要激素。HPL 与人生长激素（HGH）有共同的抗原决定簇，呈部分交叉免疫反应，与 PRL 无交叉反应。HPL 自妊娠 5 周时即能从孕妇血中测出，随妊娠进展，HPL 水平逐渐升高，于孕 39～40 周时达高峰，产后迅速下降。

（二）正常值

见表 2-8。

表 2-8　不同时期血 HPL 正常范围

期别	正常范围（mg/L）
非孕期	＜0.5
孕 22 周	1.0～3.8
孕 30 周	2.8～5.8
孕 40 周	4.8～12.0

(三)临床应用

1.监测胎盘功能

妊娠晚期连续动态检测 HPL 可以监测胎盘功能。于妊娠35 周后，多次测定血清 HPL 值均＜4 mg/L或突然下降 50％以上，提示胎盘功能减退。

2.协助诊断糖尿病合并妊娠

HPL 水平与胎盘大小成正比，如糖尿病合并妊娠时胎儿较大，胎盘也大，HPL 值可能偏高。但临床应用时还应配合其他监测指标综合分析，以提高判断的准确性。

(孙　慧)

第三节　女性生殖器官活组织检查

生殖器官活组织检查是自生殖器官病变处或可疑部位取小部分组织做病理学检查，简称“活检”。在绝大多数情况下，活检是诊断最可靠的依据。常用的取材方法有局部活组织检查、诊断性宫颈锥形切除、诊断性刮宫、组织穿刺检查。

一、局部活组织检查

(一)外阴活组织检查

1.适应证

(1)确定外阴色素减退疾病的类型及排除恶变。

(2)外阴部赘生物或久治不愈的溃疡需明确诊断及排除恶变者。

(3)外阴特异性感染，如结核、尖锐湿疣、阿米巴等。

2.禁忌证

(1)外阴急性化脓性感染。

(2)月经期。

(3)疑为恶性黑色素瘤者。

3.方法

患者取膀胱截石位，常规外阴消毒，铺盖无菌孔巾，取材部位以 0.5％利多卡因做局部浸润麻醉。小赘生物可自蒂部剪下或用活检钳钳取，局部压迫止血，病灶面积大者行部分切除。标本置于 10％甲醛溶液固定后送病检。

(二)阴道活组织检查

1.适应证

阴道赘生物、阴道溃疡灶。

2.禁忌证

急性外阴炎、阴道炎、宫颈炎、盆腔炎及月经期。

3.方法

患者取膀胱截石位。阴道窥器暴露活检部位并消毒。活检钳咬取可疑部位组织，对表面有坏死的肿物，要取至深层新鲜组织，无菌纱布压迫止血，必要时阴道内置无菌带尾棉球压迫止血，嘱患者 24～48 小时后自行取出。活检组织固定后常规送病理检查。

(三)子宫颈活组织检查

1.适应证

(1)宫颈细胞学涂片检查巴氏Ⅲ级或Ⅲ级以上者;宫颈细胞学涂片检查巴氏Ⅱ级经抗感染治疗后仍为Ⅱ级者;宫颈细胞学涂片 TBS 分类法诊断鳞状细胞异常者。

(2)肿瘤固有荧光诊断仪或阴道镜检查时,反复可疑阳性或阳性者。

(3)疑有宫颈癌或慢性特异性炎症,需进一步明确诊断者。

2.方法

(1)患者取膀胱截石位,阴道窥器暴露宫颈,用干棉球揩净宫颈黏液及分泌物,局部消毒。

(2)用活检钳在宫颈外口鳞-柱交界处或肉眼糜烂较深或特殊病变处取材。可疑宫颈癌者可选宫颈 3、6、9、12 点位置四点取材。若临床已明确为宫颈癌,只为明确病理类型或浸润程度时可做单点取材。为提高取材准确性,还可在阴道镜指导下或应用肿瘤固有荧光诊断仪行定位活检,或在宫颈阴道部涂以复方碘溶液,选择不着色区取材。

(3)宫颈局部填带尾棉球压迫止血,嘱患者 12 小时后自行取出。

3.注意事项

(1)患有阴道炎症(阴道滴虫及真菌感染等)应治愈后再取活检。

(2)妊娠期原则上不做活检,以避免流产、早产,但临床高度怀疑宫颈恶性病变者仍应检查。月经前期不宜做活检,以免与切口出血相混淆,且月经来潮时切口仍未愈合,可增加内膜组织在切口种植机会。

二、诊断性子宫颈锥切术

(一)适应证

(1)宫颈刮片细胞学检查多次找到恶性细胞,而宫颈多处活检及分段诊断性刮宫病理检查均未发现癌灶者。

(2)宫颈活检为原位癌或镜下早期浸润癌,而临床可疑为浸润癌,为明确病变累及程度及决定手术范围者。

(3)宫颈活检证实有重度不典型增生者。

(二)禁忌证

(1)阴道、宫颈、子宫及盆腔急性或亚急性炎症。

(2)月经期。

(3)有血液病等出血倾向者。

(三)方法

(1)蛛网膜下腔或硬膜外阻滞麻醉下,患者取膀胱截石位,外阴、阴道消毒,铺无菌巾。

(2)导尿后,用阴道窥器暴露宫颈并消毒阴道、宫颈。

(3)以宫颈钳钳夹宫颈前唇向外牵引,扩张宫颈管并做宫颈管搔刮术。宫颈涂碘液在病灶外或碘不着色区外 0.5 cm 处,以尖刀在宫颈表面做环形切口,深约 0.2 cm,包括宫颈上皮及少许皮下组织,按 30°～50°角向内做宫颈锥形切除。根据不同的手术指征,可深入宫颈管 1.0～2.5 cm。

(4)于切除标本的 12 点位置处做一标志,以 10%甲醛溶液固定,送病理检查。

(5)创面止血用无菌纱布压迫多可奏效。若有动脉出血,可用肠线缝扎止血,也可加用止血粉、吸收性明胶海绵、凝血酶等止血。

(6)将要行子宫切除者，子宫切除的手术最好在锥切术后48小时内进行，可行宫颈前后唇相对缝合封闭创面止血。若不能在短期内行子宫切除或无须做进一步手术者，则应行宫颈成形缝合术或荷包缝合术，术毕探查宫颈管。

(四)注意事项

(1)用于治疗者，应在月经净后3～7天内施行，术后用抗生素预防感染，术后6周探查宫颈管有无狭窄，2月内禁性生活及盆浴。

(2)用于诊断者，不宜用电刀、激光刀，以免破坏边缘组织，影响诊断。

三、诊断性刮宫

诊断性刮宫简称“诊刮”，是诊断宫腔疾病采用的重要方法之一。其目的是获取宫腔内容物(子宫内膜和其他组织)作病理检查协助诊断。若同时疑有宫颈管病变时，需对宫颈管及宫腔分步进行诊断性刮宫，简称“分段诊刮”。

(一)一般诊断性刮宫

1.适应证

(1)异常子宫出血或阴道排液，需证实或排除子宫内膜癌、宫颈管癌，或其他病变如流产、子宫内膜炎等。

(2)月经失调，如功能失调性子宫出血或闭经，需了解子宫内膜变化及其对性激素的反应。

(3)不孕症，需了解有无排卵或疑有子宫内膜结核者。

(4)因宫腔内有组织残留或功能失调性子宫出血长期多量出血时，刮宫不仅有助于诊断，还有止血效果。

2.禁忌证

(1)急性阴道炎，宫颈炎。

(2)急性或亚急性盆腔炎。

(3)急性严重全身性疾病。

(4)手术前体温＞37.5 ℃。

3.方法

一般不需麻醉。对宫颈内口较紧者，酌情给予镇痛剂、局麻或静脉麻醉。

(1)排尿后取膀胱截石位，外阴、阴道常规消毒，铺无菌孔巾。

(2)做双合诊，了解子宫大小、位置及旁组织情况，用阴道窥器暴露宫颈，再次消毒宫颈与宫颈管，钳夹宫颈前唇或后唇，子宫探针缓缓进入，探子宫方向及宫腔深度。若宫颈内口过紧，可用宫颈扩张器扩张至小刮匙能进入为止。

(3)阴道后穹隆处置盐水纱布一块，以收集刮出的内膜碎块，用特制的诊断性刮匙由内向外沿宫腔四壁及两侧宫角有次序地将内膜刮除，并注意宫腔有无变形及高低不平，取下纱布上的全部组织固定于10%甲醛溶液或95%乙醇中，送病理检查。

(二)分段诊断性刮宫

为鉴别子宫内膜癌及宫颈癌，应做分段刮宫。先不探查宫腔深度，以免将宫颈管组织带入宫腔混淆诊断。用小刮匙自宫颈管内口至外口顺序刮宫颈管一周，将所刮取宫颈管组织置纱布上；然后刮匙进入宫腔刮取子宫内膜。刮出宫颈管黏膜及子宫腔内膜组织分别装瓶、固定，送病理检查。

若刮出物肉眼观察高度怀疑为癌组织时，不应继续刮宫，以防出血及癌扩散。若肉眼观察未见明显癌组织时，应全面刮宫，以防漏诊。

1.适应证

分段诊断性刮宫多在出血时进行，适用于绝经后子宫出血；或老年患者疑有子宫内膜癌，需要了解宫颈管是否被累及时。

2.方法

常规消毒后首先刮宫颈内口以下的颈管组织，然后按一般性诊断性刮宫处置，将颈管及宫腔组织分开固定送检。

(三)诊刮时注意事项

(1)不孕症患者，应选在月经前或月经来潮 12 小时内刮宫，以判断有无排卵。

(2)功能失调性子宫出血，如疑为子宫内膜增生症者，应于月经前 1～2 天或月经来潮 24 小时内刮宫；疑为子宫内膜剥脱不全时，则应于月经第 5～7 天刮宫；不规则出血者随时可以刮宫。

(3)疑为子宫内膜结核者，应于经前 1 周或月经来潮 12 小时内诊刮，刮宫时要特别注意子宫两角部，因该部位阳性率较高。诊刮前 3 天及术后 3 天每天肌内注射链霉素 0.75 g 及异烟肼 0.3 g口服，以防诊刮引起结核病灶扩散。

(4)疑有子宫内膜癌者，随时可诊刮，除宫体外，还应注意自宫底取材。

(5)若为了解卵巢功能而做诊刮时，术前至少 1 个月停止应用性激素，否则易得出错误结果。

(6)出血、子宫穿孔、感染是刮宫的主要并发症。有些疾病可能导致刮宫时大出血，应术前输液、配血并做好开腹准备；哺乳期、绝经后及子宫患有恶性肿瘤者，均应查清子宫位置并仔细操作，以防子宫穿孔；长期有阴道出血者，宫腔内常有感染，刮宫能促使感染扩散，术前术后应给予抗生素。术中严格无菌操作。刮宫患者术后 2 周内禁性生活及盆浴，以防感染。

(7)术者在操作时唯恐不彻底，反复刮宫，易伤及子宫内膜基底层，造成子宫内膜炎或宫腔粘连，导致闭经，应注意避免。

(孟双双)

第四节　妇科肿瘤标志物检查

肿瘤标志物是肿瘤细胞异常表达所产生的蛋白抗原或生物活性物质，可在肿瘤患者的组织、血液或体液及排泄物中检测出，可协助肿瘤诊断、鉴别诊断及监测。

一、相关抗原及胚胎抗原

(一)癌抗原 125(CA125)

1.检测方法及正常值

CA125 检测方法多选用放射免疫测定方法(RIA)和酶联免疫法(ELISA)。常用血清检测阈值为 35 U/mL。

2.临床意义

CA125 在胚胎时期的体腔上皮及羊膜有阳性表达，一般表达水平低并且有一定的时限。它是目前世界上应用最广泛的卵巢上皮样肿瘤标志物，在多数卵巢浆液性囊腺癌中表达阳性，阳性率可达 80%以上。CA125 在临床上广泛应用于鉴别诊断盆腔肿块、监测卵巢癌治疗后病情进展以及判断预后等，特别在监测疗效时相当敏感。卵巢癌经有效的手术切除及成功地化疗后，血浆 CA125 水平应明显下降，若持续性血浆 CA125 高水平常预示术后肿瘤残留、肿瘤复发或恶化。CA125 水平高低还可反映肿瘤大小，但血浆 CA125 降至正常水平却不能排除直径＜1 cm 的肿瘤存在。血浆 CA125 的水平在治疗后明显下降者，如在治疗开始后 CA125 下降 30%，或在 3 个月内 CA125 下降至正常值，则可视为治疗有效；若经治疗后 CA125 水平持续升高或一度降至正常水平随后再次升高，复发转移概率明显上升。一般认为，持续 CA125＞35 U/mL，在 2～4 个月内肿瘤复发危险性最大，复发率可达 92.3%，即使在二次探查时未能发现肿瘤，而很可能在腹膜后淋巴结群和腹股沟淋巴结已有转移。

CA125 对子宫颈腺癌及子宫内膜癌的诊断也有一定敏感性。对原发性腺癌，其敏感度为 40%～60%，而对腺癌的复发诊断，敏感性可达 60%～80%；对子宫内膜癌来说，CA125 的测定值还与疾病的分期有关。当 CA125 水平＞40 KU/L 时，有 90%的可能肿瘤已侵及子宫浆肌层。

子宫内膜异位症患者血浆 CA125 浓度亦可增高，但一般很少超过 200 KU/L。

（二）NB70/K

1.检测方法及正常值

NB70/K 测定多选用单克隆抗体 RIA 法，正常血清检测阈值为 50 AU/mL。

2.临床意义

NB70/K 是用人卵巢癌相关抗原制备出的单克隆抗体，对卵巢上皮性肿瘤敏感性可达 70%。早期卵巢癌患者 50%血中可检出 NB70/K 阳性。实验证明，NB70/K 与 CA125 的抗原决定簇不同，在黏液性囊腺瘤也可表达阳性，因此在临床应用中可互补检测，提高肿瘤检出率，特别利用对卵巢癌患者进行早期诊断。

（三）糖链抗原 19-9（CA19-9）

1.检测方法及正常值

CA19-9 测定方法有单抗或双抗 RIA 法，血清正常值为 37 Uarb/mL。

2.临床意义

CA19-9 是直肠癌细胞系相关抗原，除表达于消化道肿瘤如胰腺癌、结直肠癌、胃癌及肝癌外，在卵巢上皮性肿瘤也有约 50%的阳性表达。卵巢黏液性囊腺癌 CA19-9 阳性表达率可达 76%，而浆液性肿瘤则为 27%。子宫内膜癌及宫颈管腺癌也有一定阳性表达。

（四）甲胎蛋白（AFP）

1.检测方法及正常值

AFP 通常应用 RIA 或 ELISA 方法检测，检测阈值为 10～20 ng/mL。

2.临床意义

AFP 是由胚胎肝细胞及卵黄囊产生的一种糖蛋白，属于胚胎期的蛋白产物，但出生后部分器官恶性病变时可以恢复合成 AFP 的能力，如肝癌细胞和卵巢的生殖细胞肿瘤都有分泌 AFP 的能力。在卵巢生殖细胞肿瘤中，相当的一部分类型肿瘤 AFP 水平明显升高。例如卵黄囊瘤（内胚窦瘤）是原始生殖细胞向卵黄囊分化形成的一种肿瘤，其血浆 AFP 水平常＞1 000 ng/mL，卵巢胚胎性癌和未成熟畸胎瘤血浆 AFP 水平也可升高，部分也可>1 000 ng/mL。上述肿瘤患者经手术及化疗后，血浆 AFP 可转阴。AFP 持续一年保持阴性的患者在长期临床观察中多无复发；若 AFP 升高，即使临床上无症状，也可能有隐性复发或转移，应严密随访，及时治疗。因此，AFP 对卵巢恶性生殖细胞肿瘤尤其是内胚窦瘤的诊断及监视有较高价值。

(五)癌胚抗原(CEA)

1.检测方法及正常值

CEA 检测方法多采用 RIA 和 ELISA 测定法。血浆正常阈值因测定方法不同而有出入，一般在 2.5～20.0 ng/mL，当 CEA>5 ng/mL可视为异常。

2.临床意义

CEA 属于一种肿瘤胚胎抗原，是一种糖蛋白。胎儿胃肠道及某些组织细胞有合成 CEA 的能力，出生后血浆中 CEA 含量甚微。在多种恶性肿瘤如结直肠癌、胃癌、乳腺癌、宫颈癌、子宫内膜癌、卵巢上皮性癌、阴道及外阴癌等，CEA 均表达阳性，因此 CEA 对肿瘤无特异性标记功能。在妇科恶性肿瘤中，卵巢黏液性囊腺癌 CEA 阳性率最高；其次为 Brenner 瘤；子宫内膜样癌及透明细胞癌也有较高的 CEA 表达水平；浆液性肿瘤阳性率相对较低。肿瘤的恶性程度不同，其 CEA 阳性率也不同。实验室检测结果，卵巢黏液性良性肿瘤 CEA 阳性率为 15%，交界性肿瘤为 80%，而恶性肿瘤为 100%。50%的卵巢癌患者血浆 CEA 水平持续升高，尤其低分化黏液性癌最为明显。血浆 CEA 水平持续升高的患者常发展为复发性卵巢肿瘤，且生存时间短。借助 CEA 测定手段，可动态监测各种妇科肿瘤的病情变化并观察临床治疗效果。

(六)鳞状细胞癌抗原(SCCA)

1.检测方法和正常值

SCCA 通用的测定方法为 RIA 和 ELISA，也可采用化学发光方法，其敏感度可大大提高。血浆中 SCCA 正常阈值为 2 ng/L。

2.临床意义

SCCA 是从子宫颈鳞状上皮细胞癌分离制备得到的一种肿瘤糖蛋白相关抗原，其分子量为 48 000 kD。SCCA 对绝大多数鳞状上皮细胞癌有较高特异性。70%以上的宫颈鳞癌患者血浆 SCCA 升高，而宫颈腺癌仅有 15%左右升高，外阴及阴道鳞状上皮细胞癌 SCCA 阳性率为 40%～50%。SCCA 的水平还与宫颈鳞癌患者的病情进展及临床分期有关。若肿瘤明显侵及淋巴结，SCCA 明显升高，当患者接受彻底治疗痊愈后 SCCA 水平持续下降。SCCA 还可作为宫颈癌患者疗效评定的指标之一。当化疗后 SCCA 持续上升，提示对此化疗方案不敏感，应更换化疗方案或改用其他治疗方法。SCCA 对复发癌的预示敏感性可达65%～85%。而且在影像学方法确定前 3 个月，SCCA 水平就开始持续升高。因此，SCCA 对宫颈癌患者有判断预后，监测病情发展的作用。

二、雌激素受体、孕激素受体

(一)检测方法及正常值

雌激素受体(ER)和孕激素受体(PR)多采用单克隆抗体组织化学染色定性测定，如果从细胞或组织匀浆进行测定，则定量参考阈值 ER 为 20 pmol/mL，PR 为 50 pmol/mL。

(二)临床意义

ER 和 PR 主要分布于子宫、宫颈、阴道及乳腺等靶器官的雌孕激素靶细胞表面，能与相应激素特异性结合，进而产生生理或病理效应。激素与受体的结合特点有专一性强、亲和力高、结合容量低等。研究表明，雌激素有刺激 ER、PR 合成的作用，而孕激素则有抑制雌激素受体合成并间接抑制孕激素受体合成的作用。ER、PR 在大量激素的作用下，可影响妇科肿瘤的发生和发展。ER 阳性率在卵巢恶性肿瘤中明显高于正常卵巢组织及良性肿瘤，而 PR 则相反，说明卵巢癌的发生与雌激素的过度刺激有关，导致相应的 ER 过度表达。不同分化程度的恶性肿瘤，其 ER、PR 的阳性率也不同。卵巢恶性肿瘤中随着分化程度的降低，PR 阳性率也随之降低；同样，子宫内膜癌和宫颈癌 ER、PR 阳性率在高分化肿瘤中阳性率明显较高。此外有证据表明，受体阳性患者生存时间明显较受体阴性者长。ER 受体在子宫内膜癌的研究较多，有资料表明约 48％的子宫内膜癌患者组织标本中可同时检出 ER 和 PR，31％患者 ER 和 PR 均为阴性，7％的患者只可检出 ER，14％的患者只检出 PR。这些差异提示不同患者 ER 和 PR 受体水平有很大差异，这种差异对子宫内膜癌的发展及转归有较大影响，特别是在指导应用激素治疗有确定价值。

三、妇科肿瘤相关的癌基因和肿瘤抑制基因

（一）*Myc* 基因

Myc 基因属于原癌基因，其核苷酸编码含有 DNA 结合蛋白的基因组分，参与细胞增殖、分化及凋亡的调控，特别是细胞周期 G_0 期过渡到 G_1 期的调控过程，所以认为 *Myc* 基因是细胞周期的正性调节基因。*Myc* 基因的改变往往是扩增或重排所致。在卵巢恶性肿瘤、宫颈癌和子宫内膜癌等妇科恶性肿瘤可发现有 *Myc* 基因的异常表达。约 20％的卵巢肿瘤患者有 *Myc* 基因的过度表达，且多发生在浆液性肿瘤；而 30％的宫颈癌患者有 *Myc* 基因过度表达，表达量可高于正常 2～40 倍。*Myc* 基因的异常表达意味着患者预后极差。

（二）*Ras* 基因

作为原癌基因类的 *Ras* 基因家族（N-ras，K-ras 和 H-ras）对人类和某些动物恶性肿瘤的发生、发展起重要作用。宫颈癌患者中可发现有 3 种 *Ras* 基因的异常突变，子宫内膜癌中仅发现 *K-ras* 基因突变，而卵巢癌患者可有 *K-ras* 和 *N-ras* 的突变，但至今未发现有 *H-ras* 基因突变。研究表明 20.0％～35.5％的卵巢恶性肿瘤有 *K-ras* 基因的突变，其中多见于浆液性肿瘤，*K-ras* 的过度表达往往提示病情已进入晚期或有淋巴淋巴结转移，因此认为 *K-ras* 可以作为判断卵巢恶性肿瘤患者预后的指标之一。宫颈癌 *Ras* 基因异常发生率为 40％～100％不等。在 *Ras* 基因异常的宫颈癌患者中，70％患者同时伴有 *Myc* 基因的扩增或过度表达，提示这两种基因共同影响宫颈癌的预后。

（三）$C\text{-}erb\ B_2$ 基因

$C\text{-}erb\ B_2$ 基因也称 *neu* 或 HER_2 基因，编码含有 185 *kDa* 膜转运糖蛋白，与卵巢癌和子宫内膜癌的发生密切相关。一些研究表明，$erb\ B_2$ 的过度表达与不良预后相关。据报道，20％～30％的卵巢肿瘤患者有 erb B_2 基因的异常表达，10％～20％的子宫内膜癌患者过度表达erb B_2。通过组织化学方法可较容易地检测到细胞及其间质中 $erb\ B_2$ 阳性蛋白抗原。

（四）*P*53 基因

*P*53 基因是当今研究最为广泛的人类肿瘤抑制基因。*P*53 基因全长 20 kb，位于 17 号染色体短臂。*P*53 蛋白与 DNA 多聚酶结合，可使复制起始复合物失活。此外，*P*53 蛋白含有一段转录活性氨基酸残基，可激活其他肿瘤抑制基因而产生肿瘤抑制效应。*P*53 基因的异常包括点突

变、等位片段丢失、重排及缺乏等，使其丧失与DNA多聚酶结合的能力。*P*53与细胞DNA损伤修复有关，当DNA受损后，由于*P*53缺陷，使细胞不能从过度复制状态解脱出来，更不能得以修复改变，进而导致细胞过度增殖，形成恶性肿瘤。50%卵巢恶性肿瘤有*P*53基因的缺陷，在各期卵巢恶性肿瘤中均发现有*P*53异常突变，这种突变在晚期患者中远远高于早期患者，提示预后不良。在子宫内膜癌患者中，20%有*P*53的过度表达。这种异常过度表达往往与子宫内膜癌临床分期、组织分级、肌层侵蚀度密切相关。此外，*P*53还与细胞导向凋亡有关。当*HPVs*基因产物如HPV16和HPV18与*P*53蛋白结合后能使后者迅速失活，这在病毒类癌基因表达的宫颈癌尤为明显。

（五）其他肿瘤抑制基因

肿瘤抑制基因*nm*23，也称肿瘤转移抑制基因，其基因产物为核苷酸二磷酸激酶（*NDPK*），主要针对肿瘤转移。*NDPK*通过信号转导，影响微管的组合和去组合，并且通过影响*G*蛋白的信号传递，最终控制细胞增殖和蛋白结合*GDP*的磷酸化过程。*nm*23的表达水平与卵巢恶性肿瘤的转移侵蚀性呈负相关。$erb\ B_2$基因过度表达可使*nm*23基因失活，*nm*23表达受抑制的结果常伴随卵巢癌淋巴结转移和远处转移。

四、人乳头瘤病毒

人乳头瘤病毒（HPV）属嗜上皮性病毒，现已确定的HPV型别有110余种。目前，国内外已公认HPV感染是导致宫颈癌的主要病因。依据HPV型别与癌发生的危险性高低将HPV分为高危型和低危型两类。低危型HPV如HPV6、11、42、43、44等，常引起外生殖器疣等良性病变；高危型HPV如HPV16、18、31、33、35、39、45、51、52、56、58、59、68型等则与宫颈癌及宫颈上皮内瘤变（CIN）有关，其中以HPV16、18型与宫颈癌的关系最为密切。宫颈鳞癌中以HPV16型感染最为常见，而宫颈腺癌中HPV18型阳性率较高，并多见于年轻妇女。此外，HPV感染与宫颈上皮内瘤变（CIN）和宫颈浸润癌（CIS）有很强的相关性，随CIN程度加重，HPV阳性率显著增加，至CIS可达90%以上；且HPV亚型感染与宫颈癌的转移和预后密切相关，CIS中HPV18型阳性者较HPV16型阳性者组织学分化差、淋巴转移率高、术后复发率亦显著增高。因此，国内外已经将检测HPV感染作为宫颈癌的一种筛查手段。HPV检测在临床的应用意义有以下几个方面。

（1）HPV检测作为初筛手段可浓缩高危人群，比通常采用的细胞学检测更有效。目前认为，HPV筛查的对象为3年以上性行为或21岁以上有性行为的妇女，起始年龄在经济发达地区为25～30岁、经济欠发达地区为35～40岁，高危人群起始年龄应相应提前。高危妇女人群定义为有多个性伴侣、性生活过早、HIV/HPV感染、免疫功能低下、卫生条件差/性保健知识缺乏的妇女。65岁以上妇女患宫颈癌的危险性极低，故一般不主张进行常规筛查。细胞学和HPV检测都为阴性者，表明其发病风险很低，可将筛查间隔延长到8～10年；细胞学阴性而高危型HPV阳性者，发病风险较高，应定期随访。

（2）HPV还可用于宫颈上皮内高度病变和宫颈癌治疗后的监测，有效的指导术后追踪。HPV可预测病变恶化或术后复发的危险，若手术后6个月、12个月检测HPV阴性，提示病灶切除干净；若术后HPV检测阳性，提示有残留病灶及有复发可能。

目前HPV的检测方法有细胞学法、斑点印迹法、荧光原位杂交法、原位杂交法、Southern杂交法、多聚合酶链反应（PCR）法和杂交捕获法（HC）。其中杂交捕获法是美国FDA唯一批准的可在临床使用的 HPVDNA 检测技术，目前应用的第二代技术（HC-Ⅱ）可同时检测 13 种高危型 HPV（16、18、31、33、35、39、45、51、52、56、58、59 和 68），已得到世界范围的认可。

HPV 检测的注意事项：①月经正常的妇女，在月经来潮后 10～18 天为最佳检查时间。②检查前 48 小时内不要做阴道冲洗及阴道上药。③检查前 48 小时内不要行性生活。

（孟双双）

第五节　输卵管通畅检查

输卵管通畅检查的主要目的是检查输卵管是否畅通，了解子宫和输卵管腔的形态及输卵管的阻塞部位。常用的方法有输卵管通气术、输卵管通液术、子宫输卵管造影术。其中输卵管通气术因有发生气栓的潜在危险，且准确率仅为 45%～50%，故临床上已逐渐被其他方法所取代。近年来随着内窥镜的临床应用，已普遍采用腹腔镜直视下输卵管通液检查、宫腔镜下经输卵管口插管通液试验和腹腔镜联合检查等方法。

一、输卵管通液术

输卵管通液术是检查输卵管是否通畅的一种方法，并具有一定的治疗功效。即通过导管向宫腔内注入液体，根据注液阻力大小、有无回流及注入液体量和患者感觉等判断输卵管是否通畅。由于操作简便，无须特殊设备，广泛用于临床。

（一）适应证

（1）不孕症，男方精液正常，疑有输卵管阻塞者。

（2）检验和评价输卵管绝育术、输卵管再通术或输卵管成形术的效果。

（3）对输卵管黏膜轻度粘连有疏通作用。

（二）禁忌证

（1）内外生殖器急性炎症或慢性炎症急性或亚急性发作者。

（2）月经期或有不规则阴道流血者。

（3）可疑妊娠期者。

（4）严重的全身性疾病，如心、肺功能异常等，不能耐受手术者。

（5）体温高于 37.5 ℃者。

（三）术前准备

（1）月经干净 3～7 天，禁性生活。

（2）术前半小时肌内注射阿托品 0.5 mg 解痉。

（3）患者排空膀胱。

（四）方法

1.器械

阴道窥器、宫颈钳、长弯钳、宫颈导管、20 mL 注射器、压力表、Y 形管等。

2.常用液体

生理盐水或抗生素溶液（庆大霉素 80 000 U、地塞米松 5 mg、透明质酸酶 1 500 U，注射用水

20～50 mL)，可加用0.5%的利多卡因2 mL以减少输卵管痉挛。

3.操作步骤

(1)患者取膀胱截石位，外阴、阴道、宫颈常规消毒，铺无菌巾，双合诊了解子宫的位置及大小。

(2)放置阴道窥器充分暴露子宫颈，再次消毒阴道穹隆部及宫颈，以宫颈钳钳夹宫颈前唇。沿宫腔方向置入宫颈导管，并使其与宫颈外口紧密相贴。

(3)用Y形管将宫颈导管与压力表、注射器相连，压力表应高于Y形管水平，以免液体进入压力表。

(4)将注射器与宫颈导管相连，并使宫颈导管内充满生理盐水，缓慢推注，压力不可超过21.3 kPa(160 mmHg)。观察推注时阻力大小、经宫颈注入的液体是否回流，患者下腹部是否疼痛。

(5)术毕取出宫颈导管，再次消毒宫颈、阴道，取出阴道窥器。

(五)结果评定

1.输卵管通畅

顺利推注20 mL生理盐水无阻力，压力维持在8.0～10.7 kPa(60～80 mmHg)；或开始稍有阻力，随后阻力消失，无液体回流，患者也无不适感，提示输卵管通畅。

2.输卵管阻塞

勉强注入5 mL即感有阻力，压力表见压力持续上升而不见下降，患者感下腹胀痛，停止推注后液体又回流至注射器内，表明输卵管阻塞。

3.输卵管通而不畅

注射液体有阻力，再经加压注入又能推进，说明有轻度粘连已被分离，患者感轻微腹痛。

(六)注意事项

(1)所用无菌生理盐水温度以接近体温为宜，以免液体过冷造成输卵管痉挛。

(2)注入液体时必须使宫颈导管紧贴宫颈外口，防止液体外漏。

(3)术后2周禁盆浴及性生活，酌情给予抗生素预防感染。

二、子宫输卵管造影

子宫输卵管造影(HSG)是通过导管向子宫腔及输卵管注入造影剂，X线下透视及摄片，根据造影剂在输卵管及盆腔内的显影情况了解输卵管是否通畅、阻塞的部位及子宫腔的形态。该检查损伤小，能对输卵管阻塞作出较正确诊断，准确率可达80%，且具有一定的治疗作用。

(一)适应证

(1)了解输卵管是否通畅及其形态、阻塞部位。

(2)了解宫腔形态，确定有无子宫畸形及类型，有无宫腔粘连、子宫黏膜下肌瘤、子宫内膜息肉及异物等。

(3)内生殖器结核非活动期。

(4)不明原因的习惯性流产，于排卵后做造影了解宫颈内口是否松弛，宫颈及子宫是否畸形。

(二)禁忌证

(1)内、外生殖器急性或亚急性炎症。

(2)严重的全身性疾病，不能耐受手术者。

(3)妊娠期、月经期。

(4)产后、流产、刮宫术后 6 周内。

(5)碘过敏者。

(三)术前准备

(1)造影时间以月经干净 3～7 天为宜,术前 3 天禁性生活。

(2)做碘过敏试验,阴性者方可造影。

(3)术前半小时肌内注射阿托品 0.5 mg 解痉。

(4)术前排空膀胱,便秘者术前行清洁灌肠,以使子宫保持正常位置,避免出现外压假象。

(四)方法

1.设备及器械

X 线放射诊断仪、子宫导管、阴道窥器、宫颈钳、长弯钳、20 mL 注射器。

2.造影剂

目前国内外均使用碘造影剂,分油溶性与水溶性两种。油剂(40%碘化油)密度大,显影效果好,刺激小,过敏少,但检查时间长,吸收慢,易引起异物反应,形成肉芽肿或形成油栓;水剂(76%泛影葡胺液)吸收快,检查时间短,但子宫输卵管边缘部分显影欠佳,细微病变不易观察,有的患者在注药时有刺激性疼痛。

3.操作步骤

(1)患者取膀胱截石位,常规消毒外阴、阴道,铺无菌巾,检查子宫位置及大小。

(2)以窥器扩张阴道,充分暴露宫颈,再次消毒宫颈及阴道穹隆部,用宫颈钳钳夹宫颈前唇,探查宫腔。

(3)将 40%碘化油充满宫颈导管,排出空气,沿宫腔方向将其置入宫颈管内,徐徐注入碘化油,在 X 线透视下观察碘化油流经输卵管及宫腔情况并摄片,24 小时后再摄盆腔平片,以观察腹腔内有无游离碘化油。若用泛影葡胺液造影,应在注射完后立即摄片,10～20 分钟后第二次摄片,观察泛影葡胺液流入盆腔情况。

(4)注入碘油后子宫角圆钝而输卵管不显影,则考虑输卵管痉挛,可保持原位,肌内注射阿托品 0.5 mg 或针刺合谷、内关穴,20 分钟后再透视、摄片;或停止操作,下次摄片前先使用解痉药物。

(五)结果评定

1.正常子宫、输卵管

宫腔呈倒三角形,双侧输卵管显影形态柔软,24 小时后摄片盆腔内见散在造影剂。

2.宫腔异常

患宫腔结核时子宫失去原有的倒三角形态,内膜呈锯齿状不平;患子宫黏膜下肌瘤时可见宫腔充盈缺损;子宫畸形时有相应显示。

3.输卵管异常

患输卵管结核时显示输卵管形态不规则、僵直或呈串珠状,有时可见钙化点;有输卵管积水时输卵管远端呈气囊状扩张;24 小时后盆腔 X 线摄片未见盆腔内散在造影剂,说明输卵管不通;输卵管发育异常,可见过长或过短的输卵管、异常扩张的输卵管、输卵管憩室等。

(六)注意事项

(1)碘化油充盈宫颈导管时,必须排尽空气,以免空气进入宫腔造成充盈缺损,引起误诊。

(2)宫颈导管与子宫内口必须紧贴,以防碘油流入阴道内。

(3)导管不要插入太深,以免损伤子宫或引起子宫穿孔。

(4)注入碘化油时用力不可过大,推注不可过快,防止损伤输卵管。

(5)透视下发现造影剂进入异常通道,同时患者出现咳嗽,应警惕发生油栓,立即停止操作,取头低脚高位,严密观察。

(6)造影后 2 周禁盆浴及性生活,可酌情给予抗生素预防感染。

(7)有时可因输卵管痉挛而造成输卵管不通的假象,必要时重复进行造影。

三、妇产科内镜输卵管通畅检查

近年来,随着妇产科内镜的大量采用,为输卵管通畅检查提供了新的方法,包括腹腔镜直视下输卵管通液检查、宫腔镜下经输卵管口插管通液试验和腹腔镜联合检查等方法,其中腹腔镜直视下输卵管通液检查准确率可达 90%～95%。但由于内镜手术对器械要求较高,且腹腔镜仍是创伤性手术,故并不推荐作为常规检查方法。通常在对不孕、不育患者行内镜检查时例行输卵管通液(加用亚甲蓝染液)检查。内镜检查注意事项同上。

(齐玉玲)

第三章　女性生殖器官发育异常

第一节　阴道发育异常

阴道由副中肾管(又称米勒管)和泌尿生殖窦发育而来。在胚胎第6周,在中肾管(又称午非管)外侧,体腔上皮向外壁中胚叶凹陷成沟,形成副中肾管。双侧副中肾管融合形成子宫和部分阴道。胚胎6～7周,原始泄殖腔被尿直肠隔分隔为泌尿生殖窦。在胚胎第9周,双侧副中肾管下段融合,其间的纵向间隔消失,形成子宫阴道管。泌尿生殖窦上端细胞增生,形成实质性的窦—阴道球,并进一步增殖形成阴道板。自胚胎11周起,阴道板开始腔化,形成阴道。目前大多数研究认为,阴道是副中肾管在雌激素的影响下发育而成的,从胚胎第5周体腔上皮卷折到胚胎第8周与泌尿生殖窦融合,其间任何时间副中肾管发育停止,泌尿生殖窦发育成阴道的过程都会停止。因此副中肾管的形成和融合过程异常,以及其他致畸因素均可引起阴道的发育异常。

阴道发育异常可分为3类:先天性无阴道、副中肾管尾端融合异常和阴道腔化障碍。临床上可见以下几种异常。

一、先天性无阴道

先天性无阴道系双侧副中肾管发育不全或双侧副中肾管尾端发育不良所致。目前所知,先天性无阴道既非单基因异常的结果,也非致癌物质所致。发生率为1/5 000～1/4 000,先天性无阴道几乎均合并无子宫或仅有始基子宫,卵巢功能多为正常。

(一)临床表现

原发性闭经及性生活困难。极少数具有内膜组织的始基子宫患者因经血无正常流出通道,可表现为周期性腹痛。检查可见患者体格、第二性征,以及外阴发育正常,但无阴道口,或仅在前庭后部见一浅凹。偶见短浅阴道盲端。常伴子宫发育不良(无子宫或始基子宫)。45%～50%的患者伴有泌尿道异常,10%伴有脊椎异常。此病须与处女膜闭锁和雄激素不敏感综合征相鉴别。肛诊时,处女膜闭锁可扪及阴道内肿块,向直肠膨隆,子宫正常或增大,B超检查有助于鉴别诊断。雄激素不敏感综合征为X连锁隐性遗传病,染色体核型为46,XY血清睾酮为男性水平。而先天性无阴道为46,XX,血清睾酮为女性水平。

(二)治疗

1.模具顶压法

用木质或塑料阴道模具压迫阴道凹陷,使其扩张并延伸到接近正常阴道的长度。适用于无子宫且阴道凹陷组织松弛者。

2.阴道成形术

方法多种,各有利弊。常见术式有羊膜阴道成形术、盆腔腹膜阴道成形术、乙状结肠代阴道术、皮瓣阴道成形术和外阴阴道成形术等多种方法。若有正常子宫,应设法使阴道与宫颈连通。

二、阴道闭锁

(一)定义

阴道闭锁为泌尿生殖窦未参与形成阴道下段所致。根据闭锁的解剖学特点将其分为两种类型。Ⅰ型阴道闭锁:闭锁位于阴道下段,长度2～3 cm,其上多为正常阴道,子宫体及宫颈均正常。Ⅱ型阴道闭锁:即阴道完全闭锁,多合并有子宫颈发育不良,子宫体正常或畸形,内膜可有正常分泌功能。

(二)临床表现

症状与处女膜闭锁相似,绝大多数表现为青春期后出现逐渐加剧的周期性下腹痛,但无月经来潮。严重者伴有便秘、肛门坠胀、尿频或尿潴留等症状。检查时无阴道开口,但闭锁处黏膜表面色泽正常,亦不向外膨隆,肛查可扪及向直肠凸出的阴道积血包块,其位置较处女膜闭锁高。

(三)治疗

治疗应尽早手术。

1.Ⅰ型阴道闭锁

术时应先用粗针穿刺阴道黏膜,抽到积血并以此为指示点,切开闭锁段阴道,排出积血,常规检查宫颈是否正常,切除多余闭锁的纤维结缔组织,充分扩张闭锁段阴道,利用已游离的阴道黏膜覆盖创面。术后放置模型,定期扩张阴道以防粘连、瘢痕挛缩。

2.Ⅱ型阴道闭锁

可先行腹腔镜探查术,了解子宫发育情况、盆腔内有无子宫内膜异位及粘连。对子宫畸形、子宫发育不良或继发重度子宫内膜异位症者,可切除子宫。如保留子宫则需行阴道成形术、宫颈再造术及阴道子宫接通术,且手术效果欠佳。

三、阴道纵隔

(一)定义

阴道纵隔为双侧副中肾管会合后,其尾端纵隔未消失或部分消失所致。纵隔多位于正中,也可偏于一侧或同时伴有一侧的阴道下段闭锁。可分为完全纵隔与不完全纵隔两种。完全纵隔也称双阴道,常合并双宫颈、双子宫。

(二)临床表现

(1)阴道完全纵隔者无症状,不影响性生活,也可经阴道分娩。不完全纵隔者可有性交困难或不适,或分娩时胎先露下降受阻,导致产程进展缓慢。

(2)妇科检查即可确诊:阴道检查可见阴道被一纵向黏膜壁分为两条纵向通道,黏膜壁上端近宫颈,完全纵隔下端达阴道口,不完全纵隔未达阴道口。

（三）治疗

如无症状、不影响性生活和分娩者，可不予治疗，否则应行纵隔切除术，缝合创面，以防粘连。如分娩时发现且阻碍先露下降时，可将纵隔中央切断，胎儿娩出后再将多余的黏膜瓣切除，缝合黏膜边缘。

四、阴道斜隔

（一）定义

阴道斜隔或阴道斜隔综合征：阴道纵隔末端偏离中线向一侧倾斜与阴道壁融合，形成双阴道，一侧与外界相通，另一侧为阴道盲端或有孔，常合并双子宫、双宫颈，伴有同侧泌尿系统发育异常。

病因尚不明确。可能是副中肾管向下延伸未到泌尿生殖窦形成一盲端所致。

（二）病理分型

1.Ⅰ型为无孔斜隔

隔后的子宫与外界及另侧子宫完全隔离，宫腔积血聚积在隔后腔。

2.Ⅱ型为有孔斜隔

隔上有一数毫米的小孔，隔后子宫与另侧子宫隔绝，经血通过小孔滴出，引流不畅。

3.Ⅲ型为无孔斜隔合并宫颈瘘管

在两侧宫颈间或隔后腔与对侧宫颈之间有小瘘管，有隔一侧子宫经血可通过另一侧宫颈排出，引流亦不通畅。

（三）临床表现

发病年龄较轻，月经周期正常，三型均有痛经。

1.Ⅰ型

痛经较重，平时一侧下腹痛。阴道内可触及侧方包块，张力大；宫腔积血时可触及增大子宫；如经血逆流，附件区可触及包块。

2.Ⅱ型及Ⅲ型

经期延长，月经间期阴道少量褐色分泌物或陈旧血淋漓不净，脓性分泌物有臭味。检查阴道侧壁或侧穹隆可触及囊性肿物，张力较小，压迫时有陈旧血流出。

（四）诊断

月经周期正常，有痛经及一侧下腹痛；经期延长，经间期淋漓出血，分泌物增多有异味。妇科检查一侧穹隆或阴道壁有囊肿，增大子宫及附件肿物。局部消毒后在囊肿下部穿刺，抽出陈旧血，即可诊断。B超检查可见一侧宫腔积血，阴道旁囊肿，同侧肾阙如。子宫碘油造影检查可显示Ⅲ型者宫颈间的瘘管。有孔斜隔注入碘油，可了解隔后腔情况。必要时应做泌尿系统造影检查。

（五）治疗

斜隔切开引流，由囊壁小孔或穿刺定位，上下剪开斜隔，暴露宫颈。沿斜隔附着处，做菱形切除，边缘电凝止血或油纱卷压迫24～48小时，一般不放置阴道模型。

五、阴道横隔

(一)定义

两侧副中肾管会合后与泌尿生殖窦相接处未贯通,或阴道板腔道化时在不同部位未完全腔化贯通致阴道横隔形成。横隔可位于阴道的任何水平,以中上段交界处为多见。隔上有小孔称不全性横隔,无孔称完全性横隔。

(二)临床表现

1.不全性横隔

临床症状因横隔位置高低、孔径大小而有不同表现。如孔大、位置高,经血通畅、不影响性生活者,可无不适症状。个别在分娩时影响胎先露下降才得以发现。如横隔上孔小,则经血不畅、淋漓不净,易感染,有异味白带。检查见阴道短,横隔上有孔,看不到宫颈。

2.完全性横隔

原发性闭经伴周期性腹痛,症状同Ⅰ型阴道闭锁。肛查:阴道上方囊性包块,子宫可增大。

(三)诊断

根据症状及妇科检查不难诊断。当横隔位于阴道顶端,接近宫颈时,应了解有无宫颈先天性闭锁。B超或磁共振有助于诊断。

(四)治疗

因横隔可影响分娩,完全性横隔可阻碍经血排出,故发现横隔应及时切开,环形切除多余部分,间断缝合创面切缘。术后需放置模型,以防粘连。如分娩时发现横隔,横隔薄者可切开横隔,经阴道分娩。如横隔较厚,应行剖宫产术,并将横隔上的小孔扩大,以利恶露排出。

(戚　敏)

第二节　宫颈及子宫发育异常

宫颈形成在胚胎14周左右,由于副中肾管尾端发育不全或发育停滞所致宫颈发育异常,主要包括宫颈阙如、宫颈闭锁、先天性宫颈管狭窄、宫颈角度异常、先天性宫颈延长症伴宫颈管狭窄、双宫颈等宫颈发育异常。

一、先天性宫颈闭锁

临床上罕见。若患者子宫内膜有功能时,青春期后可因宫腔积血而出现周期性腹痛,经血还可经输卵管逆流入腹腔,引起盆腔子宫内膜异位症。治疗可手术穿通宫颈,建立人工子宫阴道通道或行子宫切除术。

二、子宫发育异常

子宫发育异常是女性生殖器官发育异常中最常见的一种,是因副中肾管在胚胎时期发育、融合、吸收的某一过程停滞所致。

(一)子宫未发育或发育不良

1.先天性无子宫

因双侧副中肾管形成子宫段未融合,退化所致。常合并无阴道。卵巢发育正常。

2.始基子宫

系双侧副中肾管融合后不久即停止发育,子宫极小,仅长1～3 cm。多数无宫腔或为一实体肌性子宫。偶见始基子宫有宫腔和内膜。卵巢发育可正常。

3.幼稚子宫

双侧副中肾管融合后不久即停止发育,子宫极小,卵巢发育正常。

临床表现:先天性无子宫或实体性的始基子宫无症状。常因青春期后无月经就诊,检查才发现。具有宫腔和内膜的始基子宫若宫腔闭锁或无阴道者可因月经血潴留或经血倒流出现周期性腹痛。幼稚子宫月经稀少,或初潮延迟,常伴痛经。检查可见子宫体小,宫颈相对较长,宫体与宫颈之比为1∶1或2∶3。子宫可呈极度前屈或后屈。

治疗:先天性无子宫、实体性始基子宫可不予处理。始基子宫或幼稚子宫有周期性腹痛提示存在宫腔积血者需手术切除。

(二)单角子宫与残角子宫

1.单角子宫

仅一侧副中肾管正常发育形成单角子宫,同侧卵巢功能正常。另侧副中肾管完全未发育或未形成管道,未发育侧卵巢、输卵管和肾脏亦往往同时阙如。

2.残角子宫

一侧副中肾管发育,另一侧副中肾管中下段发育缺陷,形成残角子宫。有正常输卵管和卵巢,但常伴有同侧泌尿器官发育畸形。约65%单角子宫合并残角子宫。根据残角子宫与单角子宫解剖上的关系,分为三种类型:Ⅰ型残角子宫有宫腔,并与单角子宫腔相通;Ⅱ型残角子宫有宫腔,但与单角子宫腔不相通;Ⅲ型为实体残角子宫,仅以纤维带相连单角子宫。

临床表现:单角子宫无症状。残角子宫若内膜有功能,但其宫腔与单角宫腔不相通者,往往因月经血倒流或宫腔积血出现痛经,也可发生子宫内膜异位症。检查可见单角子宫偏小、梭形、偏离中线。伴有残角子宫者可在子宫一侧扪及较子宫小的硬块,易误诊卵巢肿瘤。若残角子宫腔积血时可扪及肿块,有触痛,残角子宫甚至较单角子宫增大。子宫输卵管碘油造影、B超检查磁共振显像有助于正确诊断。

治疗:单角子宫不予处理。孕期加强监护,及时发现并发症予以处理。非孕期Ⅱ型残角子宫确诊后应切除。早、中期妊娠诊断明确,及时切除妊娠的残角子宫,避免子宫破裂。晚期妊娠行剖宫产后,需警惕胎盘粘连或胎盘植入,造成产后大出血。切除残角子宫时将同侧输卵管间质部、卵巢固有韧带及圆韧带固定于发育对侧宫角部位。

(三)双子宫

双子宫为两侧副中肾管未融合,各自发育形成两个子宫和两个宫颈。两个宫颈可分开或相连;宫颈之间也可有交通管。也可为一侧子宫颈发育不良、阙如,常有一小通道与对侧阴道相通。双子宫可伴有阴道纵隔或斜隔。

1.临床表现

患者多无自觉症状。伴有阴道纵隔可有性生活不适。伴阴道无孔斜隔时可出现痛经;伴有孔斜隔者于月经来潮后有阴道少量流血,呈陈旧性且淋漓不尽,或少量褐色分泌物。检查可扪及子宫呈分叉状。宫腔探查或子宫输卵管碘油造影可见两个宫腔。伴阴道纵隔或斜隔时，检查可见相应的异常。

2.治疗

一般不予处理。当有反复流产，应除外染色体、黄体功能及免疫等因素。伴阴道斜隔应做隔切除术。

（四）双角子宫

双角子宫是双侧中肾管融合不良所致，分六类：①完全双角子宫（从宫颈内口处分开）；②不全双角子宫（宫颈内口以上处分开）。

1.临床表现

一般无症状。有时双角子宫月经量较多并伴有程度不等的痛经。检查可扪及宫底部有凹陷。B超检查、磁共振显像和子宫输卵管碘油造影有助于诊断。

2.治疗

双角子宫一般不予处理。若双角子宫出现反复流产时，应行子宫整形术。

（五）纵隔子宫

纵隔子宫为双侧副中肾管融合后，纵隔吸收受阻所致，分两类：①完全纵隔子宫（纵隔由宫底至宫颈内口之下）；②不全纵隔（纵隔终止于宫颈内口之上）。

1.临床表现

一般无症状。纵隔子宫可致不孕。纵隔子宫流产率为26%～94%，妊娠结局最差。检查可见完全纵隔者宫颈外口有一隔膜。B超检查、磁共振显像和子宫输卵管碘油造影可以辅助诊断，宫腔镜和腹腔镜联合检查可以明确诊断。

2.治疗

纵隔子宫影响生育时，宫底楔形切除纵隔是传统治疗方法。20世纪80年代后采用在腹腔镜监视下，通过宫腔镜切除纵隔是主要治疗纵隔子宫的手术方法。手术简单、安全、微创，妊娠结局良好。

（六）弓形子宫

弓形子宫为宫底部发育不良，中间凹陷，宫壁略向宫腔突出。

1.临床表现

一般无症状。检查可扪及宫底部有凹陷；凹陷浅者可能为弓形子宫。B超、磁共振显像和子宫输卵管碘油造影有助于诊断。

2.治疗

弓形子宫一般不予处理。若出现反复流产时，应行子宫整形术。

（七）己烯雌酚所致的子宫发育异常

妊娠2个月内服用己烯雌酚（DES）可导致副中肾管的发育缺陷，女性胎儿可发生子宫发育不良，如狭小T形宫腔、子宫狭窄带、子宫下段增宽，以及宫壁不规则。其中T形宫腔常见（42%～62%）。T形宫腔也可见于母亲未服用者DES，称DES样子宫。

1.临床表现

一般无症状，常在子宫输卵管碘油造影检查时发现。由于DES可致宫颈功能不全，故早产率增加。妇科检查无异常。诊断依靠子宫输卵管碘油造影。

2.治疗

一般不予处理。宫颈功能不全者可在妊娠 14～16 周行宫颈环扎术。

（戚　敏）

第三节　输卵管发育异常

输卵管发育异常罕见，是副中肾管头端发育受阻，常与子宫发育异常同时存在。几乎均在因其他病因手术时偶然发现。

一、输卵管缺失或痕迹

输卵管痕迹或单侧输卵管缺失为同侧副中肾管未发育所致。常伴有该侧输尿管和肾脏的发育异常。未见单独双侧输卵管缺失，多伴发其他内脏严重畸形，胎儿不能存活。

二、输卵管发育不全

输卵管发育不全是较常见的生殖器官发育异常。输卵管细长弯曲，肌肉不同程度的发育不全，无管腔或部分管腔通畅造成不孕，有憩室或副口是异位妊娠的原因之一。

三、副输卵管

单侧或双侧输卵管之上附有一稍小但有伞端的输卵管。有的与输卵管之间有交通，有的不通。

四、单侧或双侧有两条发育正常的输卵管

二条发育正常的输卵管均与宫腔相通。治疗：若不影响妊娠，无须处理。

（戚　敏）

第四节　卵巢发育异常

卵巢发育异常因原始生殖细胞迁移受阻或性腺形成移位异常所致，有以下几种情况。

一、卵巢未发育或发育不良

单侧或双侧卵巢未发育极罕见。单侧或双侧发育不良卵巢外观色白，细长索状，又称条索状卵巢。发育不良卵巢切面仅见纤维组织，无卵泡。临床表现为原发性闭经或初潮延迟、月经稀少和第二性征发育不良。常伴内生殖器或泌尿器官异常。多见于特纳综合征患者。B 超检查、腹腔镜检查有助于诊断，必要时行活体组织检查和染色体核型检查。

二、异位卵巢

卵巢形成后仍停留在原生殖嵴部位，未下降至盆腔内。卵巢发育正常者无症状。

三、副卵巢

(1)罕见，一般远离正常卵巢部位，可出现在腹膜后。无症状，多在因其他疾病手术时发现。

(2)治疗：若条索状卵巢患者染色体核型为 XY，卵巢发生恶变的频率较高，确诊后应予切除。

(3)临床特殊情况的思考和建议如下。①副中肾管无效抑制引起的异常：性腺发育异常合并副中肾管无效抑制时，表现为外生殖器模糊，如雄激素不敏感综合征。患者虽然存在男性性腺，但其雄激素敏感细胞质受体蛋白基因缺失，雄激素未能发挥正常的功能，副中肾管抑制因子水平低下，生殖器向副中肾管方向分化，形成女性外阴及部分阴道发育。临床上常表现为雄激素不敏感综合征，该类患者其基因性别是染色体 46,XY。患者女性第二性征幼稚型，无月经来潮，阴道发育不全，无子宫或残角子宫，雄激素达男性水平，但无男性外生殖器，性腺未下降至阴囊，多位于盆腔或腹股沟部位，但是为满足其社会性别的需要，阴道发育不良者，在患者有规律性生活时行阴道重建手术。可考虑行腹膜代阴道、乙状结肠代阴道，阴道模具顶压法等治疗，同时切除性腺，手术后激素替代维持女性第二性征。阴道部分发育者，只需切除性腺。②女性生殖道畸形患者发生泌尿系统畸形：由于生殖系统与泌尿系统在原始胚胎的发生发展过程中互为因果、相互影响，因此，生殖系统畸形往往合并泌尿系统畸形，特别是生殖道不对称性畸形如阴道斜隔综合征、残角子宫等，如阴道斜隔伴同侧肾脏阙如或异位单肾畸形，双侧或单侧马蹄肾。目前，对于生殖道畸形合并泌尿系统畸形的诊断，通常是通过患者所表现出来的痛经、月经从未来潮或下腹痛、盆腔包块等妇科症状，然后才进一步检查是否有泌尿系统畸形的。这样往往是在女性青春期以后甚至是围绝经期才得以发现，从而延误诊断，诱发妇科多种疾病的发生。同时未能对肾脏发育异常做出诊断，对单侧肾脏的功能保护也存在隐患。因此，如何早期诊断早期发现，对于生殖系统疾病的预防和泌尿系统功能的保护有非常现实的意义。诊断方法包括常规行盆腔及泌尿系统彩色三维 B 超检查，并行静脉肾盂造影(IVP)，必要时行输卵管碘油造影(HSG)。还可以应用腹腔镜、MRI 及 CT 进行诊断。对于生殖道畸形合并泌尿系统畸形的治疗主要是解决患者的生殖器畸形，解除患者症状并进行生殖器整形。③条索状卵巢：临床表现为原发性卵巢功能低下，大多数为原发闭经，少数患者月经初潮后来几次月经即发生闭经。临床治疗目的在于促进身材发育，第二性征及生殖道发育，建立人工周期。

(戚　敏)

第四章　女性生殖系统炎症

第一节　外　阴　炎

外阴与阴道、尿道、肛门相毗邻，经常受到阴道分泌物、经血、尿液和粪便的刺激，若不注意局部清洁，常诱发外阴皮肤与黏膜的炎症。

一、非特异性外阴炎

凡由一般化脓性细菌引起的外阴炎称为非特异性外阴炎，大多为混合性细菌感染，常见病原菌有金黄色葡萄球菌、乙型溶血性链球菌、大肠埃希菌、变形杆菌、厌氧菌等。临床上可分为单纯性外阴炎、毛囊炎、外阴脓疱病、外阴疖病、蜂窝织炎及汗腺炎等。

(一)单纯性外阴炎

1.病因

当宫颈或阴道发炎时，阴道分泌物流出刺激外阴可引起外阴炎；穿着透气性差的化纤内裤，外阴皮肤经常湿润或尿瘘、粪瘘患者外阴长期被尿液、大便浸渍均可继发感染而导致外阴炎。

2.临床表现

炎症多发生于小阴唇内、外侧或大阴唇甚至整个外阴部，急性期表现为外阴发红、肿胀、灼热、疼痛，亦可发生外阴糜烂、表皮溃疡或成片湿疹样变。有时并发腹股沟淋巴结肿大、压痛。慢性患者由于长期刺激可出现皮肤增厚、粗糙、皲裂，有时呈苔藓化或色素减退。

3.治疗

(1)去除病因：积极治疗宫颈炎、阴道炎；改穿棉质内裤；有尿瘘或粪瘘者行修补术；糖尿病尿液刺激引起的外阴炎，则应治疗糖尿病。

(2)局部用药：1∶5 000 高锰酸钾温热水坐浴，每天 2 次，清洁外阴后涂 1%硫酸新霉素软膏或金霉素软膏。

(3)物理疗法：红外线、微波或超短波局部治疗，均有一定的疗效。

(二)外阴毛囊炎

1.病因

外阴毛囊炎为细菌侵犯毛囊及其所属皮脂腺引起的急性化脓性感染。病原体多为金黄色葡萄球菌，其次为白色葡萄球菌。全身抵抗力下降，外阴局部不洁或肥胖使表皮摩擦受损均可诱发此病。屡发者应检查有无糖尿病。

2.临床表现

最初出现一个红、肿、痛的小结节，逐渐增大，呈锥状隆起，数天后结节中央组织坏死变软，出现黄色小脓栓，再过数天脓栓脱落，排出脓液，炎症逐渐消退，但常反复发作。

3.治疗

(1)保持外阴清洁，勤换内裤，勤洗外阴，避免进食辛辣食物或饮酒。

(2)出疹较广泛时，可口服头孢类大环内酯类抗生素。已有脓疱者，可用消毒针刺破，并局部涂上1%新霉素软膏或2%莫匹罗星软膏。

(三)外阴疖病

1.病因

由金黄色葡萄球菌或白色葡萄球菌引起。屡发者应检查有无糖尿病。

2.临床表现

开始时毛囊口周围皮肤轻度充血肿痛，逐渐形成高于周围皮肤的紫红色硬结，皮肤表面紧张，有压痛，硬结边缘不清楚，常伴腹股沟淋巴结肿大；以后疖肿中央变软，表面皮肤变薄，并有波动感，继而中央顶端出现黄白色点，不久溃破，脓液排出后，疼痛减轻，红肿消失，逐渐愈合。

3.治疗

保持外阴清洁，早期用1∶5 000高锰酸钾温热水坐浴后涂敷抗生素软膏，以促使炎症消散或局限化，亦可用红外线照射以促使疖肿软化。有明显炎症或发热者应口服抗生素，有人主张用青霉素20万～40万单位溶于0.5%普鲁卡因10～20 mL做封闭治疗，封闭时应在疖肿边缘外2～3 cm处注射。当疖肿变软，有波动感时，应切开引流。切口要适当大，以便脓液及坏死组织能顺利排出。但切忌挤压，以免炎症扩散。

(四)外阴急性蜂窝织炎

1.病因

外阴急性蜂窝织炎为外阴皮下、筋膜下、肌间隙或深部蜂窝组织的一种急性弥漫性炎症。致病菌以溶血性链球菌为主，其次为金黄色葡萄球菌及厌氧菌。炎症由皮肤或软组织损伤引起。

2.临床表现

特点是病变不易局限化，迅速扩散，与正常组织无明显界限。表浅的急性蜂窝织炎局部明显红肿、剧痛，并向四周扩大，病变中央常因缺血而坏死。深部的蜂窝织炎，局部红肿不明显，只有局部水肿和深部压痛，疼痛较轻，但病情较严重，有高热、寒战、头痛、全身乏力、白细胞计数升高，压迫局部偶有捻发音。蜂窝组织和筋膜有坏死，以后可有进行性皮肤坏死，脓液恶臭。

3.治疗

早期采用头孢类或青霉素类抗生素口服或静脉滴注。局部可采用热敷或中药外敷，若不能控制，应多处切开引流(切忌过早引流)，去除坏死组织，伤口用3%过氧化氢溶液冲洗和湿敷。

(五)外阴汗腺炎

1.病因

青春期外阴部汗腺分泌旺盛，分泌物黏稠，加上继发性葡萄球菌或链球菌感染，致使腺管堵塞导致外阴汗腺炎。

2.临床表现

外阴部有多个瘙痒的皮下小结节，若不及时治疗则会形成脓疱，最后穿破。

3.治疗

保持外阴清洁，宣传外阴清洁的重要性，避免穿尼龙内裤。早期治疗可用 1∶5 000 高锰酸钾液温热坐浴，每天 2～3 次。外阴清洁后保持干爽。严重时口服或肌内注射抗生素，形成脓疱时切开排脓。

二、婴幼儿外阴炎

(一)病因

由于婴幼儿卵巢功能尚未成熟，外阴发育较差，自我防御机制不健全，因而外阴易受到各种病原体感染导致婴幼儿外阴炎。常见病原体为大肠埃希菌、葡萄球菌、链球菌、淋病奈瑟菌、假丝酵母菌、滴虫或蛲虫等。传播方式为母亲或保育员的手、衣物、毛巾、浴盆等间接传播；也可由于自身大便污染或外阴不洁等。

(二)临床表现

局部皮肤红肿、疼痛或瘙痒致使婴幼儿烦躁不安及哭闹。检查发现外阴、阴蒂部红肿，尿道口或阴道口充血、水肿或破溃，严重时可致小阴唇粘连，因阴唇粘连覆盖尿道口，尿液由粘连部上方或下方裂隙排出，婴幼儿排尿时因尿液刺激致使疼痛加重而哭闹。

(三)治疗

(1)注意卫生，不穿开裆裤，减少外阴受污染机会。婴幼儿大小便后尤其大便后应清洗外阴，避免用刺激性强的肥皂。保持外阴清洁、干燥。

(2)急性炎症时，用 1∶5 000 高锰酸钾液坐浴，每天 2～3 次。坐浴后擦干外阴，可选用下列药物涂敷：①40％紫草油纱布；②炉甘石洗剂；③15％氧化锌粉；④瘙痒明显者可用 10％氢化可的松软膏。

(3)阴唇粘连时，粘连处可用两大拇指将两侧阴唇向外、向下轻轻按压使粘连分离。分离后创面用 40％紫草油涂敷，以免再度粘连，也可涂擦 0.1％雌激素软膏。

(4)口服或静脉滴注抗生素治疗。

三、老年性外阴炎

(一)病因

绝经后，雌激素水平明显降低，外阴脂肪减少，大小阴唇变平，皮肤变薄，弹性消失，阴毛稀疏，腺体减少，容易出现老年性外阴炎。

(二)临床表现

外阴因干枯发痒而搔抓，抓破后易导致感染，轻度摩擦均会引起外阴皮肤损伤。若外阴萎缩范围达肛门周围，导致肛门括约肌张力降低而发生轻度大便失禁，亦可因粪便污染而致炎症。

(三)治疗

保持外阴清洁。外阴瘙痒时可用氢化可的松软膏外涂以缓解瘙痒，而且软膏的润滑作用可使皮肤不会因干燥而发生磨损。症状严重者，如无禁忌证可给予雌激素治疗，口服倍美力 0.625 mg，每晚 1 次，亦可用倍美力阴道软膏局部涂搽。

四、慢性肥厚性外阴炎

(一)病因

慢性肥厚性外阴炎又称外阴象皮肿。病原体为丝虫。其微丝蚴寄生于外阴淋巴系统中，引起淋巴管炎性阻塞，导致皮肤增厚。

(二)临床表现

外阴部皮肤(阴蒂、大小阴唇)呈局限性或弥漫性增厚，表面粗糙，有时凹凸不平呈结节状、乳头状或疣状。因外阴皮肤肥厚肿大，导致患者坐立不安、大小便困难、性生活受影响。病变局部瘙痒，抓破后容易引起继发性感染，出现溃疡、渗液、疼痛等。患者可有丝虫感染史或乳糜尿。

(三)治疗

乙胺嗪，4～6 mg/kg，每天 3 次，7 天为 1 个疗程，也有人主张用短程疗法，即每天 1.5 g 分 2 次口服，连服 2 天。局部病灶要注意干燥清洁，预防继发性感染，病灶增大及肥厚严重者，可考虑手术切除。

五、前庭大腺炎

(一)病因

前庭大腺为一对管泡状结构的腺体，位于两侧大阴唇下 1/3 深部，腺管开口于处女膜与小阴唇之间。因解剖部位的特点，在性交、流产、分娩等情况污染外阴时，病原体易侵入引起前庭大腺炎。炎症一般发生于生育年龄妇女。病原体多为金黄色葡萄球菌、大肠埃希菌、厌氧菌(类杆菌)或淋病奈瑟菌等混合感染。

(二)临床表现

前庭大腺炎可分为 3 种类型：前庭大腺导管炎、前庭大腺脓肿和前庭大腺囊肿。

1.前庭大腺导管炎

初期感染阶段多为导管炎，局部红肿、疼痛及性交痛，检查可见患侧前庭大腺开口处呈白色小点，有明显压痛。

2.前庭大腺脓肿

导管开口处闭塞，脓性分泌物不能排出，积聚于导管及腺体中，并逐渐扩大形成前庭大腺脓肿。脓肿直径达 3～6 cm，多为单侧，局部有红肿热痛，皮肤变薄，触痛明显，有波动感，脓肿继续增大，壁薄，可自行破溃，症状随之减轻，若破口小，脓液引流不畅，症状可反复发作。全身症状可有发热，白细胞计数增高，患侧腹股沟淋巴结肿大。

3.前庭大腺囊肿

前庭大腺导管因非特异性炎症阻塞，使腺体内分泌物积聚，形成囊性扩张所致，但腺体无炎症。小者长期存在而无自觉症状，大者囊肿阻塞阴道口，导致患者行动不便，有肿胀感。检查可见大阴唇下方有囊性块物，椭圆形，肿物大小不等，囊肿内含清澈透明液体，感染时可呈脓性。

(三)治疗

1.前庭大腺导管炎

多卧床休息；口服青霉素类、头孢菌素类、喹诺酮类抗生素；局部可用 1∶5 000 高锰酸钾液坐浴。

2.前庭大腺脓肿

待脓肿成熟有波动感时行切开引流术。消毒外阴后，在脓肿表面皮肤最薄处（大阴唇内侧）做一半弧形切口，切口不宜过小，便于脓液充分引流排出，术后应置纱条于脓腔内引流，防止切口过早闭合。切开引流术后症状可迅速消除，但愈合后有可能反复发作，故可在炎症消除后，行前庭大腺摘除术。

3.前庭大腺囊肿

有感染时，按前庭大腺脓肿处理。无继发感染，则可行囊肿造口术。于大阴唇内侧皮肤与黏膜交界处行半弧形切口，剪去菱形状黏膜及囊壁一小块，然后将黏膜与囊壁间断缝合。由于前庭大腺开口未闭塞，故腺体仍有正常分泌功能。亦可采用 CO_2 激光造口术，复发率较低。

六、外阴前庭炎

外阴前庭炎为一慢性持续性临床综合征，其特点为外阴前庭部发红，性交时阴道口有剧痛不适，或触摸、压迫前庭时局部疼痛。

（一）病因

尚不清楚。可能与感染尤其是人乳头瘤病毒（HPV）感染、尿中尿酸盐刺激及心理因素有关。

（二）临床表现

好发于性生活活跃的妇女。主要症状为性交时阴道口剧痛或长期阴道口处烧灼感，可伴有尿痛、尿频，严重者导致性交畏惧感。检查见前庭部充血、肿胀，压痛明显。

（三）治疗

由于病因不明，治疗效果不理想。对症状较轻者，可采用药物治疗；对病变严重或药物治疗无效者，可采用手术治疗。

1.药物治疗

1∶5 000 高锰酸钾温水坐浴，性交前液状石蜡润滑前庭部，1%氢化可的松或 0.025%氟轻松软膏局部外涂，亦可同时应用 2%～5%利多卡因溶液外涂。近年报道，前庭局部黏膜下注射 α-干扰素有一定疗效，有效率为 50%。

2.手术治疗

切除前庭部疼痛处黏膜层，然后潜行游离部分阴道黏膜予以覆盖。前庭大腺开口处被切除后仍能自行重建。

七、外阴接触性皮炎

（一）病因

外阴皮肤直接接触某些刺激性物质或变应原而发生的炎症，如接触消毒剂、卫生巾、肥皂、阴茎套、紧身内裤等。

（二）临床表现

外阴接触刺激物或变应原后，局部有灼热感、疼痛、瘙痒，检查见皮肤潮红、皮疹、水肿、水疱，甚至坏死、溃疡。

(三)治疗

去除病因,避免用刺激性物质。可口服赛庚啶、阿司咪唑或肾上腺皮质激素,局部用3%硼酸溶液冲洗后,涂抹炉甘石洗剂。若有继发感染时,可给予1%新霉素软膏涂抹。

(戚　敏)

第二节　阴　道　炎

女性阴道及其特定的菌群共同形成了一个巧妙的平衡生态体系,当此平衡被破坏时,即可导致阴道炎。改变阴道生态平衡的药物和其他因素有抗生素、激素、避孕药、阴道冲洗、阴道用药、性交、性传播疾病、紧张和多性伴侣等。

阴道内主要需氧菌有革兰阳性乳酸杆菌、类白喉杆菌、革兰阳性表皮葡萄球菌、链球菌、肠球菌和革兰阴性大肠埃希菌及阴道杆菌。主要厌氧菌有革兰阳性消化球菌属及消化链球菌属、革兰阴性类杆菌属、梭状芽孢杆菌。除细菌外尚有衣原体、支原体、病毒、原虫、真菌等。

阴道炎主要病因:①外阴阴道假丝酵母菌病;②滴虫性阴道炎;③细菌性阴道病;④老年性阴道炎;⑤阿米巴性阴道炎;⑥婴幼儿阴道炎;⑦过敏性阴道炎。

一、外阴阴道假丝酵母菌病

外阴阴道假丝酵母菌病是由假丝酵母菌引起的一种常见外阴阴道炎,约75%妇女一生中至少患过1次外阴阴道假丝酵母菌病。

(一)病因

假丝酵母菌呈卵圆形,有芽生孢子及细胞发芽伸长而形成的假菌丝,80%～90%病原体为白色假丝酵母菌,10%～20%为光滑假丝酵母菌、近平滑假丝酵母菌、热带假丝酵母菌等。假丝酵母菌为阴道内常驻菌种,也可由肠道传染来,其繁殖、致病、发病取决于宿主抵抗力及阴道内环境的变化。当阴道内糖原增多,酸度增高时,最适宜假丝酵母菌繁殖而引起炎症。妊娠、避孕药、抗生素、激素和免疫抑制剂的使用均有利于假丝酵母菌繁殖,阴道和子宫颈有病理改变时,假丝酵母菌发病率亦增高,肥胖及甲状旁腺、甲状腺和肾上腺功能减退等均影响假丝酵母菌的繁殖和生长且与发病有关,亦与大量雌激素应用、糖尿病、穿紧身化纤内裤、性交过频、性传播、偏嗜甜食有关。

(二)临床表现

主要表现为外阴阴道瘙痒,严重时抓破外阴皮肤,可有外阴烧灼感、阴道痛、性交疼痛及排尿灼热感,排尿或性交可使症状加剧,阴道分泌物增多,典型的白带为白色豆渣样,稠厚,无臭味。

检查时可见阴道黏膜被白色膜状豆渣样分泌物覆盖,擦除后见黏膜充血、水肿或为表浅糜烂面,外阴因搔抓或分泌物刺激可出现抓痕、表皮剥脱、肿胀和红斑。

(三)诊断

典型病例不难诊断,若在分泌物中找到假丝酵母菌的芽孢及菌丝即可确诊。检查时可用悬滴法(加1滴生理盐水或10%氢氧化钾)在显微镜下找芽孢和假菌丝。若有症状而多次检查阴性时,可改用培养法。顽固病例应检查尿糖,必要时查血糖,并详细询问有无服用大量皮质激素和长期应用抗生素的病史，以寻找发病的可能诱因。

(四)治疗

1.去除诱因

及时了解存在的诱因并及时消除，如停服广谱抗生素、雌激素等。合并糖尿病时要同时予以治疗，宜选用棉质内裤，患者的毛巾、内裤等衣物要隔离洗涤，用开水烫，以免传播。假丝酵母菌培养阳性但无症状者无须治疗，因为10%～20%妇女阴道内有假丝酵母菌寄生。

2.改变阴道酸碱度

假丝酵母菌在pH 5.5～6.5环境下最适宜生长繁殖，因此，可改变阴道酸碱度造成不利于其生长的环境。方法是用碱性溶液如2%～4%碳酸氢钠溶液冲洗阴道或坐浴，每天2次，10天为1个疗程。

3.药物治疗

(1)制霉菌素栓(米可定泡腾阴道片)：每枚10万单位，每晚置阴道内1枚，10～14天为1个疗程；怀疑为肠道假丝酵母菌传播致病者，应口服制霉菌素片剂，每次50万～100万单位，每天3次，7～10天为1个疗程，以消灭自身的感染源。

(2)咪唑类药物：布康唑、咪康唑、克霉唑、酮康唑、益康唑、伊曲康唑、特康唑、氟康唑等，已成为治疗外阴阴道假丝酵母菌病的推荐疗法。①布康唑：阴道霜，5 g/d，睡时阴道内用，共3天。②咪康唑：阴道栓剂，每晚1粒，每粒200 mg，共7天或每粒400 mg，共3天。2%咪康唑乳膏，5 g/d，睡时阴道内用，共7天。③克霉唑：又称三苯甲咪唑，克霉唑阴道片100 mg，每晚1次，7天为1个疗程，或200 mg，每晚1次，3天为1个疗程；亦有用1%克霉唑阴道乳膏5 g每晚涂于阴道黏膜上，7～14天为1个疗程。油膏亦可涂在外阴及尿道口周围，以减轻瘙痒症状及小便疼痛。克霉唑500 mg单剂阴道给药，疗效与上述治疗方案相近。④酮康唑：是一种新型口服吸收的抗真菌药物，200 mg，每天1次或2次口服，5天为1个疗程，疗效与克霉唑或咪康唑阴道给药相近。对于复发性外阴阴道假丝酵母菌病患者，现主张用酮康唑口服治疗。⑤益康唑：系咪唑类药物，抗菌谱较广、对深部或浅部真菌均有效，制剂有50 mg或150 mg的阴道栓剂，1%的阴道霜剂，3天为1个疗程。⑥伊曲康唑：每片200 mg，口服每天2次，每次1片即可，也可200 mg口服，每天1次，共3天。⑦特康唑：0.4%霜剂，5 g/d，阴道内给药，共7天；0.8%霜剂，5 g/d，阴道内给药，共3天；阴道栓剂80 mg/d，共3天。⑧氟康唑：唯一获得FDA许可的治疗假丝酵母菌感染的口服药物，每片150 mg，仅服用1片即可。

(3)顽固病例的治疗：外阴阴道假丝酵母菌病患者经过治疗，临床症状及体征消失，真菌学检查阴性后，又出现症状，真菌学检查阳性，并且一年内发作4次或4次以上者，称为复发性外阴阴道假丝酵母菌病，复发原因可能与性交传播或直肠假丝酵母菌感染有关。①查尿糖、血糖，除外糖尿病。②月经期间不能中断治疗，治疗期间不能性交。③最佳方案尚未确定，推荐一开始给予积极治疗10～14天，随即维持治疗6个月。如酮康唑每次100 mg，每天1次，维持6个月；或者治疗1个疗程结束后6个月内，每次经前用阴道栓剂，共3天。④应用广谱抗生素治疗其他感染性疾病期间，应同时用抗真菌软膏涂抹阴道，以防复发。⑤口服氟康唑、伊曲康唑、制霉菌素治疗直肠假丝酵母菌感染。⑥当与滴虫性阴道炎并存时，应注意同时治疗。

(4)妊娠期感染的治疗：为避免新生儿感染，应进行局部治疗。目前，认为制霉菌素或咪康唑妊娠期局部用药对胎儿无害，可用2%碳酸氢钠溶液冲洗外阴后，阴道置上述栓剂，孕中期阴道给药时不宜塞入过深。

二、滴虫性阴道炎

(一)病因

滴虫性阴道炎由阴道毛滴虫引起。阴道毛滴虫为厌氧可活动的原虫,梨形,全长 15～20 μm,虫体前端有 4 根鞭毛,在 pH 5.5～6.0 时生长繁殖迅速。月经前后阴道 pH 发生变化时,隐藏在腺体及阴道皱襞中的滴虫常得以繁殖,引起炎症发作。滴虫能消除或吞噬阴道细胞内的糖原,阻碍乳酸的生成。本病可因性交引起,也与使用不洁浴具或穿着污染衣裤、接触污染便盆、被褥等有关。

(二)临床表现

20%～50%患者无症状,称为带虫者。滴虫单独存在时可不导致炎症反应。但由于滴虫消耗阴道细胞内糖原,改变阴道酸碱度,破坏其防御机制,故常在月经前后、妊娠期或产后等阴道 pH 改变时,继发细菌感染,引起炎症发作。

临床症状表现为阴道分泌物异常增多,常为稀薄泡沫状,有臭味,当混合细菌感染时分泌物呈脓性。10%患者诉外阴、阴道口瘙痒,有时伴性交痛、尿频、尿痛、血尿。

检查可见阴道黏膜呈散在红色点状皮损或草莓状宫颈,后穹隆有较多的泡沫状分泌物。单纯带虫者阴道黏膜可无异常发现。

(三)诊断

采用悬滴法在阴道分泌物中找到滴虫即可确诊。阴道分泌物涂片可见大量白细胞而未能从镜下检出滴虫者,可采用培养法。采集分泌物前 24～48 小时应避免性交、阴道冲洗或局部用药,且不宜行双合诊检查,窥阴器不涂抹润滑剂。近来开始运用荧光标记单克隆抗体检测、酶联免疫吸附法和多克隆抗体乳胶凝集法诊断,敏感度为 76%～95%。

(四)治疗

1.甲硝唑

传统治疗方案:200 mg 口服,每天 3 次,7 天为 1 个疗程,或 400 mg 口服,每天 2 次,5 天为 1 个疗程。亦可 2 g 单次口服。单剂量治疗的好处是总药量少,患者乐意接受,但因剂量大,可出现不良反应,因此,选用单剂量疗法一定要慎重。用药期间或用药后 24 小时内不能饮用含酒精的饮料,配偶亦需同时采用甲硝唑口服治疗。

2.替代方案

(1)替硝唑 500 mg,每天 2 次,连服 7 天。

(2)甲苯达唑 100 mg,每天 2 次,连服 3 天。

(3)硝呋拉太 200 mg,每天 3 次,连服 7 天。

3.阴道局部用药

阴道局部用药症状缓解相对较快,但不易彻底杀灭滴虫,停药后易复发。先采用 0.5%醋酸清洗阴道后,将甲硝唑 200 mg 置入阴道内,每晚 1 次,7 天为 1 个疗程,或用甲硝唑泡腾片 200 mg,滴维净(每片含乙酰胂胺 250 mg、硼酸 30 mg),卡巴胂 200 mg,曲古霉素栓 10 万单位,每晚 1 枚置阴道内,7 天为 1 个疗程。

4.治疗中的注意事项

月经干净后阴道 pH 偏碱性,利于滴虫生长,因而可能在月经干净后复发,故应在下次月经净后再治疗 1 个疗程,以巩固疗效。

三、细菌性阴道病

(一)病因

细菌性阴道病为阴道内正常菌群失调所致的一种混合感染。以往曾称非特异性阴道炎、嗜血杆菌性阴道炎、棒状杆菌性阴道炎、加德纳菌性阴道炎、厌氧性阴道病,1984 年被正式命名为细菌性阴道病。此病非单一致病菌引起,而是多种致病菌大量繁殖导致阴道生态系统失调的一种阴道病理状态,因局部无明显炎症反应,分泌物中白细胞少,故而称作阴道病。

细菌性阴道病为生育妇女最常见的阴道感染性疾病。有统计在性传播疾病门诊的发生率为 15%~64%,年龄在 15~44 岁,妊娠妇女发病率 16%~29%。正常阴道内以产生过氧化氢的乳杆菌占优势,细菌性阴道病时,乳杆菌减少而其他细菌大量繁殖,主要有加德纳菌、动弯杆菌、普雷沃菌、类杆菌等厌氧菌及人型支原体,其数量可增加 100~1 000 倍。阴道生态环境和 pH 的改变,是加德纳菌等厌氧菌大量繁殖的致病诱因,其发病与妇科手术、既往妊娠数、性伴侣数目有关。口服避孕药有支持乳杆菌占优势的阴道环境的作用,对细菌性阴道病起到一定防护作用。

(二)临床表现

20%~50%患者无症状,有症状者表现为阴道分泌物增多,呈灰白色或灰黄色,稀薄,腥臭味,尤其是性交后更为明显,因碱性黏液可使阴道 pH 升高,促进加德纳菌等厌氧菌的生长,引起胺类释放所致。少数患者可有外阴瘙痒及灼热感。细菌性阴道炎可引起宫颈上皮非典型增生、子宫内膜炎、输卵管炎、盆腔炎、异位妊娠与不孕。孕期细菌性阴道炎感染可引起早产、胎膜早破、绒毛膜羊膜炎、产褥感染、新生儿感染。

检查见阴道口有分泌物流出,可闻到鱼腥味,分泌物稀薄并黏着于阴道壁,易擦掉,阴道黏膜无充血等炎症改变。

(三)诊断

根据临床特征和阴道分泌物镜检多能明确诊断。临床上如按滴虫性阴道炎、外阴阴道假丝酵母菌病治疗无效时,应考虑细菌性阴道炎。细菌性阴道炎诊断的 4 项标准,有其中的 3 项即可诊断:①阴道分泌物增多,均匀稀薄。②阴道 pH>4.5。③胺试验阳性,取阴道分泌物少许置玻片上,加入 10%氢氧化钾溶液 1~2 滴,立即可闻及一种鱼腥味即为阳性。这是由于厌氧菌产生的胺遇碱释放氨所致,但非细菌性阴道炎患者性生活后由于碱性精液的影响,胺试验也可为阳性。④线索细胞阳性,取少许阴道分泌物置玻片上,加 1 滴生理盐水于高倍镜下观察,视野中见到 20%以上的线索细胞即为阳性。线索细胞是阴道壁脱落的表层细胞,于细胞边缘吸附大量颗粒状物质,即各种厌氧菌尤其是加德纳菌,以致细胞边缘不清,呈锯齿状。

(四)治疗

治疗目的是缓解阴道症状和体征。治疗原则:①无症状者无须治疗;②性伴侣不必治疗;③妊娠期细菌性阴道炎应积极治疗;④经阴道手术如子宫内膜活检、宫腔镜、节育环放置、子宫输卵管碘油造影检查、刮宫术等应在术前积极治疗。

1.全身治疗

(1)首选药物为甲硝唑,有助于细菌性阴道炎患者重建正常阴道内环境。美国疾病控制中心的推荐方案是甲硝唑 500 mg 口服,每天 2 次,或 400 mg 口服,每天 3 次,共 7 天,治愈率达 82%~97%。备用方案是甲硝唑 2 g 单次顿服,治愈率 47%~85%。

(2)克林霉素对厌氧菌及加德纳菌均有效。用法:300 mg 口服,1 天 2 次,共 7 天,治愈率

97%，尤其适用于妊娠期细菌性阴道炎患者及甲硝唑治疗失败或不能耐受者。不良反应有腹泻、皮疹、阴道刺激症状，均不严重，无须停药。

2.局部治疗

(1)甲硝唑 500 mg 置于阴道内，每晚 1 次，7～10 天为 1 个疗程，或 0.75%甲硝唑软膏(5 g)阴道涂布，每天 2 次，5～7 天为 1 个疗程。

(2)2%克林霉素软膏 5 g 阴道涂布，每天 1 次，7 天为 1 个疗程，治愈率 80%～85%，适于妊娠期细菌性阴道炎治疗。

(3)乳酸(pH 3.5)5 mL 置入阴道内，每天 1 次，7 天为 1 个疗程。

(4)3%过氧化氢冲洗阴道，每天 1 次，7 天为 1 个疗程。

(5)对于混合感染，如合并滴虫性阴道炎、外阴阴道假丝酵母菌病患者，可采用聚甲酚磺醛阴道栓 1 枚，每天 1 次，或保菌清阴道栓(含硫酸新霉素、多黏菌素 B、制霉菌素、乙酰胂胺)1 枚，每天 1 次，6 天为 1 个疗程。

3.妊娠期细菌性阴道炎的治疗

推荐方法为甲硝唑 200 mg，每天 3 次，共 7 天。替代疗法为甲硝唑 2 g 顿服或克林霉素 300 mg，每天 2 次，共 7 天。妊娠期不宜阴道内给药，有可能增加早产的危险。

四、老年性阴道炎

(一)病因

绝经后妇女由于卵巢功能衰竭，雌激素水平下降，阴道黏膜变薄，皱褶消失，细胞内缺乏糖原，阴道内 pH 多呈碱性，杀灭病原菌能力降低；加之血供不足，当受到刺激或被损伤时，毛细血管容易破裂，出现阴道不规则点状出血，如细菌侵入繁殖，可引起老年性阴道炎。

(二)临床表现

阴道分泌物增多，水样、脓性或脓血性。可有下腹坠胀不适及阴道灼热感。由于分泌物刺激，患者感外阴及阴道瘙痒。

检查见阴道呈老年性改变，皱襞消失，上皮菲薄，阴道黏膜充血，有点状出血，严重时形成表浅溃疡。若溃疡面相互粘连，阴道检查分离时可引起出血，粘连严重者可导致阴道闭锁，闭锁段上端分泌物不能排出可形成阴道或宫腔积脓。长期炎性刺激后可因阴道黏膜下结缔组织纤维化，致使阴道狭窄。

(三)诊断

根据临床表现不难诊断，但必须除外滴虫性阴道炎或外阴阴道假丝酵母菌病。此外，发现血性白带时还须警惕子宫恶性肿瘤的存在，必要时应行分段诊断性刮宫或局部活检予以确诊。

(四)治疗

治疗原则为增强阴道抵抗力和抑制细菌生长。

1.保持外阴清洁和干燥

分泌物多时可用 1%乳酸或 0.5%醋酸或 1∶5 000 高锰酸钾坐浴或冲洗阴道。

2.雌激素制剂全身给药

尼尔雌醇，每半月 2～4 mg 口服；结合雌激素，每天 0.625 mg 口服；戊酸雌二醇，每天 1～2 mg口服；克龄蒙(每片含戊酸雌二醇 2 mg，醋酸环丙孕酮 1 mg)，每天 1 片；诺更宁(每片含雌二醇 2 mg，醋酸炔诺酮 1 mg)，每天 1 片。以上药物可任意选用一种。

3.雌激素制剂局部给药

己烯雌酚 0.5 mg，每晚 1 次，7 天为 1 个疗程；或结合雌激素阴道软膏 0.5～2.0 g/d，7 天为 1 个疗程。

4.抗生素软膏或粉剂局部给药

甲硝唑、氧氟沙星、磺胺异唑、氯霉素局部涂抹，隔天 1 次，7 次为 1 个疗程。

五、婴幼儿阴道炎

（一）病因

婴幼儿卵巢尚未发育，阴道细长，黏膜仅由数层立方上皮组成，阴道上皮糖原很少，阴道 pH 6.0～7.5，故对细菌的抵抗力弱，阴道内乳杆菌极少，而杂菌较多，这些细菌作用于抵抗力较弱或受损的阴道时，极易产生婴幼儿阴道炎。婴幼儿阴道炎常与外阴炎并存，多见于 1～5 岁的幼女。80％为大肠埃希菌属感染，葡萄球菌、链球菌、变形杆菌、淋病奈瑟菌、滴虫、假丝酵母菌、蛲虫也可引起感染。年龄较大儿童阴道内异物亦常致继发性感染。

（二）临床表现

主要症状为阴道口处见脓性分泌物，味臭。由于阴道分泌物刺激可导致外阴瘙痒，患者常用手搔抓外阴，甚至哭闹不安。检查可见外阴红肿、破溃、前庭黏膜充血。慢性外阴炎可致小阴唇粘连，慢性阴道炎可致阴道闭锁。

（三）诊断

根据症状、体征，临床诊断并不困难。应取分泌物找滴虫、假丝酵母菌或涂片染色找致病菌，必要时做细菌培养。还应做肛门检查以排除阴道异物及肿瘤。

（四）治疗

（1）保持外阴清洁、干燥，不穿开裆裤。如阴道分泌物较多，可在尿布内垫上消毒棉垫并经常更换棉垫与尿布。

（2）婴幼儿大小便后用 1∶5 000 高锰酸钾温热水冲洗外阴，年龄较大的小儿可用 1∶5 000 高锰酸钾温水坐浴，每天 3 次。外阴擦干后，可用下列药物：15％氧化锌粉、15％滑石粉、炉甘石洗剂、紫草油。瘙痒剧烈时可用制霉菌素软膏或氢化可的松软膏，外阴及阴道口可适量涂抹雌激素霜剂或软膏，也可口服己烯雌酚 0.1 mg，每晚 1 次，连服 7 天。

（戚　敏）

第三节　子宫颈炎

子宫颈炎（简称宫颈炎）是妇科常见疾病之一。正常情况下，宫颈具有多种防御功能，包括黏膜免疫、体液免疫及细胞免疫，是阻止病原菌进入上生殖道的重要防线，但宫颈也容易受分娩、性交及宫腔操作的损伤，且宫颈管柱状上皮抗感染能力较差，易发生感染。临床上一般将宫颈炎分为急性和慢性两种类型。

一、急性宫颈炎

（一）病因

急性宫颈炎常发生于不洁性交后，分娩、流产、宫颈手术等亦可导致宫颈损伤而继发感染。此外，接触高浓度刺激性液体、药物，阴道内异物如遗留的纱布、棉球也是引起急性宫颈炎的原因。最常见病原体为淋病奈瑟菌和沙眼衣原体，淋病奈瑟菌感染时45%～60%常合并沙眼衣原体感染，其次为一般化脓菌，如链球菌、葡萄球菌、肠球菌、大肠埃希菌及假丝酵母菌、滴虫、阿米巴原虫等。淋病奈瑟菌及沙眼衣原体主要侵犯宫颈管柱状上皮，如直接向上蔓延可导致上生殖道黏膜感染，亦常侵袭尿道移行上皮、尿道旁腺和前庭大腺。一般化脓菌则侵入宫颈组织较深，并可沿两侧宫颈淋巴管向上蔓延导致盆腔结缔组织炎。

（二）临床表现

主要表现为白带增多，呈脓性或脓血性，常伴有下腹坠痛、腰背痛、性交疼痛和尿路刺激症状，体温可轻微升高。妇科检查见宫颈充血、红肿，颈管黏膜水肿，宫颈黏膜外翻，宫颈触痛，脓性分泌物从宫颈管内流出，若尿道、尿道旁腺、前庭大腺感染，则可见尿道口、阴道口黏膜充血、水肿及多量脓性分泌物。沙眼衣原体性宫颈炎则症状不典型或无症状，有症状者表现为宫颈分泌物增多，点滴状出血或尿路刺激症状，妇科检查宫颈口可见黏液脓性分泌物。

（三）诊断

根据病史、症状及妇科检查，诊断急性宫颈炎并不困难，关键是确定病原体。疑为淋病奈瑟菌感染时，应取宫颈管内分泌物做涂片检查（敏感性50%～70%）或细菌培养（敏感性80%～90%），对培养可疑的菌落，可采用单克隆抗体免疫荧光法检测。检测沙眼衣原体感染时，可取宫颈管分泌物涂片染色找细胞质内包涵体，但敏感性不高，培养法技术要求高，费时长，难以推广，目前推荐的方法是直接免疫荧光法或酶免疫法，敏感性为89%～98%。注意诊断时要考虑是否合并上生殖道感染。

（四）治疗

采用抗生素全身治疗。抗生素选择、给药途径、剂量和疗程则根据病原体和病情严重程度决定。目前，淋菌性宫颈炎推荐的首选药物为头孢曲松钠，备用药物有大观霉素、青霉素、氧氟沙星、左旋氧氟沙星、依诺沙星等，治疗时需同时加服多西环素。沙眼衣原体性宫颈炎推荐的首选药物为阿奇霉素或多西环素，备用药物有米诺环素、氧氟沙星等。一般化脓菌感染最好根据药敏试验进行治疗。急性宫颈炎的治疗应力求彻底，以免形成慢性宫颈炎。

二、慢性宫颈炎

（一）病因

慢性宫颈炎常由于急性宫颈炎未予治疗或治疗不彻底转变而来。急性宫颈炎容易转为慢性的原因主要是宫颈黏膜皱褶较多，腺体呈葡萄状，病原体侵入腺体深处后极难根除，导致病程反复、迁延不愈。阴道分娩、流产或手术损伤宫颈后继发感染亦可表现为慢性过程，此外，不洁性生活、雌激素水平下降、阴道异物均可引起慢性宫颈炎。病原体一般为葡萄球菌、链球菌、沙眼衣原体、淋病奈瑟菌、厌氧菌等。

(二)病理

1.宫颈糜烂

宫颈外口处的宫颈阴道部外观呈细颗粒状的红色区,称为宫颈糜烂。目前,已废弃宫颈糜烂这一术语,而改称为宫颈柱状上皮异位,并认为其不是病理改变,而是宫颈生理变化。在此沿用宫颈糜烂一词,专指病理炎性糜烂。宫颈糜烂是慢性宫颈炎最常见的一种表现,糜烂面呈局部细小颗粒状红色区域,其边界与正常宫颈上皮的界限清楚,甚至可看到交界线呈现一道凹入的线沟,有的糜烂可见到毛细血管浮现在表面上,表现为局部慢性充血。镜下见黏膜下有白细胞及淋巴细胞浸润,间质有小圆形细胞和浆细胞浸润。

根据糜烂面外观和深浅常分为 3 种类型:①单纯型糜烂,糜烂面仅为单层柱状上皮覆盖,浅而平坦,外表光滑。②颗粒型糜烂,由于腺体和间质增生,糜烂表面凹凸不平,呈颗粒状。③乳突型糜烂,糜烂表面组织增生更明显,呈乳突状。

根据糜烂区所占宫颈的比例可分为 3 度。①轻度糜烂:糜烂面积占整个宫颈面积的 1/3 以内。②中度糜烂:糜烂面积占宫颈的 1/3～2/3。③重度糜烂:糜烂面积占宫颈的 2/3 以上。

宫颈糜烂愈合过程中,柱状上皮下的基底细胞增生,最后分化为鳞状上皮。邻近的鳞状上皮也可向糜烂面的柱状上皮生长,逐渐将腺上皮推移,最后完全由鳞状上皮覆盖而痊愈。糜烂的愈合呈片状分布,新生的鳞状上皮生长于炎性糜烂组织的基础上,故表层细胞极易脱落而变薄,稍受刺激又可恢复糜烂。因此,愈合和炎症的扩展交替发生,不容易彻底治愈。

2.宫颈肥大

由于慢性炎症的长期刺激,宫颈组织充血、水肿,腺体和间质增生,纤维结缔组织增厚,导致宫颈肥大,但表面仍光滑,严重者较正常宫颈增大 1 倍以上。

3.宫颈息肉

慢性炎症长期刺激,使宫颈管局部黏膜增生并向宫颈外口突出而形成一个或多个息肉,直径在 1 cm 左右,色红,舌形,质软而脆,血管丰富易出血,蒂长短不一,蒂根附着于宫颈外口或颈管壁内。镜检特点为息肉表面被柱状上皮覆盖,中心为充血、水肿及炎性细胞浸润的结缔组织。息肉的恶变率不到 1%,但极易复发。

4.宫颈腺囊肿

宫颈糜烂愈合过程中,宫颈腺管口被新生的鳞状上皮覆盖,腺管口堵塞,导致腺体分泌物排出受阻,液体潴留而形成囊肿。检查时见宫颈表面突出数毫米大小的青白色囊泡,内含无色黏液。

5.宫颈管内膜炎

炎症局限于宫颈管黏膜及黏膜下组织,宫颈口充血,有脓性分泌物,而宫颈阴道部外观光滑。

(三)临床表现

主要症状为白带增多,常刺激外阴引起外阴不适和瘙痒。由于病原体种类、炎症的范围、程度和病程不同,白带的量、颜色、性状、气味也不同,可为乳白色黏液状至黄色脓性,可有血性白带或宫颈接触性出血。若白带增多,似白色干酪样,应考虑可能合并假丝酵母菌感染;若白带呈稀薄泡沫状,有臭味,则应考虑滴虫性阴道炎。严重感染时可有腰骶部疼痛、下腹坠胀,由于慢性宫颈炎可直接向前蔓延或通过淋巴管扩散,当波及膀胱三角区及膀胱周围结缔组织时,可出现尿路刺激症状。较多的黏稠脓性白带有碍精子上行,可导致不孕。妇科检查可见宫颈不同程度的糜烂、肥大,有时可见宫颈息肉、宫颈腺囊肿等,宫颈口多有分泌物,亦可有宫颈触痛和宫颈触血。

(四)诊断

宫颈糜烂诊断并不困难,但必须除外宫颈上皮内瘤样病变、早期宫颈癌、宫颈结核、宫颈尖锐湿疣等,因此应常规进行宫颈细胞学检查。目前已有电脑超薄细胞检测系统,准确率显著提高。必要时须做病理活检以明确诊断,电子阴道镜辅助活检对提高诊断准确率很有帮助。宫颈息肉、宫颈腺囊肿可根据病理活检确诊。

(五)治疗

局部治疗为主,方法有物理治疗、药物治疗及手术治疗。

1.物理治疗

目的在于使糜烂面坏死、脱落,原有柱状上皮为新生鳞状上皮覆盖。

(1)电灼(熨)治疗:采用电灼器或电熨器对整个病变区电灼或电熨,直至组织呈乳白色或微黄色为止。一般近宫口处稍深,越近边缘越浅,深度为 2 mm 并超出病变区 3 mm,深入颈管内 0.5～1.0 cm,治愈率 50%～90%。术后涂抹磺胺粉或呋喃西林粉,用醋酸冲洗阴道,每天 1 次,有助于创面愈合。

(2)冷冻治疗:利用液氮快速达到超低温(－196 ℃),使糜烂组织冻结、坏死、变性、脱落,创面修复而达到治疗目的。一般采用接触冷冻法,选择相应的冷冻头,覆盖全部病变区并略超过其范围 2～3 mm,根据快速冷冻、缓慢复温的原则,冷冻 1 分钟、复温 3 分钟、再冷冻 1 分钟。进行单次或重复冷冻,治愈率 80%左右。

(3)激光治疗:采用 CO_2 激光器使糜烂部分组织炭化、结痂,痂皮脱落后,创面修复而达到治疗目的。激光头距离糜烂面 3～5 cm,照射范围应超出糜烂面 2 mm,轻症的烧灼深度为 2～3 mm,重症可达 4～5 mm,治愈率 70%～90%。

(4)微波治疗:微波电极接触局部病变组织时,瞬间产生高热效应(44～61 ℃)而达到组织凝固的目的,并可出现凝固性血栓形成而止血,治愈率 90%左右。

(5)波姆光治疗:采用波姆光照射糜烂面,直至变为均匀灰白色为止,照射深度为 2～3 mm,治愈率可达 80%。

(6)红外线凝结法:红外线照射糜烂面,局部组织凝固、坏死,形成非炎性表浅溃疡,新生鳞状上皮覆盖溃疡面而达到治愈,治愈率 90%以上。

(7)高强度聚焦超声治疗:高强度聚焦超声是治疗宫颈糜烂的一种新方法,通过超声波在焦点处产生的热效应、空化效应和机械效应,破坏病变组织。与传统物理治疗方法有所不同的是,利用聚焦超声良好的组织穿透性和定位性,将声波聚焦在宫颈病变深部,对宫颈组织的损伤部位是在表皮下的一定深度,而不是直接破坏表面黏膜层,深部病变组织被破坏后,由深及浅,促进健康组织的再生和表皮的重建。

物理治疗的注意事项:①治疗时间应在月经干净后 3～7 天进行。②排除宫颈上皮内瘤样病变、早期宫颈癌、宫颈结核和急性感染期后方可进行。③术后阴道分泌物增多,甚至有大量水样排液,有时呈血性,脱痂时可引起活动性出血,如量较多先用过氧化氢清洗伤口,用消毒棉球局部压迫止血,24 小时后取出。④物理治疗的次数、持续时间、强度、范围应严格掌握。⑤创面愈合需要一段时间(2～8 周),在此期间禁止盆浴和性生活。⑥定期复查,随访有无宫颈管狭窄。

2.药物治疗

药物治疗适用于糜烂面积小和炎症浸润较浅的病例。

(1)硝酸银或重铬酸钾液:为强腐蚀剂,局部涂擦进行治疗,方法简单,但因疗效不佳,现基本已弃用。

(2)聚甲酚磺醛浓缩液或栓剂：目前临床上应用较多，聚甲酚磺醛是一种高酸物质，可使病变组织的蛋白质凝固脱落，对健康组织无损害且可增加阴道酸度，有利于乳酸杆菌生长。用法是将浸有聚甲酚磺醛浓缩液的棉签插入宫颈管，转动数次取出，然后将浸有浓缩液的纱布块轻轻敷贴于病变组织，纱布块应稍大于糜烂面，浸蘸的药液以不滴下为度，持续1～3分钟，每周2次，一个月经周期为1个疗程；聚甲酚磺醛栓剂为每隔天晚阴道放置一枚，12次为1个疗程。

(3)免疫治疗：采用重组人α-干扰素栓，每晚一枚，6天为1个疗程。近年报道用红色奴卡放线菌细胞壁骨架N-CWs菌苗治疗宫颈糜烂，该菌苗具有非特异性免疫增强及消炎作用，能促进鳞状上皮化生，修复宫颈糜烂病变达到治疗效果。

(4)宫颈管内膜炎时，根据细菌培养和药敏试验结果，采用抗生素全身治疗。

3.手术治疗

对于糜烂面积广而深，或用上述方法久治不愈的患者可考虑行宫颈锥形切除术，多采取宫颈环形电切除术。锥形切除范围从病灶外缘0.3～0.5 cm开始，深入宫颈管1～2 cm，锥形切除，术后压迫止血。宫颈息肉可行息肉摘除术或电切术。

(晁翠敏)

第四节 急性子宫内膜炎

急性子宫内膜炎是盆腔炎症性疾病(pelvic inflammatory disease，PID)中常见的类型，多与子宫体部的炎症并发。

一、病因

急性子宫内膜炎多发生于产后、流产后、剖宫产后以及宫腔手术后。由于产后胎盘剥离面、流产及剖宫产后的创面、创口以及宫腔操作时细菌的侵入而发生感染。妇女在月经期、身体抵抗力低下时性交，或在不适当的情况下(如宫腔或其他部位的脏器已有感染)行刮宫术、宫颈糜烂的物理治疗，输卵管通液或造影等，均有可能发生急性子宫内膜炎。病原体最常见者为链球菌、葡萄球菌、大肠埃希菌、淋病奈瑟菌、衣原体及支原体、厌氧菌等，并常伴有盆腔其他器官的炎症及腹膜炎。

二、发病机制

病原体经过外阴、阴道、宫颈或子宫创伤处的淋巴管侵入子宫内膜；也可沿生殖道黏膜逆行蔓延而上；结核性子宫内膜炎多是结核菌先感染其他系统；再经血液循环进入子宫内膜，盆腔其他脏器的炎症也可直接蔓延至内生殖器，如阑尾炎等。

三、病理

子宫内膜充血、水肿，有炎性渗出物，可混有血，也可为脓性渗出物(多见于淋菌感染)；重症子宫内膜炎时内膜呈灰绿色，坏死，见于放射治疗后。镜下见子宫内膜有大量多核白细胞浸润，细胞间隙内充满液体，毛细血管扩张，严重者细胞间隙内见大量细菌。内膜坏死脱落，形成溃疡。

四、临床表现

(一)下腹痛

急性炎症时局部组织充血、水肿、炎性渗出物积聚、粘连，盆腔组织张力增加，加上细菌、毒素及各种炎症化学致痛物质如乙酰胆碱、缓释肽、5-羟色胺、前列腺素及组胺等作用于盆腔脏器神经末梢，引起弥散的、定位不准确的内脏痛。可表现为下腹正中痛、下腹坠胀感等，疼痛可向双侧大腿放射，可持续、间断，活动或性交后加重。衣原体感染主要表现为轻微下腹痛，久治不愈。

(二)发热

病原体及其代谢产物或炎性渗出物等外源性致热原，在体内作用于中性粒细胞、单核细胞及巨噬细胞，使其产生并释放内源性致热原而引起发热。由于感染的病原体不同，发热的类型和特点不同。淋病奈瑟菌感染起病急骤，体温可高达 38 ℃以上。衣原体感染高热不明显，但可长期持续低热。

(三)阴道分泌物增多

可有白带增多，白带可呈水样、黄白色、脓性，或混有血，如为厌氧菌感染，则分泌物带有恶臭味。

(四)全身感染症状

若病情严重可有寒战、高热、头痛、食欲缺乏等全身症状。若并发腹膜炎时，可出现恶心、呕吐、腹胀等消化系统症状，或伴发泌尿系统及直肠刺激症状。

(五)妇科检查

可见宫颈内有大量脓性分泌物流出，阴道后穹隆明显触痛；如合并盆腔积液，阴道后穹隆可能饱满。如有宫颈充血、宫颈举痛等体征及阴道后穹隆波动感，提示可能并发盆腔脓肿。双合诊检查子宫体有压痛，活动受限，子宫两侧压痛，合并宫旁结缔组织炎时，可触及一侧或两侧宫旁组织片状增厚，或两侧宫骶韧带高度水肿、增粗、压痛明显。

(六)其他

发生在产后、剖宫产后或流产后者则恶露长时间不净。如炎症扩散至子宫肌层或输卵管、卵巢、盆腔结缔组织等，症状可加重，体温可高达 39～40 ℃，下腹痛加剧，白带增多等。体检子宫可增大、压痛，有全身体质衰弱等现象。

五、诊断

所有 PID 的诊断都应结合病史、临床症状体征和实验室检查综合评价。

(一)诊断标准

1.PID 的最低诊断标准

宫颈举痛；子宫压痛；附件压痛。若必须三项同时具备，则可能因诊断标准提高而导致诊断敏感性下降，若符合三项中的一项，并有下生殖道感染的征象，则诊断的敏感性明显增加。

2.PID 的附加标准

体温超过 38.3 ℃；宫颈或阴道的黏液性、脓性分泌物增加；阴道分泌物生理盐水涂片见白细胞；红细胞沉降率升高；C 反应蛋白升高；实验室证实的宫颈淋病奈瑟菌或衣原体阳性。除上述标准外，如行子宫内膜活检，则能明确诊断，但在急性炎症时活检有造成炎症扩散的风险，因此应严格把握指征，在足够抗感染治疗的基础上进行操作。

（二）诊断要点

（1）大多数患者均有宫颈黏液脓性分泌物或阴道分泌物镜检白细胞增多。

（2）如宫颈分泌物外观正常，且阴道分泌物镜检无白细胞，则急性子宫内膜炎诊断成立的可能性不大，应考虑其他可能引起下腹痛的病因。

（3）如有条件应积极寻找致病微生物。

B超对急性子宫内膜炎的诊断也有一定的意义；对于男性性伴的尿道分泌物做直接涂片染色或培养淋病奈瑟菌，如发现阳性，有助于女性盆腔炎的诊断；阴道后穹隆穿刺对于急性子宫内膜炎并不是常规检查，但对于诊断有困难的患者，或合并PID者可用此方法协助诊断，将抽出的液体进行涂片及培养，协助寻找病原体。

六、鉴别诊断

（一）急性阑尾炎

多表现为转移性右下腹痛伴恶心呕吐、腹泻、发热，多无停经、阴道流血及休克表现，白细胞计数升高，血红蛋白检查无下降，阴道后穹隆穿刺及β-HCG阴性，B超检查子宫附件区多无异常回声，麦氏点压痛明显。

（二）卵巢囊肿蒂扭转或破裂

可有卵巢囊肿病史，突发性一侧下腹疼痛，多无停经、阴道流血及休克表现，体温正常或稍高，宫颈举痛，附件区可扪及包块及压痛，白细胞计数稍高，血红蛋白正常，阴道后穹隆穿刺及β-HCG阴性，B超检查一侧附件区见低回声包块，边缘清晰。

（三）异位妊娠

多有停经、不规则阴道流血及腹痛表现，休克程度与外出血不成正比，体温正常或稍高，宫颈举痛，一侧附件区可扪及包块及压痛，阴道后穹隆饱满，白细胞计数正常或稍高，血红蛋白下降，阴道后穹隆穿刺可抽出不凝血，β-HCG多为阳性，B超检查一侧附件区有大小不等的低回声包块，有的内部可见到妊娠囊或胎心。

（四）卵巢黄体破裂

多无停经史，在月经后半期突发一侧下腹疼痛，不一定伴阴道流血，无或有轻度休克表现，体温正常，检查一侧附件区或全下腹压痛，白细胞计数正常或稍高，血红蛋白下降，阴道后穹隆穿刺可抽出不凝血，β-HCG阴性，B超检查可见一侧附件有低回声区。

七、治疗

需采用全身治疗及局部治疗结合的综合治疗方法。

（一）全身治疗

较重要，需卧床休息，给予高蛋白饮食，保持室内通风，体位以头高脚低位为宜，以利于宫腔分泌物的引流。

（二）抗生素治疗

治疗原则：经验性、广谱、及时、个体化。在药敏试验未出前可给予广谱抗生素，甲硝唑类对厌氧菌有效。药敏试验结果得出后，可更换敏感药物。

1.门诊治疗

若患者一般情况好，症状轻，能耐受口服抗生素，并有随访条件，可在门诊给予抗生素治疗。常用方案如下。

(1)氧氟沙星 400 mg，口服，2 次/天，或左氧氟沙星 500 mg，口服，1 次/天，不良反应严重者可用 200 mg，口服，2 次/天；并加服甲硝唑 400 mg，3 次/天，连用 14 天。

(2)头孢曲松钠 1～2 g，静脉滴注，2 次/天；或头孢西丁钠 2 g，静脉滴注，2 次/天；可同时口服丙磺舒 1 g，然后改为多西环素 100～200 mg，2 次/天，连用 14 天，可加服甲硝唑 400 mg，2 次/天，连用 14 天；或选用第三代头孢菌素与多西环素、甲硝唑合用。头孢唑林 3～4 g，静脉滴注，2 次/天，疗程 10～14 天。

2.住院治疗

国外对急性子宫内膜炎的患者多采用住院治疗，以解除症状及保护输卵管功能。在国内，若患者一般情况差，病情严重，伴有发热、恶心、呕吐，或伴有盆腔腹膜炎，门诊治疗无效，或不能耐受口服抗生素，或诊断不清，均应住院治疗。常用方案如下。

(1)第二、三代或相当于第二、三代头孢菌素的药物，静脉滴注，1/12 小时或 1/8 小时；对头孢类过敏者，可换用林可霉素，300～600 mg，3 次/天，加多西环素 100 mg，2 次/天，静脉滴注或口服；对不能耐受多西环素者，可用阿奇霉素替代，500 mg，1 次/天或 2 次/天，连用 3～5 天。

(2)克林霉素与氨基糖苷类药物联合：克林霉素 900 mg，2 次/天，静脉滴注，合用阿米卡星，0.4～0.6 g，静脉滴注，2 次/天，连用 14 天。如患者肾功能不全，可采用肾毒性较小的氨基糖苷类的依替米星或奈替米星，用法为 0.1 g，静脉滴注，2 次/天。

(3)喹诺酮类与四环素类药物联合：氧氟沙星 400 mg，静脉滴注，2 次/天；或左氧氟沙星 500 mg，静脉滴注，1 次/天。多西环素 200 mg，2 次/天，连服 14 天。

(4)青霉素类与四环素类药物联合，氨苄西林/舒巴坦 3 g，静脉滴注，2～3 次/天，加用多西环素 200 mg，2 次/天，连服 14 天。

3.性伴侣治疗

对 PID 患者出现症状前 60 天内接触过的性伴侣进行检查和相应治疗；对由淋病或沙眼衣原体感染引起的 PID 者，其男伴常无症状；女性患者在治疗期间应避免无保护屏障(安全套)的性交。

子宫内膜炎一般不行手术治疗以免严重扩散，但如宫腔内有残留物，或宫颈引流不畅，宫腔内分泌物滞留，或老年妇女宫腔积脓时，需在给大量抗生素、病情稳定后，清除宫腔残留物，或取出宫内节育器，或扩张宫颈使宫腔分泌物引流通畅，尽量不做刮宫。

八、预后

如能够及时准确的诊断、积极有效的治疗，加上宫颈开放，宫腔分泌物引流通畅，易于治愈。但如果诊断治疗不及时或治疗不规范，炎症也可继续加重，并形成子宫肌炎及输卵管卵巢炎、盆腔腹膜炎，甚至败血症、脓毒血症，严重时可危及生命。病变也可迁延不愈形成慢性子宫内膜炎，或因宫颈口肿胀、引流不畅形成子宫腔积脓。

九、预防

合理膳食，适当锻炼，增强体质；避免不洁性行为及多个性伴侣；行宫腔操作时严格无菌操作。

(晁翠敏)

第五节　慢性子宫内膜炎

慢性子宫内膜炎是当急性子宫内膜炎治疗不彻底，机体防御机制受损，或病原体对药物不敏感并作用时间过长而发生子宫内膜慢性炎性反应。育龄期妇女子宫内膜有生理上的周期性剥脱，而子宫腔又可通过宫颈口向外开放，有利于分泌物的引流，故慢性子宫内膜炎并不常见，症状亦不甚明显。

一、病因

(1)分娩或流产后有少量胎盘胎膜残留或胎盘附着面愈合不良，导致慢性子宫内膜炎。

(2)异常子宫出血或严重宫颈炎：如功能失调性子宫出血导致的子宫内膜不规则脱落致阴道不规则流血，长期少量阴道流血可致上行性感染。

(3)子宫黏膜下肌瘤、子宫内膜息肉：子宫内膜易受细菌感染，且患者易发生阴道不规则流血，导致子宫内膜慢性炎症。

(4)绝经期后由于体内雌激素水平降低，子宫内膜与阴道黏膜均变得菲薄，易受细菌反复感染，子宫内膜无周期性剥脱，且宫颈管萎缩，宫口狭窄，子宫腔内分泌物引流不畅而致子宫内膜慢性炎症。

(5)宫内节育器：长期放置宫内节育器，节育器周围的子宫内膜可有慢性炎症存在。宫内节育器所致阴道不规则流血或尾丝也可能成为阴道内条件致病菌上行性感染的原因。

(6)无明显诱因的慢性子宫内膜炎也可以存在，病原体多来自阴道和宫颈。育龄期妇女虽有子宫内膜周期性剥脱，但其基底层并不随之剥脱，一旦基底层有慢性炎症即可长期感染内膜的功能层，导致慢性子宫内膜炎。

二、临床表现

慢性子宫内膜炎大多症状轻微，全身症状不明显。约有20%的患者可以完全无症状。患者可表现为不规则月经或子宫出血；下腹痛或坠胀感；白带增多。少数患者可有低热。老年妇女表现为阴道内黄水样白带或为血性白带，绝经后阴道流血，量一般不多。妇科检查子宫大小可无明显增大，可有轻压痛。

三、诊断

因慢性子宫内膜炎无特异性的临床表现，所以确切的诊断应是组织病理诊断。诊断性刮宫术，不仅为慢性子宫内膜炎提供诊断依据，也为子宫异常出血提供诊断依据。绝经后妇女应注意老年性阴道炎合并慢性子宫内膜炎，注意与宫颈癌或子宫体恶性肿瘤进行鉴别诊断。

四、治疗

(一)去除诱因

如疑有胎盘胎膜残留者，如无急性出血，可给抗菌药物3～5天后做刮宫术清除可能残留的胎盘、胎膜组织，手术操作应轻柔，避免炎症扩散。术后可给予雌孕激素人工周期治疗，短时间修复子宫内膜。对黏膜下子宫肌瘤及子宫内膜息肉，根据情况作相应处理。放置的宫内节育器在做刮宫术时宜同时取出。

(二)行诊刮术时扩张宫颈口

对绝经后妇女，行诊刮术时注意扩张宫颈口以利引流。当诊刮术确诊为慢性子宫内膜炎后可给予小剂量雌激素，使子宫内膜增厚，增强子宫内膜的抗感染能力。同时在此基础上可加用孕激素，使内膜剥脱。

(三)抗菌药物的应用

氧氟沙星或头孢曲松。

(王家荣)

第六节　急性输卵管-卵巢炎

急性输卵管炎可单独存在，亦常累及卵巢，临床很难分别，称为急性输卵管-卵巢炎，俗称附件炎。单纯卵巢炎罕见。

一、病因

多为混合感染，主要病原体有淋病奈瑟菌、沙眼衣原体、大肠埃希菌、克雷伯杆菌、变形杆菌、需氧性链球菌、厌氧菌(类杆菌、梭状芽胞杆菌、消化球菌、消化链球菌、放线菌)等。诱因：机体抵抗力低下、月经期或产褥期卫生不良、妇科手术和操作、输卵管通液术、子宫输卵管碘油造影术、宫腔镜、腹腔镜检查术、产科因素(剖宫产、产后出血、清宫术、人工剥离胎盘术、胎盘组织残留)、计划生育手术(人工流产术、放置宫内节育器)、性传播疾病或邻近器官炎症的蔓延等。

二、病理

炎症可通过宫颈淋巴播散至宫旁结缔组织，首先入侵输卵管浆膜层，发生输卵管周围炎，然后累及输卵管肌层，而黏膜层受累较轻，管腔因肿胀变窄，病变以输卵管间质炎为主。炎症亦可经子宫内膜向上蔓延，首先入侵输卵管黏膜层，管腔黏膜肿胀，间质充血水肿和大量白细胞浸润，上皮可发生退行性变或剥脱。若伞端粘连封闭，脓性分泌物积聚在管腔内，则形成输卵管积脓；若炎症通过卵巢排卵的破孔侵入卵巢实质形成卵巢脓肿，脓肿壁与输卵管积脓粘连并穿通，则形成输卵管卵巢脓肿，脓肿多位于子宫后方、阔韧带后叶及肠管间，偶可向阴道、直肠穿破，亦可破入腹腔引起弥漫性腹膜炎。

三、临床表现

主要症状为下腹疼痛及发热，其程度随炎症程度不同而稍异，可伴有寒战、头痛、食欲缺乏、白带增多，部分患者有阴道及膀胱刺激症状。妇科检查见白带呈脓性或黏液脓性，附件区压痛、触痛、水肿增厚感，有时可扪及附件包块，边界不清，压痛明显，不活动。

四、诊断

根据病史及临床表现，诊断并不困难。相关的实验室检查包括：血、尿道或宫腔分泌物培养，后穹隆穿刺液体做细菌培养及药物敏感试验诊断价值更大。还可采用聚合酶链反应（PCR）或免疫荧光技术确定分泌物中的病原体。B超检查亦可协助诊断，依据盆腔内积液、输卵管增粗并有积液、附件肿物等进行诊断。其他如淀粉酶或CA125测定对鉴别诊断有一定的价值。

急性附件炎的临床表现有时易与急性阑尾炎、异位妊娠、卵巢囊肿蒂扭转或卵巢子宫内膜异位囊肿相混淆，诊断时应注意鉴别。

（一）急性阑尾炎

右侧急性附件炎易与急性阑尾炎混淆。病史中有轻微脐周疼痛伴有胃肠道症状如恶心、呕吐或腹泻，疼痛逐渐加重，转移到右下腹，呈持续性，体温可升高。检查时有腹肌紧张、麦氏点固定压痛、反跳痛。右侧急性附件炎压痛常在麦氏点以下，妇科检查宫颈举痛或触痛，对侧附件也常有触痛。

（二）异位妊娠

异位妊娠有停经史、阴道流血和内出血体征，如面色苍白、脉搏加快、血压下降或休克。检查时有腹肌紧张、压痛且反跳痛非常剧烈，尿HCG常呈阳性，后穹隆穿刺为不凝血。

（三）卵巢囊肿蒂扭转

发生蒂扭转的卵巢囊肿中，最常见的是卵巢畸胎瘤。可有下腹包块史，突然发生下腹剧烈腹痛，常伴恶心、呕吐、发热甚至休克。卵巢囊肿蒂扭转后发生感染时，需与输卵管卵巢脓肿进行鉴别。检查时有腹肌紧张、压痛及反跳痛，妇科检查一侧附件区可扪及一张力较大、边界清楚、触痛明显的囊肿。B超检查可辅助诊断。

（四）卵巢子宫内膜异位囊肿

有痛经、不孕、性交疼痛的病史，腹痛多发生在月经期，一般不伴发热。妇科检查可扪及子宫后位、固定，子宫后壁有触痛结节，宫骶韧带增厚，有痛性结节，附件区可扪及肿块，有轻压痛。可进行B超检查，腹腔镜检查则可明确诊断。

五、治疗

（一）全身治疗

卧床休息，取头高脚低位，以利于分泌物的排出和局限化，应补充液体，纠正水和电解质紊乱，高热时给予物理降温。

（二）抗生素治疗

宫颈分泌物细菌培养可靠性差，可经阴道后穹隆穿刺或腹腔镜下取分泌物，进行细菌培养及药敏试验以指导抗生素的选择。由于附件炎多为混合性感染，在培养报告出来前，选用有效抗生素联合用药，住院患者以静脉给药为主。抗生素选择原则如下。

1.青霉素类

代表药物有青霉素G，剂量240万～1 200万单位/天，静脉滴注，主要针对革兰阳性或阴性球菌；氨苄西林，剂量2～6 g/d，静脉滴注，主要针对大肠埃希菌；阿莫西林-克拉维酸钾，剂量1.2～2.4 g/d，静脉滴注，抗菌谱更广，能抑制β-内酰胺酶活性；氨苄西林-舒巴坦3.0～9.0 g/d，静脉滴注；替卡西林-克拉维酸钾，3.2～9.0 g/d，静脉滴注。

2.头孢菌素类抗生素

(1)第一代头孢菌素，对革兰阳性菌有效，代表药物有头孢唑啉 2～4 g/d，静脉滴注；头孢拉定 2～4 g/d，静脉滴注。

(2)第二代头孢菌素，对革兰阳性菌抗菌力较第一代强，对革兰阴性菌的抗菌谱较第一代有所扩大。代表药物有头孢呋辛 1.5～3.0 g/d，静脉滴注；头孢西丁 2～4 g/d，静脉滴注；头孢替安 1.0～2.0 g/d，静脉滴注。

(3)第三代头孢菌素，对β-内酰胺酶较第二代稳定，其抗菌谱更广、更强，不良反应更少。代表药物有头孢噻肟钠 2 g/d，静脉滴注；头孢哌酮 2～4 g/d，静脉滴注；头孢拉定 4～6 g/d，静脉滴注；头孢曲松钠 2～4 g/d，静脉滴注；头孢曲松 2～4 g/d，静脉滴注；头孢唑肟 1～2 g/d，静脉滴注；头孢甲肟 1～2 g/d，静脉滴注。

3.氨基糖苷类抗生素

对革兰阴性菌效果良好，代表药物有庆大霉素 16 万～24 万单位/天，静脉滴注；阿米卡星 0.4～0.8 g/d，静脉滴注；硫酸阿米卡星 0.2～0.4 g/d，静脉滴注；妥布霉素 80～240 mg/d，静脉滴注。

4.大环内酯类抗生素

对革兰阳性菌、沙眼衣原体有较强作用。代表药物有红霉素 1.2～1.8 g/d，静脉滴注；交沙霉素 800～1 200 mg/d，口服；罗红霉素 300～450 mg/d，口服；克拉霉素 500～1 000 mg/d，静脉滴注；阿奇霉素 500 mg/d。

5.喹诺酮类抗生素

现多选用第三代喹诺酮类抗生素，代表药物有氧氟沙星 200～400 mg/d，静脉滴注或 400～800 mg/d，口服；环丙沙星 400～800 mg/d，静脉滴注或 500～1 000 mg/d，口服；培氟沙星 800 mg/d，静脉滴注或口服；洛美沙星 600 mg/d，口服；左旋氧氟沙星 200～400 mg/d，口服。

6.其他

甲硝唑 1.0～2.0 g/d，静脉滴注；替硝唑 0.8 g/d，静脉滴注；林可霉素 1.2～1.8 g/d，静脉滴注；克林霉素 0.6～1.2 g/d，静脉滴注；多西环素 200 mg/d，口服；米诺环素 200 mg/d，口服。

(三)可供选择的抗感染治疗方案

(1)头孢呋辛 1.5 g，静脉滴注或头孢曲松钠 1 g，静脉滴注或头孢噻肟钠 1～2 g，静脉滴注或头孢哌酮 1～2 g，静脉滴注或头孢他啶 2～3 g，静脉滴注或头孢甲肟 1 g，静脉滴注，每天 2 次，连用 7～14 天；同时加用多西环素 100 mg 口服，每天 2 次，服用 7 天或阿奇霉素 1 g 顿服(特别是合并沙眼衣原体感染时)。

(2)氧氟沙星或左旋氧氟沙星 200 mg，静脉滴注，联合甲硝唑 0.5 g 或替硝唑 0.4 g，静脉滴注，每天 2 次，连用 7～14 天。

(3)克林霉素 1.2 g，静脉滴注，联合阿米卡星或奈替米星 0.2 g，静脉滴注，每天 2 次，连用 7～14 天。

(4)替卡西林+克拉维酸钾 1.2 g，静脉滴注，每天 2 次，加用阿米卡星 0.2 g 或奈替米星 0.2 g，静脉滴注，每天 2 次，连用 7～14 天。

(5)青霉素 G 560 万～1 200 万单位、庆大霉素 16 万～24 万单位加甲硝唑 1.0 g，静脉滴注，连用 7～14 天。

除静脉给药外，最近有学者主张局部抗感染治疗，即在腹部或阴道 B 超引导下后穹隆或下腹部穿刺，将抗感染药物头孢曲松 1.0～2.0 g 和甲硝唑 0.5 g 注入盆腔内，保留局部穿刺管，每天注药 1 次，3～7 天为一疗程。

若以上治疗后症状无明显好转，高热持续不退，则可能有输卵管积脓或输卵管卵巢脓肿，治疗见盆腔脓肿部分。

（四）中药治疗

采用活血化瘀、清热解毒的中药：银翘解毒汤、安宫牛黄丸、紫雪丹等。

（五）手术治疗

（1）经药物治疗 72 小时，体温持续不降，或有中毒症状者，应考虑行剖腹探查手术。

（2）输卵管卵巢脓肿，经药物治疗有效，脓肿局限后，也可行手术切除肿块。

（3）脓肿破裂后，应立即行剖腹探查术。

（晁翠敏）

第七节　盆腔腹膜炎

盆腔腹膜炎多继发于盆腔脏器感染，原发性盆腔腹膜炎少见。

一、病理

感染腹膜充血、水肿、增厚；大量炎性渗出，形成盆腔脏器间粘连，渗出液中含大量中性粒细胞。若年轻体健，病变范围局限，程度轻，则炎性渗出液逐渐被吸收，炎症消散；若局限感染较严重，则炎性渗出液积聚于子宫直肠陷凹及髂窝等处形成包裹性脓肿；年老体弱，病变程度重，则感染可扩散形成弥漫性腹膜炎，甚至发生麻痹性肠梗阻、中毒性休克。

二、临床表现

患者有剧烈下腹痛，深呼吸、咳嗽、变动体位或排便时加重，伴有发热、脉搏加快、尿频、腹泻、里急后重等。若为弥漫性腹膜炎，通常有高热、大汗、口干、脉速等中毒症状，严重时面色苍白、皮肤干燥、寒战、呼吸急促、脉搏细弱，甚至体温下降、血压下降等全身衰竭症状。腹部检查：下腹压痛、反跳痛明显，因炎症刺激可产生反射性腹肌紧张，肠鸣音减退是诊断的重要体征。妇科检查：子宫直肠陷凹饱满、触痛，宫颈举痛，盆腔区域压痛。检测血白细胞总数和中性粒细胞增高。后穹隆穿刺可抽出脓性分泌物，细菌培养可阳性。

三、治疗

非手术治疗为主，有盆腔脓肿存在或保守治疗效果不满意时方考虑手术治疗。

（1）卧床休息：取半卧位，尽可能使炎性渗出液积聚于盆腔底部，以免扩散至上腹部产生弥漫性腹膜炎。但应多活动下肢，以免发生血栓性静脉炎。

（2）严重肠麻痹或肠胀气时，应予禁食，待肠蠕动恢复后，才可进食。

（3）给予补液，以纠正水、电解质紊乱。炎性渗出物多时可引起低蛋白血症和贫血，应根据病情适当输注血浆、清蛋白或全血。

(4)弥漫性腹膜炎病原体以革兰阴性菌(淋病奈瑟菌、大肠埃希菌)、厌氧菌为主,应采用广谱抗生素联合治疗,以第三代头孢菌素如头孢曲松钠、头孢噻肟钠、头孢哌酮加甲硝唑(或替硝唑)静脉给药为宜,再根据后穹隆穿刺脓液细菌培养和药敏试验结果加以调整。

(李茸茸)

第八节 盆腔结缔组织炎

盆腔结缔组织炎又称盆腔蜂窝组织炎,是指子宫旁两侧、盆腔腹膜后方或前方子宫膀胱间隙等处的结缔组织炎症,但以宫旁结缔组织炎最为多见。

一、病因

原发性盆腔结缔组织炎系手术或创伤引起,如全子宫切除、宫颈或阴道裂伤、腹膜外渗出或血肿,感染后向病变侧的结缔组织扩散所致。继发性盆腔结缔组织炎系内生殖器(子宫、输卵管)炎症扩散所致,扩散途经以淋巴系统蔓延及生殖器黏膜上行蔓延为主。

二、病理

盆腔结缔组织充血、水肿,大量白细胞及浆细胞浸润,组织增厚、边界不清,组织间形成局限性小脓肿。

三、临床表现

患者可有寒战,发热,下腹痛,性交痛,疼痛可放射至臀部及双下肢,有时伴膀胱、直肠刺激症状。妇科检查:下腹压痛,子宫固定,两侧宫旁组织增厚压痛,宫骶韧带水肿、增厚变硬。检测血白细胞增高,后穹隆穿刺可抽出少量脓性分泌物,细菌培养可阳性。

四、治疗

应采用抗生素积极治疗,治疗方案与急性附件炎相同。盆腔结缔组织间有脓肿时,可在超声引导下行阴道穿刺引流术。

(张素霞)

第九节 盆 腔 脓 肿

一、病理

盆腔脓肿包括输卵管积脓、输卵管卵巢脓肿、子宫直肠陷凹包裹性积脓和结缔组织间脓肿。

二、临床表现

起病急，高热持续不退，下腹坠痛，伴膀胱、直肠刺激症状，如尿痛、尿急、腹泻、里急后重、阴道灼热感。脓肿破裂后则表现突然腹痛加剧，高热，寒战，恶心，呕吐，腹胀，拒按或有中毒性休克症状。腹部有明显压痛、反跳痛、腹肌紧张等腹膜刺激症状。若脓肿向直肠或阴道后穹隆穿破，则肛门或阴道流出大量脓液，其后症状有所缓解。妇科检查：阴道灼热感，宫颈口有脓性分泌物流出，宫颈举痛，子宫压痛，位置不清，宫颈、后穹隆、侧穹隆对应部位扪及囊性肿块，触痛明显，边界欠清楚。

辅助检查见血白细胞及中性粒细胞增高，B超引导下后穹隆穿刺是诊断盆腔脓肿的可靠方法，同时可行细菌培养及药物敏感试验。B超检查提示囊实性不均质包块，回声杂乱。

三、治疗

（一）保守治疗

大剂量广谱抗生素静脉给药，抗生素应用同急性附件炎，兼顾针对厌氧菌、沙眼衣原体感染的药物，疗程达14天为宜。

（二）手术治疗

1.手术指征

经抗生素治疗48～72小时，症状及体征无改善或恶化；脓肿直径大于8 cm或脓肿继续增大；经抗生素治疗控制后，附件脓肿局限化；脓肿破裂。

2.手术方式

盆腔脓肿穿刺抽吸术；后穹隆切开引流术；经腹脓肿切开引流术；单侧脓肿切除术；全子宫及双侧附件切除术。采用何种手术方式需结合患者年龄、病情、生育要求等全面考虑。盆腔脓肿术后宜放置腹部引流管，引流管经切口旁引出，而不宜从切口引出，以防切口长期不愈合。盆腔脓肿行全子宫切除者，阴道顶端宜开放缝合有利充分引流。术后继续应用有效的抗生素治疗。

（张素霞）

第五章　女性生殖内分泌疾病

第一节　痛　　经

痛经为月经期出现的子宫痉挛性疼痛，可伴腰酸、下腹坠痛或其他不适，严重者可影响生活和工作。1980 年全国妇女月经生理常数协作组抽样调查结果表明，痛经发生率为 33.9%，其中严重影响工作的约为占 1/10。痛经分为原发性与继发性两种；原发性痛经是无盆腔器质性病变的痛经，发生率占 36.06%，痛经始于初潮或其后不久；继发性痛经通常是器质性盆腔疾病的后果。本节仅介绍原发性痛经。

一、病因

原发性痛经的病因和病理生理并未完全明了，目前有以下几种解释。

（一）前列腺素合成与释放异常

目前已知前列腺素（PGs）可影响子宫收缩：$PGF_{2}\alpha$ 可刺激子宫平滑肌收缩，节律性增强，张力升高；PGE_{2} 能抑制子宫收缩，使宫颈松弛。孕酮能促进子宫内膜合成前列腺素，分泌期子宫内膜 $PGF_{2}\alpha$ 的量高于 PGE_{2}，故引起子宫平滑肌过强收缩，甚至痉挛而出现痛经。因此，原发性痛经仅发生在有排卵的月经周期。$PGF_{2}\alpha$ 进入血液循环可引起胃肠道、泌尿道和血管等处的平滑肌收缩，从而引发相应的全身症状。

（二）子宫收缩异常

子宫平滑肌不协调收缩及子宫张力变化可使子宫供血不足，导致子宫缺血和盆腔神经末梢对前列腺素、内过氧化物的高度敏感，从而降低物理和化学刺激引起的疼痛阈值。

（三）其他

黄体退化时，孕酮合成减少，细胞内溶酶体释放磷脂酶 A，后者水解磷脂产生花生四烯酸。花生四烯酸通过环氧化酶途径生成前列腺素；也可通过 5-脂氧化酶途径生成白三烯，后者可刺激子宫收缩。

垂体后叶加压素也可能导致子宫肌层的高敏感性，减少子宫血流，引起原发性痛经。还有研究表明原发性痛经的发生还受精神、神经因素的影响，另外与个体痛阈及遗传因素也有关。

二、临床表现

于月经来潮前数小时即感疼痛，经时疼痛逐步或迅速加剧，历时数小时至 2～3 天不等。疼痛常呈阵发性或痉挛性，通常位于下腹部，放射至腰骶部或大腿内侧。50%患者有后背部痛、恶心呕吐、腹泻、头痛及乏力；严重病例可发生晕厥而急诊就医。一般妇科检查无异常发现。有时可见子宫发育不良、子宫过度前屈、后屈，以及子宫内膜呈管状脱落的膜样痛经等情况。

三、诊断与鉴别诊断

根据初潮后一段时间月经转规律后，出现经期下腹坠痛，基础体温测定证实痛经发生在排卵周期，妇科检查排除器质性疾病，临床即可诊断。须与子宫内膜异位症，子宫腺肌病，盆腔感染、黏膜下子宫肌瘤及宫腔粘连症等引起的痛经相鉴别。三合诊检查、子宫输卵管碘油造影、腹腔镜及宫腔镜有助于鉴别诊断。

四、治疗

主要目的是缓解疼痛及其伴随症状。

（一）一般治疗

应重视精神心理治疗，阐明月经期轻度不适是生理反应。必要时可给予镇痛、镇静、解痉治疗。

（二）药物治疗

1.抑制排卵药物

通过抑制下丘脑-垂体-卵巢轴，抑制排卵、抑制子宫内膜生长，降低前列腺素和加压素水平，从而缓解痛经程度。口服避孕药疗效可达90%以上。主要适用于要求避孕的患者。

2.抑制子宫收缩药物

(1)前列腺素合成酶抑制剂：通过抑制前列腺素合成酶的活性，减少PG的产生，防止过强子宫收缩和痉挛，降低子宫压力，从而达到治疗的目的，有效率60%～90%。适用于不要求避孕或对口服避孕药效果不好的原发性痛经患者。月经来潮或痛经出现后连续服药2～3天。吲哚美辛栓剂100 mg肛塞或吲哚美辛片剂25 mg，每天3～4次口服。布洛芬、酮洛芬、甲氯芬那酸、甲氯芬那酸是被美国食品和药品管理委员会(FDA)批准的用于治疗痛经的药物。布洛芬200～400 mg，每天3～4次；或酮洛芬50 mg，每天3～4次。该类药物的主要不良反应为胃肠道症状及变态反应。胃肠道溃疡者禁用。

(2)钙通道阻滞剂：可干扰钙离子通过细胞膜，并阻止钙离子由细胞释放，降低子宫肌细胞周围的钙离子浓度，使子宫收缩减弱。常用硝苯地平10 mg，每天3次，痛时舌下含服。主要不良反应为血压下降，心动过速，血管扩张性头痛及面部潮红。

（三）手术治疗

1.宫颈管扩张术

适用于已婚宫颈狭窄的患者。用扩张棒扩张宫颈管至6～8号，利于经血流畅。

2.神经切除术

对顽固性痛经还可考虑经腹腔镜骶前神经切除手术治疗，效果良好，但手术有一定的并发症。

（杨云霞）

第二节　闭　　经

闭经为月经从未来潮或异常停止。闭经可分生理性闭经和病理性闭经。本节仅介绍病理性闭经。

病理性闭经分为两类：原发性闭经和继发性闭经。原发性闭经是指女性年逾 14 岁，而无月经及第二性征发育，或年逾 16 岁，虽有第二性征发育，但无月经，约占 5%。继发性闭经为曾有月经，但现停经时间超过 6 个月，或≥原 3 个月经周期的时间，约占 95%。

病理性闭经是一种常见症状，可由多种原因所致，应仔细寻找病因，正确诊断和及时治疗。

一、分类

正常月经的建立和维持，有赖于下丘脑-垂体-卵巢轴的神经内分泌调节，以及子宫内膜（靶器官）对性激素的周期性反应和下生殖道通畅性，其中任何一个环节发生障碍均可导致闭经。

（一）按病变部位分类

可分为 4 种：①子宫性闭经。②卵巢性闭经。③垂体性闭经。④中枢神经-下丘脑性闭经。

（二）按促性腺激素水平分类

有高促性腺激素闭经和低促性腺激素闭经。由于两者性腺功能均处低落状态，故亦称高促性腺激素性腺功能低落和低促性腺激素性腺功能低落。

1.高促性腺激素性腺功能低落

指促性腺激素 FSH≥30 U/L 的性腺功能低落者，提示病变环节在卵巢。

2.低促性腺激素性腺功能低落

指促性腺激素 FSH 和 LH 均<5 U/L 的性腺功能低落者，提示病变环节在中枢（下丘脑或垂体）。

（三）按卵巢功能障碍的程度分类

将闭经分为两度闭经。

1.Ⅰ度闭经

子宫内膜已受一定量的雌激素作用，用孕激素后有撤退性子宫出血，提示卵巢具有分泌雌激素功能。

2.Ⅱ度闭经

子宫内膜未受雌激素影响，用孕激素后不出现撤退性子宫出血，提示卵巢分泌雌激素功能缺陷或停止。

二、病因和病理生理

原发性闭经多由先天性疾病和生殖道畸形，或功能失调及继发疾病发生于青春期前所致。继发性闭经常由器官功能障碍或肿瘤引起。以下按下丘脑-垂体-卵巢-子宫轴解剖部位介绍引起闭经的相关病变。

(一)中枢神经-下丘脑性闭经

它包括精神应激性、体重下降、神经性厌食、过度运动、药物等引起的下丘脑分泌 GnRH 功能失调或抑制;另外,尚有先天性疾病或脑发育畸形及肿瘤引起的下丘脑 GnRH 分泌缺陷。

1.精神应激性

环境改变、过度紧张或精神打击等应激引起的应激反应,最重要的是促肾上腺皮质激素释放激素(CRH)和皮质素分泌的增加。CRH 可能通过增加内源性阿片肽分泌,抑制垂体促性腺激素分泌而导致闭经。

2.下丘脑多巴胺分泌下降

多巴胺为下丘脑分泌的垂体催乳激素抑制因子。下丘脑多巴胺分泌的下降可引起垂体催乳激素病理性分泌增加,从而产生对生殖轴的抑制。

3.体重下降、神经性厌食

神经性厌食起病于强烈惧怕肥胖而有意节制饮食;体重骤然下降将导致促性腺激素低下状态,原因未明。当体重降至正常体重的 15%以上时,即出现闭经,继而出现进食障碍和进行性消瘦及多种激素改变;促性腺激素逆转至青春期前水平。此症多发生于 25 岁以下年轻女性,是一种威胁生命的疾患,死亡率高达 9%。

4.运动性闭经

竞争性的体育运动,以及强运动和其他形式的训练,如芭蕾和现代舞蹈,可引起闭经,称运动性闭经,系因体内脂肪减少及应激本身引起下丘脑 GnRH 分泌受抑制。最近的研究还提示强运动的同时不适当地限制能量摄入(低能量摄入)比体脂减少更易引起闭经。现认为,体内脂肪下降及营养低下引起瘦素下降是生殖轴功能抑制的机制之一。

5.嗅觉缺失综合征

一种下丘脑 GnRH 先天性分泌缺陷,同时伴嗅觉丧失或嗅觉减退的低促性腺激素性腺功能低落,称嗅觉缺失综合征。临床表现为原发性闭经,性征发育缺如,伴嗅觉减退或丧失。

6.药物性闭经

口服避孕药或肌内注射甲羟孕酮避孕针引起继发性闭经,是由于药物对下丘脑 GnRH 分泌的抑制。另外,尚有一些药物如氯丙嗪、利血平等通过抑制下丘脑多巴胺使垂体分泌催乳激素增加引起闭经。药物性闭经是可逆的,但若在停药后 6 个月仍不能恢复月经者,应注意排除其他问题。

7.肿瘤

颅咽管瘤是最常见的下丘脑肿瘤,发生于蝶鞍上的垂体柄漏斗部前方。该肿瘤沿垂体柄生长可压迫垂体柄,影响下丘脑 GnRH 和多巴胺向垂体的转运,从而导致低促性腺激素闭经伴垂体催乳激素分泌增加。

(二)垂体性闭经

垂体性闭经指垂体病变使促性腺激素分泌降低引起的闭经。有先天性和获得性两大类,先天性很少见。常见的获得性垂体病变如下所述。

1.垂体肿瘤

位于蝶鞍内的腺垂体各种腺细胞均可发生肿瘤,最常见的是分泌催乳激素的腺瘤。若肿瘤压迫分泌促性腺激素的细胞可使促性腺激素分泌减少引起闭经。肿瘤过多分泌催乳激素使血液循环中催乳激素升高,可激发下丘脑多巴胺而抑制 GnRH 分泌;同时,催乳激素的升高可降低卵巢对促性腺激素敏感性。闭经程度与催乳激素对下丘脑 GnRH 分泌的抑制程度呈正相关:微量的垂体催乳激素有时也可引起闭经。

2.空蝶鞍综合征

由于蝶鞍隔先天性发育不全或肿瘤及手术破坏蝶鞍隔,而使充满脑脊液的蛛网膜下腔向垂体窝(蝶鞍)延伸,使腺垂体逐渐被脑脊液压扁,蝶鞍被脑脊液充盈,称空蝶鞍。由于脑脊液对垂体柄的压迫使下丘脑 GnRH 和多巴胺经垂体门脉循环向垂体的转运受阻,临床表现为闭经,可伴溢乳。实验室检查催乳激素可高于正常。

3.希恩综合征

由于产后出血和休克导致腺垂体急性梗死和坏死,使腺垂体丧失正常功能引起一系列腺垂体功能低下的症状,包括产后无乳,脱发,阴毛腋毛脱落,低促性腺激素闭经,以及肾上腺皮质、甲状腺功能减退症状,如低血压、畏寒、嗜睡、食欲缺乏、贫血、消瘦等。

(三)卵巢性闭经

指卵巢先天性发育不全,或卵巢功能衰退或继发性病变所引起的闭经。

1.性腺先天性发育不全

性腺条索状或发育不全,性腺内卵泡缺如或少于正常。临床多表现为性征幼稚的原发性闭经,性腺发育不全者由于性激素分泌功能缺陷故促性腺激素升高,属高促性腺激素闭经。占原发性闭经的35%,分为染色体正常和异常两类。性腺发育不全者,75%患者存在染色体异常;25%患者染色体正常。染色体正常的性腺体发育不全称单纯性性腺发育不全。原发性闭经性腺发育不全最常见的核型异常为45,XO(50%);其次为45,XO的嵌合型(25%)和46,XX(25%);少见的尚有46,XY单纯性腺发育不全和45,XO/46,XY嵌合型性腺发育不全。继发性闭经性腺发育不全最常见的核型为46,XX,按发生频率尚有45,XO嵌合型、X短臂和长臂缺失、47,XXX及45,XO。

45,XO患者除性腺发育不全发生高促性腺激素低雌激素闭经外,尚具有一系列体格发育异常特征:如身材矮小(不足150 cm)、蹼颈、盾状胸、肘外翻,称 Turner 综合征。

46,XY单纯性腺发育不全(Swyer 综合征):具有女性生殖系统,但无青春期性发育,表现为性幼稚型原发性闭经。性腺可在任何年龄发生肿瘤,因此一旦确诊必须切除性腺。

2.抵抗性卵巢综合征或称不敏感卵巢

特征为卵巢具有多数始基卵泡及初级卵泡,形态饱满,但对促性腺激素不敏感,故卵泡不分泌雌二醇,促性腺激素升高。临床表现为原发性闭经,但性征发育接近正常。其维持性征发育的雌激素来源于卵巢间质在高 LH 刺激下产生的雄烯二酮在外周组织的转化。

3.卵巢早衰

40岁前由于卵巢内卵泡耗竭或被破坏,或因手术切除卵巢而发生的卵巢功能衰竭,称卵巢早衰。卵巢外观呈萎缩状。由于卵巢分泌性激素功能衰竭,促性腺激素升高,80%以上患者有潮热等绝经过渡期症状。多数患者无明确诱因,属特发性。部分患者由自身免疫性疾病的自身免疫性卵巢炎所致。另外,盆腔放射及全身化疗对卵母细胞有损害作用,儿童期腮腺炎病毒可破坏卵巢卵母细胞可发生卵巢早衰。

(四)子宫性闭经

由先天性子宫畸形或获得性子宫内膜破坏所致闭经。

1.先天性无子宫

因双侧副中肾管形成子宫段未融合，退化所致，常合并无阴道。卵巢发育正常。

2.Asherman 综合征

Asherman 综合征是指子宫内膜破坏引起继发性闭经。一般发生于产后或流产后过度刮宫引起的子宫内膜基底层损伤和粘连；粘连可使宫腔、宫颈内口、宫颈管或上述多处部位部分或全部阻塞，从而引起子宫内膜不应性或阻塞性闭经，称 Asherman 综合征或宫腔粘连。

3.其他

子宫内膜结核可破坏子宫内膜引起闭经。此外，也有宫内节育器引起宫内感染发生闭经的报道。

(五)先天性下生殖道发育异常

处女膜无孔、阴道下 1/3 段缺如，均可引起经血引流障碍而发生闭经，其特点是周期性腹痛伴阴道积血和子宫积血或腹腔积血。此类患者一经发现，需做引流及矫治术。

三、诊断

(一)病史

病史包括月经史、婚育史、服药史、子宫手术史、家族史，以及发病可能起因和伴随症状，如环境变化、精神心理创伤、情感应激、运动性职业或过强运动、营养状况及有无头痛、溢乳等。原发性闭经者应了解青春期生长和第二性征发育进程。

(二)体格检查

体格检查包括智力、身高、体重，第二性征发育状况，有无体格发育畸形，甲状腺有无肿大，乳房有无溢乳，皮肤色泽及毛发分布。原发性闭经性征幼稚者还应检查嗅觉有无缺失，头痛或溢乳者还应行视野测定。

(三)妇科检查

内、外生殖器发育情况及有无畸形；外阴色泽及阴毛生长情况；已婚妇女可用阴道窥器暴露阴道和宫颈，通过检查阴道壁皱褶多少及宫颈黏液了解体内雌激素的水平。

(四)实验室辅助检查步骤

已婚妇女月经停止必须首先排除妊娠；通过病史及体格检查应对闭经病变环节及病因应有初步印象。辅助检查的目的是通过选择项目的检查以确定诊断。

1.评估雌激素水平以确定闭经程度

(1)宫颈评分法：根据宫颈黏液量、拉丝度、结晶及宫颈口开张程度评分；每项 3 分，共 12 分。见表 5-1。

表 5-1　Insler 宫颈雌激素作用程度评分法

项目	评分			
	0	1	2	3
黏液量	无	颈管内	颈管口见黏液	溢出宫颈口
拉丝度	无	达阴道 1/4	达阴道 1/2	达阴道口
结晶	无	少许细条结晶	羊齿结晶	典型结晶
宫颈口	无	裂隙	部分开张	开张(瞳孔样)

(2)阴道上皮脱落细胞检查：根据阴道上皮脱落细胞中伊红染色或角化细胞所占比例了解雌激素影响程度。

(3)孕激素试验：肌内注射黄体酮 100 mg(每天 20 mg，连用 5 天，或 100 mg 一次注射)。停药后有撤退流血者表明体内有一定内源性雌激素水平，为Ⅰ度闭经；停药后无撤退性流血者可能存在两种情况：①Ⅱ度闭经，内源性雌激素水平低落。②子宫病变所致闭经。

2.雌激素试验

每天口服己烯雌酚 1 mg 或妊马雌酮 1.25 mg 或雌二醇 2 mg，共服 20 天。最后 5～7 天口服甲羟孕酮，每天 10 mg。停药后有撤退性流血者可排除子宫性闭经；无撤退性流血者则应再重复上述用药方法，停药仍无撤退性流血者可确定子宫性闭经。但如病史及妇科检查已排除子宫性闭经及下生殖道发育异常，此步骤可省略。

3.激素测定

(1)催乳激素(PRL)的测定：①PRL 升高者，测定 TSH。TSH 升高者，为甲状腺功能减退所致闭经。TSH 正常，PRL＞100 ng/mL 时应行头颅及蝶鞍部位磁共振显像(MRI)或 CT 以明确蝶鞍或蝶鞍以上部位肿瘤或空蝶鞍；MRI 对颅咽管肿瘤、蝶鞍肿瘤及肿瘤向蝶鞍以外部位延伸和空蝶鞍的检测优于 CT。②PRL 正常者，测定促性腺激素值。

(2)促性腺激素测定以区分以下情况闭经：①孕激素试验阴性者，FSH＜5 U/L 为低促性腺激素性腺功能低落，提示病变环节在下丘脑或垂体。FSH＞30 U/L 为高促性腺激素性腺功能低落，提示病变环节在卵巢，应行染色体检查，明确遗传学病因。②孕激素试验阳性者：LH＞FSH且 LH/FSH 的比例＞3 时提示多囊卵巢综合征。LH、FSH 正常范围者为下丘脑功能失调性闭经。

(3)垂体兴奋试验：又称 GnRH 刺激试验。通过静脉注射 GnRH 测定 LH 和 FSH，以了解垂体 LH 和 FSH 对 GnRH 的反应性。将戈那瑞林 25 μg 溶于生理盐水 2 mL，在静息状态下经肘静脉快速推入，注入后 30 分钟、90 分钟采血测定 LH 和 FSH。临床意义：①LH 正常反应型。注入后 30 分钟 LH 高峰值比基值升高 2～4 倍。②LH 无反应或低弱反应。注入后 30 分钟 LH 值无变化或上升不足 2 倍，提示垂体功能减退。如希恩综合征、垂体手术或放射线严重破坏正常组织时。③LH 反应亢进型。30 分钟时刻 LH 高峰值比基值升高 4 倍以上，此时须测定 FSH 反应型以鉴别多囊卵巢综合征与卵巢储备功能降低两种不同的生殖内分泌失调。多囊卵巢综合征时 LH 反应亢进，但 FSH 反应低下；30 分钟，90 分钟 FSH 峰值＜10 U/L。卵巢储备功能降低(卵巢功能衰退)时 LH、FSH 反应均亢进；30 分钟，90 分钟 FSH 峰值＞20 U/L。

(4)其他激素测定：肥胖或临床上存在多毛、痤疮等高雄激素体征时尚须测定胰岛素、雄激素(血睾酮，硫酸脱氧表雄酮；尿 17 酮等)和 17 羟孕酮，以确定是否存在胰岛素拮抗、高雄激素血症或先天性 21 羟化酶缺陷所致的青春期延迟或闭经。必要时还应行卵巢和肾上腺超声或 MRI 检查以排除肿瘤。

4.其他辅助检查

(1)基础体温测定：了解卵巢排卵功能。

(2)子宫内膜活检：了解子宫内膜有无增生性病变。

(3)子宫输卵管造影：了解有无子宫腔病变和宫腔粘连。

(4)宫腔镜检查：诊断宫腔粘连较子宫造影精确，且能发现轻度宫腔粘连。

(5)超声/腹腔镜检查：对诊断多囊卵巢综合征及卵巢肿瘤有价值。

四、治疗

确定闭经病因后，根据病因给予治疗。

（一）一般处理

疏导神经精神应激起因的精神心理，以消除患者精神紧张、焦虑及应激状态。低体重或因节制饮食消瘦致闭经者应调整饮食，加强营养，以期恢复标准体重。运动性闭经者应适当减少运动量及训练强度，必须维持运动强度者，应供给足够营养及纠正激素失衡。因全身性疾病引起闭经者应积极治疗。

（二）内分泌药物治疗

根据闭经的病因及其病理生理机制，采用天然激素及其类似物或其拮抗剂，补充机体激素不足或拮抗其过多，以恢复自身的平衡而达到治疗目的。

1.抑制垂体催乳激素过多分泌

（1）溴隐亭：为多巴胺激动剂，与多巴胺受体结合后，起到类似多巴胺作用，直接抑制垂体PRL分泌，从而降低循环中PRL，恢复排卵。还可直接抑制垂体分泌PRL肿瘤细胞的生长和肿瘤细胞PRL的分泌。无肿瘤的功能性催乳激素分泌过多，口服剂量为每天2.5～5.0 mg，一般在服药的第5～6周能使月经恢复。垂体肿瘤患者每天口服溴隐亭5.0～7.5 mg，敏感患者在服药的后3个月可见肿瘤明显缩小。不良反应为胃肠道不适，应餐中服。不良反应重者，可经阴道给药（睡前），阴道给药较口服吸收完全，且避免药物肝脏首过效应，不良反应小。溴隐亭长效针剂，肌内注射，作用较口服迅速，适合于大肿瘤对视野有急性损害者。

（2）甲状腺片：适用于甲状腺功能减退所致的高催乳激素血症。

2.雌、孕激素替代治疗

（1）雌孕激素人工周期替代疗法：用于低雌激素性腺功能低落患者。其重要性：①维持女性生殖健康及全身健康，包括神经系统、心血管、骨骼（维持骨矿含量）和皮肤等；②维持性征和引起月经；③维持子宫发育为诱发排卵周期作受孕准备。方法：补佳乐1 mg或倍美力0.625 mg，于月经期第5天口服，每晚1次，连服21天，至服药第11～16天，每天加用醋酸甲羟孕酮片10 mg口服，或地屈孕酮10 mg，每天2次口服。停药后3～7天月经来潮，此为1个周期。

（2）孕激素后半周期疗法：适合于体内有一定内源性雌激素的Ⅰ度闭经患者，以阻断雌激素对内膜持续作用引起的增生，并引起子宫内膜功能层剥脱性出血。于月经周期后半期（撤药性出血的第16～25天）口服地屈孕酮片10 mg/d，每天2次，共10天，或微粒化孕酮200～300 mg/d，5～7天，或醋酸甲羟孕酮10 mg/d，连用10天，或肌内注射黄体酮20 mg/d，共5天。

（3）短效口服避孕药：适用于Ⅰ、Ⅱ度闭经、同时短期内无生育要求者。其机制是雌、孕激素联合可抑制垂体LH的合成和分泌，从而减少对卵巢的过度刺激。另外，避孕药中的雌激素（炔雌醇）具有升高循环中性激素结合蛋白的作用，从而降低循环中的游离雄激素。方法：去氧孕烯炔雌醇片（妈富隆）、复方孕二烯酮片（敏定偶）或复方醋酸环丙孕酮（达英-35），每天1片，计21天。

（三）手术治疗

针对器质性病因，采用相应的手术治疗。

1.生殖道畸形

经血引流障碍阻塞部位行切开术，并通过手术矫正（成形术）建立通道。

Asheman综合征：手术分解宫颈及宫腔粘连，既往采用宫颈扩张器和刮宫术分解粘连，现采用宫腔镜下直视的机械性(剪刀)切割或激光切割粘连带，效果比盲目操作为佳。需生育者还应服用大剂量雌激素，每天口服结合雌激素 2.5 mg/d，连服 3 周后加用如地屈孕酮 10 mg/d 或甲羟孕酮 4～8 mg/d，共 10～12 天；连用 2～3 个周期。

2.肿瘤

卵巢肿瘤一经确诊应手术切除。颅内蝶鞍部位肿瘤应根据肿瘤大小、性质及是否有压迫症状决定治疗方案。垂体催乳激素肿瘤可口服溴隐亭，除非肿瘤过大产生急性压迫症状或对药物不敏感，一般不需手术治疗。颅咽管肿瘤属良性肿瘤，手术可能损伤下丘脑，无压迫症状者也不需手术，至于肿瘤对生殖轴功能的影响可采用激素替代治疗。高促性腺激素闭经、染色体含 Y 者性腺易发生肿瘤，一经确诊应立即行性腺切除术。

(杨云霞)

第三节　多囊卵巢综合征

多囊卵巢综合征(PCOS)是青春期少女和育龄期妇女最常见的妇科内分泌疾病之一，据估计其在育龄期妇女中的发生率为 5%～10%。1935 年，Stein 和 Leventhal 首次描述了多囊卵巢综合征，因此它又被称为 Stein-Leventhal 综合征。PCOS 在临床上主要表现为功能性高雄激素血症和不排卵，近年来发现继发于胰岛素抵抗的高胰岛素血症也是它的特征性表现之一。

1970 年以来，已对 PCOS 做了大量的研究工作，可是其发病机制迄今仍不清楚。20 世纪 70 年代发现许多 PCOS 患者的血清LH/FSH比值偏高，因此当时认为促性腺激素分泌紊乱是 PCOS 发病的主要原因。从 20 世纪 80—90 年代迄今对 PCOS 发病机制的研究主要集中在雄激素分泌过多和胰岛素抵抗方面。目前认为 PCOS 的发病机制非常复杂，H-P-O 轴紊乱、胰岛素抵抗、肾上腺皮质功能异常，一些生长因子和遗传因素都牵涉其中。

PCOS 不但影响生殖健康，而且还引起糖尿病、高血压、子宫内膜癌等远期并发症，对健康的危害很大。但是由于 PCOS 的发病机制尚不清楚，因此现在的治疗往往都达不到根治的目的。

一、病理生理机制

关于 PCOS 发病的病理生理机制，人们做了许多研究，提出了一些假说，如促性腺激素分泌失调、性激素分泌失调、胰岛素抵抗和遗传因素等。近年又发现，脂肪细胞分泌的一些激素也可能与PCOS的发生有关。

(一)促性腺激素分泌失调和性激素分泌失调

卵巢合成雄激素受促性腺激素调节，LH 刺激卵泡膜细胞分泌雄激素。20 世纪 70 年代发现 PCOS 患者体内的 LH 水平异常升高，FSH 水平相对偏低，当时认为 PCOS 患者体内过多的雄激素是促性腺激素分泌紊乱的结果。

PCOS 患者体内过多的雄激素在周围组织的芳香化酶作用下转化成雌酮。与排卵正常的妇女相比，PCOS 患者体内的雌酮/雌二醇比值偏高。雌激素对促性腺激素的分泌有反馈调节作用，过去认为雌酮/雌二醇的比值不同，反馈作用也有差异。当雌酮/雌二醇比值偏高时可引起

LH 分泌增加，从而加重 PCOS 的促性腺激素分泌紊乱。

过去认为在 PCOS 患者体内，促性腺激素分泌失调和性激素分泌失调相互影响形成恶性循环是PCOS发病的关键，因此当时把 LH/FSH 比值作为 PCOS 的诊断标准之一。目前认为，促性腺激素分泌失调和性激素分泌失调很可能只是 PCOS 的临床表现，因此新的 PCOS 诊断标准没有考虑 LH/FSH 比值。

（二）胰岛素抵抗

胰岛素抵抗指机体对胰岛素不敏感，在正常人群中的发生率为 10%～25%，在 PCOS 妇女中的发生率为 50%以上。在胰岛素抵抗时，机体为代偿糖代谢紊乱会分泌大量的胰岛素，从而导致高胰岛素血症。PCOS 患者往往同时存在高胰岛素血症和高雄激素血症，目前认为高胰岛素血症与高雄激素血症之间存在因果关系。

1.在 PCOS 中高胰岛素血症引起高雄激素血症

由于人们观察到有胰岛素抵抗和高胰岛素血症的妇女常常有男性化表现，因此考虑胰岛素可能影响雄激素代谢。Taylor 第 1 次提出有胰岛素抵抗的 PCOS 者体内过多的睾酮是高胰岛素血症直接作用于卵巢的结果。以后又有许多临床观察结果支持这一假说，部分或全部切除卵巢或用长效 GnRH-A 抑制卵巢雄激素合成后，胰岛素抵抗依然存在，高胰岛素血症没有得到改善。黑棘皮病患者在青春期就存在胰岛素抵抗和高胰岛素血症，可是在若干年后才能观察到血雄激素水平升高。因此，如果说高胰岛素血症与高雄激素血症之间存在因果关系，很可能是高胰岛素血症引起高雄激素血症。

近年来，许多实验证实胰岛素对血雄激素水平具有一定的调节作用。这些实验一般采用高胰岛素——正常血糖钳夹技术或口服葡萄糖方法，使胰岛素水平在短期内迅速提高，结果发现无论是胰岛素水平正常的妇女还是高胰岛素血症患者的血雄激素水平都有不同程度的升高。学者也发现高胰岛素血症患者体内的雄激素水平明显高于胰岛素水平正常的妇女，尽管她们体内的 LH 水平及 LH/FSH 差别无统计学意义，这提示胰岛素能刺激卵巢合成更多的睾酮，胰岛素水平升高可能会引起高雄激素血症。为研究慢性高胰岛素血症对雄激素合成的影响，一些实验用二甲双胍改善胰岛素抵抗降低胰岛素水平，结果发现睾酮水平也相应降低。口服二甲双胍并不影响血 LH 的脉冲频率和振幅、LH/FSH 值、LH 对 LHRH 的反应和体内性类固醇激素合成。这些研究的结果从反面进一步证实，胰岛素能增加卵巢雄激素的合成。

2.高胰岛素血症引起高雄激素血症的机制

胰岛素增强细胞色素 $P_{450c}17\alpha$ 的活性，从而刺激卵巢雄激素的合成。细胞色素 $P_{450c}17\alpha$ 是一种双功能酶，同时有 17α-羟化酶和 17,20 裂解酶活性，是性类固醇激素合成的关键酶。在许多PCOS者的卵巢内，细胞色素 $P_{450c}17\alpha$ 的活性显著增强。二甲双胍能抑制肝糖原的合成，提高周围组织对胰岛素的敏感性，从而减少胰岛素的分泌，降低胰岛素水平。伴有高胰岛素血症的 PCOS 者口服二甲双胍 4～8 周后，血胰岛素水平降低，细胞色素 $P_{450c}17\alpha$ 的活性也显著降低，睾酮的合成也受到抑制。用控制饮食的方法改善肥胖型 PCOS 者的胰岛素抵抗做类似实验得到同样的结果。这表明 PCOS 者卵巢中细胞色素 $P_{450c}17\alpha$ 活性增强可能是高胰岛素直接刺激的结果。

高胰岛素增强胰岛素样生长因子-1(IGF-1)的生物活性。IGF-1 是一种能促进合成代谢的多肽，其结构类似于胰岛素。IGF-1的作用是由 IGF-1 受体介导的，该受体在结构和功能上类似于胰岛素受体，与胰岛素也有一定的亲和力。另外体内还存在胰岛素和 IGF-1 的杂交受体，其两条链中一条来自胰岛素受体,另一条来自IGF-1受体,同胰岛素和IGF-1均有较高的亲和力。体内大多数IGF-1与IGF结合球蛋白(IGFBP)结合,只有少部分是游离的,具有生物活性。体内共有6种IGFBP,其中IGFBP-1是由肝脏合成的,在调节IGF-1活性方面最重要。

IGF-1能直接刺激卵泡膜细胞合成雄激素,也能协同LH的促雄激素合成作用。许多研究证明胰岛素能通过影响IGF-1系统促进卵巢雄激素的生物合成,这可能是高胰岛素诱发高雄激素的机制之一。体内升高的胰岛素则竞争性地结合于IGF-1受体或杂交受体,发挥类似IGF-1的生物学效应,从而促进卵巢雄激素的合成。

更多的研究表明胰岛素主要通过影响IGFBP-1的合成来促进卵巢雄激素的合成,胰岛素能抑制肝脏IGFBP-1的合成,提高卵巢组织IGF-1的生物活性,促进雄激素的合成。PCOS者血胰岛素水平升高时,血IGFBP-1浓度明显降低。PCOS者胰岛素抵抗得到改善,胰岛素水平降低后,血IGFBP-1会相应升高。

LH主要作用于已分化的卵泡膜细胞,促进其合成雄激素。LH是促进雄激素合成的最重要的因子,它能增强细胞色素$P_{450c}17\alpha$的活性,促进雄激素的生物合成。体外实验发现胰岛素能协同LH促进卵巢雄激素的合成,这可能是高胰岛素血症引起高雄激素血症的又一机制。另外有学者认为胰岛素可能在垂体水平调节LH的分泌,从而增强卵巢雄激素的合成。

近年来的研究还表明,高胰岛素对雄激素代谢的调控不仅与直接参与卵巢雄激素的合成有关,而且还可能与影响性激素结合球蛋白(SHBG)合成有关。SHBG是由肝脏合成的,与睾酮有很高的亲和力,而与其他性类固醇激素的亲和力则较低。体内大多数睾酮都与SHBG结合,只有小部分是游离的。被组织直接利用的只是游离的睾酮,而不是与SHBG结合的部分。因此,SHBG能调节雄激素的生物利用度。

胰岛素能抑制肝细胞SHBG的生物合成,SHBG降低能增加游离睾酮浓度,诱发高雄激素血症。青春期性成熟过程中常伴有胰岛素抵抗和高胰岛素血症,此时女孩体内SHBG水平偏低。生育年龄妇女中也发现血胰岛素水平与SHBG水平呈负相关,高胰岛素血症患者的血SHBG水平显著低于胰岛素正常的正常妇女。当高胰岛素血症患者的胰岛素抵抗改善后,胰岛素水平下降,SHBG水平也明显升高。在离体培养的肝细胞中发现,胰岛素能直接抑制SHBG的生物合成。

高胰岛素血症引起高雄激素血症的机制非常复杂,一些脂肪细胞分泌的激素或因子也可能参与其中,如瘦素、脂联素和抵抗素等。

(三)肾上腺皮质与PCOS

肾上腺皮质是雄激素的又一重要来源,由于95%以上的硫酸脱氢表雄酮(DHEAS)来自肾上腺皮质,因此临床上把DHEAS水平作为衡量肾上腺皮质雄激素分泌的指标。研究发现一半以上的PCOS患者伴有DHEAS的分泌增加,这提示肾上腺皮质可能在PCOS的发病机制中发挥一定的作用。

有学者认为肾上腺皮质功能早现与PCOS的发生有关。作为第二性征的阴毛和腋毛是肾上腺皮质分泌的雄激素作用的结果,正常女孩在8岁以后,肾上腺皮质分泌的雄激素开始增加,临床上主要表现为血脱氢表雄酮和硫酸脱氢表雄酮水平升高及阴毛出现,这被称为肾上腺皮质功能初现。另外,青春期阴毛的出现称为阴毛初现。8岁以前发生肾上腺皮质功能启动称为肾上腺皮质功能早现,许多研究发现肾上腺功能早现在PCOS的发病机制中可能扮演一定的角色。

(四)遗传因素

PCOS具有家族集聚性。与普通人群相比,多囊卵巢(PCO)患者的姐妹更容易发生月经紊乱、高雄激素血症和多囊卵巢;PCOS患者的姐妹发生PCOS的概率是普通人群的4倍左右;早秃是男性雄激素过多的临床表现,PCOS患者的一级男性亲属有较高的早秃发病风险。目前许多学者认为遗传因素在PCOS的发病机制中起重要作用,但是PCOS的高度异质性却提示PCOS的遗传模式可能非常复杂。

目前,国内外学者对PCOS的相关基因做了大量研究,其中包括类固醇激素代谢相关基因、糖代谢和能量平衡基因、与下丘脑和垂体激素活动有关的基因等。目前,对调节类固醇激素合成和代谢的酶的基因研究较多。文献表明PCOS患者的CYP11A、CYP17、CYP11B2、SHBG、雄激素受体、GnRH、LH、ISNR、IGF和瘦素的基因都可以发生表达水平或单核苷酸多态性变化。虽然已对PCOS的遗传学做了很多研究,可是迄今仍未发现能导致PCOS的特异基因。目前发现的与PCOS有关的基因,只是对PCOS临床表现的严重程度有所修饰,而对PCOS的发生没有决定作用。疾病基因连锁分析和关联分析均不能证明这些基因与PCOS存在特异的遗传学关系。

随着遗传学的发展,人们发现人类疾病有半数原因与基因遗传有关,另一半则取决于基因组外遗传变化,这种基因组外遗传变化不改变遗传信息,但可导致细胞遗传性质发生变化,这就是表观遗传学。表观遗传调控可以影响基因转录活性而不涉及DNA序列改变,其分子基础是DNA甲基化及染色质的化学修饰和物理重塑。大量的临床和基础研究结果表明环境因素在疾病发生、发展中有巨大的影响,而表观遗传调控在遗传因素和环境因素的互动关系中起着桥梁的作用。

PCOS除了有高雄激素血症、排卵障碍和多囊卵巢以外,还常伴有胰岛素、血糖和血脂的变化,因此近年来人们认为PCOS也是一种代谢性疾病。饮食结构、生活方式可以影响PCOS的发生,控制饮食、增加锻炼、降低体重等措施能明显改善PCOS的症状,这提示PCOS的发生、发展与环境因素有密切关系。由于一直没找到导致PCOS的特异基因,因此学者推测,PCOS的发生可能是PCOS易感基因与环境因素共同作用的结果。也就是说,在环境因素的影响下,人体启动了表观遗传调控,PCOS易感患者的相关基因表达发生了变化,从而导致了PCOS的发生。虽然目前关于其他代谢性疾病与表观遗传学关系的研究已经有了大量的报道,可是关于PCOS与表观遗传学变化关系的研究国内外却鲜有报道。

二、临床表现

PCOS临床表现呈高度异质性,有月经稀发或闭经、多毛、痤疮、肥胖、黑棘皮病、多囊卵巢、不孕、LH/FSH升高、血睾酮水平升高、血清性激素结合球蛋白(SHBG)降低和空腹胰岛素水平升高等。

(一)症状

1.月经失调

月经失调是由排卵障碍引起的,多表现为月经稀发或闭经,少数可表现为月经频发或月经规则。

2.不孕

PCOS是排卵障碍性不孕的主要病因,许多患者正是由于不孕才来就诊的。有统计表明,约

75%的 PCOS 患者有不孕。

(二)体征

1.肥胖

一半以上的 PCOS 患者有肥胖表现。体重指数[BMI,体重(kg)/身高^2(m^2)]是常用的衡量肥胖的指标。肥胖的标准为 BMI≥25。

腰臀围比(WHR)=腰围/臀围,WHR 的大小与腹部脂肪的量呈正相关。根据 WHR 可以把肥胖分为两类:WHR≥0.85 时称为男性肥胖、腹部型肥胖、上身肥胖或中心型肥胖;WHR<0.85时称为女性肥胖、臀股肥胖、下身肥胖或外周型肥胖。PCOS 多与男性肥胖有关。

2.多毛、雄激素性脱发和痤疮

多毛、雄激素性脱发和痤疮是由高雄激素血症引起的。多毛是指性毛过多,妇女的性毛主要分布于上唇、下唇、腋下、胸中线、腹中线和外阴,雄激素水平过高时这些部位的毫毛就会变成恒毛,临床上表现为多毛(图 5-1)。四肢和躯干的毛发生长受雄激素的影响较少,它们主要与体质和遗传有关,这些部位的毛发增多不一定与高雄激素血症有关。约 2/3 的 PCOS 患者有多毛。

三、诊断标准

PCOS 是一个综合征,因此严格来说没有一个诊断标准能完全满足临床诊断要求。目前,临床上最为广泛接受的诊断标准是 2003 年鹿特丹诊断标准。该标准是从 1990 年 NIH 诊断标准发展而来的,其依据的基础是 10 多年来的临床研究结果。鹿特丹诊断标准不可能是 PCOS 的最终诊断标准。随着对 PCOS 认识的深入,将来可能会在鹿特丹诊断标准的基础上修订出一个更好的诊断标准。由于国内缺乏大样本、多中心的 PCOS 临床流行病学资料,因此国内学者无法基于自己的资料建立一个适合中国人的诊断标准。目前国内多采用鹿特丹诊断标准(表 5-2)。

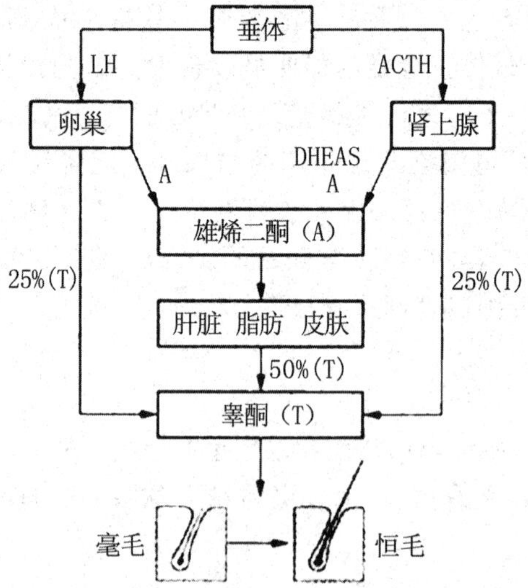

图 5-1 多毛发生机制

表 5-2 PCOS 2003 年鹿特丹诊断标准

修正的 2003 年标准(3 项中符合 2 项)
1.排卵稀发或无排卵
2.高雄激素血症的临床和/或生化证据
3.多囊卵巢
以及排除其他病因(先天性肾上腺皮质增生、分泌雄激素的肿瘤和库欣综合征)

(一)排卵障碍的诊断

多数患者有月经稀发或继发性闭经,故排卵障碍不难诊断。如患者月经正常,则需要测定基础体温或做卵泡监测来了解有无排卵。

(二)高雄激素血症的诊断标准

高雄激素血症的诊断标准见表 5-3。女性体内雄激素有 3 个来源:卵巢、肾上腺皮质和周围组织转化。人体内的雄激素有雄烯二酮、睾酮、双氢睾酮、DHEA 和 DHEAS 等,任何一种雄激素水平的异常升高都可引起高雄激素血症的临床表现。目前,临床上能常规测定的雄激素是睾酮,由于游离睾酮测定的技术要求高,因此国内包括上海市各医院只测定总睾酮。多数 PCOS 有总睾酮的升高,但总睾酮不升高并不意味着可除外高雄激素血症。

表 5-3 高雄激素血症的诊断标准

1.有高雄激素血症的生化证据:血睾酮升高或 DHEAS 升高或血 SHBG 下降
2.有高雄激素血症的临床证据:多毛或痤疮
只要满足上述两项中的一项即可诊断为高雄激素血症

多毛是指性毛异常增多,单纯的临床诊断不需要做 FG 评分。上唇、颏、胸部中线、乳头周围、下腹中线等部位出现毛发即可诊断,阴毛增多也可诊断。脱发也是高雄激素血症的临床表现,但临床上较少见。

痤疮出现也是高雄激素血症存在的标志,单纯的临床诊断不需要做 Rosenfield 评分。反复出现的痤疮是诊断高雄激素血症的有力证据。

(三)多囊卵巢的诊断

多囊卵巢的诊断标准见表 5-4。由于卵巢体积也是多囊卵巢的诊断标准之一,因此在做超声检查时应同时测定卵巢的 3 个径线。该诊断标准不适用于正在口服避孕药的妇女,因为使用口服避孕药能改变正常妇女和 PCOS 妇女的卵巢形态。如果存在优势卵泡(>10 mm)或黄体的证据,需在下个周期再做超声检查和测定基础体温。

表 5-4 多囊卵巢的诊断标准

1.每侧卵巢至少有 12 个直径为 2～9 mm 的卵泡
2.卵巢体积增大(>10 mL),用简化的公式 0.5×长(cm)×宽(cm)×厚度(cm)来计算卵巢的体积只要一侧卵巢
满足上述两项中的一项即可诊断为多囊卵巢

(四)排除相关疾病

排除先天性肾上腺皮质增生、库欣综合征和分泌雄激素的肿瘤等临床表现相似的疾病,对诊断 PCOS 非常重要。当血睾酮水平≥1.5 ng/mL时应除外分泌雄激素的肿瘤,患者有向心性肥胖、满月脸等体征时应除外库欣综合征。当环丙孕酮/炔雌醇对降低雄激素的疗效不明显时,应考虑排除21-羟化酶缺陷引起的不典型肾上腺皮质增生症。

高雄激素血症患者常规除外甲状腺功能失调的意义有限，因为其在高雄激素血症患者中的发生率并不比正常生育年龄妇女中的发病率高。在评估高雄激素血症患者时应常规测定催乳素，目的是排除高催乳素血症。需要注意的是许多高雄激素血症患者的催乳素水平可处于正常范围的上限或稍微超过正常范围。严重的胰岛素抵抗综合征（如高雄激素血症-胰岛素抵抗-黑棘皮综合征或Hairan综合征）不难诊断，因为这些患者往往有典型的黑棘皮病。

（五）胰岛素抵抗

胰岛素抵抗在PCOS妇女中，无论是肥胖的还是不肥胖的，都很常见（高达50%）。但基于以下理由鹿特丹标准并未把胰岛素抵抗列为PCOS的诊断标准。

（1）PCOS妇女中所报道的胰岛素抵抗的发生率，因所使用试验的敏感性和特异性的不同，以及PCOS的异质性而不同。

（2）缺乏标准的全球性的胰岛素分析。

（3）目前尚没有在普通人群中探查胰岛素抵抗的临床试验。公认的评估胰岛素抵抗的最佳方法是正常血糖钳夹试验，但该方法操作复杂，患者依从性差，因此只适于小样本的科学研究，不适于临床应用。

国内、外许多学者都通过计算OGTT试验的胰岛素水平曲线下面积与血糖水平曲线下面积比值，来评估胰岛素抵抗状况，可是该方法无法给出判断胰岛素抵抗的参考值，因此不能用于胰岛素抵抗的诊断。目前，临床上常用的诊断胰岛素抵抗的指标有胰岛素敏感指数（ISI）和HOMA-IR，这两个指数都是根据空腹胰岛素水平和葡萄糖水平计算出来的。它们的优点是计算简便，患者依从性高；缺点是不能反映胰岛素水平的正常生理变化和β细胞的功能变化。目前使用的ISI和HOMA-IR的参考值不是来自大规模的多中心研究，因此其可靠程度令人质疑。

（4）目前缺少资料证明，胰岛素抵抗的指标可预测对治疗的反应，因此这些指标在诊断PCOS及筛选治疗方面的作用尚不明确。2003年，鹿特丹共识关于代谢紊乱筛选的总结如下：①对诊断PCOS来说没有一项胰岛素抵抗试验是必需的，它们也不需要选择治疗。②应该对肥胖型PCOS妇女做代谢综合征的筛选，包括用口服糖耐量试验筛选葡萄糖不耐受。③对不肥胖的PCOS妇女有必要做进一步的研究以确定这些试验的使用，尽管在胰岛素抵抗额外危险因素如糖尿病家族史存在时需要对这些试验加以考虑。

（六）鉴别诊断

1.多囊卵巢

虽然患者的卵巢皮质内见多个小卵泡，呈多囊改变，但患者的月经周期规则、有排卵，内分泌激素测定无异常发现。

2.库欣综合征

由于肾上腺皮质增生，肾上腺皮质分泌大量的皮质醇和雄激素。临床上表现为月经失调、向心性肥胖、紫纹和多毛等症状。内分泌激素测定：LH在正常范围、皮质醇水平升高，小剂量的地塞米松试验无抑制作用。

3.迟发性21-羟化酶缺陷症

临床表现与PCOS非常相似，诊断的依据是17-羟孕酮的升高和有昼夜规律的ACTH-皮质醇分泌。

4.卵巢雄激素肿瘤

患者体内的雄激素水平更高，睾酮多数>3 ng/mL，男性化体征也更显著。超声检查可协助诊断。

5.高催乳素血症

患者虽有月经稀发或闭经，可是常伴有溢乳。内分泌激素测定除发现催乳素水平升高外，余无特殊。

四、治疗

由于PCOS的具体发病机制尚不清楚，因此现在的治疗都达不到治愈的目的。PCOS治疗的目的是解决患者的需求，减少远期并发症。

（一）一般治疗

对于肥胖的PCOS患者来说，控制体重是最重要的治疗手段之一。控制体重的关键是减少饮食和适当增加体育锻炼。一般来说不主张使用药物控制体重，除非患者极度肥胖。

1.控制饮食

节食是治疗肥胖最常见的方法，优点是短时间内就可使体重下降。如果每天膳食能量缺乏5 021 kJ(1 200 kcal)，10～20周后患者的体重就可以下降15%。节食的缺点是不容易坚持，为了达到长期控制体重的目的，现在不主张过度节食。刚开始减肥时，每天膳食能量缺乏2 092 kJ(500 kcal)，坚持6～12个月体重可以下降5～10 kg。每天膳食缺乏418 kJ(100 kcal)时，可以保持体重不增加。

在节食的同时，还应注意食物结构。建议患者总的能量摄入不低于5 021 kJ/d，其中15%～30%的能量来自脂肪，15%的能量来自蛋白质，55%～60%来自糖类。患者应不吃零食，少吃或不吃油炸食品和含油脂高的食品，多吃蔬菜和水果。喝牛奶时，应选择脱脂牛奶或脂肪含量少的牛奶。另外，每天的膳食还应保证提供足够的维生素和微量元素。

2.增加体力活动

体力活动可以消耗能量，因此对控制体重有帮助。为降低体重，患者每天应坚持中等强度的体育锻炼60分钟。如果做不到上述要求，那么适当增加体力活动也是有意义的。步行或骑自行车1小时，可以消耗能量251～836 kJ(60～200 kcal)。

每天坚持体育锻炼对很多人来说不现实。但是，每天适当增加体力活动还是可行的。为此建议患者尽量避免长时间的久坐少动，每天坚持有目的的步行30～60分钟(有条件的可以做中等强度的体育锻炼)，这对控制体重很有帮助。

体重减少5%～10%后，患者有可能恢复自发排卵。体重减轻对改善胰岛素抵抗和高雄激素血症也有益，临床上表现为空腹胰岛素、睾酮水平降低，SHBG水平升高，黑棘皮病、多毛和痤疮症状得到改善。另外，控制体重对减少远期并发症，如糖尿病、心血管疾病、子宫内膜癌等也有帮助。

（二）治疗高雄激素血症

高雄激素血症是PCOS的主要临床表现。当患者有高雄激素血症，但无生育要求时，采用抗高雄激素血症疗法。有生育要求的患者，也应在雄激素水平恢复正常或下降后，再治疗不孕症。

1.螺内酯

螺内酯又名安体舒通。该药原本用作利尿剂，后来发现它有抗雄激素的作用，所以又被用于治疗高雄激素血症。治疗方案：螺内酯20 mg，每天 3 次，口服，最大剂量每天可用至 200 mg，连续使用 3～6 个月。在治疗的早期患者可能有多尿表现，数天以后尿量会恢复正常。肾功能正常者一般不会发生水和电解质的代谢紊乱。如果患者有肾功能损害，应禁用或慎用该药。在使用螺内酯时，往往会出现少量、不规则出血。由于螺内酯没有调节月经的作用，因此如果患者仍然有月经稀发或闭经，须定期补充孕激素，以免发生子宫内膜增生症或子宫内膜癌。

2.复方口服避孕药

PCOS 的雄激素主要来自卵巢，卵巢分泌雄激素的细胞主要是卵泡膜细胞。LH 能刺激卵泡膜细胞分泌雄激素，当 LH 水平降低时，卵泡膜细胞分泌的雄激素减少。复方口服避孕药能负反馈地抑制垂体分泌 LH，减少卵巢雄激素的分泌，因此可用于治疗多毛和痤疮。另外，复方口服避孕药还有调整月经周期的作用。

(1)复方甲地孕酮片：又称避孕片 2 号，每片含甲地孕酮 1 mg、炔雌醇 35 μg。治疗方案：从月经周期的第 3～5 天开始每天服用 1 片，连服 21 天后等待月经来潮。

(2)复方去氧孕烯片：为短效复方口服避孕药，每片复方去氧孕烯片含去氧孕烯 150 μg、炔雌醇 30 μg。治疗方案：从月经周期的第 3～5 天开始每天服用 1 片，连服 21 天后等待月经来潮。

(3)环丙孕酮/炔雌醇：为短效复方口服避孕药，每片环丙孕酮/炔雌醇含环丙孕酮 2 mg、炔雌醇 35 μg。由于环丙孕酮具有很强的抗雄激素活性，因此环丙孕酮/炔雌醇除了能通过抑制 LH 的分泌来治疗高雄激素血症外，还能通过环丙孕酮直接对抗雄激素来治疗高雄激素血症。总的来讲，环丙孕酮/炔雌醇的疗效优于复方甲地孕酮片和复方去氧孕烯片。治疗方案：从月经周期的第 3～5 天开始每天服用 1 片，连服 21 天后等待月经来潮。

3.地塞米松

地塞米松为人工合成的长效糖皮质激素制剂，它对下丘脑-垂体-肾上腺皮质轴有负反馈抑制作用，对肾上腺皮质雄激素的分泌有抑制作用。如果患者体内的 DHEAS 水平升高，提示肾上腺皮质来源的雄激素增多，可给予地塞米松治疗。一般情况下较少使用地塞米松，往往在氯米芬疗效欠佳且 DHEAS 升高时才使用地塞米松。方法：地塞米松 0.50～0.75 mg/d。一旦确诊怀孕，应立即停用地塞米松。为了避免肾上腺皮质功能受到抑制，地塞米松治疗时间一般不超过 3 个月。

4.非那雄胺

非那雄胺是 20 世纪 90 年代研制开发的新一类Ⅱ型 5α-还原酶抑制剂，其结构与睾酮相似，临床上主要用于治疗前列腺疾病，近年也开始用于治疗女性高雄激素血症。非那雄胺每片 5 mg，治疗前列腺增生时的剂量是 5 mg/d，女性用药的剂量需要摸索。

5.氟他胺

氟他胺为非类固醇类雄激素受体拮抗剂。临床证据表明，其抗高雄激素血症的疗效不亚于螺内酯。用法：氟他胺每次 250 mg，每天 1～3 次。抗雄激素治疗 1～2 个月后痤疮体征就会得到改善，6～12 个月后多毛体征得到改善。在治疗高雄激素血症时，一般至少治疗 6 个月才停药。在高雄激素血症改善后，改用孕激素疗法。患者往往在停止抗高雄激素血症治疗一段时间后又复发，复发后可以再选用抗高雄激素疗法。有学者认为没有必要在高雄激素血症缓解后仍长期使用抗高雄激素疗法。

（三）治疗高胰岛素血症

1.控制体重

对肥胖患者来说，治疗高胰岛素血症首选控制体重。控制体重的关键是减少饮食和适当增加体育锻炼。

2.二甲双胍

二甲双胍能抑制肝糖原的合成，提高周围组织对胰岛素的敏感性，从而减少胰岛素的分泌。降低血胰岛素水平，是目前用于改善胰岛素抵抗最常见的药物。由于 PCOS 中胰岛素抵抗的发生率较高，因此从 20 世纪 90 年代以来二甲双胍越来越普遍地用于治疗 PCOS。治疗方案：二甲双胍 250～500 mg，每天 3 次，口服。部分患者服用后有恶心、呕吐、腹胀或腹泻不适，继续服药 1～2 周后症状会减轻或消失，少部分患者会因无法耐受该药而终止治疗。

许多研究均报道二甲双胍能通过改善胰岛素抵抗来降低雄激素水平，促进排卵。因此，许多学者在联合使用二甲双胍和氯米芬治疗耐氯米芬的 PCOS 患者时取得了很好的疗效。可是，在对 1966－2002 年发表的有关文献分析后却发现，根据当时的资料无法确定二甲双胍治疗 PCOS 不孕症的疗效。二甲双胍也可用于无生育要求的育龄期 PCOS 患者，研究报道胰岛素抵抗和高雄激素血症可因此得到改善。无胰岛素抵抗的育龄期 PCOS 患者可否使用二甲双胍，尚有待进一步的研究。

青春期 PCOS 患者可否使用二甲双胍治疗，目前还存在很大的争议。理论上讲，二甲双胍能改善胰岛素抵抗，减少糖尿病和心血管疾病的发生率。可是糖尿病和心血管疾病多发生在 40 岁以后，青春期 PCOS 患者使用二甲双胍治疗 20 年（或以上）是否安全，根据目前的文献无法回答该问题。间断或短期使用二甲双胍与不使用二甲双胍有何区别一，目前也不清楚。

3.罗格列酮

该药为噻唑烷二酮类药物，其主要功能是改善胰岛素抵抗，因此被称为胰岛素增敏剂。用法：罗格列酮 2～8 mg/d。其疗效优于二甲双胍。罗格列酮可能有肝毒性作用，因此在使用期间应严密随访肝功能。目前，在治疗胰岛素抵抗时往往首选二甲双胍，如果二甲双胍疗效欠佳，则加用罗格列酮。对重度胰岛素抵抗，开始时就可以联合使用二甲双胍和罗格列酮。

改善胰岛素抵抗时首选饮食控制和体育锻炼，当饮食控制和体育锻炼效果不佳时才加用二甲双胍和罗格列酮。在药物治疗时应继续坚持饮食控制和体育锻炼，一旦确诊患者怀孕应停用二甲双胍或罗格列酮。

一般来说，一旦选用二甲双胍治疗，至少使用 6 个月。一般在使用二甲双胍 6 个月后对患者进行评价，如果胰岛素抵抗得到改善，则停用二甲双胍。在停药随访期间，如果再次出现明显的胰岛素抵抗，则再选用二甲双胍治疗。

（四）建立规律的月经周期

如果多毛和痤疮不严重，且又无生育要求，可采用补充激素的方式让患者定期来月经，这样可以避免将来发生子宫内膜增生或子宫内膜癌。

1.孕激素疗法

每月使用孕激素 5～7 天，停药后 1～7 天可有月经来潮。例如，甲羟孕酮 8～12 mg，每天 1 次，连续服用 5～7 天。甲地孕酮 6～10 mg，每天 1 次，连续服用 5～7 天。该方案适用于体内有一定雌激素水平的患者（如子宫内膜厚度≥7 mm），停药后 1 周左右会有月经来潮。如果撤药性出血较多，可适当延长孕激素的使用天数。

孕激素疗法的优点是使用方便，患者容易接受。如果没有特殊情况，该方案可以长期使用。在采用孕激素治疗时，如果患者出现明显的高雄激素血症的临床表现，需要改用降雄激素治疗。如果患者有生育要求，可改用促排卵治疗。

2.雌、孕激素序贯治疗

每月使用雌激素 20～22 天，在使用雌激素的最后 5～7 天加用孕激素。例如，戊酸雌二醇 1～2 mg，每天 1 次，连续服用 21 天；从使用戊酸雌二醇的第 15 天开始加用甲羟孕酮 10 mg，每天 1 次，连续服用 7 天。停药后 1～7 天有月经来潮。使用 3～6 个周期后可停药，观察患者下一周期有无月经自发来潮，如果有月经自发来潮可继续观察下去；如无月经自发来潮，则继续使用激素治疗。

由于许多 PCOS 患者体内的雌激素水平并不低，所以大多数情况下不需要采用此方案。如果患者体内雌激素水平偏低，单用孕激素治疗。患者的月经量偏少或无“月经”，可以选择该方案。

3.雌、孕激素联合治疗

每月同时使用雌激素和孕激素 20～22 天。例如，戊酸雌二醇 1～2 mg，每天 1 次，连续服用 21 天；在使用戊酸雌二醇的同时服用甲羟孕酮 4 mg。停药后 1～7 天就有月经来潮。长期使用雌、孕激素联合治疗，患者的月经会逐步减少，如果停药后无月经来潮，应首先排除妊娠可能，如果没有怀孕则说明子宫内膜生长受到抑制，此时可改用雌、孕激素序贯治疗。雌、孕激素连续治疗 3～6 个周期后可停药，观察下一周期有无月经自发来潮，如果有月经自发来潮则继续观察下去；如无月经自发来潮，可继续使用激素治疗。

复方口服避孕药属于雌、孕激素联合治疗。由于复方口服避孕药使用方便，治疗高雄激素血症和多囊卵巢综合征的疗效好，因此临床上在考虑雌、孕激素联合治疗时往往选择复方口服避孕药。

(五)促卵泡发育和诱发排卵

仅适用于有生育要求者。无生育要求者一般不采用此治疗方法。为提高受孕的成功率，在促排卵之前往往先治疗高雄激素血症和胰岛素抵抗，使血睾酮、LH 和胰岛素水平恢复至正常范围，增大的卵巢恢复正常，卵泡数减少。

1.氯米芬

氯米芬为雌激素受体拮抗剂，它能竞争性地结合下丘脑、垂体上的雌激素受体，解除雌激素对下丘脑-垂体-卵巢轴的抑制，促进卵泡的发育。氯米芬为 PCOS 患者促卵泡发育的首选药。氯米芬治疗 PCOS 时，排卵成功率可高达 80%，但受孕率却只有 40%。目前认为受孕率低下与氯米芬拮抗雌激素对子宫内膜和宫颈的作用有关。

从月经周期的第 2～5 天开始服用氯米芬，开始剂量为 50 mg，每天 1 次，连续服用 5 天。停药 5 天开始进行卵泡监测。宫颈黏液评分，可了解氯米芬是否抑制宫颈黏液的分泌。超声检查，可了解卵泡发育情况和子宫内膜厚度。

一般停用氯米芬 5～10 天内会出现直径＞10 mm 的卵泡。如果停药 10 天还没有出现直径＞10 mm 的卵泡，则视为氯米芬无效。卵泡直径＞10 mm 时，应每 2～3 天做一次卵泡监测。当成熟卵泡直径＞16 mm 时，肌内注射 HCG 6 000～10 000 IU 诱发排卵，一般在注射 HCG 36 小时后发生排卵。

如果低剂量的氯米芬无效，下个周期可以增加剂量。氯米芬的最大剂量可以用到 200 mg/d。

不过，许多医生认为没必要使用大剂量的氯米芬（>100 mg/d），有研究表明使用大剂量的氯米芬并不增加诱发排卵的成功率。当氯米芬治疗无效时，应改用 HMG+HCG。与 HMG 治疗相比，氯米芬治疗的受孕率较低，不易引起严重的卵巢过度刺激综合征（OHSS）。

如果氯米芬抑制宫颈黏液分泌，就表现为卵泡发育与宫颈黏液不同步。此时可加用戊酸雌二醇 1～2 mg/d，以改善宫颈黏液。部分患者的宫颈黏液因此得到改善，但是也有许多患者无效。如果无效，则采用人工授精。肌内注射 HCG 前停用戊酸雌二醇。

如果氯米芬抑制子宫内膜的生长，就表现为卵泡发育与子宫内膜的厚度不一致。此时也可加用戊酸雌二醇 2 mg/d，以刺激内膜生长。但是该治疗方法往往无效。临床上如果出现氯米芬抑制内膜生长的情况，往往改用其他药物治疗，如 HMG 等。对诊断为氯米芬抵抗的患者来说，加用地塞米松或二甲双胍可能有效。许多报道发现地塞米松或二甲双胍，尤其是二甲双胍，能提高氯米芬治疗的成功率。

氯米芬的不良反应有多胎和卵巢过度刺激。一般来说，氯米芬很少引起严重的卵巢过度刺激综合征，所以还是很安全的。

2.他莫昔芬

他莫昔芬与氯米芬一样也是雌激素受体拮抗剂，其作用机制与氯米芬相似，也是通过解除雌激素对下丘脑-垂体-卵巢轴的抑制，促进卵泡的发育。临床上较少使用他莫昔芬。从月经周期的第 2～5 天开始服用他莫昔芬 20～40 mg，每天 1 次，连续服用 5 天。用药过程中需监测卵泡的发育。当成熟卵泡的直径达到 18～20 mm 时，肌内注射 HCG 6 000～10 000 U，36 小时后发生排卵。

他莫昔芬也可以抑制宫颈黏液的分泌和子宫内膜的生长。如果出现这些情况，可以参考氯米芬的处理方法。

3.来曲唑

来曲唑是第 3 代非类固醇芳香化酶抑制剂，临床上主要用于治疗乳腺癌，近年来也开始用于诱发排卵的治疗。来曲唑能抑制雌激素的合成，减轻雌激素对下丘脑-垂体-卵巢轴的抑制作用，这是来曲唑诱发排卵的机制。用法：从月经周期的第 2～4 天开始服用来曲唑 2.5～7.5 mg，每天 1 次，连续服用 5 天。用药过程中需监测卵泡的发育。当成熟卵泡的直径达到 18～20 mm 时，肌内注射 HCG 6 000～10 000 U，36 小时后发生排卵。

有研究表明来曲唑诱发排卵的成功率优于氯米芬。另外，来曲唑没有对抗宫颈和子宫内膜的缺点。由于来曲唑半衰期短，因此有作者推测它可能对胎儿无不利影响。来曲唑用于诱发排卵的时间还很短，远期不良反应还有待于进一步的观察。

由于来曲唑治疗的资料还很少，因此临床上应慎用。

4.人绝经期促性腺激素（HMG）

该药是从绝经妇女的尿液中提取的，每支含 FSH 和 LH 各 75U，适用于氯米芬治疗无效的患者。

从月经周期的第 2～5 天开始每天肌内注射 HMG，起步剂量是 1 支/天，治疗期间必须监测卵泡发育的情况。一般在使用 3～5 天后做第一次超声监测，如果卵泡直径>10 mm，应缩短卵泡监测间隔时间。当 B 超提示优势卵泡直径达 16～20 mm 时，停用 HMG，肌内注射 HCG 5 000～10 000 U，48 小时后复查 B 超了解是否排卵。

如果卵泡持续 1 周不增大，则增加剂量至 2 支/天。如果治疗 2 周还没有优势卵泡出现，应考虑该周期治疗失败。

HMG 治疗的并发症有卵巢过度刺激综合征(OHSS)和多胎妊娠。严重的 OHSS 可危及患者的生命,因此在使用 HMG 时应严密监测卵泡的发育,一旦发现有 OHSS 的征象,应立即采取适当的措施。当超声检查发现一侧卵巢有 3 个以上直径＞14 mm 的优势卵泡或卵巢直径＞5 cm时容易发生严重的 OHSS,此时应建议患者放弃使用 HCG。在采用雌激素测定监测卵泡发育时,雌二醇浓度＞2 000 pg/mL 提示有发生 OHSS 的可能。

HMG＋FSH 治疗可能对减少 OHSS 的发生有帮助。由于患者不同,具体用法也不相同。临床上应根据卵泡监测的结果调整剂量。

在使用 HMG 治疗前,如果发现卵巢体积大、卵泡数多,可以先用环丙孕酮/炔雌醇或 GnRH-a 治疗,待卵巢体积缩小后,再给予促排卵治疗。

使用药物怀孕的患者常有黄体功能不全,因此一旦确诊怀孕,立即给予黄体酮或 HCG 肌内注射。用法:黄体酮 20～40 mg/d 或 HCG 1 000～2 000 U/d。有卵巢过度刺激的患者,不宜采用 HCG 保胎。

5.体外受精-胚胎移植术(IVF-ET)

当患者经上述治疗仍达不到怀孕目的时,可以选择 IVF-ET。

6.未成熟卵泡体外培养

近年来,未成熟卵泡体外培养也开始用于治疗 PCOS 引起的不孕,该方法的优点是可以避免 OHSS。

(六)手术治疗

由于手术疗效有限,因此近年来不主张手术治疗。手术治疗仅限于迫切要求生育且要求手术治疗的患者。在手术治疗后的 3～6 个月内,由于卵泡液的丢失,卵巢局部雄激素水平有所降低,所以患者可能有自发排卵。手术 6 个月后,卵巢局部雄激素水平又恢复至手术前水平,卵泡发育及排卵存在障碍,此时患者很难自然怀孕。

1.腹腔镜下行皮质内卵泡穿刺及多点活检

术中注意避免过多使用电凝,否则会灼伤周围组织,从而影响卵巢的功能,引起卵巢早衰。

2.经腹卵巢楔形切除术

此法是最早用于多囊卵巢的手术方法,由于术后输卵管、卵巢周围的粘连率高,近年来已被腹腔镜手术所替代。本手术楔形切除的卵巢组织不应大于原卵巢组织的 1/3,以免引起卵巢早衰。

(杨云霞)

第四节　卵巢过度刺激综合征

卵巢过度刺激综合征(ovarian hyperstimulation syndrome,OHSS)是一种以促排卵为目的而进行卵巢刺激时,特别在体外受精(IVF)辅助生育技术中,所发生的医源性疾病,是辅助生殖技术最常见且最具潜在危险的并发症,严重时可危及生命,偶有死亡病例报道。

OHSS 为自限性疾病,多发生于超促排卵周期中的黄体期与早妊娠期,发病与 HCG 的应用密不可分。按发病时间分为早发型与晚发型两种；早发型多发生于 HCG 应用后的 3～9 天内，其病情严重程度与卵泡数目、E_2 水平有关。如无妊娠，10 天后缓解，如妊娠则病情加重。晚发型多发生于 HCG 应用后10～17 天，与妊娠尤其是多胎妊娠有关。

一、流行病学

大多数 OHSS 病例的发生与应用促性腺激素进行卵巢刺激有关，尤其发生在体外受精助孕技术应用促性腺激素进行卵巢刺激后；也有病例在应用氯米芬后被观察到；非常个别的病例报道发生在未行卵巢刺激而自然受孕的早孕期，称为自发性 OHSS。

（一）OHSS 的高危因素

OHSS 的高危因素包括原发性高危因素和继发性高因素。

1.原发性高危因素

（1）年龄＜35 岁。

（2）身体瘦弱。

（3）PCOS 患者或 B 超下卵巢表现为“项链”征的患者。

（4）既往有 OHSS 病史。

2.继发性高危因素

（1）血 E_2＞3 000 pg/mL。

（2）取卵日卵泡数＞20 个。

（3）应用 HCG 诱导排卵与黄体支持。

（4）妊娠。

（二）发病率

OHSS 发病率的不同依赖于患者因素、监测方法与治疗措施。轻度 20％～33％；中度 3％～6％；重度 0.1％～2.0％。轻度病例的发生在用促性腺激素进行控制性卵巢刺激的 IVF 中将近 30％或更多，但由于症状与体征的温和往往不被认识。通常 IVF 中少于 5％的患者将可能发展为中度症状，1％患者将发展为重度症状。妊娠患者的发病率是非妊娠患者的 4 倍。

二、病理生理学

OHSS 是在促排卵后卵泡过度反应的结果，但发生在黄体期 LH 峰后或外源性 HCG 应用后。其严重性与持续时间因为应用外源性 HCG 进行黄体支持及内源性 HCG 水平的升高而加重与延长。其病理生理机制于 1983 年由 Haning 等首次提出，现已认为促排卵后卵巢内生成一种或几种由黄体颗粒细胞分泌的血管活性因子，其释放入血，可以引起血管通透性升高、液体渗出，导致第三腔隙液体积聚，从而形成胸腔积液、腹水，继而导致血液浓缩与血容量减少，甚至血栓形成（图 5-2）。

可能参与 OHSS 病理生理的因子目前研究认为有肾素-血管紧张素系统（RAS）中的活性肾素与血管紧张素Ⅱ、血管内皮生长因子（VEGF）、其他细胞因子家族与内皮素等。这些因子较多文献报道参与了卵泡与黄体生成的正常生理过程。促排卵后过多卵泡被刺激生长，HCG 应用后形成的黄体使这些血管活性因子生成量增加，它们直接或间接进入血液循环甚至腹腔，引起广泛的血管内皮通透性增加从而形成胸腔积液与腹水，偶有严重者发生心包积液、全身水肿。胸腔、腹腔穿刺后这些物质的减少有助于毛细血管通透性的降低，临床上可改善病情。

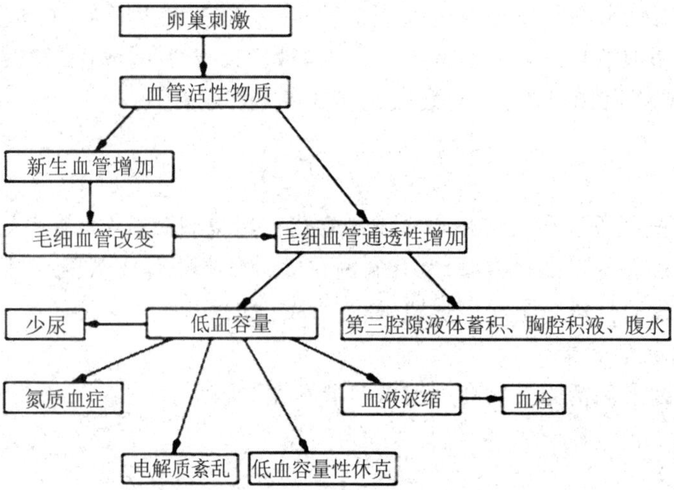

图 5-2 OHSS 的病生理改变

文献报道表明血管紧张素Ⅱ在 OHSS 患者的血清、卵泡液中含量比促排卵未发生 OHSS 者显著升高，并且随着病情好转明显降低；免疫组化显示排卵前卵泡的颗粒细胞与黄体细胞内均存在血管紧张素Ⅱ与其两型受体 AT_1、AT_2；动物实验中应用 ACEI 阻断血管紧张素Ⅱ生成，降低了 OHSS 的发生率。因此我们的研究提示卵巢内 RAS 以自分泌的形式引起或参与了 OHSS 的发病。

与 OHSS 发生的相关因子还包括 VEGF。过多的 VEGF 引起的血管过度新生导致血管通透性增加。颗粒细胞生成的 VEGF 可被 HCG 升调节，血与腹水中非结合性 VEGF 的水平随 OHSS 的发展而升高，因此有作者认为非结合性 VEGF 的水平与 OHSS 的严重性相关。VEGF 的作用是通过 VEGFR-2 完成的，动物实验中应用 VEGFR-2 的特异抗体（SU5416）可以阻断 VEGFR-2 的细胞内磷酸化而致血管通透性降低，从而抑制 OHSS 的发展。

家族自发性 OHSS 可能是由于 FSH 受体的变异，导致其对 HCG 的过度敏感所致。因此本病多在同一患者重复发生，或同一家族中多人发病。发病与妊娠相关，其中最多一例患者 6 次妊娠均发病。与医源性 OHSS 不同，其发病时间多在妊娠 8～14 周，亦即内源性 HCG 升高之后，作用于变异的 FSH 受体，引发卵巢内窦卵泡生长发育，之后 HCG 又作用于 LH 受体，而致卵泡黄素化，启动 OHSS 的病理生理过程。

三、对母儿的影响

（一）OHSS 与妊娠

1.OHSS 对妊娠率的影响

OHSS 的发生与妊娠密切相关，妊娠是晚发型 OHSS 的发病因素之一，因此在 OHSS 人群妊娠率往往高于非 OHSS 人群。有资料显示 OHSS 患者妊娠率约 82.8%，明显高于非 OHSS 人群 32.5%，符合 OHSS 的发患者群的倾向性。但是对于早发型 OHSS 对移植后是否影响胚胎着床一直存在争议。有学者认为 OHSS 患者中过高的 E_2 水平，以及 P/E_2 比例的改变，尤其是后者对内膜的容受性产生影响，从而降低妊娠率；过高的细胞因子如 IL-6 也将降低妊娠率；OHSS 患者的卵子与胚胎质量较非 OHSS 患者差，从而影响妊娠率；但也有研究发现相反结论：OHSS 妊娠患者与未妊娠患者相比 E_2 水平反而略高；OHSS 患者虽高质量卵子比例低于非

OHSS患者，但因其获卵数多，最终高质量胚胎数与非OHSS患者无差异。而也有学者观察到早发型OHSS患者移植后的妊娠率为60.5%，较非OHSS人群32.5%的妊娠率高，支持后者观点。

2.妊娠对OHSS的影响

有研究发现妊娠与晚发型OHSS密切相关，并影响了OHSS病程的长短；妊娠与病情轻重虽无显著性相关，但病情重者与多次腹腔穿刺患者均为妊娠患者，进一步说明了妊娠影响了OHSS病情的发展与转归。

(二)中重度OHSS对孕期流产的影响

中重度OHSS是否会增加妊娠流产率，文献报道较少。多数研究认为过高的E_2水平，血管活性因子包括肾素-血管紧张素、细胞因子、前列腺素水平改变，以及OHSS病程中的血流动力学变化、血液浓缩、低氧血症、肝肾功能异常等，都将增加早期妊娠流产率。有学者对同期OHSS与非OHSS患者进行了对比分析，两组总体流产率(早期流产+晚期流产)相近，分别为16.9%与18.7%，与Mathur的结果相同。我们同时观察到妊娠丢失与患者的继发妊娠所致病情加重、病程延长有一定的相关性，但并未改变总体流产率。这一点可能与我们在发病早期就积极进行扩容治疗有关，扩容后改变了原先的血液浓缩状态，甚至降低了妊娠期的血液浓缩状态，减轻了因高凝状态、低氧血症等对妊娠的不良影响，因此中度、病程短的患者妊娠丢失率降低，而病情越重、病程越长，引起的血液改变、肝功升高等持续时间延长，相应地增加了妊娠丢失。

(三)中重度OHSS对远期妊娠的影响

有文献报道OHSS患者因血液浓缩，血栓素与肾素-血管紧张素水平升高，孕期并发症如子痫前期与妊娠期糖尿病的发生率升高；但Wiser的研究显示OHSS患者中子痫前期与妊娠期糖尿病的发病率与对照组无差异。也有研究发现妊娠期并发症包括PIH、GDM与前置胎盘的发病率略高于对照组，但无统计学差异，支持后者观点；且与对照组相比正常分娩比例、出生缺陷率相同；早产与低体重儿比例略高于对照组，但无统计学差异，这点可能与OHSS组双胎率略高有关；发病早晚、病情轻重、病程长短也均未影响早产率与低体重儿比例，而双胎与早产、双胎与低体重儿均显著性相关，此结果与常规妊娠结局相同。因此我们认为OHSS的发生并未影响远期的妊娠发展，未增加妊娠期并发症，对妊娠的分娩结局(包括早产率与低体重儿率)也未产生不良影响。

四、临床表现

(一)胃肠道症状

轻度患者可有恶心、呕吐、腹泻，因卵巢增大与腹水增多，腹胀逐渐加重。

(二)腹水

腹胀加重，腹部膨隆，难以平卧；腹壁紧绷即称为张力性腹水，有腹痛感；膈肌被压迫上抬可出现呼吸困难。

(三)胸腔积液

多数单独发生，30%患者合并有腹水；胸腔积液可单侧或双侧发生；表现为咳嗽，胸腔积液加重致肺组织萎缩出现呼吸困难。

(四)呼吸系统症状

胸腔积液与大量腹水可致胸闷、憋气、呼吸困难；发生肺栓塞或成人呼吸窘迫综合征

(ARDS)时出现呼吸困难,并有低氧血症。

(五)外阴水肿

张力性腹水致腹部压力增大,特别是久坐或久立后,压迫下腔血管使其回流受阻,甚至引起整个大阴唇水肿。

(六)肝功异常

液体渗出可致肝水肿,约25%患者出现肝酶升高,AST↑,ALT↑,ALP往往处于正常值上限,肝功升高水平与OHSS病情轻重相关,并随病情的好转恢复正常。

(七)肾功能异常

血容量减少或因大量腹水致腹腔压力增大,导致肾灌注减少,出现少尿、低钠血症、高钾血症与酸中毒,严重时出现BUN↑,Cr↑,也随病情好转恢复正常。

(八)电解质紊乱

液体渗出同时入量不足,出现少尿甚至无尿;另外可能出现低钠、高钾血症或酸中毒表现。

(九)低血容量性休克

液体渗出至第三腔隙,血容量减少可发生低血容量性休克。

(十)血栓

发病率在重度OHSS患者中约占10%,多发生于下肢、脑、心脏与肺,出现相应部位症状,发病时间甚至出现在OHSS好转后的数周。血栓形成是OHSS没有得到及时正确的治疗而发生的极严重后果,危及患者生命,甚至可留下永久性后遗症,必须予以积极防治。

OHSS具有自限性,如未妊娠它将在月经来潮时随着黄体溶解自然恢复。表现为腹水的进行性减少与尿量的迅速增多。如果妊娠,在排卵后的第2周,由于升高的内源性HCG,症状与体征将进一步持续或加重,如果胚胎停育,OHSS症状也可自行缓解。临床处理经常需要持续2~4周时间,一般在孕6周后逐渐改善。

五、诊断

依据促排卵史、症状与体征,结合B超下腹水深度与卵巢大小的测量,检测血细胞比容(HCT)、WBC、电解质、肝功能、肾功能等,以诊断OHSS及其分度,并确定病情严重程度。

六、临床分级

1989年Golan等根据临床症状、体征、B超,以及实验室检查将其分为轻、中、重三度及五个级别(表5-5)。

表5-5　OHSS的Golan分级

	轻	中	重
Ⅰ	仅有腹胀及不适		
Ⅱ	Ⅰ+恶心、呕吐,腹泻卵巢增大5~12 cm		
Ⅲ		Ⅱ+B超下有腹水	
Ⅳ			Ⅲ+临床诊断胸腔积液/腹水,呼吸困难

续表

轻	中	重
Ⅴ		Ⅳ＋低血容量改变，血液浓缩，血液黏度增加，凝血异常，肾血流减少，少尿、肾功能异常，低血容量休克

Navot 等于 1992 年又将重度 OHSS 分为严重与危重 2 组，其依据更为重视实验室检查（表 5-6）。

表 5-6　OHSS 的 Navot 分级

重度症状	严重	危重
卵巢增大	≥12 cm	≥12 cm
腹水、呼吸困难	大量腹水伴或不伴呼吸困难	大量腹水致腹部胀痛伴或不伴呼吸困难
血液浓缩	Hct>45%，WBC>15×10^9/L	HCT>55%，WBC>25×10^9/L
少尿	少尿	少尿
血肌酐	0～133 μmol/L	≥1.6 mg/dL
重度症状	严重	危重
肌酐清除率	≥50 mL/min	<50 mL/min
低蛋白血症	重度	重度
	肝功能异常	肾衰竭
	全身水肿	血栓
		AIDS

2010 年 Peter Humaidan 等根据 OHSS 各项客观与主观指标将其分为轻、中、重三度，这一分度临床应用似更简便、明晰（表 5-7）。

表 5-7　OHSS 的 Peter Humaidan 分级

	轻	中	重
客观指标			
直肠窝积液	√	√	√
子宫周围积液（盆腔）		√	√
肠间隙积液			√
Hct>45%		√[a]	√
WBC>15×10^9/L		±[a]	√
低尿量<600 mL/d		±[a]	√
Cr>133 μmol/L		±[a]	±
肝功能升高		±[a]	±
凝血异常			±[c]
胸腔积液			±[c]
主观指标			

续表

	轻	中	重
腹胀	√	√	√
盆腔不适	√	√	√
呼吸困难	±[b]	±[b]	√
急性疼痛	±[b]	±[b]	±[b]
恶心、呕吐	±	±	±
卵巢增大	√	√	√
妊娠	±	±	√

注释：±可有可无；a≥2次，住院；b≥1次，住院；c≥1次，加强监护。

七、治疗

（一）治疗原则

OHSS为医源性自限性疾病，OHSS的病情发展与体内HCG水平相关，未妊娠患者随着月经来潮病情好转；妊娠患者早孕期病情加重。

1.轻度OHSS

被认为在超促排卵中几乎不可避免，患者无过多不适，可不予处理，但需避免剧烈活动以防止卵巢扭转，也应警惕长期卧床休息而致血栓。

2.中度OHSS

可在门诊观察，记24小时尿量，称体重，测腹围。鼓励患者进食，多饮水，尿量应不少于1 000 mL/d，2 000 mL/d以上最佳，必要时可于门诊静脉滴注扩容。

3.重度OHSS

早期与中度OHSS相同，可在门诊观察与治疗，适时监测血常规、电解质与肝功、肾功，静脉滴注扩容液体，必要时行腹腔穿刺；病情加重后应住院治疗。

（1）住院指征：①严重的腹痛与腹膜刺激征。②严重的恶心呕吐，以致影响每天食水摄入。③严重少尿（<30 mL/h）甚至无尿。④张力性腹水。⑤呼吸困难或急促。⑥低血压、头昏眼花或晕厥。⑦电解质紊乱（低钠，血钠<135 mmol/L；高钾，血钾>5.5 mmol/L）。⑧血液浓缩（Hct>45%，WBC>15×10^9/L）。⑨肝功异常。

（2）病情监护：每天监测24小时出入量、腹围、体重，监测生命体征，检查腹部或肺部体征；每天或隔天检测血细胞比容（HCT）、WBC、尿渗透压；每3天或1周监测电解质、肝功、肾功，B超监测卵巢大小及胸腔积液及腹水变化，必要时监测*D*-二聚体或血气分析，以了解治疗效果，病情危重时随时复查。

（二）治疗方法

1.扩容

OHSS因液体外渗第三腔隙致血液浓缩，扩容是最主要的治疗。扩容液体包括晶体液与胶体液。晶体液可选用5%葡萄糖、10%葡萄糖、5%葡萄糖盐或乳酸林格液，但避免使用盐林格液；一般晶体液用量为500～1 500 mL。只用晶体液不能维持体液平衡，因此需加用胶体液，如清蛋白、贺斯、右旋糖酐-40、冰冻血浆等胶体液扩容。

(1)清蛋白:为低分子量蛋白质,由肝产生,75%的胶体渗透压由其维持,50 g 的清蛋白可以使大约 800 mL 液体 15 分钟内回流至血液循环中;同时可以结合并运送大分子物质如一些激素、脂肪酸、药物等,以减少血中血管活性物质的生物浓度。OHSS 患者因液体外渗,血中清蛋白浓度降低,因此最初选用清蛋白作为扩容药物,可用 10～20 g/d 静脉滴注,如病情加重,最大剂量可用至 50 g/d。但因清蛋白为血液制品,有传播病毒等风险,现在临床应用已严格控制,因此仅用于低蛋白血症的患者。

(2)羟乙基淀粉:平均分子量为 200 000,半衰期大于 12 小时,可有效降低血液黏度、血细胞比容,减少红细胞聚集;因其为糖原结构,在肝内分解,因此不影响肝肾功能,并可显著改善肌酐清除率;因无抗原性,是血浆代用品中变态反应率最低的一种。静脉滴注剂量为 500～1 000 mL/d,应缓慢静脉滴注以避免肺部充血。因其价格低于清蛋白,且为非血液制品,现已作为中重度 OHSS 时首选扩容药物。

(3)右旋糖酐-40:可以增加肾灌注量、尿量,降低血液黏滞度,改善微循环,防止血栓形成;但右旋糖酐-40 有降低血小板黏附的作用,有出血倾向者禁用,个别患者存在变态反应,且有临床死亡病例报道:因此临床使用应慎重,一般应用剂量为 500 mL/d。

2.保肝治疗

肝功升高者需用保肝药物治疗,轻度升高者可用葡醛内酯 400～600 mg/d、维生素 C 2～3 g/d静脉滴注;肝功升高,ALT＞100 U/L 时,可加用古拉定 0.6～1.2 g/d 静脉滴注。经治疗后肝功一般不会进一步恶化,并随 OHSS 症状的好转而恢复。

3.胸腔、腹腔穿刺

适应证:①中等量以上胸腔积液伴明显呼吸困难。②重度腹水伴呼吸困难。③纠正血液浓缩后仍少尿(＜30 mL/h)。④张力性腹水。但是在有腹腔内出血或血流动力学不稳定的情况下禁忌腹腔穿刺:腹腔穿刺放水可采用经腹与经阴道两途径。一般多采用经腹途径。穿刺应在扩容后进行,要在 B 超定位下施行,避免损伤增大的卵巢。穿刺不仅可以减少腹腔压力,增加肾血流灌注,从而增加尿量。同时减少了与发病相关的血管活性因子而缩短病程,腹水慢放至不能留出为止,有研究表明最多曾放至约 6 000 mL;穿刺后症状明显缓解,且不增加流产率。有学者认为穿刺后临床治疗效果好于扩容效果,故建议适应证适宜时尽早穿刺。

4.多巴胺

肾衰竭或扩容并腹腔穿刺后仍少尿的患者可应用低剂量多巴胺静脉滴注,用法为 20 mg＋5%葡萄糖250 mL静脉滴注,速度为 0.18 mg/(kg・h),(不影响血压和心率),同时监测中心静脉压、肺楔压。但应注意的是大剂量多巴胺静脉滴注作用于 α 受体,有收缩外周血管作用;而低剂量多巴胺作用于 β_1 受体与 DA 受体,具有扩血管作用,特别是直接扩张肾血管,增加肾血流,同时抑制醛同酮释放,减少肾小管上皮细胞对水钠的重吸收,从而起到排钠利尿的作用。

也有文献报道口服多卡巴胺 750 mg/8 h,临床症状与腹水逐渐好转。也有人曾于腹腔穿刺时于腹腔内应用多巴胺,同样起到增加尿量作用。

5.利尿剂

已达到血液稀释仍少尿(Hct＜38%)的患者可静脉应用呋塞米 20 mg。血液浓缩、低血容量、低钠血症时禁用。过早、过多应用利尿剂,将加重血液浓缩与低血容量而致血栓,视为禁忌。

6.肝素

个人或家族血栓史或确诊血栓者可静脉应用肝素 5 000 U/12 h,另外也有学者认为 48 小时扩容后仍不能纠正血液高凝状态，也应该静脉滴注肝素。如妊娠则肝素用至早孕末，或依赖于OHSS病程及高危因素的存在与否。为了防止血栓栓塞综合征，对于各种原因需制动的患者，可以应用低剂量阿司匹林，但是腹腔穿刺时有出血风险。

7.卵巢囊肿抽吸

B超下抽吸卵巢囊肿可以减少卵巢内血管活性物质的生成，但有引起囊肿破裂、出血可能，因此原则上不建议囊肿抽吸。促排卵后多个卵泡未破裂但妊娠的患者，如病情危重，卵巢>12 cm，放腹水后病情无改善时，可行B超指引下卵巢囊肿抽吸，术后应严密观察有无腹腔内出血征象。

8.终止妊娠

合并严重并发症，如血栓、ARDS、肾衰竭或多脏器衰竭，在持续扩容并反复多次放腹水后仍不能缓解症状时，也可考虑终止妊娠。终止妊娠是OHSS不得已而行的有效治疗方法，随着HCG的下降，OHSS症状迅速好转。终止妊娠的方法首选人工流产术，同时应监测中心静脉压、肺楔压、尿量、血肌酐，以及肌酐清除率、血气分析。

八、预防

(一)个体化刺激方案

首先确认OHSS高危人群。对于瘦小、年轻、有PCO卵巢表现的患者，以及既往发生过OHSS的高危人群，在刺激方案上应慎重。对于PCO患者多采用r-FSH 75～150 U起始，同时可用去氧孕烯炔雌醇片(妈富隆)等避孕药物抑制卵巢反应性。促排卵后一定要B超监测卵泡生长，并应根据个体对药物的敏感性不同及时调整药物剂量。需注意长方案、短方案与拮抗剂方案都可能发生OHSS，即使氯米芬促排卵也有可能。

(二)HCG的应用

因OHSS与HCG密切相关，故HCG的应用与否、应用剂量及使用时间与OHSS的发生密切相关。

1.不用HCG促卵子成熟

在高危人群中不用HCG，可抑制排卵与卵泡黄素化，避免OHSS的发生；但是未应用GnRH激动剂降调节的患者，停用HCG并不能避免自发性LH峰的出现，不能完全防止OHSS的发生。

2.减少HCG量

HCG剂量减至5 000 U甚至3 000 U，与10 000 U相同，均可达到促卵泡成熟效果，并可减少OHSS的发病率并减轻病情，但不能完全避免OHSS的发生。

3.GnRH-a替代HCG促排卵

对未用GnRH激动剂降调节患者，或应用GnRH拮抗剂的患者，可用短效GnRH-a代替HCG激发内源性LH峰，促卵泡成熟。因其作用持续时间明显短于HCG，从而减少OHSS的发生。但GnRH-a有溶黄体作用，未避免临床妊娠率下降，应相应补充雌、孕激素，同时监测血中E_2与P水平，及时调整雌孕激素剂量，维持E_2>200 pg/mL，P>20 ng/mL，文献报道临床妊娠率较HCG组无显著性降低。也有文献报道在使用GnRH-a同时加用小剂量HCG 1 000～2 000 U，使得临床妊娠率可不受影响。GnRH-a可用Triptorelin(商品名达菲林)0.2～0.4 mg，或Buserelin 200 mg×3次。

4.Coasting

对于 OHSS 高危人群，当有 30% 卵泡直径超过 15 mm，血 E_2 >3 000 pg/mL，总卵泡数 >20 个时，停止促性腺激素的使用，而继用 GnRH-a，此后每天测定血中 E_2 浓度，当 E_2 再次降到 3 000 pg/mL 以下时，再应用 HCG，可明显降低 OHSS 的发生率。其理论是根据 FSH 阈值学说，停用促性腺激素后，部分小卵泡因为"饥饿"而闭锁，但大卵泡生长不受影响，从而使得活性卵泡数量减少，以及生成血管活性因子的颗粒细胞数量减少，因而 OHSS 发生率降低。Coasting 的时间如过长则会影响卵母细胞质量、受精率、胚胎质量及妊娠率，因此一般不超过 3 天。

（三）GnRH 拮抗剂方案

对易发生 OHSS 高危人群，促排卵可采用 GnRH 拮抗剂方案，因为此方案可用短效 GnRH-a 代替 HCG 促卵泡成熟，以降低 OHSS 发生。

（四）黄体支持

HCG 的应用增加了 OHSS 的发病率，因而对于高危人群不用 HCG 支持黄体，仅用孕激素支持黄体，可降低 OHSS 发病率。

（五）静脉应用清蛋白

对于高危患者在取卵时静脉应用有渗透活性的胶体物质可以降低 OHSS 的危险与严重程度。对于雌激素峰值达到 3 000 pg/mL 的患者，或大量中小卵泡的患者，推荐在取卵时或取卵后即刻静脉应用清蛋白(25 g)。基于 meta 分析，估计每 18 个清蛋白治疗的患者，有 1 例患者将避免 OHSS。然而对高危患者预防性应用清蛋白仍存在争议，就像关于它的花费与安全性问题存在争议一样。

（六）静脉应用贺斯

取卵后应用贺斯 500～1 000 mL 替代清蛋白静脉滴注，同样可以减少 OHSS 的发生。在我们的随机对照研究中，取卵后静脉滴注贺斯 1 000 mL×3 天，与静脉滴注清蛋白 20 g×3 d，同样起到了减少 OHSS 发病的作用。因其为非生物制品，可避免应用清蛋白所致的感染问题。

（七）选择性一侧卵泡提前抽吸术(ETFA)

应用 HCG 后 10～12 小时行选择性一侧卵泡提前抽吸，可降低 OHSS 发生率，但因结果的不确定性并不过多推荐使用。

（八）多巴胺激动剂

文献报道 VEGF 是参与 OHSS 病理生理机制的重要血管活性因子，内皮细胞上的 VEGFR-2 是其引起血管通透性增加的作用受体；经研究证实多巴胺激动剂可以减少 VEGFR-2 酪氨酸位点的磷酸化，而磷酸化对于 VEGFR-2 的下游信号传导至关重要。因此，多巴胺激动剂通过抑制了 VEGF 的生物学活性而起到减少 OHSS 发病的作用。因此文献报道高危患者自 HCG 应用日开始使用多巴胺激动剂卡麦角林 0.5 mg/d×8 d，OHSS 的发病率、腹水与血液浓缩显著性降低，而着床率与妊娠率并未受影响。

（九）二甲双胍

对于有胰岛素抵抗的 PCOS 患者，口服二甲双胍 1 500 mg/d，可以降低胰岛素与雄激素水平，相应地降低了 OHSS 发病率。

（十）腹腔镜 PCOS 患者卵巢打孔

对于 OHSS 高危的 PCOS 患者可以采用腹腔镜进行双侧卵巢打孔的方法，术后血中雄激素与 LH 水平下降，从而在超促排卵后 OHSS 的发病率得以下降，且妊娠率增加，流产率降低，打孔时应注意控制打孔操作的时间与电功率，避免过度损伤卵巢组织。

(十一)单囊胚移植

对于已有中度OHSS的患者可以观察到取卵后5～6天，如症状未加重，可行单囊胚移植，以避免多胎妊娠对OHSS发病的影响。

(十二)未成熟卵体外成熟培养(IVM)

此技术最早于1991年由Cha等提出并报道了妊娠个案。其将卵巢中不成熟卵母细胞取出，使之脱离高雄激素环境于体外培养，成熟后应用ICSI技术使之受精，从而避免了超排卵所致OHSS的发生。

(十三)冷冻胚胎

OHSS高危者可冷冻胚胎，从而避免因妊娠产生的内源性HCG的作用，避免了晚发型OHSS的发生。虽然不可以完全避免早发型OHSS的发生，但因其避免了妊娠致病情的进一步加重，从而缩短了病程。

(孟双双)

第五节　卵巢早衰

一、病因病机

卵巢早衰(premature ovarian failure，POF)，是指妇女在40岁以前因某种原因出现持续性闭经，伴有低雌激素、高促性腺激素水平的一种疾病。

1967年De Moraes-Ruehsen与Jones首次提出卵巢早衰的定义：在青春期之后，40岁之前发生的持续性继发性闭经，高促性腺激素性性腺功能减退。从名词意义上来看，卵巢早衰意味着卵巢永久性地衰退。国外学者提出卵巢早衰的概念存在局限性，无法体现卵巢衰退的过程，仅代表卵巢功能的终末阶段，名词不够人性化。本病曾经被认为是不可逆的疾病，但随后证实卵巢早衰不像绝经，虽然存在高促性腺激素，但有短暂或间断的卵巢功能恢复，事实上，约50%的卵巢早衰患者出现间歇性排卵现象，其中5%～10%的患者在确诊多年后自然受孕。

美国国家卫生组织与美国生殖医学学会以FSH水平、生育能力和月经情况为参数，提倡用原发性卵巢功能不全(primary ovarian insufficiency，POI)的概念来诠释卵巢衰退的临床问题，将卵巢衰退的进程分为正常、隐匿性、生化异常和临床异常4个阶段。隐匿性阶段：FSH水平正常、月经规律，但生育力降低；生化异常阶段：尽管月经规律，但FSH水平开始升高，伴生育能力下降；临床异常阶段：是在生化异常的基础上，出现月经紊乱甚至闭经。卵巢早衰是指卵巢衰竭的最终状态。本病名对这一疾病给予了更加科学、准确的诠释，进一步揭示了疾病的本质特征。

原发性卵巢功能不全和卵巢早衰两个概念在卵巢衰老领域中相辅相成、相互补充。原发性卵巢功能不全强调的是“原发性”卵巢功能低下，包含了一个连续性的病程；卵巢早衰除了原发性卵巢功能低下，还包括外源性因素导致的卵巢功能“继发性”衰竭，但仅代表卵巢功能的完全丧失，未能兼顾疾病发展的不同阶段。

据有关报道，卵巢早衰占妇女总人群的1.0%～3.8%，原发性闭经占10%～28%，继发性闭经占4%～18%。卵巢早衰在40岁之前的发病率为1/100,30岁之前为1/1 000,20岁之前为1/10 000,且发病率呈逐年上升的趋势。卵巢早衰病因复杂,治疗上相当棘手,严重影响了患者的身心健康。

人类在20周胎儿期的生殖细胞数量可达600万～700万个,出生时生殖细胞仅有300万～400万个,到月经初潮时,卵巢中仅剩余30万～40万个卵泡,在绝经期时卵巢中残留的卵泡数不足1 000个,其中超过99%的卵泡最终不可避免的经历闭锁而凋亡,一生仅有少数原始卵泡开始发育启动,进入发育池,不到1%的卵泡发育成熟。卵巢早衰发病取决于卵巢中原始卵泡的储备及卵泡闭锁的速度。

卵巢早衰的病因机制尚未完全明确,与遗传、免疫、环境、医源性和不良生活习惯等因素有关。从病理生理角度考虑,卵巢早衰病因可分为两大类:卵泡衰竭和卵泡功能失调。原始卵泡池不足和卵泡闭锁加速是导致卵泡衰竭的原因。

(一)遗传因素

5%～30%卵巢早衰患者有家族史,呈家庭聚集发生,姐妹数人或祖孙三代共同发病,既可表现为原发性闭经,也可表现为继发性闭经。遗传因素主要是染色体数目(X单体、三体、嵌合体)或结构异常;其次是候选基因的识别,如FMR 1、BMP 15、GDP9、FOXL 2、NOBOX、FIGLA等。目前已发现数十种基因通过不同的作用机制和致病途径影响卵巢功能,分为X染色体候选基因、常染色体候选基因、多效遗传性疾病相关基因和线粒体基因四类。

(二)免疫因素

自1968年提出卵巢早衰与自身免疫疾病相关以来,很多研究证实10%～30%的卵巢早衰患者合并其他内分泌腺体或系统的自身免疫性疾病,以桥本氏甲状腺炎最常见,其次为Addison病、类风湿关节炎、系统性红斑狼疮、突发性血小板减少性紫癜等。

(三)酶缺乏

半乳糖-1-磷酸酶尿苷转移酶缺乏所致的半乳糖代谢障碍可引起卵巢早衰。有研究表明,半乳糖对卵巢的影响主要和循环血中异常的FSH有关,而不是半乳糖对卵巢的直接毒性作用,半乳糖分子的渗入可改变促性腺激素的活性,从而引起卵巢卵泡的过早耗竭。另外,17-羟化酶、17,20-碳链裂解酶的缺乏导致性激素水平低下,促性腺激素反馈性增高,使卵巢内卵泡闭锁速度快,出现卵巢早衰。

(四)医源性(手术、药物)

1.手术

各种卵巢周围组织手术可能损伤卵巢血液供应,过去认为切除一侧卵巢,对侧卵巢可以维持正常的内分泌功能。近年来的研究提示,一侧卵巢切除后,卵巢分泌的激素下降,使垂体分泌的FSH升高,另一侧卵巢发生卵巢早衰或较早衰退的机会增加。传统的卵巢囊肿剔除术在剔除囊肿的同时,造成了正常卵巢组织的丧失,也丧失了储备的卵泡。术中的结扎、止血、缝合也会对卵巢组织造成一定程度的损伤。

2.放疗

接受大剂量或长时期的放射线,可破坏卵巢功能引起卵巢早衰。目前已明确放疗对卵巢有严重的损害作用。放射线损害卵巢的主要变化是卵泡丧失、间质纤维化和玻璃样变、血管硬化等。

3.生殖毒性药物

化疗药物尤其是烷化剂对卵巢功能有损害作用,化疗药物对卵巢功能的影响与患者年龄、用药方法、药物种类及用药时间等密切相关,烷化剂较易引起卵巢早衰。化疗可致卵巢包膜增厚、间质纤维化。阿霉素、长春新碱等,以及长时间服用抗类风湿药物如雷公藤,对卵巢也存在一定程度的损害。

(五)感染因素

2%～8%的卵巢早衰患者患有流行性腮腺炎性卵巢炎。此外结核、疟疾、水痘、痢疾杆菌、巨细胞病毒和单纯疱疹病毒等也可导致卵巢功能受损,引起卵巢早衰。

(六)特发性因素

无任何明显原因的卵巢早衰称为特发性卵巢早衰,这是一种染色体正常、无腮腺炎病史、缺少抗卵巢抗体、无物理化学损害病史及其他代谢病过程的卵巢早衰。特发性的卵巢早衰 60%～70%的比例,可能是由于原始生殖细胞缺乏或由于正常卵巢生殖细胞的耗损加速而致。

有许多研究者从流行病学角度研究影响卵巢衰退的相关因素。目前比较公认的是生活不良习惯、环境因素和心理因素。

1.生活环境因素

生活中的不良习惯及环境中的毒素均可影响卵巢储备功能。如烟草燃烧过程中释放出来的多环芳香族烃(PAHs)能激活芳香族烃受体(Ahr),而由 Ahr 驱动的 Bax 转录是环境毒素导致卵巢功能衰竭的一个异常而有进行性细胞死亡的重要途径。吸烟是影响卵巢功能的危险因素,乙醇同样对女性的卵巢功能具有损害作用,染发剂是女理发师卵巢衰退的因素之一,多次人流与卵巢衰退有相关性,环境污染如使用大量的杀虫剂,以及氟、砷、汞等均可损伤卵巢组织,引起卵巢早衰。

2.社会-心理因素

各种不良情绪因素,如长期焦虑、忧郁、悲伤、愤怒、恐惧等,可引起下丘脑-垂体-卵巢轴功能失调,导致 FSH、LH 分泌异常,排卵功能障碍、闭经,严重者发生卵巢早衰。有研究者以束缚为应激源建立心理应激动物模型,血清皮质醇的变化水平与血清 AMH 的变化水平呈明显的负相关,实验证实了心理应激可以导致卵巢储备功能下降,其机制可能与应激导致卵泡细胞的氧化损伤有关。

二、临床表现

(一)症状

1.月经改变

闭经是卵巢早衰的主要临床表现,有染色体缺陷的卵巢早衰患者多有先天性卵巢发育不全,可表现为原发性闭经、无第二性征发育。发生在青春期后表现为继发闭经,患者可有正常生育史,然后无诱因而突然出现闭经,或在月经周期改变后一段时间后出现长期闭经。少数病例在月经初潮后有 1～2 次月经即出现闭经。

2.雌激素缺乏的表现

由于卵巢功能衰退,卵巢早衰患者常出现雌激素低落的症状:潮热、出汗、抑郁、焦虑、情绪低落、失眠、记忆力减退,以及阴道干涩、外阴瘙痒、性交痛、排尿困难、骨质疏松等绝经相关症状。

3.不孕

有部分患者因要求生育而就诊。

4.伴发自身免疫性疾病的表现

一些卵巢早衰患者可同时存在自身免疫性、内分泌疾病，如艾迪生病、桥本氏甲状腺炎、甲状腺功能亢进或减退、红斑狼疮、类风湿关节炎、重症肌无力等，会伴随这些疾病的临床表现。

（二）体征

卵巢早衰患者多数智力正常，全身发育正常。Turner综合征患者可有身材矮小、智力低下表现，此外还有颈蹼、桶状胸、肘外翻、贯通手、乳头间距宽、内眦赘皮、眼裂下斜、耳壳大而低、后发际低和第四、五掌骨及跖骨短、条索状卵巢。

染色体异常引起原发性闭经的卵巢早衰患者可有第二性征发育不全，如乳房发育不全，内生殖器未发育，阴毛、腋毛稀少甚至缺如等表现。

盆腔检查可发现外阴萎缩、阴道萎缩、阴道黏膜变薄、点状充血出血等萎缩性阴道炎、子宫萎缩，卵巢萎缩，极少数有淋巴细胞性甲状腺炎患者可触及增大的卵巢。

此外，还应注意有无各种病因病变的体征。如Addison病患者有疲乏、无力、手皮肤皱褶及牙龈色素沉着、体重减轻、血压下降等。甲状腺功能亢进患者可有突眼、甲状腺肿大、心率加快。甲状腺功能减退患者可有眼睑水肿、舌大、毛发稀疏干燥、眉毛外1/3脱落等特殊面容，以及声音嘶哑，皮肤干燥，心率缓慢等。类风湿关节炎患者可有指关节肿胀如梭形，甚至畸形。红斑狼疮患者具有特殊面容，出现面颊和鼻梁处的蝶形红斑等。

三、实验室和其他辅助检查

（一）妇科特殊检查

1.妇科检查

外阴、阴道、子宫可有不同程度的萎缩，阴道分泌物减少。

2.B超检查

有阴道不规则出血的妇女，应进行B超检查，以排除生殖系统器质性病变。卵巢早衰患者超声可见子宫和双侧卵巢萎缩，卵巢皮质减少，基质增加，缺乏卵泡声像，1/3以上染色体核型正常的患者提示尚有卵泡存在。

3.阴道细胞学涂片

了解体内雌激素水平，阴道脱落细胞以底、中层细胞为主。

（二）实验室和其他辅助检查

1.基础性激素水平测定

间隔一个月持续两次月经第2～5天的血清FSH≥40 U/L，且E_2≤73.2 pmol/L。

2.抑制素B(inhibin B)水平测定

抑制素B水平多次测量≤20 ng/mL。

3.抗苗勒氏管激素(anti-Mullerian hormone，AMH)的测定

AMH<1.26 ng/mL，提示卵巢功能的下降。

4.自身免疫指标和内分泌功能测定

对可疑自身免疫性疾病患者应检查包括血钙、磷、空腹血糖、清晨皮质醇、游离T_4、TSH、甲状腺抗体、全血计数、血沉、总蛋白、清蛋白/球蛋白比例、风湿因子等。

5.遗传学检查

检测染色体数目和结构异常。对于有不良孕产史的妇女应进行X染色体的脆性基因检查。

6.卵巢活检

仅用于组织学和病因学的研究,卵巢活检术可在腹腔镜下或剖腹手术时进行。

7.骨密度测定

卵巢早衰患者可有低骨量和骨质疏松症表现,其原因是低峰值骨量和骨丢失率增加。年轻妇女如果在骨峰值形成以前出现卵巢早衰,其雌激素缺乏状态要比正常绝经妇女长得多,且雌激素过早缺乏引起骨吸收速度加快,骨丢失增加,因此更容易引起骨质疏松症。

四、诊断要点

(一)病史

多数患者无明确诱因。少数可有家族遗传史;自身免疫性疾病引起的免疫性卵巢炎病史;幼时腮腺炎及结核、脑炎、盆腔器官感染史;盆腔放射、全身化疗、服用免疫抑制剂及生殖器官手术等医源性损伤史;吸烟饮酒、有毒有害物质接触史;或在发病前有突发的惊恐或持续不良的精神刺激史。

(二)症状

月经不规则是首要线索,患者一般是先出现月经周期延后、经期缩短、经量减少、不规则子宫出血,而后逐渐发展为闭经;少部分患者月经周期可正常,突然出现闭经;部分患者或可出现潮热等绝经过渡期症状。如由自身免疫性疾病引起的POF可出现相关疾病的表现。

(三)体格检查

妇科检查:生殖器官萎缩,阴道黏膜充血、皱襞消失。

(四)实验室检查

1.辅助检查

(1)生殖内分泌激素测定:间隔一个月持续两次以上 FSH≥40 U/L,E_2≤73.2 pmoL/L。

(2)染色体检查:对于25岁以下闭经或第二性征发育不良者,可行染色体核型分析。25岁以上继发闭经者,很少有染色体核型异常。

(3)B超检查:子宫内膜菲薄或子宫及卵巢萎缩,卵巢中无卵泡。

2.诊断标准

具有以下三条则可以诊断:①40岁前闭经。②两次以上血清 FSH≥40 U/L。③E_2≤73.2 pmoL/L。

五、鉴别诊断

(一)高催乳素血症

临床表现是月经稀发、闭经及非哺乳期乳汁自溢。PRL≥25 μg/L。B超可见卵巢内有发育的卵泡。血清LH、FSH及TSH的水平均正常。

(二)多囊卵巢综合征

可出现月经稀发或闭经、不孕,临床以高雄激素血症、高胰岛素血症及代谢综合征表现为主,血清FSH水平在正常范围。常伴有肥胖、多毛、痤疮及黑棘皮病等。

(三)希恩综合征

产后大出血和休克持续时间过长导致垂体梗死和坏死,引起低促性腺激素性闭经,同时伴有肾上腺皮质、甲状腺功能减退。临床表现为脱发、闭经、阴毛和腋毛脱落、低血压、畏寒、嗜睡、贫血、消瘦等症状。

(四)中枢神经-下丘脑性闭经

中枢神经-下丘脑性闭经包括精神应激性、神经性厌食、体重下降、剧烈体育运动、药物等引起的下丘脑分泌促性腺激素释放激素功能失调或抑制引发闭经。

(五)抵抗性卵巢综合征

抵抗性卵巢综合征又称卵巢不敏感综合征,亦属 FSH 升高之高促性腺闭经。镜下卵巢形态饱满,具有多数始基卵泡及初级卵泡,很易与 POF 相鉴别。

六、治疗

卵巢早衰临床表现复杂多样,身体及心理可同时出现多种变化。西医目前主要是采用激素替代疗法(HRT)治疗,可缓解症状。中医药治疗卵巢早衰对缓解临床症状、防治远期并发症方面确有疗效,并具有调整神经、内分泌、循环系统的综合作用。中医治疗方面多以肾虚为主,治疗总的原则重在补肾,治疗中贯穿始终,切勿破血行气以通经见血为快,应补中有通,通中有养。补肾兼顾养血、疏肝、健脾、清心之法。

卵巢早衰的治疗非常困难,到目前为止,除了有明确自身免疫性疾病引起的卵巢抵抗综合征可以通过免疫抑制治疗获得较肯定效果外,对大部分不明原因的特发性卵巢早衰来说,尚没有被证明确实有效的治疗措施来恢复或保护卵巢功能。

(一)替代治疗

激素替代疗法适合所有类型的卵巢早衰。激素替代治疗是目前临床上应用最多的治疗。作用机制是模拟正常月经周期中,人体内女性性激素(雌激素和孕激素)的产生情况,通过人为给予外源性性激素,使患者体内的雌、孕激素符合正常月经周期的规律,从而达到调节月经周期的目的。其优势如下:①周期性性激素补充可以预防生殖器官萎缩,缓解绝经相关症状。②预防绝经后的退行性病变。③负反馈机制抑制 FSH 释放,HRT 有利于恢复卵巢内残留卵泡的功能。雌激素对下丘脑的负反馈作用可逆转去势 FSH 升高,调整高促性腺激素水平状态,减少卵巢抗原的合成,使卵泡恢复对促性腺激素的敏感性,促进卵泡发育。个别病例在停用人工周期治疗后甚至可以出现偶然排卵现象。

对于卵巢早衰患者,HRT 雌激素用量应比绝经妇女多,因为年轻的卵巢早衰患者需要更多的雌激素来缓解血管舒张症状和维持正常的阴道黏膜。以天然成分的雌、孕激素为首选。但长期应用雌、孕激素有一些潜在风险,如可能增加乳腺疾病的危险性,增加血栓、胆囊炎等疾病的发生率,所以需要定期的健康评估。

另外除激素治疗外,每天保证 1 200 mg 的钙的摄入及维生素 D 400～800 U/d,进行必要的有氧运动来防治绝经后骨质疏松。

(二)针对不同病因卵巢早衰的治疗

1.基因因素

明确致病基因是防治疾病的基础,但目前对这些基因的认识十分不足,许多通过动物模型发现的候选基因在人体中的作用还不清楚,卵子发生调控仍存在大量未知领域。所以基因检测家族高发人群，建议尚未发生早衰而发现相关基因缺陷者可以采取尽快妊娠或者收集卵子并低温保存的方法。

2.免疫性因素

(1)免疫抑制或针对原发疾病的免疫治疗：伴有自身免疫系统疾病，或者伴有卵巢自身抗体阳性，应用糖皮质激素泼尼松或地塞米松进行治疗；抗心磷脂抗体阳性者，阿司匹林进行治疗。在临床治疗中对卵巢早衰伴 TG-Ab 阳性者给予低剂量的甲状腺素片，已取得了一定临床效果。但目前缺乏设计良好的临床研究，缺乏高级别循证医学的证据，所以尚无规范的临床诊治方案。但部分研究提示免疫因素的卵巢早衰可能是可逆的，残存的卵泡功能在免疫功能紊乱得以改善后可能再复活。

(2)雄激素治疗：低剂量雄激素可以促进卵泡的启动募集使得更多卵泡从储备池进入生长发育池，并作用于窦前卵泡和小窦卵泡上的雄激素受体，促进卵泡膜间质细胞和颗粒细胞增生，减少卵泡的凋亡和闭锁。低剂量的雄激素促进卵泡的生长和发育，具体机制还不甚清楚，可能是雄激素促进了胰岛素样生长因子-1(IGF-1)的分泌，后者通过放大促性腺激素的作用从而提高了卵巢的反应性。临床研究报道对于卵巢功能低下的患者使用雄激素能够改善卵巢的反应性。脱氢表雄酮(dehydroepiandrosterone，DHEA)对男性、女性抗衰老作用的研究方兴未艾。自 2000 年 DHEA 可改善卵巢反应低下患者临床结局的研究首次被报道以来，许多研究者开展了 DHEA 在卵巢衰老领域的研究，针对卵巢反应低下、卵巢储备功能下降、卵巢早老化或者卵巢早衰的患者应用 DHEA 可增加获卵数，提高 IUI 和 IVF 妊娠率已获得公认。目前关于服用 DHEA 改善卵巢功能的观察性研究，也有临床无效的报道，结果仍有待于更大样本的随机化前瞻性对照研究证实。

3.医源性因素

保护卵巢避免盆腔感染，避免医源性手术或治疗造成卵巢损伤。

卵巢组织的移植：对于需要放化疗的肿瘤患者，可采用卵巢冷冻保存后移植技术。保存卵巢功能包括冷冻胚胎、冷冻卵母细胞及冷冻卵巢皮质 3 种方法。目前卵子冷冻成功有效率和稳定性不如胚胎冷冻。人卵巢组织冷冻的研究从 20 世纪 90 年代开始，有研究将卵巢带蒂冷冻，有卵巢早衰危险的患者在发生卵巢早衰之前通过开腹或腹腔镜技术在卵巢不同位置取几块标本用于冻存。另外卵巢移植可恢复受者的卵巢功能。卵巢移植研究可分为三个部分：卵巢异种移植、卵巢异体移植和卵巢自体移植。

促性腺激素释放激素(GnRH)类似物的使用：临床观察发现，化疗药物对有丝分裂活跃的卵泡损害大，对于静止的原始卵泡作用较小，有研究人员期望利用药物阻止原始卵泡成熟，从而达到最大限度的保存卵泡的目的。目前有不少临床和实验研究验证了在化疗前使用 GnRH 类似物可能有保护卵巢功能的作用。但此类治疗存在一些问题，这样的治疗是否影响了肿瘤的治疗，或是否影响化疗药物的疗效尚有待于观察。

(三)卵巢功能恢复的治疗

使已经衰退的卵巢功能进行恢复性的治疗是卵巢早衰的终极目标，目前的研究热点是希望干细胞治疗技术能成为有效的治疗手段，但这些研究尚处于动物试验阶段，研究结论也未能统一。

（四）有关卵巢早衰生育的治疗

1.促排卵治疗

一般使用激素替代或 GnRH-a 抑制内源性促性腺激素（主要是 FSH）至较低水平（$<$20 U/L），降调节能促排卵成功的理论依据是降调节后内源性 FSH 水平降低，颗粒细胞表面 FSH 受体增多，增加了卵巢的敏感性，然后予足量 HMG/HCG 促排卵同时 B 超监测，要求 HMG 用量大、持续时间长，但这样的治疗并未提高 IVF 的取卵率和胚胎成活率，所以目前多采用指导患者增加对偶发排卵的捕获，根据患者病情可积极采取措施指导同房或行 IUI 或自然周期/改良自然周期的 IVF，增加受孕机会。

2.赠卵胚胎移植术

赠卵胚胎移植对卵巢早衰患者来说仍是获得妊娠的最有效的治疗。但目前世界上各个治疗中心普遍存在卵母细胞来源困难的问题，我国原卫生部规定今后赠卵的来源仅限于辅助生育技术获得的剩余卵母细胞，所以赠卵来源就更为局限了。

（孟双双）

第六章　子宫内膜异位症与子宫腺肌病

第一节　子宫内膜异位症

具有生长功能的子宫内膜组织(腺体和间质)出现在宫腔被黏膜覆盖以外的部位时称为子宫内膜异位症(EMT),简称内异症。

EMT 以痛经、慢性盆腔痛、不孕为主要表现,是育龄妇女的常见病,该病的发病率近年有明显增高趋势,发病率占育龄妇女的 10%～15%,占痛经妇女的 40%～60%。在不孕患者中,30%～40%合并 EMT,在 EMT 患者中不孕症的发病率为 40%～60%。

该病一般仅见于生育年龄妇女,以 25～45 岁妇女多见。绝经后或切除双侧卵巢后异位内膜组织可逐渐萎缩吸收,妊娠或使用性激素抑制卵巢功能可暂时阻止此病的发展,故 EMT 是激素依赖性疾病。

EMT 虽为良性病变,但具有类似恶性肿瘤远处转移、浸润和种植的生长能力。异位内膜可侵犯全身任何部位,最常见的种植部位是盆腔脏器和腹膜,以侵犯卵巢和宫底韧带最常见,其次为子宫、子宫直肠陷凹、腹膜脏层、直肠阴道隔等部位,故有盆腔 EMT 之称。

一、发病机制

本病的发病机制尚未完全阐明,关于异位子宫内膜的来源,目前有多种学说。

(一)种植学说

妇女在经期时子宫内膜碎片可随经血倒流,经输卵管进入盆腔,种植于卵巢和盆腔其他部位,并在该处继续生长和蔓延,形成盆腔 EMT。但已证实 90%以上的妇女可发生经血逆流,却只有 10%～15%的妇女罹患 EMT。剖宫产手术后所形成的腹壁瘢痕 EMT,占腹壁瘢痕 EMT 的 90%左右,是种植学说的典型例证。

(二)淋巴及静脉播散

子宫内膜可通过淋巴或静脉播散,远离盆腔部位的器官如肺、手或大腿的皮肤和肌肉发生的 EMT 可能就是通过淋巴或静脉播散的结果。

(三)体腔上皮化生学说

卵巢表面上皮、盆腔腹膜都是由胚胎期具有高度化生潜能的体腔上皮分化而来,在反复经血逆流、炎症、机械性刺激、异位妊娠或长期持续的卵巢甾体激素刺激下,易发生化生而成为异位症的子宫内膜。

(四)免疫学说

免疫异常对异位内膜细胞的种植、黏附、增生具有直接和间接的作用,表现为免疫监视、免疫杀伤功能减弱,黏附分子作用增强,协同促进异位内膜的移植。以巨噬细胞为主的多种免疫细胞可释放多种细胞因子,促进异位内膜的种植、存活和增殖。EMT 患者的细胞免疫和体液免疫功能均有明显变化,患者外周血和腹水中的自然杀伤细胞(NK)的细胞毒活性明显降低。病变越严重者,NK 细胞活性降低亦越明显。雌激素水平越高,NK 细胞活性则越低。血清及腹水中,免疫球蛋白 IgG、IgA 及补体 C_3、C_4 水平均增高,还出现抗子宫内膜抗体和抗卵巢抗体等多种自身抗体。因此,个体的自身免疫能力对异位内膜细胞的抑制作用,在本病的发生中起关键作用。

(五)在位内膜决定论

中国学者提出的"在位内膜决定论"揭示了在位子宫内膜在 EMT 发病中的重要作用,在位内膜的组织病理学、生物化学、分子生物学及遗传学等特质,与 EMT 的发生发展密切相关,其"黏附-侵袭-血管形成"过程,所谓的"三 A 程序"可以解释 EMT 的病理过程,又可以表达临床所见的不同病变。

二、病理

EMT 最常见的发生部位为靠近卵巢的盆腔腹膜及盆腔器官的表面。根据其发生部位不同,可分为腹膜 EMT、卵巢 EMT、子宫腺肌病等。

(一)腹膜 EMT

腹膜和脏器浆膜面的病灶呈多种形态。无色素沉着型为早期细微的病变,具有多种表现形式,呈斑点状或小泡状突起,单个或数个呈簇,有红色火焰样病灶,白色透明病变,黄褐色斑及圆形腹膜缺损。色素沉着型为典型的病灶,呈黑色或紫蓝色结节,肉眼容易辨认。病灶反复出血及纤维化后,与周围组织或器官发生粘连,子宫直肠陷凹常因粘连而变浅,甚至完全消失,使子宫后屈固定。

(二)卵巢子宫内膜异位症

卵巢 EMT 最多见,约 80%的内异症位于卵巢。多数为一侧卵巢,部分波及双侧卵巢。初始病灶表浅,于卵巢表面可见红色或棕褐色斑点或小囊泡,随着病变发展,囊泡内因反复出血积血增多,而形成单个或多个囊肿,称为卵巢子宫内膜异位囊肿。因囊肿内含暗褐色黏糊状陈旧血,状似巧克力液体,故又称为卵巢巧克力囊肿,直径大多在 10 cm 以内。卵巢与周围器官或组织紧密粘连是卵巢子宫内膜异位囊肿的临床特征之一,并可借此与其他出血性卵巢囊肿相鉴别。

(三)子宫骶韧带、直肠子宫陷凹和子宫后壁下段的子宫内膜异位症

这些部位处于盆腔后部较低或最低处,与经血中的内膜碎屑接触机会最多,故为 EMT 的好发部位。在病变早期,子宫骶韧带、直肠子宫陷凹或子宫后壁下段有散在紫褐色出血点或颗粒状散在结节。由于病变伴有平滑肌和纤维组织增生,形成坚硬的结节。病变向阴道黏膜发展时,在阴道后穹隆形成多个息肉样赘生物或结节样疤痕。随着病变发展,子宫后壁与直肠前壁粘连,直肠子宫陷凹变浅,甚至完全消失。

(四)输卵管子宫内膜异位症

内异症直接累及黏膜较少,偶在其管壁浆膜层见到紫褐色斑点或小结节。输卵管常与周围病变组织粘连。

(五)子宫腺肌病

子宫腺肌病分为弥漫型与局限型两种类型。弥漫型的子宫呈均匀增大,质较硬,一般不超过妊娠3个月大小。剖面见肌层肥厚,增厚的肌壁间可见小的腔隙,直径多在5 mm以内。腔隙内常有暗红色陈旧积血。局限型的子宫内膜在肌层内呈灶性浸润生长,形成结节,但无包膜,故不能将结节从肌壁中剥出。结节内也可见陈旧出血的小腔隙,结节向宫腔突出颇似子宫肌瘤。偶见子宫内膜在肌瘤内生长,称之为子宫腺肌瘤。

(六)恶变

EMT是一种良性疾病,但少数可发生恶变,恶变率为0.7%~1.0%,其恶变后的病理类型包括透明细胞癌、子宫内膜样癌、腺棘癌、浆液性乳头状癌、腺癌等。EMT恶变78%发生在卵巢,22%发生在卵巢外。卵巢外最常见的恶变部位是直肠阴道隔、阴道、结肠、盆腹膜、大网膜、脐部等。

三、临床表现

(一)症状

1.痛经

痛经是常见而突出的症状,多为继发性,占EMT的60%~70%。多于月经前1~2天开始,经期第1~2天症状加重,月经净后疼痛逐渐缓解。疼痛多位于下腹深部及直肠区域,以盆腔中部为多,多随局部病变加重而逐渐加剧,但疼痛的程度与病灶的大小不成正比。

2.性交痛

性交痛多见于直肠子宫陷凹有异位病灶或因病变导致子宫后倾固定的患者。当性交时由于受阴茎的撞动,可引起性交疼痛,以月经来潮前性交痛最明显。

3.不孕

EMT不孕率为40%~60%。主要原因是腹水中的巨噬细胞影响卵巢的分泌功能和排卵功能,导致黄体功能不全(LPD)、未破裂卵泡黄素化综合征(LUFS)、早孕自然流产等。EMT可使盆腔内组织和器官广泛粘连,输卵管变硬僵直,影响输卵管的蠕动,从而影响卵母细胞的拣拾和受精卵的输送;严重的卵巢周围粘连,可妨碍卵子的排出。

4.月经异常

部分患者可因黄体功能不全或无排卵而出现月经期前后阴道少量出血、经期延长或月经紊乱。内在性EMT患者往往有经量增多、经期延长或经前点滴出血。

5.慢性盆腔痛

71%~87%的EMT患者有慢性盆腔痛,慢性盆腔痛患者中有83%活检确诊为EMT;常表现为性交痛、大便痛、腰骶部酸胀及盆腔器官功能异常等。

6.其他部位EMT症状

肠道EMT可出现腹痛、腹泻或便秘。泌尿道EMT可出现尿路刺激症状等。肺部EMT可出现经前咯血、呼吸困难和/或胸痛。

(二)体征

典型的盆腔EMT在盆腔检查时,可发现子宫后倾固定,直肠子宫陷凹、子宫骶韧带或子宫颈后壁等部位扪及1~2个或更多触痛性结节,如绿豆或黄豆大小,肛诊更明显。有卵巢EMT时,在子宫的一侧或双侧附件处扪到与子宫相连的囊性偏实不活动包块(巧克力囊肿),往往有轻压痛。若病变累及直肠阴道隔，病灶向后穹隆穿破时，可在阴道后穹隆处扪及甚至可看到隆起的紫蓝色出血点或结节，可随月经期出血。内在性 EMT 患者往往子宫胀大，但很少超过 3 个月妊娠，多为一致性胀大，也可能感到某部位比较突出犹如子宫肌瘤。如直肠有较多病变时，可触及一硬块，甚至误诊为直肠癌。

四、诊断

(一)病史

凡育龄妇女有继发性痛经进行性加重和不孕史、性交痛、月经紊乱等病史者，应仔细询问痛经出现的时间、程度、发展及持续时间等。

(二)体格检查

(1)妇科检查(三合诊)扪及子宫后位固定、盆腔内有触痛性结节或子宫旁有不活动的囊性包块，阴道后穹隆有紫蓝色结节等。

(2)其他部位的病灶如脐、腹壁瘢痕、会阴侧切瘢痕等处，可触及肿大的结节，经期明显。

临床上单纯根据典型症状和准确的妇检可以初步诊断 50%左右的 EMT，但大约有 25%的病例无任何临床症状，尚需借助下列辅助检查，特别是腹腔镜检查和活组织检查才能最后确诊。

(三)影像学检查

1.超声检查

超声检查可应用于各型内异症，通常用于Ⅲ～Ⅳ期的患者，是鉴别卵巢子宫内膜异位囊肿、直肠阴道隔 EMT 和子宫腺肌症的重要手段。巧克力囊肿一般直径为 5～6 cm，直径>10 cm 较少，其典型的声像图特征如下。

(1)均匀点状型：囊壁较厚，囊壁为结节状或粗糙回声，囊内布满均匀细小颗粒状的反光点。

(2)混合型：囊内大部分为无回声区，可见片状强回声或小光团，但均不伴声影。

(3)囊肿型：囊内呈无回声的液性暗区，多孤立分布，但与卵巢单纯性囊肿难以区分。

(4)多囊型：包块多不规则，其间可见隔反射，分成多个大小不等的囊腔，各囊腔内回声不一致。

(5)实体型：内呈均质性低回声或弱回声。

2.磁共振(MRI)

磁共振(MRI)对卵巢型、深部浸润型、特殊部位内异症的诊断和评估有意义，但在诊断中的价值有限。

(四)CA125 值测定

血清 CA125 浓度变化与病灶的大小和病变的严重程度呈正相关，CA125≥35 U/mL 为诊断 EMT 的标准，临床上可以辅助诊断并可监测疾病的转归和评估疗效，由于 CA125 在不同的疾病间可发生交叉反应，使其特异性降低而不能单独作为诊断和鉴别诊断的指标。CA125 在监测内异症方面较诊断内异症更有价值。

在Ⅰ～Ⅱ期患者中，血清 CA125 水平正常或略升高，与正常妇女有交叉，提示 CA125 阴性者亦不能排除内异症。而在Ⅲ～Ⅳ期有卵巢子宫内膜异位囊肿、病灶侵犯较深、盆腔广泛粘连者，CA125 值多升高，但一般不超过 200 U/mL，腹腔液 CA125 的浓度可直接反映 EMT 病情，其浓度较血清高出 100 多倍，临床意义比血清 CA125 大。CA125 结合 EMAb、B 超、CT 或 MRI 可提高诊断准确率。

(五)抗子宫内膜抗体(EMAb)

EMT是一种自身免疫性疾病,因为在许多患者体内可以测出抗子宫内膜的自身抗体。EMAb是EMT的标志抗体,其产生与异位子宫内膜的刺激及机体免疫内环境失衡有关。EMT患者血液中EMAb水平升高,经GnRH-a治疗后,EMAb水平明显降低。测定抗子宫内膜抗体对内异症的诊断与疗效观察有一定的帮助。

(六)腹腔镜检查

腹腔镜检查是诊断EMT的金标准,特别是对盆腔检查和B超检查均无阳性发现的不育或腹痛患者更是重要手段。在腹腔镜下对可疑病变进行活检,可以确诊和正确分期,对不孕的患者还可同时检查其他不孕的病因和进行必要的处理,如盆腔粘连分解术、输卵管通液及输卵管造口术等。

五、子宫内膜异位症的分期

(一)美国生殖学会子宫内膜异位症手术分期

目前,世界上公认并应用的子宫内膜异位症分期法是RAFS分期,即按病变部位、大小、深浅、单侧或双侧、粘连程度及范围,计算分值,定出相应期别。

(二)子宫内膜异位症的临床分期

Ⅰ期:不孕症未能找到不孕原因而有痛经者,或为继发痛经严重者。妇科检查后穹隆粗糙不平滑感,或骶韧带有触痛。B超检查无卵巢肿大。

Ⅱ期:后穹隆可触及<1 cm的结节,骶韧带增厚,有明显触痛。两侧或一侧可触及<5 cm肿块或经B超确诊卵巢增大者,附件与子宫后壁粘连,子宫后倾尚活动。

Ⅲ期:后穹隆可触及>1 cm结节,骶韧带增厚或阴道直肠可触及结节,触痛明显,两侧或一侧附件可触及>5 cm肿块或经B超确诊附件肿物者。肿块与子宫后壁粘连较严重,子宫后倾活动受限。

Ⅳ期:后穹隆被块状硬结封闭,两侧或一侧附件可触及直径大于5 cm肿块与子宫后壁粘连,子宫后倾活动受限,直肠或输尿管受累。

对Ⅰ期、Ⅱ期患者选用药物治疗,如无效时再考虑手术治疗。对Ⅲ期、Ⅳ期患者首选手术治疗,对Ⅳ期患者行保守手术治疗预后较差。对此类不孕患者建议在术前药物治疗2~3个月后再行手术,以期手术容易施行,并可较彻底清除病灶。

六、EMT治疗

国际子宫内膜异位症学术会议(WEC)曾总结提出对于EMT,腹腔镜、卵巢抑制、三期疗法、妊娠、助孕是最好的治疗。中国学者又明确提出内异症的规范化治疗应达到4个目的:减灭和去除病灶、缓解和消除疼痛、改善和促进生育、减少和避免复发。

治疗时主要考虑的因素:①年龄;②生育要求;③症状的严重性;④既往治疗史;⑤病变范围;⑥患者的意愿。

(一)有生育要求的内异症治疗方案

对有生育要求的内异症患者,应首先行子宫输卵管造影(HSG),输卵管通畅者,可先采用抑制子宫内膜异位病灶有效的药物,如避孕药、内美通或GnRH-a等药物3~6个周期,然后给予促排卵治疗,对排卵正常但不能受孕者应行腹腔镜检查以明确有无盆腔粘连或引起不孕的其他盆腔因素。若 HSG 提示病变累及输卵管影响输卵管通畅性或功能，则应行腹腔镜检查确诊病因，在检查的同时完成盆腔粘连分离、异位病灶去除及输卵管矫正手术。EMT 患者手术后半年为受孕的黄金时期，术后 1 年以上获得妊娠的机会大大下降。

有学者认为对 EMT Ⅰ～Ⅱ期不孕患者，首选手术治疗，在无广泛病变或经手术重建盆腔解剖结构后，此时期盆腔内环境最有利于受精，子宫内膜的容受性也最高，应积极促排卵尽早妊娠或促排卵后行 IUI 3 个周期，仍未成功则行 IVF。对Ⅲ～Ⅳ期内异症不孕患者手术后短期观察或促排卵治疗，如未妊娠，直接 IVF 或注射长效 GnRH-a 2～3 支后行 IVF-ET。对病灶残留，内异症生育指数评分低者，术后可用 GnRH-a 治疗 3 周期后行 IVF。

（二）无生育要求的治疗方案

对于无生育要求的内异症患者，治疗并控制病灶，以最简便、最小的代价来提高生活质量。治疗方法可分为手术治疗、药物治疗、介入治疗、中药治疗等。手术是第一选择，腹腔镜手术为首选。手术可以明确诊断，确定病变程度、类型、活动状态，进行切除、减灭病变，分离粘连，减轻症状，减少或预防复发。

子宫腺肌症症状较严重者，一般需行次全子宫切除或全子宫切除术。年轻且要求生育者，如病灶局限，可考虑单纯切除病灶，缓解症状，提高妊娠率，但子宫腺肌症的病灶边界不清又无包膜，故不宜将其全部切除。因此复发率较高。疼痛较轻者，可以药物治疗。

（三）手术治疗

手术的目的是切除病灶、恢复解剖。手术又分为保守性手术、半保守性手术，以及根治性手术。

1.保守性手术

保留患者的生育功能，手术尽量切除肉眼可见的病灶、剔除囊肿，以及分离粘连。适合年龄较轻、病情较轻又有生育要求者。

2.根治性手术

切除全子宫及双附件及所有肉眼可见的病灶。适合年龄 50 岁以上、无生育要求、症状重或者内异症复发经保守手术或药物治疗无效者。

3.半保守性手术

切除子宫，但保留卵巢。主要适合无生育要求、症状重或者复发经保守手术或药物治疗无效，但年龄较轻希望保留卵巢内分泌功能者。

手术后的复发率取决于病情的严重程度及手术的彻底性。彻底切除或剥除病灶后 2 年复发率大约为 21.5％，5 年复发率为 40％～50％。手术后使用 GnRH-a 类药物可用于治疗切除不完全的内异症患者的疼痛，尤其是重度内异症者术后盆腔痛。对于术后想受孕的患者可以不使用该类药物，因为这并不能提高受孕率，而且还会因治疗耽搁怀孕。术后使用促排卵药物，争取术后早日怀孕。如果术后需要使用GnRH-a 类药物，注射第 3 支后 28 天复查 CA125 及 CA199，CA125 降至 15 U/mL 以下，CA199 降至20 U/mL以下，待月经复潮后可行夫精人工授精（IUI）或 IVF-ET。

（四）药物治疗

药物治疗的目的是改善妊娠环境，获得妊娠和止痛。常用药物有以下几种。

1.假孕疗法

长期持续口服高剂量的雌、孕激素，抑制垂体 Gn 及卵巢性激素的分泌，造成无周期性的低雌激素状态，使患者产生一种高雄激素性的闭经，其所发生的变化与正常妊娠相似，故称为假孕疗法。各种口服避孕药和孕激素均可用来诱发假孕。

(1)口服避孕药：低剂量高效孕激素和炔雌醇的复合片，抑制排卵，下调细胞增殖，加强在位子宫内膜细胞凋亡，可有效安全地治疗 EMT 患者的痛经。长期连续或循环地使用是可靠的手术后用药，可避免或减少复发。通过阴道环给予雌、孕激素的方式治疗 EMT 相关疼痛效果及依从性良好。近年国外研究认为，避孕药疗效不差于 GnRH-a，且经济、便捷、不良反应小，可作为术后的一类用药。

用法：每天 1 片，连续服 9～12 个月或 12 个月以上。服药期间如发生阴道突破性出血，每天增加 1 片直至闭经。

(2)孕激素类。①地诺孕素：是一种睾酮衍生物，仅结合于孕激素受体以避免雌激素、雄激素或糖皮质激素活性带来的不良反应。在改善 EMT 相关疼痛方面，地诺孕素与 GnRH-a 疗效相当。每天口服 2 mg，连续使用 52 周，对骨密度影响轻微。其安全耐受性很好，对血脂、凝血、糖代谢影响很小。给药方便，疗效优异，不良反应轻微。作为保守手术后的用药值得推荐。②炔诺酮 5.0～7.5 mg/d(每片 0.625 mg)，或甲羟孕酮(MPA)20～30 mg/d(每片 2 mg)，连服 6 个月；如用药期间出现阴道突破性出血，可每天加服补佳乐 1 mg，或己烯雌酚 0.25～0.50 mg。

由于炔诺酮、甲羟孕酮类孕激素疗效短暂，妊娠率低，复发率高，现临床上已较少应用。

2.假绝经疗法

使用药物阻断下丘脑 GnRH-a 和垂体 Gn 的合成和释放，直接抑制卵巢激素的合成，以及有可能与靶器官性激素受体相结合，导致 FSH 和 LH 值低下，从而使子宫内膜萎缩，导致短暂闭经。不像绝经期后 FSH 和 LH 升高，故名假绝经疗法。常用药物有达那唑、内美通等。

(1)达那唑：是一种人工合成的 17α-炔睾酮衍生物，抑制 FSH 和 LH 峰，产生闭经；并直接与子宫内膜的雄激素和孕激素的受体结合，导致异位内膜腺体和间质萎缩、吸收而痊愈。

用法：月经第 1 天开始口服，每天 600～800 mg，分 2 次口服，连服 6 个月。或使用递减剂量，300 mg/d 逐渐减至 100 mg/d 的维持剂量，作为 GnRH-a 治疗后的维持治疗 1 年，能有效维持盆腔疼痛的缓解。

达那唑宫内节育器能有效缓解 EMT 有关的疼痛症状，且无口服时的不良反应。达那唑阴道环给药系统有效治疗深部浸润型 EMT 的盆腔疼痛，不良反应非常少见，可以作为术后长期维持治疗。

(2)孕三烯酮(内美通)：19-去甲睾酮衍生物，有雄激素和抗雌孕激素作用，作用机制类似达那唑，疗效优于达那唑，不良反应较达那唑轻。其耐受性、安全性及疗效不如 GnRH-a。

用法：月经第 1 天开始口服，每周 2 次，每次 2.5 mg，连服 6 个月。

3.其他药物

(1)三苯氧胺(他莫昔芬，TAM)：一种非甾体的雌激素拮抗剂，可与雌激素竞争雌激素受体，降低雌激素的净效应，并可刺激孕激素的合成，而起到抑制雌激素作用，能使异位的子宫内膜萎缩，造成闭经，并能缓解因内异症引起的疼痛等症状。但 TAM 治疗中又可出现雌激素样作用，长期应用可引起子宫内膜的增生，诱发卵巢内膜囊肿增大。

用法：每天 20～30 mg，分 2～3 次口服，连服 3～6 个月。

(2)米非司酮：能与孕酮受体及糖皮质激素受体结合，下调异位和在位内膜的孕激素受体含量并抑制排卵，造成闭经，促进 EMT 病灶萎缩，疼痛缓解。

用法:月经第1天开始口服,每天10～50 mg,连服6个月。

(3)有前景的药物:芳香化酶抑制剂类,如来曲唑;GnRH-a-A类药物西曲瑞克;基质金属蛋白酶抑制剂及抗血管生成治疗药物等。

4.免疫调节治疗

EMT是激素依赖性疾病,性激素抑制治疗已广泛应用于临床并取得了一定的短期疗效,包括达那唑、GnRH-a和口服避孕药等。但是高复发率,以及长期使用产生的严重药物不良反应影响了后续治疗。研究表明EMT的形成和发展有免疫系统的参与,包括免疫监视的缺失,子宫内膜细胞对凋亡和吞噬作用的抵抗,以及对子宫内膜细胞有细胞毒性作用的NK细胞活性的降低。因此,免疫调节为EMT治疗开辟了新的途径。目前,以下几种药物在EMT治疗研究中获得了初步疗效。

(1)己酮可可碱:一种磷酸二酯酶抑制剂,它既可以影响炎症调节因子的产生,也可以调节免疫活性细胞对炎症刺激的反应,近年来被认为可能对EMT有效而成为EMT免疫调节治疗的研究重点。己酮可可碱可以通过提高细胞内的环磷腺苷水平来减少炎症细胞因子的产生或降低其活性,如肿瘤坏死因子α(TNF-α)。此外还具有抑制T细胞和B细胞活化,降低NK细胞活性,阻断白细胞对内皮细胞的黏附等作用。研究发现己酮可可碱可以调节EMT患者腹膜环境的免疫系统功能,减缓子宫内膜移植物的生长,逆转过度活化的巨噬细胞,有效改善EMT相关的不孕。己酮可可碱不抑制排卵,对孕妇是安全的,适用于治疗与EMT相关的不孕症。

手术后使用己酮可可碱治疗轻度EMT,800 mg/d,12个月的妊娠率从18.5%提高到31%,可以明显减轻盆腔疼痛。但也有研究认为并不能明显改善轻度到重度EMT患者的妊娠率,不能降低术后复发率。

(2)抗TNF-α治疗药物:一种促炎症反应因子,是活化的巨噬细胞的主要产物,与EMT的形成和发展有关。EMT患者腹腔液中TNF-α水平增高,并且其水平与EMT的严重程度相关。抗TNF-α治疗除了阻断TNF-α对靶细胞的作用外,还包括抑制TNF-α的产生。该类药物有己酮可可碱、英夫利昔单抗、依那西普、重组人TNF结合蛋白Ⅰ等。

(3)干扰素-α2b:干扰素-α能刺激NK细胞毒活性,并可促使CD8细胞表达。无论在体外实验或动物模型中,干扰素-α2b对于EMT的疗效均得以证实。

(4)白细胞介素12(IL-12):主要作用是调节免疫反应的可适应性。IL-12可以作用于T细胞和NK细胞,从而诱导其他细胞因子的产生。其中产生的干扰素-γ可以进一步增强NK细胞对子宫内膜细胞的细胞毒性作用,以及促进辅助性T细胞反应的产生。小鼠腹腔内注射IL-12明显减小异位子宫内膜病灶的表面积和总重量。但目前缺乏临床试验证实其疗效。

(5)中药:中医认为扶正固本类中药多有免疫促进作用,有促肾上腺皮质功能及增强网状内皮系统的吞噬作用,增加T细胞的比值。活血化瘀类中药对体液免疫与细胞免疫均有一定的抑制作用,不仅能减少已生成的抗体,而且还抑制抗体形成,对已沉积的抗原抗体复合物有促进吸收和消除的作用,还有抗炎、降低毛细血管通透性等作用。由丹参、莪术、三七、赤芍等组方的丹莪妇康煎具有增强细胞免疫和降低体液免疫的双向调节作用,疗效与达那唑相似。由柴胡、丹参、赤芍、莪术、五灵脂组方的丹赤坎使33%的EMT患者局部体征基本消失,NK细胞活性升高。但是中药的具体免疫调节作用尚缺乏实验室证据的支持,且报道的临床疗效可重复性不强。

5.左炔诺孕酮宫内缓释系统(LNG-IUS,商品名曼月乐)

LNG-IUS直接减少病灶中的E_2受体,使E_2的作用减弱导致异位的内膜萎缩,子宫动脉阻力增加，减少子宫血流量，减少子宫内膜中前列腺素的产生，明显减少月经量，改善 EMT 患者的盆腔疼痛，缓解痛经症状。与 GnRH-a 相比，LNG-IUS 缓解 EMT 患者痛经疗效相当，减少术后痛经复发。不增加心血管疾病风险，且降低血脂，不引起低雌激素症状，没有减少骨密度的严重不良反应，可长期应用。不规则阴道流血发生率高于 GnRH-a。如果 EMT 患者需要长期治疗，可优先选择 LNG-IUS，在提供避孕的同时，是治疗子宫内膜异位症、子宫腺肌病和慢性盆腔痛的有效、安全、便捷的治疗手段之一，尤其适用于合并有子宫腺肌症的 EMT 患者长期维持治疗。

曼月乐含 52 mg 左炔诺孕酮，每天释放 20 μg，可有效使用 5 年。

放置曼月乐一般选择在月经的 7 天以内；如果更换新的曼月乐可以在月经周期的任何时间。早孕流产后可以立即放置，产后放置应推迟到分娩后 6 周。

6.促性腺激素释放激素激动剂(GnRH-a)

GnRH-a 是目前最受推崇、最有效的子宫内膜异位症治疗药物。连续使用 GnRH-a 可下调垂体功能，造成药物暂时性去势及体内 Gn 水平下降、低雌激素状态：由于卵巢功能受抑制，产生相应低雌激素环境，使内异症病灶消退。目前常用的有长效制剂如进口的曲普瑞林、戈舍瑞林、布舍瑞林等；国产的长效制剂有亮丙瑞林(丽珠制药)，短效制剂如丙氨瑞林(安徽丰原)。

(1)用法：长效制剂于月经第 1 天开始注射，每 28 天注射 0.5～1.0 支，注射 3～6 支，最多不超过 6 支。

(2)不良反应：主要为雌激素水平降低所引起的类似围绝经期综合征的表现，如潮热、多汗、血管舒缩不稳定、乳房缩小、阴道干燥等反应，占 90%左右，一般不影响继续用药。严重雌激素减少，E_2＜734 pmol/L，可增加骨中钙的吸收，而发生骨质疏松。

(3)反向添加疗法(Add-back)：指联合应用 GnRH-a 及雌、孕激素，使体内雌激素水平达到所谓“窗口剂量”，即不影响内异症的治疗，又可最大限度地减轻低雌激素的影响。其目的是减少血管收缩症状，以及长期使用 GnRH-a 对于骨密度的损害。可以用雌、孕激素的联合或序贯方法。

用药方法：应用 GnRH-a 3 个月后，联合应用以下药物。①GnRH-a＋补佳乐 1～2 mg/d＋甲羟孕酮 2～4 mg/d。②GnRH-a＋补佳乐 1～2 mg/d＋炔诺酮 5 mg/d。③GnRH-a＋利维爱 2.5 mg/d。

雌二醇阈值窗口概念：血清 E_2 在 110～146 pmol/L 为阈值窗口，在窗口期内可不刺激 EMT 病灶生长，亦能满足骨代谢和血管神经系统对雌激素的需求，故可适当添加激素维持雌激素阈值水平，减少不良反应。适当的反加不影响 GnRH-a 疗效，且有效减少不良反应，延长用药时间。

(4)GnRH-a 反减治疗：以往采用 GnRH-a 先足量再减量方法，近年有更合理的长间歇疗法，延长GnRH-a 用药间隔时间至 6 周 1 次，共用 4 次，亦能达到和维持有效低雌激素水平，是经济有效且减少不良反应的给药策略，但其远期复发率有待进一步研究。

(五)药物与手术联合治疗

手术治疗可恢复正常解剖关系，去除病灶并同时分离粘连，但严重的粘连使病灶不能彻底清除，显微镜下和深层的病灶无法看到，术后的并发症有时难以避免。手术后的粘连是影响手术效果、导致不孕的主要原因。药物治疗虽有较好的疗效，但停药后短期内病变可能复发，致密的粘连妨碍药物到达病灶内而影响疗效。根据病情程度在手术前后药物治疗。术前应用 GnRH-a，在低雌激素作用下，腹腔内充血减轻，毛细血管充血和扩张均不明显，使粘连易于分离，卵巢异位瘤易于剥离，有利于手术的摘除，还可预防术后粘连形成。术后用1～2个月的药物，可以抑制手术漏掉的病灶，预防手术后的复发。

（魏爱萍）

第二节　子宫腺肌病

子宫腺肌病是指子宫内膜向肌层良性浸润并在其中弥散性生长，其特征是在子宫肌层中出现异位的内膜和腺体，伴有周围肌层细胞的代偿性肥大和增生。本病20%～50%合并子宫内膜异位症，约30%合并子宫肌瘤。

目前子宫腺肌病的发病有逐渐增加的趋势，其治疗的方法日趋多样化，治疗方法的选择应在考虑患者年龄、生育要求、临床症状的严重程度、病变部位与范围、患者的意愿等的基础上确定。

一、临床特征

（一）病史特点

(1)详细询问相关的临床症状，如经量增多和进行性痛经。

(2)家族中有无相同病史。

(3)医源性因素所致子宫内膜创伤，如多次分娩、习惯性流产、人工流产、宫腔操作史。

（二）症状

子宫腺肌病的症状不典型，表现多种多样，没有特异性。约35%的子宫腺肌病无临床症状，临床症状与病变的范围有关。

(1)月经过多：占40%～50%，一般出血与病灶的深度呈正相关，偶尔也有小病变月经过多者。

(2)痛经：逐渐加剧的进行性痛经，痛经常在月经来潮的前一周就开始，至月经结束。15%～30%的患者有痛经，疼痛的程度与病灶的多少有关，约80%痛经者为子宫肌层深部病变。

(3)其他症状：部分患者可有未明原因的月经中期阴道流血及性欲减退，子宫腺肌病不伴有其他不孕疾病时，一般对生育无影响，伴有子宫肌瘤时可出现肌瘤的各种症状。

（三）体征

妇科检查可发现子宫呈均匀性增大或有局限性结节隆起，质地变硬，一般不超过孕12周子宫的大小。近月经期检查，子宫有触痛。月经期，由于病灶充血、水肿及出血，子宫可增大，质地变软，压痛较平时更为明显；月经期后再次妇科检查发现子宫有缩小，这种周期性出现的体征改变为诊断本病的重要依据之一。合并盆腔子宫内膜异位症时，子宫增大、后倾、固定、骶骨韧带增粗，或子宫直肠陷凹处有痛性结节等。

二、辅助检查

（一）实验室检查

(1)血常规：明确有无贫血。

(2)CA125：子宫腺肌病患者血CA125水平明显升高，阳性率达80%，CA125在监测疗效上有一定价值。

(二)影像学检查

(1)B超:为子宫腺肌病的常规诊断手段。B超的图像特点:①子宫呈均匀性增大,轮廓尚清晰。②子宫内膜线可无改变,或稍弯曲。③子宫切面回声不均匀,有时可见大小不等的无回声区。

(2)MRI:为目前诊断子宫腺肌病最可靠的无创伤性诊断方法,可以区别子宫肌瘤和子宫腺肌病,并可诊断两者同时并存,对决定处理方法有较大帮助,在发达国家中广泛应用。图像表现:①子宫增大,外缘尚光滑;② T_2 WI 显示子宫的正常解剖形态扭曲或消失;③子宫后壁明显增厚,结合带厚度>8 mm;④ T_2 WI 显示子宫壁内可见一类似结合带的低信号肿物,与稍高信号的子宫肌层边界不清,类似于结合带的局灶性或广泛性增宽,其中可见局灶性的大小不等斑点状高信号区,即为异位的陈旧性出血灶或未出血的内膜岛。

(三)其他

(1)宫腔镜检查子宫腔增大,有时可见异常腺体开口,并可除外子宫内膜病变。

(2)腹腔镜检查见子宫均匀增大,前后径增大更明显,子宫较硬,外观灰白或暗紫色,有时浆膜面见突出紫蓝色结节。

(3)肌层针刺活检:诊断的准确性依赖于取材部位的选择、取材次数,以及病灶的深度和广度,特异性较高,但敏感性较低,而且操作困难,在临床上少用。

三、诊断

子宫腺肌病的诊断一般并不难,最主要的困难在于与子宫肌瘤等疾病的鉴别诊断。子宫腺肌病与子宫肌瘤均是常见的妇科疾病,两种病变均发生在子宫,发病年龄相仿,多见于30～50岁的育龄妇女,临床上容易互相混淆。一般来说子宫腺肌病突出症状是继发性逐渐加重的痛经,子宫肌瘤的突出症状却为月经过多及不规则出血,子宫腺肌病时子宫也有增大,但很少超过妊娠3个月子宫大小。

四、治疗

(一)治疗原则

由于子宫腺肌病的难治性,目前尚不能使每位患者均获得满意的疗效,应根据患者的年龄、生育要求和症状,实施个体化的多种手段的联合治疗策略。

(二)药物治疗

药物治疗子宫腺肌病近期疗效明显,但只是暂时性的,停药后症状体征常很快复发,对年轻有生育要求,近绝经期者或不接受手术治疗者可试用达那唑、孕三烯酮或促性腺激素释放激素类似物(GnRH-a)等。

1.达那唑

达那唑适用于轻度及中度子宫腺肌病痛经患者。

用法:月经第1天开始口服200 mg,2～3次/天,持续用药6个月。若痛经不缓解或未闭经,可加至4次/天。疗程结束后约90%症状消失。停药后4～6周恢复月经及排卵。

不良反应:恶心、头痛、潮热、乳房缩小、体重增加、性欲减退、多毛、痤疮、声音改变、皮脂增加、肌痛性痉挛等。但发生率低,且症状多不严重。

2.孕三烯酮

19-去甲睾酮的衍生物，有抗雌激素和抗孕激素作用，不良反应发生率同达那唑，但程度略轻。

用法：每周用药2次，每次2.5 mg，于月经第1天开始服用，6个月为一个疗程。因为用药量小，用药次数少，其应用近年来增多。孕三烯酮治疗轻症子宫肌腺病具有很好的效果，可达治愈目的，从而可防止其发展为重症子宫肌腺病，减少手术及术后并发症，提高患者生活质量。

3.促性腺激素释放激素激动剂（GnRH-a）

其为人工合成的十肽类化合物，能促进垂体细胞分泌黄体生成激素（LH）和尿卵泡刺激素（FSH），长期应用对垂体产生降调作用，可使LH和FSH分泌急剧减少。有研究表明子宫腺肌病导致不孕与化学和免疫等因素有关，而GnRH-a有调节免疫活性的作用，且使子宫大小形态恢复正常，从而改善了妊娠率。但GnRH-a作用是可逆性的，故对子宫腺肌病合并不孕的治疗在停药后短期内不能自行受孕者，应选择辅助生殖技术。

4.其他药物

（1）孕激素受体拮抗剂：米非司酮为人工合成19-去甲基睾酮衍生物，具有抗孕激素及抗皮质激素的活性，用法：米非司酮10 mg口服1次/天，连续3个月，治疗后患者停经，痛经消失，子宫体积明显缩小，不良反应少见。年轻患者停药后复发率高于围绝经期患者，复发者进行长期治疗仍有效。

（2）左炔诺酮：Norplant为左炔诺酮皮下埋植剂，可治疗围绝经期子宫腺肌病，治疗后虽子宫体积无明显缩小，但痛经缓解率达100%。缓释左炔诺酮宫内节育器（LNG-IUS，曼月乐），国内外报道用LNG-IUS治疗子宫腺肌病痛经及月经过多有一定效果。

（3）短效口服避孕药：临床研究显示，长期服用短效避孕药可使子宫内膜和异位内膜萎缩，缓解痛经，减少经量，降低子宫内膜异位症的复发率。但是复方口服避孕药存在不良反应，服用后患者可出现点滴出血或突破性出血、乳房触痛、头痛、体重改变、恶心和呕吐等胃肠道反应，以及情绪改变等不良反应，长期应用有血栓性疾病和心血管疾病风险。因此，复方口服避孕药的使用应综合各方面情况进行个体化用药，以使患者获得最大益处。目前国内外还没有关于该疗法用于子宫腺肌病治疗效果大样本的评价。

（4）孕激素：孕激素作用基于子宫内膜局部高剂量的孕酮，可引起蜕膜样变，上皮萎缩及产生直接的血管改变，使月经减少，甚至闭经。目前国外研究显示地屈孕酮是分子结构最接近天然孕酮的一种孕激素，并具有更高的口服生物利用度。地屈孕酮是一种口服孕激素，可使子宫内膜进入完全的分泌相，从而可防止由雌激素引起的子宫内膜增生和癌变风险。地屈孕酮可用于内源性孕激素不足的各种疾病，它不产热，且对脂代谢无影响。极少数患者可出现突破性出血，一般增加剂量即可防止。地屈孕酮也可能发生其他发生在孕激素治疗中的不良反应，如轻微出血、乳房疼痛，肝功能损害极为少见。目前国内外尚无使用地屈孕酮治疗子宫腺肌病的大型随机对照试验。

（三）手术治疗

药物治疗无效或长期剧烈痛经时，应行手术治疗。手术治疗包括根治手术（子宫切除术）和保守手术。

1.子宫切除术

子宫切除术是主要的治疗方法，也是唯一循证医学证实有效的方法，可以根治痛经和/或月经过多，适用于年龄较大、无生育要求者。近年来，阴式子宫切除术应用日趋增多，单纯子宫腺肌病子宫体积多小于12孕周子宫大小，行阴式子宫切除多无困难。若合并有内异症，有卵巢子宫内膜异位囊肿或估计有明显粘连，可行腹腔镜子宫切除术。虽然有研究表明腺肌病的子宫有稍多于10%病变可累及宫颈，但也有研究表明腺肌病主要见于子宫体部，罕见于宫颈部位，只要保证切除全部子宫下段，仍可考虑行子宫次全切除术。

2.保守性手术

子宫腺肌病病灶挖除术、子宫内膜去除术和子宫动脉栓塞术都属于保留生育功能的方法。腹腔镜下子宫动脉阻断术和病灶消融术（使用电、射频和超声等能减少子宫腺肌病量），近年来的报道逐渐增多，但这些手术的效果均有待于循证医学研究证实。

(1)子宫腺肌病病灶挖除术：适用于年轻、要求保留生育功能的患者。子宫腺肌瘤一般能挖除干净，可以明显地改善症状、增加妊娠机会。对局限型子宫腺肌病可以切除大部分病灶，缓解症状。虽然弥散型子宫腺肌病做病灶大部切除术后妊娠率较低，仍有一定的治疗价值。术前使用GnRH-a治疗3个月，可以缩小病灶利于手术。做病灶挖除术的同时还可做子宫神经去除术或子宫动脉阻断术以提高疗效。

(2)子宫内膜去除术：近年来，有报道在宫腔镜下行子宫内膜去除术治疗子宫腺肌病，术后患者月经量明显减少，甚至闭经，痛经好转或消失，对伴有月经过多的轻度子宫腺肌病可试用。子宫内膜切除术虽可有效控制月经过多及痛经症状，但对深部病灶治疗效果较差。远期并发症常见的为宫腔粘连、宫腔积血、不孕、流产、早产等。

(3)子宫动脉栓塞术：近期效果明显，月经量减少约50%，痛经缓解率达90%以上，子宫及病灶体积缩小显著，彩色超声显示子宫肌层及病灶内血流信号明显减少，该疗法对要求保留子宫和生育功能的患者具有重大意义。但UAE治疗某些并发症尚未解决，远期疗效尚待观察，对日后生育功能的影响还不清楚，临床应用仍未普及，还有待于进一步积累经验。

(4)子宫病灶电凝术：通过子宫病灶电凝可引起子宫肌层内病灶坏死，以达到治疗的目的。但病灶电凝术中很难判断电凝是否完全，因此不如手术切除准确，子宫肌壁电凝术后病灶被瘢痕组织所代替，子宫壁的瘢痕宽大，弹性及强度降低，故术后子宫破裂风险增加。

(5)盆腔去神经支配治疗：近年来国外学者采用开腹或腹腔镜下骶前神经切除术及子宫神经切除术治疗原发及继发性痛经，取得了较好效果。

(6)腹腔镜下子宫动脉阻断术：子宫动脉结扎治疗子宫腺肌病的灵感来源于子宫动脉栓塞治疗子宫腺肌病的成功经验，但该术式目前应用的病例不多。由于疼痛不能得到完全缓解，多数患者对手术效果并不满意。

五、预后与随访

(一)随访内容

通常包括患者主诉、疼痛评价、妇科检查、超声检查、血清CA125检测，如果是药物治疗者，需要检查与药物治疗相关的内容，如肝功能、骨密度等。

(二)预后

除非实施了子宫切除术，子宫腺肌病容易复发。因残留的内膜腺体而发生恶变的较少见，与子宫腺肌病类似的疾病子宫内膜异位症，其恶变率国内报道为1.5%，国外报道为0.7%～1.0%，相比之下，子宫腺肌病发生恶变更为少见。 (魏爱萍)

第七章 妊娠滋养细胞疾病

第一节 葡 萄 胎

葡萄胎是指妊娠后胎盘绒毛滋养细胞增生，终末绒毛转变成水泡，水泡间相连成串，形如葡萄得名，亦称水泡状胎块。葡萄胎是良性疾病，有时具有恶性倾向，成为发生恶性滋养细胞肿瘤的前身。

一、病因及分类

（一）病因

葡萄胎的真正发病原因不明。病例对照研究发现葡萄胎的发生与营养状况、社会经济及年龄有关。病因学中年龄是一显著相关因素，年龄大于40岁者葡萄胎发生率比年轻妇女高10倍，年龄小于20岁也是发生完全性葡萄胎的高危因素，这两个年龄阶段妇女易有受精缺陷。部分性葡萄胎与孕妇年龄无关。

通过细胞遗传学结合病理学研究证明两类葡萄胎——完全性葡萄胎与部分性葡萄胎各有遗传学特点。完全性葡萄胎的染色体基因组是父系来源，即卵子在卵原核缺失或卵原核失活的情况下和精原核结合后发育形成。染色体核型为二倍体，其中90%为46，XX，由一个“空卵”（无基因物质卵）与一个单倍体精子（23，X）受精，经自身复制恢复为二倍体（46，XX），再生长发育而成，称为空卵受精。其少数核型为46，XY，这是两个性染色体不同的精子（23，X及23，Y）同时使空卵受精，称为双精子受精。部分性葡萄胎核型常是三倍体，80%为69，XXY，其余是69，XXX或69，XXY，来自一个正常卵子与双精子受精，由此带来一套多余的父方染色体成分；也可由于一个正常的单倍体卵子（或精子）与减数分裂失败的二倍体配子结合所致。

（二）分类

葡萄胎可分为以下两类。

1.完全性葡萄胎

整个子宫腔内充满水泡，胎盘绒毛全部受累，无胎儿及其附属物可见。

2.部分性葡萄胎

仅部分胎盘绒毛发生水泡状变性，胎儿多已死亡。部分性葡萄胎很少转化为恶性。

二、诊断

(一)病史

停经后有不规则阴道出血、腹痛,妊娠呕吐严重且出现时间较早,妊娠早期出现妊娠期高血压疾病征象,尤其是在妊娠 28 周前出现先兆子痫,有双侧卵巢囊肿或甲状腺功能亢进征象。

(二)临床表现

典型的临床表现如下。

1.阴道流血

阴道流血是葡萄胎的重要症状。一般于停经后 2～3 个月,或迟至 3～4 个月开始少量、断续的褐色或暗红色阴道流血。量渐增多,常伴贫血。在胎块排出时常大量出血,可致休克,甚至死亡。在排物中可见到水泡。

2.子宫迅速增大

由于葡萄胎生长快及宫腔内出血,多数患者子宫增大较快,大于停经月份,子宫下段宽软饱满。完全性葡萄胎时,摸不到胎体,查不到胎心、胎动。

3.黄素化囊肿

由于大量绒毛膜促性腺激素(HCG)的刺激,一侧或双侧卵巢可出现大小不等的黄素化囊肿。

4.妊娠呕吐及高血压征象

由于增生的滋养细胞产生大量的 HCG,葡萄胎患者妊娠呕吐往往比正常妊娠者为重。因为子宫增长快,宫内张力大,在孕早、中期即可出现妊娠高血压疾病的表现,甚至发生心力衰竭或子痫。

5.其他症状

患者可有轻重不等的下腹痛。少数患者有咯血,多于清宫后自然消失。个别患者可有甲状腺功能亢进的表现。

(三)辅助检查

血 β-HCG 在 100 U/L 以上,常超声检查见子宫增大,有“落雪状”或“蜂窝状”宫腔声像图,或子宫无明显增大,宫腔内含有水泡样结构及一部分正常胎盘组织,有时可见完整胎儿。

(四)病理检查

1.大体所见

葡萄样水泡大小不一,直径数毫米至 3 cm,水泡壁薄,透亮,内含黏液性液体,绒毛与之将其相连,水泡间空隙充满血液及凝血块。

2.组织学特点

(1)滋养细胞呈不同程度增生。

(2)绒毛间质水肿。

(3)间质内血管消失或仅有极稀少的无功能血管。

三、鉴别诊断

(一)流产

不少病例最先被误诊为先兆流产。流产有停经史及阴道流血症状,妊娠试验可阳性,而葡萄胎患者子宫多大于同期妊娠子宫，孕期超过 12 周时 HCG 水平仍高。B 超图像显示葡萄胎特点。

（二）双胎妊娠

子宫较同期单胎妊娠大。HCG 水平亦稍高，易与葡萄胎混淆，但双胎妊娠无阴道出血，B 超显像可确诊。

（三）羊水过多

羊水过多可使子宫迅速增大，虽多发生于妊娠后期，但发生在中期妊娠者需与葡萄胎鉴别，羊水过多时不伴阴道流血，HCG 水平较低，B 超显像可确诊。

四、规范化治疗

（一）清除宫腔内容物

葡萄胎确诊后应及时清除宫腔内容物，一般采用吸宫术迅速排空宫腔，即使子宫增大至妊娠 6 个月左右大小，仍可使用负压吸引。注意在输液、配血准备下，充分扩张子宫颈管，用大号吸管吸引。待子宫缩小后轻柔刮宫，在宫口扩大后可以应用缩宫素。一般尽量一次吸刮干净，子宫过大者可在 1 周后第二次刮宫，每次刮出物均需送病理检查。

（二）黄素囊肿的处理

因囊肿可自行消退，一般无须处理。

（三）预防性化疗

葡萄胎恶变率为 10%～25%，为防止葡萄胎恶变，应对高危患者进行预防性化疗：①年龄大于 40 岁。②葡萄胎排出前 HCG 值异常升高。③滋养细胞高度增生或伴有不典型增生。④葡萄胎清除后，HCG 下降曲线不呈进行性下降，而是降至一定水平后即持续不再下降，或始终处于高值。⑤出现可疑转移灶者。⑥无条件随访者。一般选用氟尿嘧啶或放线菌素 D 单药化疗 1～2 个疗程。

（四）葡萄胎处理后

应避孕 1～2 年，宜用阴茎套或阴道隔膜避孕，一般不宜采用宫内节育器，因可混淆子宫出血原因。而含有雌激素的避孕药有促进滋养细胞生长的作用，亦不应用。

（五）随访

定期随访极重要，可早期发现持续性或转移性滋养细胞疾病。葡萄胎清除后每周一次做 HCG 定量测定，直到降至正常水平。开始 3 个月内仍每周复查一次，此后 3 个月每半月一次，然后每月一次持续半年，第 2 年起改为每半年一次，共随访 2 年，随访内容除每次必须监测 HCG 外，应注意有无阴道异常流血、咳嗽、咯血及其他转移灶症状，并作妇科检查，盆腔 B 超及 X 线胸片检查也应重复进行。

（孙　慧）

第二节　绒毛膜癌

妊娠性绒毛膜癌是一种继发于正常或异常妊娠之后的滋养细胞肿瘤。其中 50%发生于葡萄胎之后，25%发生于流产后，22.5%发生于足月妊娠之后，2.5%发生于异位妊娠之后。绒癌多数发生于生育期年龄，但也有少数发生于绝经之后。绒癌的恶性程度极高，在化疗药物问世以前，其病死率高达90%以上。以后由于诊断技术的进展及化学治疗的发展，绒癌患者的预后已得到极大的改善。

一、病理

绝大多数绒癌原发于子宫，但也有极少数可原发于输卵管、宫颈、阔韧带等部位。肿瘤常位于子宫肌层内，也可突向宫腔或穿破浆膜，单个或多个，大小在0.5～5.0 cm，但无固定形态，与周围组织分界清，质地软而脆，海绵样，暗红色，伴出血坏死。镜下特点为滋养细胞不形成绒毛或水泡状结构，成片高度增生，并广泛侵入子宫肌层和破坏血管，造成出血坏死。增生的滋养细胞通常位于病灶边缘，以细胞滋养细胞为轴心，周围合体滋养细胞包绕，但也可两种细胞相互混杂，排列紊乱。肿瘤中不含间质和自身血管，瘤细胞靠侵蚀母体血管而获取营养物质。

二、临床表现

前次妊娠至绒癌发病时间长短不一，继发于葡萄胎的绒癌绝大多数在1年以上发病，而继发于流产和足月产的绒癌约1/2在1年内发病。

(一)无转移绒癌

大多数继发于葡萄胎以后，少数继发于流产或足月产后。其临床表现与侵蚀性葡萄胎相似。

1.阴道流血

在葡萄胎排空、流产或足月产后，有持续的不规则阴道流血，量多少不定。也可表现为一段时间的正常月经后再停经，然后再出现阴道流血。长期阴道流血者可继发贫血。

2.假孕症状

假孕症状由肿瘤分泌的HCG及雌、孕激素的作用，表现为乳房增大，乳头及乳晕着色，甚至有初乳样分泌，外阴、阴道、宫颈着色，生殖道质地变软。

3.腹痛

绒癌一般并无腹痛，但当癌组织造成子宫穿孔，或子宫病灶坏死感染等可出现急性腹痛。

4.体征

子宫增大，质地软，形态不规则，子宫旁两侧可触及子宫动脉搏动。有时可触及两侧或一侧卵巢黄素化囊肿。

(二)转移性绒癌

大多数继发于非葡萄胎妊娠以后。绒癌主要经血行播散，转移发生早而且广泛。最常见的转移部位是肺(80%)，其次是阴道(30%)，以及盆腔(20%)、肝(10%)和脑(10%)等。由于滋养细胞的生长特点之一是破坏血管，所以各转移部位症状的共同特点是局部出血。

转移性绒癌可以同时出现原发灶和继发灶症状，但也有不少患者原发灶消失而转移灶发展，仅表现为转移灶症状，如不注意常会误诊。

1.肺转移

其通常表现为胸痛、咳嗽、咯血及呼吸困难。这些症状常呈急性发作，但也可呈慢性持续状态达数月之久。在少数情况下，可因肺动脉滋养细胞瘤栓形成，造成急性肺梗死，出现肺动脉高压和急性肺衰竭。但当肺转移灶较小时也可无任何症状，仅靠X线胸片或CT做出诊断。

2.阴道转移

转移灶常位于阴道前壁，呈紫蓝色结节，破溃时引起不规则阴道流血，甚至大出血。一般认为系宫旁静脉逆行性转移所致。

3.肝转移

肝转移为不良预后因素之一，多同时伴有肺转移，表现为上腹部或肝区疼痛，若病灶穿破肝包膜可出现腹腔内出血。

4.脑转移

脑转移预后凶险，是绒癌主要的致死原因。一般同时伴有肺转移和/或阴道转移。脑转移的形成可分为3个时期。首先为瘤栓期，表现为一过性脑缺血症状如猝然跌倒、暂时性失语、失明等。继而发展为脑瘤期，即瘤组织增生侵入脑组织形成脑瘤，患者出现头痛、喷射样呕吐、偏瘫、抽搐，直至昏迷。最后进入脑疝期，因脑瘤增大及周围组织出血、水肿，造成颅内压进一步升高，脑疝形成，压迫生命中枢，最终死亡。

5.其他转移

绒癌的其他转移部位尚有脾、肾、膀胱、消化道、骨等。

三、诊断

（一）临床诊断

根据葡萄胎排空后或流产、足月分娩、异位妊娠后出现阴道流血和/或转移灶及其相应症状和体征，应考虑绒癌可能，结合HCG测定等辅助检查，绒癌临床诊断可以确立。对于葡萄胎排空后发病者，1年以上一般临床诊断为绒癌，半年以内多诊断为侵蚀性葡萄胎。半年至1年者，绒癌和侵蚀性葡萄胎均有可能，但一般来说时间间隔越长，绒癌可能性越大。临床上还常根据症状轻重、有无转移和转移部位及结合HCG测定等各项辅助检查结果，综合分析，做出诊断。

1.β-HCG测定

在葡萄胎排空后9周以上或流产、足月产、异位妊娠后4周以上，血β-HCG水平持续在高水平，或曾经一度下降后又上升，已排除妊娠物残留，结合临床表现可诊断绒癌。

当疑有脑转移时，可测定脑脊液β-HCG，并与血清β-HCG比较。当血清：脑脊液β-HCG＜20：1时，有脑转移可能。

2.超声检查

在声像图上，子宫可正常大小或不同程度增大，肌层内可见高回声团块，边界清但无包膜；或肌层内有回声不均区域或团块，边界不清且无包膜；也可表现为整个子宫呈弥散性增高回声，内部伴不规则低回声或无回声。彩色多普勒超声主要显示丰富的血流信号和低阻力型血流频谱。

3.X线胸片

X线胸片是诊断肺转移的重要检查方法。肺转移的最初X线征象为肺纹理增粗，以后发展为片状或小结节阴影，典型表现为棉球状或团块状阴影。转移灶以右侧肺及中下部较为多见。

4.CT和磁共振检查

CT对发现肺部较小病灶和脑、肝等部位的转移灶有较高的诊断价值。磁共振主要用于脑和盆腔病灶诊断。

（二）组织学诊断

如有病理检查，凡在送检的子宫肌层或子宫外转移灶的组织切片中，仅见成片滋养细胞浸润及坏死出血，未见绒毛结构者，诊断为绒癌。

四、鉴别诊断

绒癌容易与其他滋养细胞疾病及胎盘部位反应（合体细胞子宫内膜炎）、胎盘残留等相混淆，鉴别要点，见表 7-1。

表 7-1　绒癌与其他疾病的鉴别

	葡萄胎	侵蚀性葡萄胎	绒毛膜癌	胎盘部位滋养细胞肿瘤	胎盘部位反应	胎盘残留
先行妊娠	无	葡萄胎	各种妊娠	各种妊娠	各种妊娠	流产、足月产
潜伏期	无	多在 6 个月以内	常超过 6 个月	多在 1 年内	无	无
绒毛	有	有	无	无	无	有，退化
滋养细胞增生	轻→重	轻→重，成团	重，成团	中间型滋养细胞	散在，不增生	无
浸润程度	蜕膜层	肌层	肌层	肌层	浅肌层	蜕膜层
组织坏死	无	有	有	无	无	无
转移	无	有	有	少	无	无
肝、脑转移	无	少	较易	少	无	无
HCG	(+)	(+)	(+)	(+)或(−)	(−)	(+)或(−)

五、临床分期和预后评分

实体瘤的分期大多以解剖学为基础，理想的分期法能准确反映肿瘤的生物学行为特征和临床进程，可用于估计预后和指导治疗方案的制订。GTT 是一类独特实体瘤，起源于胎盘滋养层，其父源成分决定了其独特的免疫源性。肿瘤细胞靠侵蚀宿主血管而直接获取营养，血行转移是其主要转移方式。因此，与一般实体瘤不同，以解剖学为基础的分期法应用于 GTT 尚欠理想，也因此出现了各种分类方法，形成了 GTT 独特分期分类系统。

（一）FIGO 分期

GTT 的分期最早始于 20 世纪 60 年代。1962 年北京协和医院根据大量临床病理资料，总结病变发展过程，首次提出了一个以解剖学为基础的临床分期（表 7-2）。后经 WHO 详细讨论并推荐给 FIGO，成为当时国际统一临床分期。临床实践证明，FIGO 分期简单方便，特别适用于发展中国家，可反映病变的范围，并且和其他实体瘤分期法相一致。但 GTT 的临床进程和预后有时与 FIGO 分期并不一致，肺等盆腔外转移可发生于无盆腔转移者，单纯肺转移者的预后也并非较仅盆腔内转移者差。在指导治疗方面，Smith 等比较 FIGO 分期（1982 年）和 Bagshawe 预后评分系统应用价值，结果表明，在 207 例 GTT 中如果采用 FIGO 分期，有 17 例治疗不足，9 例治疗过度。

表 7-2　北京协和医院分期

分期	表现
Ⅰ	病变局限于子宫
Ⅱ	病变转移至盆腔或阴道

续表

分期	表现
Ⅱa	转移至宫旁组织或附件
Ⅱb	转移至阴道
Ⅲ	病灶转移至肺
Ⅲa	单个病灶直径<3 cm或片状阴影不超过一侧肺的1/2
Ⅲb	肺转移超过Ⅲa范围
Ⅳ	病变转移至脑、肝、肠、肾等处(全身转移)

因此,FIGO于1991年修订了原有临床分期,在每一期别下,根据有无或多少危险因素,分别设A、B、C三个亚期,形成了解剖学和危险因素相结合的临床分期(表7-3)。新的FIGO分期优点是继续保持了与其他实体瘤相一致的分期法,并结合危险因素以估计预后。但该分期中仅包括尿HCG>100 000 mU/mL(血清β-HCG>40 000 mU/mL)和距先行妊娠的病程>6个月两项危险因素。这两项危险因素是否能涵盖GTT的全部特征尚有待继续观察。如何依据FIGO分期制订治疗方案FIGO也未明确说明。

表7-3 FIGO分期(1991年新加坡国际绒癌会议)

分期	表现
Ⅰ	病变局限于子宫
Ⅰa	无高危因素*
Ⅰb	具有1个高危因素
Ⅰc	具有2个高危因素
Ⅱ	病变超出子宫,但局限于生殖系统
Ⅱa	无高危因素
Ⅱb	具有1个高危因素
Ⅱc	具有2个高危因素
Ⅲ	病变累及肺,伴或不伴随生殖系统受累
Ⅲa	无高危因素
Ⅲb	具有1个高危因素
Ⅲc	具有2个高危因素
Ⅳ	所有其他部位转移
Ⅳa	无高危因素
Ⅳb	具有1个高危因素
Ⅳc	具有2个高危因素

注:*高危因素:①治疗前尿HCG≥100 000 U/L或血HCG≥40 000 U/L;②病程≥6个月。

(二)WHO预后评分系统

1976年Bagshawe通过对伦敦Charing红十字医院收治的GTT进行多因素分析,发现年龄、先行妊娠、病程等9个因素为影响预后的独立因素,并提出一个预后因素评分系统。这一评分系统于1983年被WHO做适当修改后采用(表7-4)。大量临床实践证明,这一预后评分系统不仅可用于估计预后，而且可用于预测 GTT 对化疗的敏感性和指导制订治疗方案。其缺点：①完全脱离了传统的以解剖为基础的 分期法，而且较为复杂，其中部分危险因素不易获取，如配偶的 ABO 血型。②分类中所列的危险因素是否确为独立危险因素尚有争议。如 Lurian 等对 391 例 GTT 做多因素分析，只有先前化疗失败、确诊绒癌、多部位转移及阴道或肺以外转移为独立危险因素。Azab 等对 162 例 GTT 做多因素分析，只有先行妊娠、多部位转移、确诊绒癌、初次化疗失败为独立危险因素。Soper 等对 138 例 GTT 做多因素分析，只有先行化疗失败、绒癌和病程为独立危险因素。有趣的是，在所有这些研究中，治疗前 HCG 水平均不是独立的预后因素。③对危险因素评分时，所给的权重是否合适也有争议。如肝转移时常伴有其他部位的广泛转移，其生存率仅 35%，而脑转移的生存率可达 55%，所以肝转移和脑转移至少应给予相同的权重。进一步分析还发现，治疗前出现的脑转移与化疗期间出现的脑转移不同，前者预后更好。Bagshawe 本人也于 1988 年又提出修改意见，把最高权重从 4 分提高到 6 分，并建议<6 分为低危，6～8 分为中危，>8 分为高危(表 7-5)。但 Bagshawe 的建议尚未被 WHO 采纳。

尽管目前对 WHO 预后评分系统尚存不同理解及部分内容有待完善，但绝大多数国外学者认为，该系统是当今用于估计病变进程和预后及指导制订治疗方案的最佳系统。

(三)其他分期分类系统

目前尚有各种其他 GTT 分期分类系统在世界各地应用，其中在美国较为通用，并据此把 GTT 分为无转移、低危转移和高危转移 3 个类别(表 7-6)。这一分类系统经修改后已被美国国家癌症研究院采纳(表 7-7)。Soper 等于 1994 年比较 454 例 GTT 分别用 NCI 分类法，FIGO 分期和 WHO 评分结果，发现 NCI 分类简便且易于掌握，对预计化疗失败的敏感性也最高。

表 7-4　WHO 预后评分

预后因素	评分			
	0	1	2	4
年龄(岁)	≤39	>39		
先行妊娠	葡萄胎	流产	足月产	
病程(月)	<4	4～6	7～12	>12
治疗前 HCG(U/L)	$<10^3$	$<10^4$	$<10^5$	$>10^5$
ABO 血型(女×男)		O×A，A×O	B，AB	
肿瘤最大直径(cm)		3～5	>5	
转移部位		脾、肾	消化道、肝	脑
转移个数		1～4	5～8	>8
以前治疗复发			单一药物	2 或 2 种以上药物

注：低度危险≤4 分，中度危险 5～7 分，高度危险≥8 分。

表 7-5　预后评分(Bagshawe,1988)

预后因素	评分*			
	0	1	2	6
年龄	<39	>39		
先行妊娠	葡萄胎	流产	足月产	
先行妊娠至开始化疗间隔月数	4	4～6	7～12	>12
HCG(mU/mL)	10^3	10^3～10^4	10^4～10^5	>10^5
ABO 血型(女方×男方)		O×A,A×O	B,AB	
最大肿瘤直径,包括子宫(cm)		3～5	>5	
转移部位		脾,肾	胃肠道,肝	脑
转移灶数目		1～4	5～8	>8
以前化疗			单药	两药以上

注:* <6 低危,6～8 中危,>8 高危。

表 7-6　GTT 临床分期(Hammond 等,1973)

1.病变无转移

2.病变有转移

低危

①尿 HCG<100 000 U/24 h,或血清 HCG<40 000 mU/mL

②病程<4 个月

③无脑或肝转移

④未曾化疗

⑤非足月分娩(如葡萄胎,异位妊娠,或自然流产)

高危

①尿 HCG>100 000 U/24 h,或血清 HCG>40 000 mU/mL

②病程>4 个月

③出现脑或肝转移

④先前化疗失败

⑤先行足月妊娠

六、治疗

治疗原则以化疗为主,手术和放疗为辅。在制订治疗方案以前,必须在明确诊断的基础上,做出正确的临床分期、预后评分,从而制订合适的治疗方案。目前国外大多学者建议采用 FIGO 分期结合 WHO 预后评分系统作为治疗前评估,并以此作为分层次或个体化治疗的依据。Berkowitz 等提出的分层治疗方案较好地体现了这一治疗原则(表 7-8)。

表 7-7　GTD 的 NCI 分期

Ⅰ.良性 GTD
①完全性葡萄胎
②部分性葡萄胎
Ⅱ.恶性 GTD
①无转移:无子宫外转移的证据
②有转移:任何子宫外病变
i.预后良性(无危险因素)
ii.预后恶性(存在危险因素)
①尿 HCG＞100 000 U/24 h,或血清 HCG＞40 000 mU/mL
②病程＞4 个月
③出现脑或肝转移
④先前化疗失败
⑤先行足月妊娠

表 7-8　GTT 患者分层治疗方案

Ⅰ期		
	首选	单药化疗或子宫切除＋辅助化疗
	耐药	联合化疗
		子宫切除＋辅助化疗
		局部病灶切除
		盆腔动脉插管化疗
Ⅱ和Ⅲ期		
低危	首选	单药化疗
	耐药	联合化疗
高危	首选	联合化疗
	耐药	二线联合化疗
Ⅳ期	首选	联合化疗
		脑转移:全脑放疗、开颅手术
		肝转移:病灶切除
	耐药	二线联合化疗
		肝动脉插管放疗

一般而言,Ⅰ期属于低危,Ⅳ期属于高危,Ⅱ期和Ⅲ期则通过 WHO 预后评分进一步明确其低危还是高危。

(一)治疗方案的选择

1.Ⅰ期

治疗方案的选择主要依据患者有无保留生育功能的要求。若不要求保留生育功能,则首选手术＋辅助化疗;相反者,则首选化疗。

(1)手术+辅助化疗:术式为子宫切除术。辅助化疗选择单一药物化疗,通常为单一个疗程,与手术同时开始。其目的有:①减少手术时肿瘤细胞播散的机会;②在外周血和组织中保持一定的药物浓度,以防万一发生的术时播散;③治疗业已存在的隐匿性转移。

(2)化疗:选择单一药物化疗,Ⅰ期 GTT 经单一药物化疗的完全缓解率可达 92%。

2.Ⅱ期和Ⅲ期

对于低危病例首选单一药物化疗,其中Ⅱ期的完全缓解率为 84.2%,Ⅲ期为 81.3%。对于高危病例选择联合化疗,其方案有 MTX/ACTD,MAC,EMA 等。但当 WHO 评分>7 分时,这些化疗方案的缓解率仅 50%左右。所以目前对 WHO 评分>7 分者,推荐首选 EMA-CO 方案,完全缓解率可达 70%~90%。

阴道转移是Ⅱ期中最常见的转移部位,一般通过化疗可得以有效控制。若肿瘤侵蚀血管并破溃出现大出血时,可采用缝扎止血或病灶切除,有时髂内动脉栓塞也有效。肺转移是Ⅲ期中最常见的转移部位。除非为持续耐药病灶,一般不考虑手术治疗。Tomoda 等提出肺叶切除的指征:①可以耐受手术;②原发灶已控制;③无其他转移灶;④肺转移局限于一侧;⑤HCG 滴度<1 000 mU/mL。

子宫切除对控制大出血或感染,缩小肿瘤体积并缩短化疗疗程有意义,可在特定的情况下考虑实施。手术范围为全子宫切除或次广泛子宫切除,后者对切除宫旁血管内瘤栓有意义。生育期年龄妇女应保留卵巢。对于有生育要求的年轻妇女,若血 HCG 水平不高,子宫外转移灶控制及耐药病灶为单个,可考虑做病灶剜除术。

3.Ⅳ期

Ⅳ期均需强烈联合化疗,首选 EMA-CO 方案。适时联合放疗和手术有助于改善预后。在Ⅳ期中预后最差的是肝、脑转移。肝转移治疗的基本手段是联合化疗。有报道,肝转移可通过单纯化疗达到62.5%的完全缓解率。对于出血或耐药病灶,可选择肝叶切除,肝动脉栓塞/灌注化疗等。脑转移的基本治疗手段也是化疗,其完全缓解率可达 86%。脑部放疗可达到止血和杀瘤双重作用,可选择与化疗联合应用。开颅手术仅在控制颅内出血、降低颅内压时急诊实施,开颅手术有时也可用于耐药病灶的切除。

(二)化疗方案

1.单一药物化疗

(1)化疗方案:目前国外学者对无转移和低危转移 GTT 患者的化疗方案选择比较一致,均采用单一药物化疗。常用的化疗方案,见表 7-9。

(2)化疗疗程数:对低危 GTT 多数的国内文献仍遵循经典的停药指征,即需进行多疗程的化疗。一般认为化疗应持续到症状体征消失,原发和转移灶消失,HCG 每周测定 1 次,连续 3 次正常,再巩固 2~3 个疗程方可停药。但近年国外有较多研究者认为在第 1 次疗程化疗结束后,可根据 HCG 下降趋势决定是否进行下一个疗程化疗。只要 HCG 持续下降,可进行单药单疗程化疗,第 1 个疗程化疗结束后开始第 2 疗程化疗的指征是:①第 1 个疗程化疗结束后持续 3 周 HCG 水平不下降或再次上升;②第 1 个疗程化疗结束 18 天内 HCG 下降不足 1 个常用对数。HCG 持续下降是指 HCG 每周测定 1 次,每次测定的 HCG 值低于上一次 10%以上;HCG 水平不下降是指每周测定的 HCG 比上次下降≤10%或上升≤10%;HCG 值上升指每周测定的 HCG 比上次上升≥10%。由于根据 HCG 下降趋势决定第 2 疗程化疗的开始时间,所以两个疗程之间的间隔时间也不再固定。使用 MTX-FA 方案时如第 1 个疗程 MTX 治疗疗效不满意,第 2 疗程可将 MTX 的剂量从 1 mg/(kg·d)提高到 1.5 mg/(kg·d)。

表 7-9　常用几种化疗方案

方案	剂量、给药途径、疗程日数	疗程间隔
MTX	0.4 mg/(kg·d)肌内注射,连续 5 天	2 周
KSM	8～10 μg/(kg·d)静脉滴注,连续 8～10 天	2 周
5-FU	28～30 mg/(kg·d)静脉滴注,连续 8～10 天	2 周
MTX＋	1 mg/(kg·d)肌内注射,第 1,3,5,7	2 周
四氢叶酸(CF)	0.1 mg/(kg·d)肌内注射,第 2,4,6,8(24 小时后用)	
EMA-CO		2 周
第一部分 EMA		
	第 1 天　VP16 100 mg/m^2 静脉滴注	
	Act-D 0.5 mg 静脉注射	
	MTX 100 mg/m^2 静脉注射	
	MTX 200 mg/m^2,静脉滴注 12 小时	
	第 2 天　VP16 100 mg/m^2,静脉滴注	
	Act-D 0.5 mg 静脉注射	
	四氢叶酸(CF)15 mg,肌内注射	
	(从静脉注射 MTX 开始算起 24 小时给,每 12 小时 1 次,共 2 次)	
	第 3 天　四氢叶酸 15 mg,肌内注射,每 12 小时 1 次,共 2 次	
	第 4～7 天　休息(无化疗)	
第二部分 CO		
	第 8 天　VCR 1.0 mg/m^2,静脉注射	
	CTX 600 mg/m^2,静脉滴注	

(3)补救化疗方案:如果在单药化疗期间出现新的病灶或 HCG 持续 2 周下降不足 10%或 6 周后下降不足 1 个常用对数,应考虑对已用方案耐药,需更改化疗方案。更改方案原则一般为先单药,后联合化疗。如 MTX 治疗失败,可改用 Act-D 或 VP-16 单药作二线化疗;如 Act-D 治疗失败,可改用 MTX 或 VP-16 单药作二线化疗。当两种单药化疗均失败后,再改为联合化疗。Dobson 等认为,EA 方案是低危 GTT 患者较理想的二线联合化疗方案(表 7-10)。

表 7-10　EA 方案

VP-16	100 mg/m^2静脉注射	1～3 天
Act-D	0.5 mg/d 静脉注射	1～3 天
疗程间隔 7 天		

2.联合化疗

(1)高危首选化疗方案——EMA-CO:对高危病例选择联合化疗已成为共识,但联合化疗方案的选择也经过了一个探索过程。早在 20 世纪 70 年代中期,Bagshawe 提出了 CHAMOCA 方案用于高危病例的治疗,可取得 82%的缓解率。但由于所用药物较多,包括羟基脲、Act-D、VCR、阿霉素等,不良反应较大,已应用不多。在 20 世纪 70～80 年代,应用较普遍的是 MAC 方案,据报道可达 95%的缓解率。由于认识了 VP-16 对 GTT 的治疗效果,20 世纪 80 年代初

Bagshawe首先应用包括 VP-16、MTX 和 Act-D 在内的多种对 GTT 有效的细胞毒药物组合(EMA-CO 方案),经许多研究证明,其完全缓解率和远期生存率均在 80%以上,已成为当今高危病例的首选方案。有关 EMA-CO 方案治疗 GTT 高危患者的疗效,见表 7-11。

表 7-11　EMA-CO 方案治疗 GTT 高危患者的疗效

作者	初次化疗			二线化疗		
	例数	CR(%)	生存率(%)	例数	CR(%)	生存率(%)
Bolig 等	17	94	88	14	71	64
Newlands 等	76	80	82	72	79	89
Schink 等	12	83	100			
Soper 等	6	67	—	16	81	68
Bower 等	151	78	85	121	79	90
向阳等	—	—	—	51	64.7	81.8
叶大风等	17	88.2 *	—	15	73.3 *	—

注:* 有效率包括完全有效和部分有效。

一般来说 EMA-CO 不良反应不大,最常见的不良反应为骨髓抑制,其次为肝肾毒性。由于化疗辅助治疗手段主要是细胞因子骨髓支持和预防性抗吐治疗的实施,使 EMA-CO 方案的计划化疗剂量强度得到保证。随着对 EMA-CO 方案应用的广泛,一些研究者在 Bagshawe 原方案的基础上进行了改良,对一些不十分高危的 GTT 患者(WHO 预后评分 8~11)可选择 EMA 方案,化疗间隔 14 天。而对一些十分高危患者可选择 EMA 与其他对骨髓抑制轻的药(如顺铂和依托泊苷)联合应用(EMA-EP)。

最近日本学者 Matsui 等认为,EMA-CO 方案中的 CTX 和 VCR 对 GTT 患者疗效的不确定性,因而采用 EMA(去掉 EMA-CO 方案中的 CO)治疗高危 GTT 患者,结果初次治疗患者有效率达 70.6%,而耐药患者有效率也达 63.6%,与既往报道的 EMA-CO 方案结果相一致,因而认为对于高危 GTT 患者可以率先选择 MEA 方案。最近也有报道可用 PEA 作为高危病例的首选方案(表 7-12),但对其能否作为高危一线化疗方案尚需积累病例待进一步探讨。

表 7-12　PEA 方案

药物	用法 1	用法 2
DDP	100 mg/m², 静脉推注,第 1 天	100 mg/m², 静脉推注,第 1 天
VP-16	100 mg/m², 静脉推注,第 1~3 天和 14~16 天或 200 mg/m², 口服,第 1~3 天和 14~16 天	100 mg/m², 静脉推注,第 1,3,5 天
Act-D	300 μg/m², 静脉推注,第 1~3 天和 14~16 天疗程间隔 28 天	500 μg/m², 静脉推注,第 1,3,5 天疗程间隔 28 天

高危患者的化疗一般认为应持续到症状体征消失,原发和转移灶消失,HCG 每周测定 1 次,连续 3 次正常,再巩固 2~3 个疗程方可停药。随访 5 年无复发者称为治愈。

(2)高危病例的二线化疗方案:尽管目前大多数学者认为 EMA-CO 方案是治疗高危、耐药 GTT 患者的首选化疗方案,但仍有部分患者无效。Kim 等通过对 165 例高危 GTT 患者可能影响 EMA-CO 方案治疗效果的因素进行了多因素分析,发现存在以下情况时,EMA-CO 治疗疗效将降低:①病程≥12 个月;②转移器官超过 2 个;③不适当的治疗,包括无计划的手术治疗和不规范的先前化疗。

对 EMA-CO 方案耐药的病例如何治疗是当今世界的一大难题,目前主要对策如下:①选择新的化疗药物和方案;②采用化疗、手术、放疗等综合治疗。目前可供选择的高危二线化疗方案,见表 7-13。随着造血干细胞移植技术的成熟,最近提出可采用超大剂量化疗治疗耐药和复发高危 GTT(表 7-14)。

表 7-13 高危 GTT 二线放疗方案

方案	药物用法	疗程间隔
EP	VP 100 mg/m^2,静脉推注,第 1～5 天	14 或 21 天
	DDP 20 mg/m^2,静脉推注,第 1～5 天	
BEP	博来霉素 30 U,静脉推注,第 1,8,15 天	21 天
DDP	20 mg/m^2,静脉推注,第 1～4 天	
	VP16 100 mg/m^2,静脉推注,第 1～4 天	
VIP	VP 75 mg/m^2,静脉推注,第 1～4 天	21 天
	IFO 1.2 g/m^2,静脉推注,第 1～4 天	
	Mesna 120 mg,静脉推注;1.2 g/m^2,静脉推注,每天 1 次	
	DDP 20 mg/m^2,静脉推注,第 1～4 天	
ICE	IFO 1.2 g/m^2,静脉滴注,第 1～3 天	21 天
	Mesna 120 mg,静脉推注;1.2 g/m^2,静脉推注	
	卡铂 300 mg/m^2,静脉滴注,第 1 天	
	VP 75 mg/m^2,静脉滴注,第 1～3 天	

表 7-14 二线超大剂量化疗

方案	用法	备注
VC	VP-16 4 200 mg/m^2,静脉滴注>60 小时	造血干细胞移植
	CTX 50 mg/kg,静脉推注,第 1～4 天	
ICE	IFO 1 500 mg/m^2,静脉推注,第 1～5 天	
	卡铂 200 mg/m^2,静脉推注,第 1～5 天	
	VP-16 250 mg/m^2,静脉推注,第 1～5 天	

(3)疗效评判:在每一个疗程结束后,应每周一次测定血 β-HCG,结合妇科检查、超声、胸片、CT 等检查。在每个疗程化疗结束至 18 天内,血 β-HCG 下降至少 1 个对数称为有效。

(4)毒副反应防治:化疗主要的毒副反应为骨髓抑制,其次为消化道反应、肝功能损害、肾功能损害及脱发等。所以用药期间严密观察,注意防治。

七、随访

患者治疗结束后应严密随访,第 1 年每个月随访 1 次,1 年后每 3 个月 1 次直至 3 年,以后每年 1 次共 5 年。随访内容同葡萄胎。随访期间应严格避孕。

(魏爱萍)

第三节　胎盘部位滋养细胞肿瘤

胎盘部位滋养细胞肿瘤(placental site trophoblastic tumor,PSTT)指来源于胎盘种植部位的一种特殊类型的、较为罕见的滋养细胞肿瘤。本病一般为良性,但也可以为恶性。

一、病理

肿瘤呈实性,一般局限于子宫,多突向宫腔,呈息肉状生长,也可侵入肌层,甚至穿破子宫壁。肿瘤切面呈白色或黄色,质软,偶见小出血灶。PSTT 在镜下主要由中间型滋养细胞(intermediate cell)构成,肿瘤细胞呈圆形、多角形或梭形,胞浆丰富,呈异染性,核分裂象少见。无广泛性出血及坏死,也无绒毛结构。肿瘤细胞可产生 HCG 及 HPL(人胎盘生乳素)。

二、病情分析

(一)病史

一般继发于足月产(或早产)、流产或葡萄胎后,或与妊娠同时存在。

(二)症状

主要表现为不规则阴道流血,有时闭经,可伴有贫血。少数病例以转移症状为首发症状,转移部位以肺为主,也可经血行多处转移。

(三)妇科检查

子宫可呈均匀或不规则增大。一般如 8～16 周大小。其他体征有贫血貌、肾病综合征者可有水肿、蜘蛛痣、脾大、高雄激素体征等。

(四)辅助检查

(1)血 HCG 测定:仅 1/3～1/2 患者 HCG 升高,通常低于 3 000 U/L。

(2)血 HPL 测定。

(3)超声检查:B 超提示子宫肌层内肿块,有时类似子宫肌瘤回声,彩色多普勒超声显示为舒张期成分占优势的低阻抗富血流肿块图像。

(4)胸片检查:以诊断肺转移。

(5)MRI:以诊断子宫病灶。

(6)诊断性刮宫:许多胎盘部位滋养细胞肿瘤(PSTT)常通过刮宫首先做出诊断,一般根据刮宫标本已可进行 PSTT 病理组织学诊断。

三、诊断

(一)诊断

PSTT 的诊断必须依靠病理。其特点如下。

(1)单一类型的中间型滋养细胞,缺乏典型的细胞滋养细胞和合体滋养细胞,无绒毛结构,出血坏死较少见。

(2)免疫组化染色,大多数肿瘤细胞 HPL 阳性,仅少数 HCG 阳性。

(3)临床上可以通过刮宫标本诊断 PSTT。但若准确判断 PSTT 侵蚀子宫肌层的深度,必须靠子宫切除标本。

(4)血 β-HCG 可轻度升高或正常,血 HPL 可有轻度升高。

(5)B 超检查显示子宫肌层内低回声区。彩色多普勒超声可见肿瘤部位呈现血流丰富、低阻抗血流图像。

(二)鉴别诊断

(1)稽留流产:宫内刮出物有胎囊及绒毛。

(2)绒癌:有典型的细胞滋养细胞和合体滋养细胞,常伴大量出血和坏死。

(3)合体细胞子宫内膜炎:胎盘部位浅肌层有合体细胞浸润,并混有不等量的炎细胞。

(4)当 PSTT 的肿瘤细胞呈梭形时需与平滑肌肉瘤相鉴别,PSTT 核分裂象少,其临床表现也不同于平滑肌肉瘤。

四、预后

大多数 PSTT 表现为良性,仅 10%～15%预后不良。影响 PSTT 的预后因素如下。

(1)先行妊娠至临床诊断间隔时间大于 2 年者预后不良。

(2)先行妊娠为足月妊娠者易发生转移。

(3)核分裂象高者尤其伴大片出血坏死者预后差。

(4)子宫外转移者预后差。

五、治疗

(一)手术

手术是首选治疗方法,手术范围一般为全子宫加双侧附件切除术。对疑有淋巴转移者可加行盆腔淋巴结清扫术。年轻妇女,无卵巢转移证据者可保留卵巢。

(二)化疗

化疗主要适用手术后辅助化疗及年轻要求保留生育功能患者刮宫后。一般主张联合用药。

(三)诊断性刮宫

诊断性刮宫适用于年轻要求保留生育功能,组织学检查可提示核分裂象等,影像学检查子宫增大不明显,且有条件随访者。

(四)放疗

放疗主要适用于转移瘤,对孤立、局部复发病变最有效。

(戚　敏)

第八章　女性盆底功能障碍及生殖器官损伤性疾病

第一节　阴道脱垂

阴道脱垂包括阴道前壁脱垂与阴道后壁脱垂。

一、阴道前壁脱垂

阴道前壁脱垂即阴道前壁膨出(图 8-1),阴道内 2/3 膀胱区域脱出称为膀胱膨出。

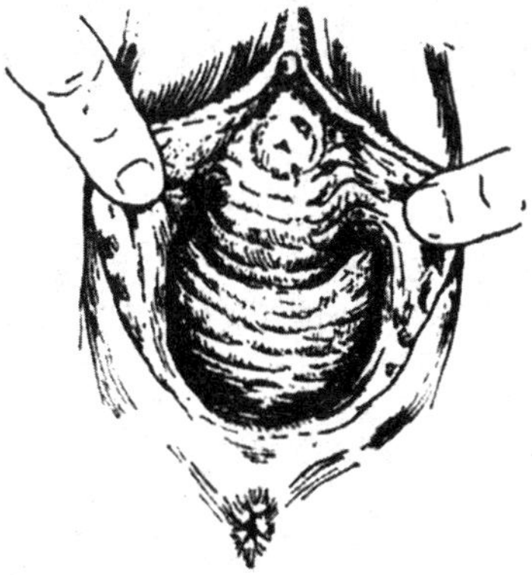

图 8-1　阴道前壁脱垂

(一)病因病理

阴道前壁的支持组织主要是耻骨尾骨肌、耻骨膀胱宫颈筋膜和泌尿生殖膈的深筋膜。

若分娩时,上述肌肉、韧带和筋膜,尤其是耻骨膀胱宫颈筋膜、阴道前壁及其周围的耻尾肌过度伸张或撕裂,产褥期又过早从事体力劳动,使阴道支持组织不能恢复正常,膀胱底部失去支持力,膀胱及与其紧连的阴道前壁上 2/3 段向下膨出,在阴道口或阴道口外可见,称为膀胱膨出。

若支持尿道的耻骨膀胱宫颈筋膜严重受损,尿道及与其紧连的阴道前壁下 1/3 段则以尿道外口为支点,向后向下膨出,形成尿道膨出。

(二)临床表现

轻者可无症状。骶部酸痛或下坠感,站立过久或劳累后症状明显,卧床休息则症状减轻。阴道前壁膨出常伴有尿频、排尿困难、残余尿增加,部分患者可发生压力性尿失禁,但随着膨出的加重,其压力性尿失禁症状可消失,甚至需要手助压迫阴道前壁帮助排尿,易并发尿路感染。膀胱膨出合并尿道膨出时，尿道膀胱后角消失，在大笑、咳嗽、用力等增加腹压时，有尿液溢出，称张力性尿失禁。

（三）诊断及鉴别诊断

主要依靠阴道视诊及触诊，但要注意是否合并尿道膨出及张力性尿失禁。患者有上述自觉症状，视诊时阴道口宽阔，伴有陈旧性会阴裂伤。阴道口突出物在屏气时可能增大。若同时见尿液溢出，表明合并膀胱膨出和尿道膨出。触诊时突出包块为阴道前壁，柔软而边界不清。如用金属导尿管插入尿道膀胱中，则在可缩小的包块内触及金属导管，可确诊为膀胱或尿道膨出，也除外阴道内其他包块的可能，如黏膜下子宫肌瘤、阴道壁囊肿、阴道肠疝、肥大宫颈及子宫脱垂（可同时存在）等。

（四）预防

正确处理产程，凡有头盆不称者及早行剖宫产术，避免第二产程延长和滞产；提高助产技术，加强会阴保护，及时行会阴侧切术，必要时手术助产结束分娩；产后避免过早参加重体力劳动；提倡做产后保健操。

（五）治疗

轻者只需注意适当营养和缩肛运动。严重者应行阴道壁修补术；因其他慢性病不宜手术者，可置子宫托缓解症状，但需日间放置、夜间取出，以防引起尿瘘、粪瘘。

二、阴道后壁脱垂

阴道后壁膨出又称为直肠膨出，阴道后壁膨出常伴随子宫直肠陷凹疝，如内容为肠管，称之为肠疝。

（一）病因病理

经阴道分娩时，耻尾肌、直肠-阴道筋膜或泌尿生殖膈等盆底支持组织由于长时间受压而过度伸展或撕裂，如在产后未能修复，直肠支持组织削弱，导致直肠前壁向阴道后壁逐渐脱出，形成伴直肠膨出的阴道后壁脱垂（图 8-2）。

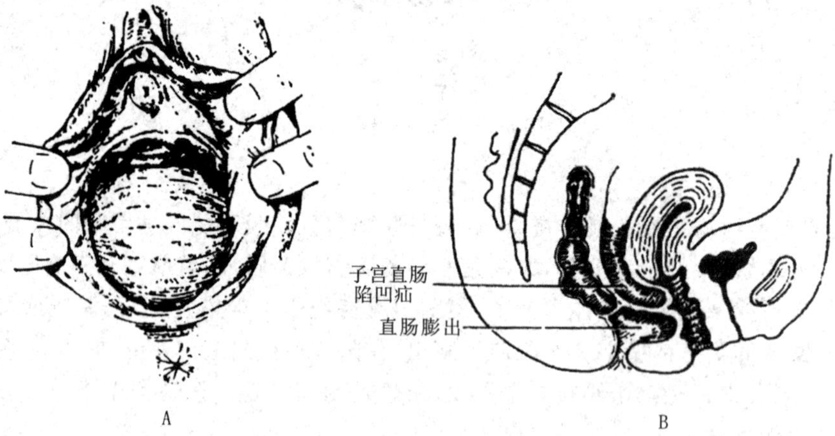

图 8-2　阴道后壁脱垂

A.直肠膨出；B.直肠膨出矢状面观

若较高处的耻尾肌纤维严重受损，可形成子宫直肠陷凹疝，阴道后穹隆向阴道内脱出，内有肠管，称肠膨出。

(二)临床表现

阴道后壁膨出常表现为便秘,甚至需要手助压迫阴道后壁帮助排便。脱垂的阴道前后壁、宫颈黏膜常增厚角化,可有溃疡和出血,阴道后壁膨出肛门检查手指向前方可触及向阴道凸出的直肠,呈盲袋状。位于后穹隆部的球形突出是肠膨出,指诊可触及疝囊内的小肠。

(三)诊断与鉴别诊断

应用单叶窥器可辅助阴道全面检查,压住阴道前壁时嘱患者向下用力,可显示肠疝和直肠膨出。检查可见阴道后壁呈球形膨出,肛诊时手指可伸入膨出部,即可确诊。

(四)预防

同阴道前壁脱垂。

(五)治疗

轻度者不需治疗,重者需行后阴道壁及会阴修补术。

(戚 敏)

第二节 子宫脱垂

子宫从正常位置沿阴道下降,宫颈外口达坐骨棘水平以下,甚至子宫全部脱出阴道口以外,称子宫脱垂,子宫脱垂常伴有阴道前壁和后壁脱垂。

一、临床分度与临床表现

(一)临床分度

我国采用1981年全国部分省、市、自治区“两病”科研协作组的分度,以患者平卧用力向下屏气时,子宫下降最低点为分度标准,将子宫脱垂分为3度(图8-3)。

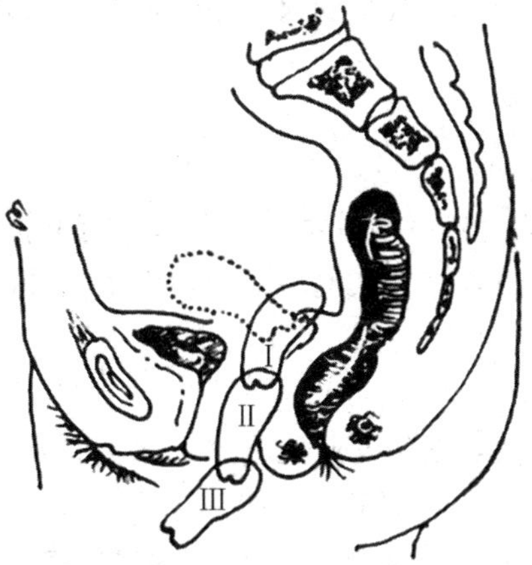

图8-3 子宫脱垂

Ⅰ度。①轻型:宫颈外口距处女膜缘小于4 cm,未达处女膜缘;②重型:宫颈外口已达处女膜缘,阴道口可见子宫颈。

Ⅱ度。①轻型:宫颈已脱出阴道口外,宫体仍在阴道内;②重型:宫颈及部分宫体脱出阴道口。

Ⅲ度:宫颈与宫体全部脱出阴道口外。

(二)临床表现

1.症状

Ⅰ度:患者多无自觉症状。Ⅱ、Ⅲ度患者常有程度不等的腰骶区疼痛或下坠感。

Ⅱ度:患者在行走、劳动、下蹲或排便等腹压增加时有块状物自阴道口脱出,起初块状物在平卧休息时可变小或消失。严重者休息后块状物也不能自行回缩,常需用手推送才能将其还纳至阴道内。

Ⅲ度:患者多伴Ⅲ度阴道前壁脱垂,易出现尿潴留,还可发生压力性尿失禁。

2.体征

脱垂子宫有的可自行回缩,有的可经手还纳,不能还纳的,常伴阴道前后壁脱出,长期摩擦可致宫颈溃疡、出血。Ⅱ、Ⅲ度子宫脱垂患者宫颈及阴道黏膜增厚角化,宫颈肥大并延长。

二、病因

分娩损伤,产后过早体力劳动,特别是重体力劳动;子宫支持组织疏松薄弱,如盆底组织先天发育不良;绝经后雌激素不足;长期腹压增加。

三、诊断

通过妇科检查结合病史很容易诊断。检查时嘱患者向下屏气或加腹压,以判断子宫脱垂的最大程度,并分度。同时注意观察有无阴道壁脱垂、宫颈溃疡、压力性尿失禁等,必要时做宫颈细胞学检查。如可还纳,需了解盆腔情况。

四、处理

(一)支持疗法

加强营养,适当安排休息和工作,避免重体力劳动,保持大便通畅,积极治疗增加腹压的疾病。

(二)非手术疗法

1.放置子宫托

子官托是一种支持子宫和阴道壁并使其维持在阴道内而不脱出的工具,有支撑型和填充型,以下情况尤其适用子宫托治疗:患者全身状况不适宜做手术;妊娠期和产后;膨出面溃疡,手术前促进溃疡面的愈合。

2.其他疗法

(1)盆底肌肉锻炼和物理疗法可增加盆底肌肉群的张力。盆底肌肉锻炼适用于国内分期轻度或 POP-Q 分期Ⅰ度和Ⅱ度的盆腔器官脱垂者,也可作为重度手术前后的辅助治疗方法(表 8-1、图 8-4)。嘱咐患者行收缩肛门运动,用力收缩盆底肌肉 3 秒以上后放松,每次 10～15 分钟,每日 2～3 次。

表 8-1　盆腔器官脱垂分期(POP-Q 分期法)

分度	内容
0	无脱垂，Aa、Ap、Ba、Bp 均在 −3 cm 处，C、D 两点在阴道总长度和阴道总长度 −2 cm 之间，即 C 或 D 点量化值 <(TVL−2)cm
Ⅰ	脱垂最远端在处女膜平面上 >1 cm，即量化值 <−1 cm
Ⅱ	脱垂最远端在处女膜平面上 <1 cm，即量化值 >−1 cm，但 <+1 cm
Ⅲ	脱垂最远端超过处女膜平面 >1 cm，但 <阴道总长度 2 cm，即量化值 >+1 cm，但 <(TVL−2)cm
Ⅳ	下生殖道全长外翻，脱垂最远端即宫颈或阴道残端脱垂超过阴道总长度 −2 cm，即量化值 >(TVL−2)cm

注：POP-Q 分期应在向下用力屏气时，以脱垂完全呈现出来时的最远端部位计算。应针对每个个体先用 3×3 表格量化描述，再进行分期。为了补偿阴道的伸展性及内在测量上的误差，在 0 和Ⅳ度中的 TVL 值允许有 2 cm 的误差。此分期系统是分别利用阴道前壁、阴道顶端、阴道后壁上的 2 个解剖指示点与处女膜的关系来界定盆腔器官的脱垂程度。与处女膜平行以 0 表示，位于处女膜以上用负数表示，处女膜以下则用正数表示，阴道前壁上的 2 个点分别为 Aa 和 Ba 点；阴道顶端的 2 个点分别为 C 和 D 点；阴道后壁的 Ap、Bp 两点与阴道前壁 Aa、Ba 点是对应的。另外还包括阴裂(gh)的长度、会阴体(pb)的长度，以及阴道的总长度(TVL)。测量值均用厘米表示

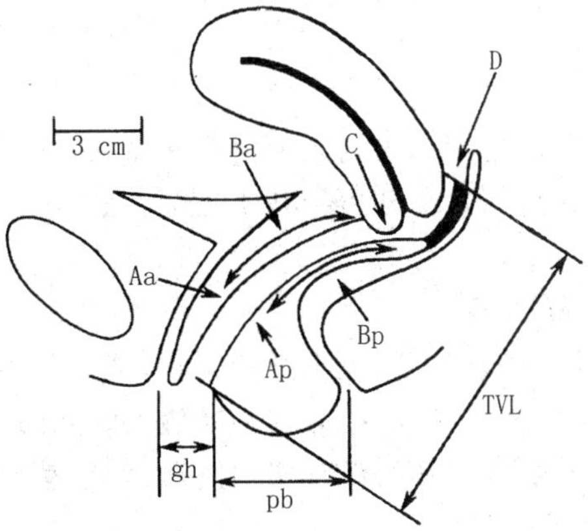

图 8-4　POP-Q 盆腔器官膨出分期图解

(2)中药和针灸：补中益气汤(丸)等有促进盆底肌张力恢复、缓解局部症状的作用。

(三)手术疗法

对盆腔器官脱垂超出处女膜的有症状的患者可考虑手术治疗。根据患者不同年龄生育要求及全身健康状况，治疗应个体化。手术的主要目的是缓解症状，恢复正常的解剖位置和脏器功能，有满意的性功能并能够维持效果。

1.阴道前、后壁修补术

主要针对筋膜修补，为Ⅱ水平重建。

2.曼氏手术

对于宫颈延长子宫脱垂的年轻患者可行曼氏手术(Manchester 手术)：包括阴道前后壁修补、主韧带缩短及宫颈部分切除术。

3.骶棘韧带缝合固定术

对顶端悬吊骶棘韧带进行Ⅰ水平重建。

4.宫骶韧带悬吊术

通过自身宫骶韧带缩短缝合达到顶端悬吊、Ⅰ水平重建目的。

5.阴道封闭术

阴道封闭术分阴道半封闭术和阴道全封闭术。该手术将阴道前后壁分别剥离长方形黏膜面,然后将阴道前后壁剥离创面相对缝合以部分或完全封闭阴道。术后失去性交功能,故仅适用于年老体弱不能耐受较大手术者。

五、预防

提高助产技术,加强产后体操锻炼,产后避免重体力劳动,积极治疗和预防使腹压增加的疾病。

(戚　敏)

第三节　子宫损伤

一、子宫穿孔

子宫穿孔多发生于流产刮宫,特别是钳刮人工流产手术时,但诊断性刮宫、安放和取出宫腔内节育器(intrauterine device,简称 IUD)均可导致子宫穿孔。

(一)病因

1.术前未做盆腔检查或判断错误

刮宫术前未做盆腔检查或对子宫位置、大小判断错误,即盲目操作,是子宫穿孔的常见原因之一,特别是当子宫前屈或后屈,而探针、吸引头或刮匙放入的方向与实际方向相反时,最易发生穿孔。双子宫或双角子宫畸形患者,早孕时误在未孕侧操作,也易导致穿孔。

2.术时不遵守操作常规或动作粗暴

初孕妇宫颈内口较紧,强行扩宫,特别是跳号扩张宫颈时,可能发生穿孔。此外,如在宫腔内粗暴操作,过度搔刮或钳夹子宫某局部区域,均可引起穿孔。

3.子宫病变

以往有子宫穿孔史、反复多次刮宫史或剖宫产后瘢痕子宫患者,当再次刮宫时均易发生穿孔。子宫绒癌或子宫内膜癌累及深肌层者,诊断性刮宫或宫腔镜检查时,可导致或加速其穿孔或破裂。

4.萎缩子宫

当体内雌激素水平低落,如产后子宫过度复旧或绝经后,子宫往往小于正常,且其肌层组织脆弱、肌张力低,探针很容易直接穿透宫壁,甚至可将 IUD 直接放入腹腔内。

5.强行取出嵌入肌壁的 IUD

IUD 已嵌入子宫肌壁,甚至部分已穿透宫壁时,如仍强行经阴道取出,有引起子宫穿孔的可能。

(二)临床表现

绝大多数子宫穿孔均发生在人工流产手术,特别是大月份钳刮手术时。子宫穿孔的临床表现可因子宫原有状态、引起穿孔的器械大小、损伤的部位和程度,以及是否并发其他内脏损伤而有显著不同。

1.探针或 IUD 穿孔

凡探针穿孔，由于损伤小，一般内出血少，症状不明显，检查时除可能扪及宫底部有轻压痛外，余无特殊发现。产后子宫萎缩，在安放 IUD 时，有时可穿透宫壁将其直接放入腹腔而未察觉，直至以后 B 超随访 IUD 或试图取出 IUD 失败时方始发现。

2.卵圆钳、吸管穿孔

卵圆钳或吸管所致穿孔的孔径较大，特别是当穿孔后未及时察觉仍反复操作时，常伴急性内出血。穿孔发生时患者往往感突发剧痛。腹部检查，全腹均有压痛和反跳痛，以下腹部最为明显，但肌紧张多不显著，如内出血少，移动性浊音可为阴性。妇科检查宫颈举痛和宫体压痛均极显著。如穿孔部位在子宫峡部一侧，且伤及子宫动脉的下行支时，可在一侧阔韧带内扪及血肿形成的块物；但也有些患者仅表现为阵性颈管内活跃出血，宫旁无块物扪及，宫腔内亦已刮净而无组织残留。子宫绒癌或葡萄胎刮宫所导致的子宫穿孔，多伴有大量内、外出血，患者在短时间内可出现休克症状。

3.子宫穿孔并发其他内脏损伤

人工流产术发生穿孔后未及时发现，仍用卵圆钳或吸引器继续操作时，往往夹住或吸住大网膜、肠管等，以致造成内脏严重损伤。如将夹住的组织强行往外牵拉，患者顿感刀割或牵扯样上腹剧痛，术者亦多觉察往外牵拉的阻力极大，有时可夹出黄色脂肪组织、粪渣或肠管，严重者甚至可将肠管内黏膜层剥脱拉出。因肠管黏膜呈膜样，故即使夹出亦很难肉眼辨认其为何物。肠管损伤后，其内容物溢入腹腔，迅速出现腹膜炎症状。如不及时手术，患者可因中毒性休克死亡。

如穿孔位于子宫前壁，伤及膀胱时可出现血尿。当膀胱破裂，尿液流入腹腔后，则形成尿液性腹膜炎。

（三）诊断

凡经阴道宫腔内操作出现下列征象时，均提示有子宫穿孔的可能。

(1)使用的器械进入宫腔深度超过事先估计或探明的长度，并感到继续放入无阻力时。

(2)扩张宫颈的过程中，如原有阻力极大，但忽而阻力完全消失，且患者同时感到有剧烈疼痛时。

(3)手术时患者有剧烈上腹痛，检查有腹膜炎刺激征或移动性浊音阳性；如看到夹出物有黄色脂肪组织、粪渣或肠管，更可确诊为肠管损伤。

(4)术后子宫旁有块物形成或宫腔内无组织物残留，但仍有反复阵性颈管内出血者，应考虑在子宫下段侧壁阔韧带两叶之间有穿孔可能。

（四）预防

(1)术前详细了解病史和做好妇科检查，并应排空膀胱。产后三个月哺乳期内和宫腔小于 6 cm者不放置 IUD。有刮宫产史、子宫穿孔史或哺乳期受孕而行人工流产术时，在扩张宫颈后即注射子宫收缩剂，以促进子宫收缩变硬，从而减少损伤。

(2)经阴道行宫腔内手术若不用超导可视是完全凭手指触觉的“盲目”操作，故应严格遵守操作规程，动作轻柔，安全第一，务求做到每次手术均随时警惕有损伤的可能。

(3)孕 12～16 周而行引产或钳刮术时，术前 2 天分 4 次口服米菲司酮共 150 mg，同时注射依沙吖啶 100 mg 至宫腔，以促进宫颈软化和扩张。一般在引产第 3 天，胎儿胎盘多能自行排出，如不排出时，可行钳刮术。钳刮时先取胎盘，后取胎体，如胎块长骨通过宫颈受阻时，忌用暴力牵拉或旋转，以免损伤宫壁。此时应将胎骨退回宫腔最宽处，换夹胎骨另一端则不难取出。

(4)如疑诊子宫体绒癌或子宫内膜腺癌而需行诊断性刮宫确诊时，搔刮宜轻柔。当取出的组织足以进行病理检查时，则不应再做全面彻底的搔刮术。

(五)治疗

手术时一旦发现子宫穿孔，应立即停止宫腔内操作。然后根据穿孔大小、宫腔内容物干净与否、出血多少和是否继续有内出血、其他内脏有无损伤，以及妇女对今后生育的要求等而采取不同的处理方法(图 8-5)。

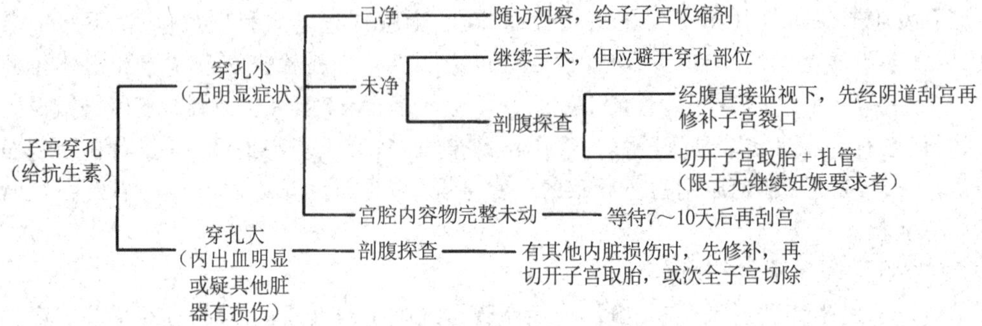

图 8-5 人工流产导致子宫穿孔的处理方法

(1)穿孔发生在宫腔内容物已完全清除后，如观察无继续内、外出血或感染，三天后即可出院。

(2)凡穿孔较小者(用探针或小号扩张器所致)，无明显内出血，宫腔内容物尚未清除时，应先给予麦角新碱或缩宫素以促进子宫收缩，并严密观察有无内出血。如无特殊症状出现，可在 7～10 天后再行刮宫术；但若术者刮宫经验丰富，对仅有部分宫腔内容物残留者，可在发现穿孔后避开穿孔部位将宫腔内容物刮净。

(3)如穿孔直径大，有较多内出血，尤其合并有肠管或其他内脏损伤者，则不论宫腔内容物是否已刮净，应立即剖腹探查，并根据术时发现进行肠修补或部分肠段切除吻合术。子宫是否切开或切除，应根据有无再次妊娠要求而定。已有足够子女者，最好做子宫次全切除术；希望再次妊娠者，在肠管修补后再行子宫切开取胎术。

(4)其他辅助治疗：凡有穿孔可疑或证实有穿孔者，均应尽早经静脉给予抗生素预防和控制感染。

二、子宫颈撕裂

子宫颈撕裂多发生于产妇分娩时，一般均在产后立即修补，愈合良好。但中孕人流引产时亦可引起宫颈撕裂。

(一)病因

多因宫缩过强但宫颈未充分容受和扩张，胎儿被迫强行通过宫颈外口或内口所致。一般见于无足月产史的中孕引产者。加用缩宫素特别是前列腺素引产者发生率更高。

(二)临床表现

临床上可表现为以下三种不同类型。

1.宫颈外口撕裂

宫颈外口撕裂与一般足月分娩时撕裂相同，多发生于宫颈 6 或 9 点处，长度可由外口处直达阴道穹隆部不等，常伴有活跃出血。

2.宫颈内口撕裂

内口尚未完全扩张，胎儿即强行通过时，可引起宫颈内口处黏膜下层结缔组织撕裂，因黏膜完整，故胎儿娩出后并无大量出血，但因宫颈内口闭合不全以致日后出现复发性流产。

3.宫颈破裂

凡裂口在宫颈阴道部以上者为宫颈上段破裂，一般同时合并有后穹隆破裂，胎儿从后穹隆裂口娩出。如破裂在宫颈的阴道部为宫颈下段破裂，可发生在宫颈前壁或后壁，但以后壁多见。裂口呈横新月形，但宫颈外口完整。患者一般流血较多。窥阴器扩开阴道时即可看到裂口，甚至可见到胎盘嵌顿于裂口处。

（三）预防和治疗

(1)凡用依沙吖啶引产时，不应滥用缩宫素，特别是不应采用米索前列醇加强宫缩。引产时如宫缩过强，产妇诉下腹剧烈疼痛，并有烦躁不安，而宫口扩张缓慢时，应立即肌内注射哌替啶100 mg及莨菪碱 0.5 mg 以促使子宫松弛，已加用静脉注射缩宫素者应尽速停止滴注。

(2)中孕引产后不论流血多少，应常规检查阴道和宫颈。发现撕裂者立即用人工合成可吸收缝线修补。

(3)凡因宫颈内口闭合不全出现晚期流产者，可在非妊娠期进行手术矫正，但疗效不佳。现多主张在妊娠 14～19 周期间用 10 号丝线前后各套 2 cm 长橡皮管绕宫颈缝合扎紧以关闭颈管。待妊娠近足月或临产前拆除缝线。

（戚　敏）

第四节　压力性尿失禁

压力性尿失禁(stress urinary incontinence，SUI)是指由于腹压增高引起的尿液不自主流出。真性压力性尿失禁(genuine stress incontinence，GSI)指在膀胱肌肉无收缩状态下，由于膀胱内压大于尿道压而发生的不自主性尿流出，是由于压力差导致的尿流出。压力性尿失禁患者的常见主诉是当腹压增高时，如咳嗽、打喷嚏等，出现无法抑制的漏尿现象。急迫性尿失禁是由于膀胱无抑制性收缩使膀胱内压力增加导致的尿液自尿道口溢出。弄清这两种尿失禁区别的意义在于，真性压力性尿失禁可以通过手术恢复尿道及其周围组织的正常解剖关系，达到治疗的目的。而急迫性尿失禁主要依靠药物和行为的治疗，使膀胱的自发性收缩得到抑制。如果这 2 种尿失禁同时存在，那么诊断和治疗起来就比较复杂。

一、病因学

压力性尿失禁的病因复杂，主要有年龄因素、婚育因素和既往妇科手术史等因素。其他可能的危险因素包括身体质量指数过高、类似的家族史、吸烟史、慢性便秘等。由于这些因素的复杂关系，很难预测出现尿失禁的概率。

二、控尿机制

GSI是由于腹部压力增加，这种压力又传递到膀胱所致，尽管此时膀胱无收缩，但突然升高的腹压传到膀胱，使膀胱内压的升高超过膀胱颈和尿道括约肌产生的阻力而导致漏尿。尿道闭合压力的异常有多方面的原因，但主要有以下3个方面，主动控尿机制缺陷、解剖损伤及尿道黏膜封闭不全。

(一)主动控尿功能

女性主动控尿功能由尿道括约肌和膀胱颈肌肉的主动收缩产生，这些肌肉的主动收缩提供了膀胱出口闭合的力量。这些收缩彼此独立并且和传递到近端尿道的力结合在一起，形成了尿道关闭压。正常情况下，尿道主动收缩发生在腹压内升高前250微秒，咳嗽或喷嚏导致腹压升高，首先主动提前收缩膀胱关闭膀胱出口，抵抗腹压压迫膀胱产生的排尿作用。分娩创伤和其他尿失禁的诱发因素可使得支配相关肌肉的神经受到损伤或肌肉本身损伤后由瘢痕组织替代，这些可使盆底肌和括约肌的质量和数量发生变化，导致压力性尿失禁。

(二)维持控尿的解剖基础

女性尿道是膀胱闭合控制机制的功能部分，其本身并无真正的内括约肌。一般说只要上端一半尿道是完整的，且有适当的功能，排尿即可自行节制。膀胱控制良好的决定性因素是尿道膀胱颈和膀胱周围的韧带筋膜等支持组织，如解剖上这些支持组织完整，则尿道中上段是作为腹腔内器官存在。腹压增高时，在传递到膀胱表面时也以同样程度和大小传递到腹内的尿道近端；同时支持膀胱颈和尿道的韧带筋膜的韧性对腹压产生反作用力，从而挤压尿道，使得膀胱出口关闭。控尿正常的女性，这种传递来的挤压力在腹压传递到来后，或传递到膀胱颈部和尿道的同时就开始了。相反，患有压力性尿失禁女性的这些韧带较松弛和受到牵拉，造成膀胱颈下降，以致腹压不能传递到近端尿道和膀胱颈部(图8-6)。因此，对于这类患者的咳嗽和喷嚏等增加的腹压仅作用于膀胱，不作用于膀胱颈部和尿道近端，产生较强的排尿力量。

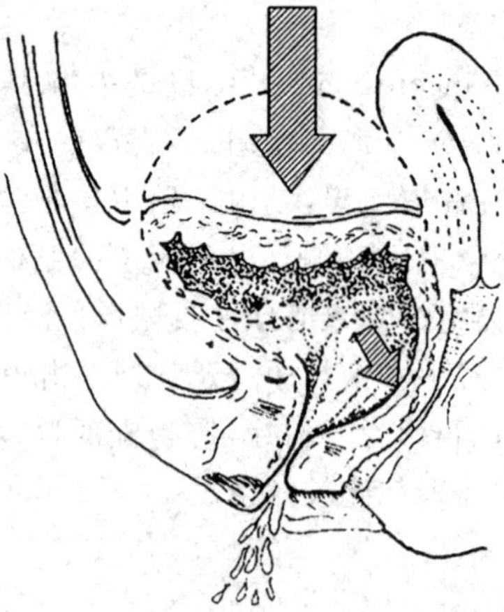

图8-6　压力性尿失禁发生机制

膀胱尿道结合部支撑不良，腹内压增加时周围支撑组织失去对腹压的抵抗，发生漏尿

(三)尿道黏膜与黏膜下结构

柔软的尿道上皮和尿道黏膜下血管丛产生的黏膜密封作用是参与控尿的第三个机制。女性尿道平滑肌与上皮内层之间有丰富的血液供应，大大增厚并加强了黏膜层，使得尿道壁自然关

闭，提高了尿道静压。尿道上皮黏膜血管丛对雌激素敏感，雌激素的作用使其血流丰富、黏膜柔软且厚实。如果尿道失去了柔软性，或者由于手术、放疗、雌激素缺乏使黏膜下血液供应不良，也会影响尿道严密闭合(图 8-7)。

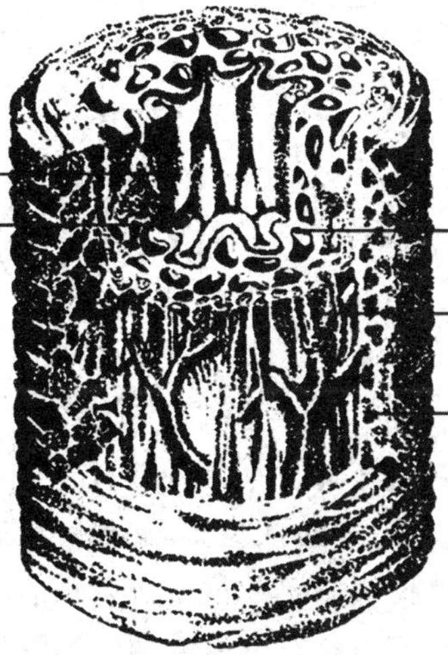

图 8-7 女性尿道黏膜及黏膜下结构

雌激素影响尿道黏膜及黏膜下血供，增加尿道血流及黏膜厚度

上述三种机制的同时作用维持控尿。这可以解释为什么当一个年轻女性经过多次生产，并有韧带损伤(控尿的解剖机制丧失)，却无压力性尿失禁，直到绝经期后，雌激素水平下降(尿道黏膜的封闭机制减弱)才出现压力性尿失禁。这也可以解释为什么不是所有患尿道过度移动的女性都发生压力性尿失禁，因为增加主动机制的作用和尿道黏膜保持完好可以代偿解剖机制的丧失。在深入了解控尿机制的相互作用后，可以理解为什么有些女性采用标准的膀胱悬吊术效果不佳。

三、压力性尿失禁的分类

尿失禁的分类方法有许多种，但多数的分类方法都是依据解剖和生理学方面的变化。这些分类的意义在于能够预测手术的成功率。有学者注意到无尿失禁女性的尿道侧位观，其上部尿道与垂直线的夹角<30°(即尿道倾斜角为 10°～30°)，膀胱尿道后角在 90°～100°。而尿失禁患者由于解剖支撑不良，尿道高活动性，有力时尿道旋转下降，使尿道倾斜角增大，如角度倾斜 30°～45°，为压力性尿失禁Ⅰ型；>45°为Ⅱ型(图 8-8)。

压力性尿失禁的概念包括尿道的解剖和功能。有学者把影像学诊断技术和流体力学技术结合起来，同时观察尿道的解剖和功能，提出固有括约肌缺损的概念，此类尿失禁属于Ⅲ型尿失禁。人们发现，膀胱颈悬吊术治疗Ⅲ型尿失禁不如尿道吊带术效果好。提出Ⅲ型尿失禁是压力性尿失禁的认识和诊断中的一项重要的进步。许多医师主张尿道悬吊治疗Ⅰ型和Ⅱ型尿失禁，对Ⅲ型尿失禁主张尿道吊带悬吊术。

(一)影像尿流动力学分型

0 型(type 0)SUI：典型 SUI 病史，但临床和尿动力学检查未能显示 SUI，影像尿动力学示膀胱颈后尿道位于耻骨联合下缘上方，应力状态下膀胱颈后尿道开放并有所下降。

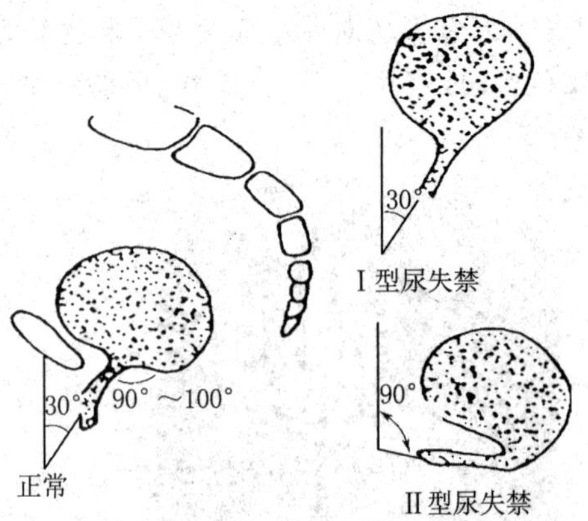

图 8-8　Ⅰ型和Ⅱ型真性压力性尿失禁膀胱颈及尿道后角形态改变示意图

Ⅰ型(typeⅠ)SUI:静止状态膀胱颈关闭并位于耻骨联合下缘上方,应力状态下膀胱颈开放并下移,但下移距离<2 cm。应力状态下常出现尿失禁,无或轻微膀胱膨出。

ⅡA 型(typeⅡA)SUI:静止状态膀胱颈关闭并位于耻骨联合下缘之上,应力状态下膀胱颈后尿道开放,尿道扭曲下移,膀胱膨出。应力状态下通常会出现明显尿失禁。

ⅡB 型(typeⅡB)SUI:静止状态膀胱颈关闭并位于耻骨联合下缘或其之下,应力状态下膀胱颈可不下移,但颈部后尿道开放并出现尿失禁。

Ⅲ型(typeⅢ)SUI:静止状态逼尿肌未收缩时膀胱颈后尿道即处于开放状态。腹压轻微升高或仅重力作用即可出现明显的尿失禁。

(二)腹压漏尿点压(ALPP)分型

Ⅰ型 SUI:ALPP≥90 cmH_2O。

Ⅱ型 SUI:ALPP=60～90 cmH_2O。

Ⅲ型 SUI:ALPP≤60 cmH_2O。

(三)尿道压分型

1.尿道固有括约肌功能障碍(ISD)型

最大尿道闭合压(MUCP)≤20 cmH_2O 的压力性尿失禁患者(另一意见为≤30 cmH_2O)。

2.解剖型

最大尿道闭合压(MUCP)>20 cmH_2O 的压力性尿失禁患者(另一意见为>30 cmH_2O)。

四、压力性尿失禁的分度

压力性尿失禁分轻、中、重三度。

(一)主观分度

轻度:一般活动及夜间无尿失禁,腹压增加时偶发尿失禁,不需要垫尿垫。

中度:腹压增加及起立活动时有频繁的尿失禁,日常生活中需要垫尿垫。

重度:起立活动或卧位体位变化时即有尿失禁。

(二)客观分度

以尿垫试验为基准,可有 24 小时尿垫、3 小时尿垫及 1 小时尿垫试验,因 24 小时、3 小时受时间、环境及患者依从性影响太大,目前较推荐 1 小时尿垫试验,但尚无统一标准,需积累经验。应用较多的 1 小时尿垫试验为依据的分度如下。

轻度：1 小时尿垫试验＜2 g。

中度：1 小时尿垫试验 2～10 g。

重度：1 小时尿垫试验＞10 g。

五、压力性尿失禁的临床评估

（一）压力性尿失禁病史

1.与压力性尿失禁相关的症状和病史

病史和体检是尿失禁诊断的基础。详尽的病史能提供有关尿失禁病因的相关信息，也能为选择进一步的检查而提供依据。引起尿失禁的病因很多，如泌尿系统感染、萎缩性阴道炎、急性谵妄状态、运动受限、便秘等和各种药物可引起暂时性尿失禁。Resnick 曾归纳了几种引起暂时性尿失禁的最常见病因，创建了“DIAPPERS”记忆法。而女性压力性尿失禁与生育、肥胖、盆腔手术等因素有关；男性压力性尿失禁多为前列腺手术所致。

在病史采集中需对患者的主诉进行一定的分析。如主诉尿急，有可能指突然出现强烈的排尿感（常为急迫性尿失禁），或患者因担心尿液溢出而做出的过度反应（压力性尿失禁的表现），或患者憋尿时感觉下腹部严重不适或疼痛并无急迫排尿感或未曾出现过急迫性尿失禁（感觉型尿急或间质性膀胱炎表现）。尿频通常指每天排尿次数超过 7 次。尿频可为过多、服用利尿剂或咖啡因等能刺激利尿的饮料。但这种尿频为尿量过多所致，表现为排尿次数增加而排尿量基本正常，又称多尿。而因泌尿系统疾病产生的尿频为排尿次数增加的同时每次排尿量明显减少（24 小时平均每次排尿量＜200 mL）。原因有泌尿系统感染（感觉型尿急）、逼尿肌过度活动（运动型尿急）、膀胱排空障碍（残余尿增多或慢性尿潴留）等。其他膀胱内病理改变如膀胱内结石、膀胱结核和膀胱癌也会出现尿频症状。另外，泌尿系统外疾病如盆腔肿物、妊娠、盆腔炎、前列腺炎等也是造成尿频的常见原因。如需进一步了解尿频的原因需询问以上所有疾病的病史才能做出准确的诊断。夜尿增多与多种因素有关，如逼尿肌过度活动，残余尿增多所致的膀胱有效容量减少和夜间尿量过多，也有可能与睡眠方面的疾病有关。白天尿频而夜间正常者常提示有精神因素作用，或与饮水过多、口服利尿药和饮食中有利尿成分（如咖啡因）等有关。

女性膀胱膨出者，常因膀胱颈后尿道下移出现压力性尿失禁，而膨出严重者则因尿道扭曲反而出现排尿困难，甚至充盈性尿失禁。

各种各样可能影响到膀胱尿道功能的神经系统疾病均可导致尿失禁的发生。如糖尿病早期可出现逼尿肌过度活动所致的急迫性尿失禁，而糖尿病性膀胱病变严重者因逼尿肌收缩无力而出现充盈性尿失禁。高位截瘫多因逼尿肌反射亢进导致急迫性尿失禁，而骶髓损伤则常导致充盈性尿失禁。

2.反映压力性尿失禁特征和严重程度的症状

女性压力性尿失禁为尿道功能障碍所致，根据其发病机制不同分为两型：解剖型压力性尿失禁，表现为膀胱颈后尿道明显下移；固有尿道括约肌缺陷型压力性尿失禁（intrinsic sphincter deficiency，ISD）。两种压力性尿失禁的鉴别极为重要，标准的膀胱颈悬吊术对 ISD 疗效极差。根据定义，ISD 的产生与尿道固有括约肌机制下降有关，产生或提示尿道固有括约肌功能受损的因素很多，在询问病史时应加以考虑。一般来说，解剖型压力性尿失禁多为轻或中度，而 ISD 者尿失禁严重；此外还可以通过尿动力学检查（腹压型漏尿点压力低于 60 cmH_2O）鉴别是否为 ISD。通过临床表现可以对压力性尿失禁的严重程度进行初步评估。有资料显示 Stamey 分级系统与

ISD的严重程度成正相关，如患者压力性尿失禁症状严重时应考虑ISD的可能性。咳嗽、大笑或打喷嚏等出现轻至中度压力性尿失禁者多与膀胱颈后尿道下移有关，因此需了解患者有无膀胱膨出及其严重程度。如询问下蹲时有无阴道口肿物膨出感，或下蹲时是否有明显的排尿困难等，这些症状均提示可能存在膀胱后壁膨出（膀胱颈后尿道随之下移）。同时需了解有无生育、难产、子宫切除等可能损害盆底肌功能，造成膀胱后壁膨出的因素。如平卧有咳嗽漏尿，但下蹲确有排尿困难者常提示有严重的膀胱后壁膨出（或称阴道前壁膨出）。有时膀胱后壁膨出者常主诉排尿困难，并无明显压力性尿失禁症状，但并非无压力性尿失禁，一旦将膨出的阴道前壁复位后即可表现出典型的压力性尿失禁。

3.既往史

既往史应包括过去及现在疾病史、手术史、妇产科病史和目前药物史。神经系统状态会影响膀胱和括约肌功能，如多发性硬化症、脊柱损伤、腰椎疾病、糖尿病、脑卒中、帕金森病和脊柱发育不良等。应了解患者以前有否神经系统疾病，如肌肉萎缩、瘫痪、震颤、麻木、麻刺感。了解有否肌肉痛、瘫痪或不协调运动及双眼视力情况。前列腺手术、阴道手术或尿失禁手术可能导致括约肌损伤；直肠和根治性子宫切除术可能会造成神经系统损伤；放射治疗可以导致小容量低顺应性膀胱或放射性膀胱炎。

药物治疗可加重或导致尿失禁，如老年人常服用的利尿剂、α受体激动剂和α受体阻滞剂（可影响到膀胱颈平滑肌的张力）；抗胆碱能药物可通过阻断神经肌肉接头而抑制逼尿肌收缩，导致尿潴留，进而引起充溢性尿失禁。钙通道阻滞剂亦可抑制逼尿肌收缩。

妇女按激素水平分为绝经前期、绝经期和绝经后期。如果为绝经后期必须注意是否接受激素补充治疗，因为低雌激素导致的尿道黏膜萎缩对尿道结合部有不良影响。分娩史应当包括活产总数、最大胎儿体重、分娩方式及第二产程。胎儿高体重和第二产程延长可造成盆神经的损伤。应当询问患者尿失禁的出现与妊娠、分娩、绝经、手术的关系，为病理生理分析提供线索。

(二)体格检查

尿失禁患者的体格检查分为3个步骤：①腹部和背部检查；②盆底检查，女性检查内容包括有无器官膨出，阴道疾病应行阴道双合诊了解子宫和附件；③神经系统的评估。

1.初步评估

初步评估包括望诊有无肥胖、先前手术瘢痕或有无腹部和腹股沟疝。有无神经系统疾病的体表征象，如骶部皮肤凹陷、皮下脂肪瘤、毛发、色素沉着和隆起等。腹部触诊有无下腹部压痛和胀满等尿潴留体征。耻骨上叩诊可了解膀胱充盈程度。背部和脊柱检查了解有无骨骼畸形、外伤和手术瘢痕等。

2.女性盆底的检查

对病史及尿失禁严重程度的了解，可初步判断尿失禁的类型和产生原因。但女性尿失禁患者盆底的检查往往能提供有关的客观证据。如曾有膀胱颈悬吊术病史而症状复发者，经阴道检查发现阴道前壁支撑良好，提示该患者压力性尿失禁的类型为ISD。

女性盆底检查最主要的目的是了解女性患者有无膀胱后壁、直肠和子宫的膨出或下垂。如存在严重的膀胱前后壁膨出或子宫下垂，单纯进行压力性尿失禁手术不但会造成压力性尿失禁手术的失败，还可因术后尿道扭曲造成排尿困难等，也会给日后进行生殖器官膨出或下垂的修补手术带来困难。

(1)阴道窥器检查：患者取截石位，先观察女性外生殖器有无异常，如小阴唇过度向后分开或肛门后移提示会阴体张力减退或去神经化。放入窥器之前应通过阴道口连接有无黏膜萎缩和阴道口狭窄。

放入阴道窥器后，应有次序地系统检查3个方面：阴道前壁、阴道顶部和阴道后壁。

阴道前壁：采用阴道拉钩压住阴道后壁即可显示阴道前壁。观察有无尿道肉阜、尿道旁囊肿和尿道旁腺炎等，尿道硬结常提示尿道炎症，憩室或肿瘤。如有尿道憩室挤压之尿道口可见脓性分泌物。苍白、薄而发亮的阴道黏膜或黏膜皱襞消失则提示为缺乏雌激素所致的阴道炎。如曾有耻骨后阴道前壁悬吊术，阴道前壁留有瘢痕且固定，压力性尿失禁症状仍然严重提示为ISD。

静止时阴道后壁平坦而前壁隆起则提示存在膀胱膨出，可根据患者屏气增加腹压是评估膀胱膨出的严重程度。目前临床上将膀胱膨出分为4级：轻度或Ⅰ级膨出仅行膀胱颈悬吊术即可；Ⅱ级膨出选择膀胱四角悬吊术；Ⅲ级以上者应在行膀胱颈悬吊术同时行膀胱膨出修补(表8-2)。

表8-2 膀胱膨出临床分级

分级	表现
Ⅰ	膀胱后壁轻度下移
Ⅱ	增加腹压时膀胱后壁下移至阴道口
Ⅲ	静止时膀胱后壁下移至阴道口
Ⅳ	静止或腹压增加时膀胱膨出至阴唇处

阴道顶部：再用一阴道拉钩沿阴道前壁置入并向上提拉以暴露阴道顶部。观察子宫颈位置或子宫全切术后患者的阴道顶部位置。增加腹压时子宫颈下移提示子宫脱垂。如发现子宫颈位置异常或阴道黏膜病变，应进行详尽的妇科检查。

阴道后壁：子宫切除术后患者增加腹压时阴道顶部出现下移，提示可能存在肠道膨出或阴道穹隆脱垂。测量阴道后壁的长度可鉴别是否为肠道膨出或阴道穹隆脱垂，如为阴道穹隆脱垂，阴道后壁长度缩短；而阴道顶部膨出为肠道脱垂所致则阴道后壁长度可无明显变化。如可疑肠道膨出，应同时进行直肠和阴道检查。患者取立位，检查者拇指和示指分别置入阴道和直肠内，嘱患者咳嗽或增加腹压，在两指间膨出疝囊处可感觉因咳嗽或增加腹压所产生的脉冲波动。

用阴道拉钩固定后，如仍有阴道壁膨出(阴道前壁修补术后)，则可能为直肠膨出(或称阴道后壁膨出)。阴道后壁膨出更接近阴道口。有时阴道后壁膨出严重或位置较高则难与阴道穹隆部膨出相鉴别，常在手术中才能区别。怀疑阴道后壁膨出者，还应了解患者会阴体的完整性，会阴中心腱会阴肌的张力。

(2)其他检查。①棉签试验：判断膀胱颈后尿道有无下移的一项简便方法。患者取截石位，尿道内注入润滑剂，将一消毒棉签经尿道插入膀胱，嘱患者增加腹压，如膀胱颈后尿道下移，则棉签抬高，加压前后夹角变化超过30°则提示膀胱颈后尿道有下移。②诱发试验和膀胱颈抬举试验：患者憋足尿并取截石位，示指和中指分别置于阴道两侧穹隆部，嘱患者增加腹压，如同时有尿液流出，即为诱发试验阳性。在做诱发试验时应注意观察漏尿的时间和伴随症状，压力性尿失禁者在腹压增高的同时出现漏尿，无明显的伴随症状；而急迫性尿失禁者常在腹压增高后出现漏尿，该现象与腹压等活动诱发逼尿肌无抑制性收缩有关，患者在漏尿的同时常伴有尿急症状。如诱发试验阳性，再次嘱患者增加腹压，在出现漏尿后，再两指抬高，托起膀胱颈后尿道，如漏尿停止则膀胱颈抬举试验阳性。该结果提示压力性尿失禁与膀胱颈后尿道下移有关。注意在行膀胱颈抬举试验时阴道内手指不能直接压迫尿道，否则可造成假阳性。如抬高膀胱颈后尿道后仍漏尿,则有 2 种可能:一种为膀胱颈位置抬高不够所造成的假阴性,否则,提示患者尿道固有括约肌功能存在明显的缺陷。

3.神经系统的检查

详尽的神经系统检查应包括 4 个方面:①精神状态;②感觉功能;③运动功能;④反射的完整性。首先观察患者有无痴呆、麻痹性痴呆、瘫痪、震颤,以及有无不同程度的运动障碍。通过检查患者的方向感、语言表达能力、认知水平、记忆和理解能力等评估其精神状态。排尿障碍性疾病可与痴呆、脑卒中、帕金森病或多发硬化等所致的精神状态改变有关,也可为这类疾病所致的神经系统损伤所致。可根据不同皮区感觉的缺失了解神经损伤的水平。在检查某一特定皮区时应同时检查其位置感、震颤感、针刺感、轻触感和温度觉等。常用的脊髓水平皮区标志有乳头(T_4~T_5),脐(T_{10}),阴茎底部、阴囊上部和大阴唇(L_1),阴囊中部和小阴唇(L_1~L_2),膝前部(L_3),足底和足外侧面(S_1),会阴及肛周(S_1~S_5)。

运动系统评估中首先应检查有无肌肉萎缩,运动功能的不完全丧失定义为“麻痹”,而功能完全丧失则定义为“瘫痪”。下肢应检查的肌肉有胫前肌(L_4~S_1),腓肠肌(L_5~S_2)、趾展肌(L_4~S_1)。可通过背屈、跖屈和趾展活动来了解以上这些肌肉的功能。

通常采用一定部位的皮肤感觉评估了解骶皮神经反射功能。骶神经根(S_2~S_4)主要分布于尿道外括约肌和肛门外括约肌,在临床上一般认为肛门外括约肌是会阴所有横纹肌的代表,因此通过肛门外括约肌来预测尿道外括约肌的功能。最常用的反射是皮肤肛门反射(S_2~S_5),即轻触肛门黏膜皮肤交界处可引起肛门外括约肌的收缩。该反射消失提示骶神经的损害,但有时正常老年人此反射也不甚明显。还应行直肠指诊,除了解有关前列腺的情况外,怀疑有神经系统疾病者应评估患者肛门括约肌张力和肛门自主收缩的能力。肛门自主收缩能力正常则提示盆底肌肉神经支配和骶髓圆锥功能的完整,如肛门括约肌张力和肛门自主收缩能力明显减弱或消失,则提示骶神经或外周神经受到损害,甚至圆锥功能完全丧失。而肛门括约肌张力存在,但不能自主收缩者常提示存在骶上神经的损伤。

尽管球海绵体肌反射专指球海绵体的反射性收缩,但该反射可用于检查所有会阴横纹肌的神经系统。球海绵体肌反射为反映骶髓(S_2~S_4)活动的骶髓局部反射。球海绵体肌反射检查男女不同,检查者预先将右手示指置入患者的肛门内(通常在直肠指诊时进行),然后用左手突然挤压患者的阴茎头,如肛门括约肌出现收缩,提示球海绵体肌反射存在。女性患者则通常采用挤压阴蒂进行球海绵体肌反射检查。留着导尿管者可通过突然向外牵拉导尿管刺激膀胱颈来诱发球海绵体肌反射。球海绵体肌反射消失通常提示骶神经受到损害,但大约 20%正常女性其球海绵体肌反射可缺失。

六、压力性尿失禁的治疗

当尿失禁的诊断、分类和严重程度被确定下来,就要选择治疗方法。以下是一些应用于压力性尿失禁的非手术和手术治疗方法。

(一)非手术治疗

一般认为,非手术治疗是 SUI 的第一线治疗方法,主要用于轻、中度患者,同时还可以作为手术治疗前后的辅助治疗。SUI 的非手术治疗方法主要包括生活方式干预、盆底肌肉锻炼、盆底电磁刺激、膀胱训练、佩戴止尿器、子宫脱和药物治疗等。

1.生活方式干预

主要包括减轻体重、戒烟、禁止饮用含咖啡因饮料、生活起居规律、避免强体力劳动和避免参加增加腹压的体育活动等。

2.盆底肌肉锻炼

盆底肌肉锻炼又称凯格尔运动，由德国医师 Arnold Kegel 在 1948 年提出，半个多世纪以来一直在尿失禁的治疗中占据重要地位，目前仍然是 SUI 最常用和效果最好的非手术治疗方法。其主要内容是通过持续收缩盆底肌（提肛运动）2～6 秒，松弛休息 2～6 秒，如此反复 10～15 次。每天训练 3～8 次，持续 6～8 周为一个疗程。

3.盆底电磁刺激

从 1998 年开始，磁场刺激被用来治疗尿失禁。目前用于临床的神经肌肉刺激设备能产生脉冲式超低频地磁场，有固定式和便携式两种。便携式家庭装治疗仪的使用极为方便，可以穿戴于下腹部，无须脱去贴身衣服。盆底电磁刺激每次 20 分钟，一周 2 次，6 周为一个疗程。治疗 3 个月后，其有效率可达 50%，尿失禁的量和生活质量评分均明显提高。有资料表明，盆底电磁场刺激后盆底肌肉最大收缩压的改变程度高于 PFMT。盆底电磁刺激可能的不良反应主要为下腹部及下肢疼痛不适，但发生率很低。

4.射频治疗

利用射频电磁能的振荡发热使膀胱颈和尿道周围局部结缔组织变性，导致胶原沉淀、支撑尿道和膀胱颈的结缔组织挛缩，结果抬高了尿道周围阴道旁结缔组织，恢复并稳定尿道和膀胱颈的正常解剖位置，从而达到控尿的目的。该方法可靠、微创、无明显不良反应，但尚在探索应用阶段。

5.膀胱训练

(1)方法一：延迟排尿，逐渐使每次排尿量大于 300 mL。①治疗原理：重新学习和掌握控制排尿的技能；打断精神因素的恶性循环；降低膀胱的敏感性。②禁忌证：低顺应性膀胱，充盈期末逼尿肌压大于40 cmH_2O。③要求：切实按计划实施治疗。④配合措施：充分的思想工作；排尿日记；其他。

(2)方法二：定时排尿。①目的：减少尿失禁次数，提高生活质量。②适应证：尿失禁严重，且难以控制者。③禁忌证：伴有严重尿频。

6.佩戴止尿器

其作用原理是乳头产生的负压将尿道外口黏膜和远端尿道吸入使之对合，同时对尿道远端组织起稳定及支托作用。外用止尿器对轻、中度的 SUI 效果较好，对年轻患者，还具有使会阴肌肉张力恢复的效果，缺点是易引发尿路感染。另外，止尿器也可以置入尿道内，疗效优于外置止尿器，但其感染机会明显增加。使用阴道止尿器，可使得 24 小时失禁的尿液量明显减少，提高患者生活质量评分。

7.子宫托

其设计目的是为尿道和膀胱颈提供不同程度的支撑，以改善 SUI 的症状。对于配合 PFMT 依从性较差的患者或治疗无效的患者，尤其是不适合手术治疗者，可考虑使用子宫托。

8.药物治疗

主要适用于轻、中度女性压力性尿失禁患者。其主要作用原理在于增加尿道闭合压，提高尿道关闭功能，以达到控尿的目的，而对膀胱尿道解剖学异常无明显作用。目前主要有 3 种药物用于 SUI 的治疗：α 肾上腺素能激动剂、三环抗抑郁药和雌激素补充。

(1)α_1 肾上腺素能激动剂。①原理：激活尿道平滑肌 α_1 受体及躯体运动神经元，增加尿道阻力。②不良反应：高血压、心悸、头痛和肢端发冷，严重者可发作脑卒中。③常用药物：米多君、甲氧明。米多君的不良反应较甲氧明更小。美国 FDA 禁止将苯丙醇胺用于压力性尿失禁治疗。④用法：2.5 毫克/次，每天两次。⑤疗效：有效，尤其合并使用雌激素或盆底肌训练等方法时疗效较好。

(2)三环抗抑郁药。①原理：抑制肾上腺素能神经末梢的去甲肾上腺素和 5-羟色胺再吸收，增加尿道平滑肌的收缩力；并可以从脊髓水平影响尿道横纹肌的收缩功能；抑制膀胱平滑肌收缩，缓解急迫性尿失禁。②用法：50～150 mg/d。③疗效：尽管有数个开放性临床试验显示它可以缓解压力性尿失禁症状及增加尿道闭合压，其疗效仍需随机对照临床试验(RCT)研究加以证实。④不良反应：口干、视力模糊、便秘、尿潴留和直立性低血压等胆碱能受体阻断症状；镇静、昏迷等组胺受体-Ⅰ阻断症状；心律失常、心肌收缩力减弱；有成瘾性；过量可致死。目前此类药物常用有丙米嗪。更新型制剂，不良反应较小，但在中国未上市。

(3)雌激素。①原理：促进尿道黏膜、黏膜下血管丛及结缔组织增生；增加 α 肾上腺素能受体的数量和敏感性。通过作用于上皮、血管、结缔组织和肌肉 4 层组织中的雌激素敏感受体来维持尿道的主动张力。②用法：口服或经阴道黏膜外用。③疗效：雌激素曾经广泛应用于压力性尿失禁的治疗，可以缓解尿频尿急症状，但不能减少尿失禁，且有诱发和加重尿失禁的风险。④不良反应：最新研究对雌性激素特别是过去常用的单纯性雌激素如己烯雌酚在治疗女性压力性尿失禁中的作用提出了质疑，有资料显示这类激素在应用的早期阶段有一定疗效，但如果长期应用不仅有较多的不良反应如增加子宫内膜癌、乳腺癌和心血管病的风险，且有加重压力性尿失禁症状的可能性。

(二)手术治疗

女性压力性尿失禁患者治疗方法选择需考虑下列几个重要问题：①SUI 是单纯解剖性、内在括约肌失功能，还是两者混合所致；②SUI 伴有尿频、尿急的患者，是否存在 UUI 的病因，在手术纠正解剖因素后，尿频、尿急、尿失禁是否仍然存在；③SUI 患者伴有膀胱膨出，在施行尿道悬吊术后是否会发生排尿困难、残余尿甚至尿潴留。要解决上述问题，需进行全面检查。

1.Marshall 实验

用示、中指在膀胱颈下、尿道两旁将阴道壁抬高后，用腹压时可阻止尿液外流；做 Q-tip 试验将轻探针插入尿道深部，在使用腹压时探针与躯体水平抬高超过 30°角。上述两个试验提示尿道过度活动所致的解剖性 SUI。

2.测量尿道长度

若短于 3 cm，外阴、阴道及尿道呈老年性萎缩，或曾有医源性膀胱尿道神经损伤史，应考虑为内在尿道括约肌失功能所致的尿失禁。

3.做尿液常规检查及尿道按摩后首段尿液检查

注意有无泌尿生殖道感染或炎症，必要时作尿动力学检查，以排除膀胱过度活动症及 UUI。

4.妇科检查

注意有无膀胱膨出及子宫脱垂，必要时取站立抬高一侧股部，观察用腹压时阴道壁膨出及子宫脱垂的程度。

上述检查若证实合并 OAB、泌尿生殖系统感染或炎症，或明显有膀胱膨出、子宫脱垂等情况，应分别予以处理。伴有内在括约肌失功能的患者，尿道悬吊手术可能收效，病情严重者需要施行尿道括约肌假体手术。伴有尿频、尿急的解剖性压力性患者，若无导致急迫症状的病因，是否应实施尿道悬吊手术，是较难取舍的问题，此类患者经各种药物治疗、物理治疗及针灸治疗，若症状无改善，在取得患者理解及同意后，可以施行尿道悬吊术。Schrepferman 通过临床观察，发现 SUI 伴低压运动性急迫症状者（尿动力学检查于膀胱内压＜15 cmH_2O 时产生逼尿肌不稳定收缩的振幅），术后 91%患者急迫症状缓解；而在伴有高压运动性急迫症状者中仅 28%缓解，在感觉性急迫症状者仅 39%术后急迫症状缓解。提示术前伴有低压运动性急迫症状的妇女在施行膀胱颈悬吊术后，极少遗留尿急症状。

压力性尿失禁的手术有 150 多种术式，许多方法之间往往仅有很小的差异，而更多的是解剖学名词的纷繁和操作技巧的细微不同。目前用于压力性尿失禁的手术主要有以下四类。

(1)泌尿生殖膈成形术：阴道前壁修补术和 Kelly 折叠术。

(2)耻骨后尿道悬吊术：Burch 手术。

(3)悬吊带术：悬吊带术可用自身筋膜（腹直肌、侧筋膜、圆韧带）或合成材料医用材料带（阴道无张力尿道中段悬吊术 TVT、经阴道悬吊带术 IVS、SPARC 悬吊术、经闭孔阴道无张力尿道中段悬吊术 TVTO/TOT 等）。

(4)膀胱颈旁填充剂注射：明胶醛交叉连接牛胶原蛋白及已被允许用于治疗 SUI。

经过实践检验，1997 年美国尿控协会对女性 SUI 治疗的临床规范上提出：耻骨后尿道悬吊术和悬吊带术是治疗女性 SUI 的有效方法。

SUI 手术治疗的主要适应证包括：①非手术治疗效果不佳或不能坚持，不能耐受，预期效果不佳的患者。②中重度压力性尿失禁，严重影响生活质量的患者。③生活质量要求较高的患者。④伴有盆腔脏器脱垂等盆底功能病变需行盆底重建者，应同时行抗压力性尿失禁手术。

SUI 手术治疗的主要禁忌证包括：①伴尿道原因的排空困难；②膀胱逼尿肌不稳定；③严重的心、肝、肺、肾等疾病。

行手术治疗前应注意：①征询患者及家属的意愿，在充分沟通的基础上做出选择；②注意评估膀胱尿道功能，必要时应行尿动力学检查；③根据患者的具体情况选择术式，要考虑手术的疗效、并发症及手术费用，并尽量选择创伤小的术式；④尽量考虑到尿失禁的分类及分型；⑤对特殊病例应灵活处理，如多次手术或尿外渗导致的盆腔固定患者，在行抗尿失禁手术前应对膀胱颈和后尿道行充分的松解；对尿道无显著移动的Ⅲ型 ISD 患者，术式选择首推为经尿道注射，次为人工尿道括约肌及尿道中段吊带。

（戚　敏）

第九章　女性生殖系统肿瘤

第一节　子宫颈癌前病变和早期浸润癌

一、我国子宫颈癌的流行及防治状况

对大多数发展中国家和地区而言，子宫颈癌仍是威胁女性健康和生命的主要疾病之一，其中重要的原因是缺乏对子宫颈癌癌前病变和早期癌的筛查制度，或因财力不足难以使广大适龄妇女享有规范的筛查服务，且筛查质量欠佳。我国由于人口基数大，估计每年子宫颈癌新发病例数在13万以上，每年至少有3万妇女死于子宫颈癌，发病形势不容乐观。据2004－2005年全国第3次死因回顾抽样调查结果，与20世纪90年代调查相比，30～44岁年龄组子宫颈癌病死率不但没有降低反而升高；而上海、深圳等地的流行病学资料亦显示，子宫颈癌的发病率有上升趋势，其中35岁以下组上升趋势明显，反映了子宫颈癌对我国女性的危害有年轻化的趋势。

子宫颈癌的发生发展是一个缓慢渐进的过程，其间有明确的癌前病变期，在此期间如能给予有效的干预，治愈率可达100%。即使是早期浸润癌（ⅡA期），其淋巴结转移及治疗后复发的风险也很低，5年存活率在95%以上。而ⅠB2～Ⅱ期5年存活率则降至60%～70%，Ⅲ期者不足40%，如出现远处转移，即Ⅳ期患者的5年生存率则在10%以下。在缺乏完善筛查体系的地区，有1/5以上的患者在诊断时已达Ⅲ期，给患者、家庭及社会都将带来极大的痛苦和沉重的经济负担。因此，应当重视对子宫颈癌前病变及早期癌的认识，规范诊治流程，早期发现、早期诊断及早期干预癌前病变及早期癌可以有效降低子宫颈癌的发病率和死亡率。

二、子宫颈病变和早期浸润癌的定义

子宫颈病变狭义上主要是指子宫颈的癌前期病变，包括经组织学确诊的子宫颈上皮内瘤变（cervical intraepithelial neoplasia，CIN）和子宫颈腺上皮内瘤变（cervical glandular intraepithelial neoplasia，CGIN），是浸润性子宫颈癌的前驱病变。

组织学上，CIN的诊断标准较为统一，根据不典型细胞累及上皮的程度分为三级，CIN1相当于轻度非典型增生，CIN2相当于中度非典型增生，CIN3相当于重度非典型增生和原位癌。随着现代医学对于CIN流行病学及生物学研究的深入，有学者提出了两级分类命名系统：低级别鳞状上皮内病变（low-grade squamous intraepithelial lesion，LSIL），包括由HPV引起的疣状

病变及 CIN1;高级别鳞状上皮内病变(high-grade squamous intraepithelial lesion,HSIL),包括 CIN2、CIN3。其中,LSIL 多与低危型 HPV 感染有关,多数可自行消退,或需较长的时间方发展为高级别的病变。HSIL 则多与高危型 HPV 感染相关,病变多持续存在,有进展为浸润癌的潜能。DNA 倍体分析发现 LSIL 的 DNA 倍体多为二倍体或多倍体,而无或很少有非整倍体;HSIL 则以非整倍体为主。因此,应用两级分类系统一方面有助于提高诊断的准确性及一致性,另一方面更能反映 CIN 病变的生物学转归,指导临床根据患癌风险的不同给予相应的处理。

对于子宫颈腺上皮癌前病变的认识和命名尚存在争议,有学者根据腺体的异常、腺上皮细胞核的大小、染色程度、有丝分裂象及黏蛋白的数量,将子宫颈腺上皮内瘤样病变分为 3 级,即 CGIN1、CGIN2、CGIN3。亦有参照鳞状上皮的两级分类原则,分为低度子宫颈腺上皮内瘤变和高度子宫颈腺上皮内瘤变。原位癌对应于 CGIN3 或高度子宫颈腺上皮内瘤变,是浸润性腺癌的癌前病变,临床上较原位鳞癌少见,可能与病变位置多位于子宫颈管内难以被细胞学或阴道镜检查发现有关。多数的子宫颈原位癌是在因良性病变切除的子宫或因 CIN 子宫颈活检及锥切标本中检查所得,50%以上的子宫颈原位癌与 CIN 并存。近年来,子宫颈腺癌的发病率有上升趋势,临床上应重视对原位癌的识别与管理。

子宫颈微小浸润癌(为 FIGO Ⅰ A 期)又称早期浸润癌,是指只能在显微镜下诊断而临床难以发现的浸润癌。FIGO 关于微小浸润癌的定义:Ⅰ A1 和Ⅰ A2 期的诊断应基于取出组织的显微镜检查,最好是子宫颈锥切或全子宫切除的组织标本,切除的组织必须包含全部病变,不论原发病灶是鳞状上皮还是腺上皮,浸润深度不超过上皮基膜下 5 mm,水平扩散≤7 mm。静脉和淋巴管等脉管区域受累不能改变分期,但必须特别注明,因为会影响治疗决策。超出上述范围的病变即归为Ⅰ B 期。

三、HPV 与子宫颈病变

(一)子宫颈癌的病因学研究

子宫颈癌的病因研究历经 100 多年,早在 19 世纪人们就发现子宫颈癌在修女中极少发生,研究认为子宫颈癌的发生与婚产因素和性行为紊乱等行为危险因素有关。20 世纪 60~70 年代,人们将焦点转向某些微生物感染因素,如单纯疱疹病毒Ⅱ型和人类巨细胞病毒,但随后的流行病学调查及分子学研究并不支持单纯疱疹病毒Ⅱ型或巨细胞病毒在子宫颈癌发生过程中起主导作用。1974 年德国杰出的病毒学家 Zur Hausen 首次提出人乳头瘤病毒(human papilloma virus,HPV)与子宫颈肿瘤有密切相关。至1983 年,Durst 和 Zur Hausen 发现了 HPV16。同年,Cuzick、Campion 及 Singer 一起对 100 名子宫颈涂片结果为低度病变的妇女进行了 HPV 检测,结果发现 HPV16 感染比 HPV6 具有更强的促使子宫颈病变进展的潜能。随后,George Terry 等建立了聚合酶链反应方法,使 HPV 检测的临床意义逐渐被重视。目前,众多国内外学者及研究机构就 HPV 感染与子宫颈癌的关系进行了大量的研究,人们对 HPV 感染与子宫颈病变之间关系的认识日渐统一。2004 年,IARC 发布了一致性声明:HPV 感染是子宫颈上皮内瘤变及子宫颈癌发生的必要因素,可以认为,没有 HPV 持续性感染的妇女几乎没有患子宫颈癌的危险。流行病学资料结合实验室的证据都强有力地证实了这一观点。

HPV 是一群微小的、无包膜的双链 DNA 病毒,目前发现的基因型别已经超过了 200 种。根据其致瘤能力的高低,可以分为高危型、潜在高危型和低危型 3 类。高危型 HPV 通过其癌蛋白 E7 降解抑癌基因 *pRB* 的产物,使细胞跨越细胞周期 G1/S 检查点,进入增殖周期;通过其 E6

癌蛋白降解抑癌基因 *P*53 的产物，使细胞抵抗凋亡，异常生长；E6 癌蛋白还能激活人端粒酶催化亚单位 hTERT，导致细胞永生化；此外，高危型 HPV 的癌蛋白还能引起细胞有丝分裂异常，造成染色体不稳定，促使受感染的细胞发生恶性转化。

（二）HPV 感染的自然史

肛门、生殖器的 HPV 感染与年龄及性行为习惯相关。性活跃的年轻妇女感染率最高，感染的高峰年龄为 15～25 岁。文献报道生育年龄（包括子宫颈细胞学检查无异常发现）的正常妇女，其子宫颈 HPV 感染率在 5%～50%。国外对女大学生的研究发现，约 1/3 有性行为的女大学生的正常子宫颈 HPV DNA 阳性。据报道在世界范围内，半数以上的性活跃的成年人在他们的一生中至少被一种生殖道 HPV 感染过。HPV 感染的高危因素主要为性行为紊乱，如过早开始性生活、多个性伴侣、与高危人群的性接触等。女性性工作者及 HIV 患者中 HPV 感染率较高。男性的包皮环切术及正确使用避孕套在一定程度上可减少妇女感染 HPV。

虽然年轻女性的 HPV 感染及其引起的子宫颈低度病变的频率很高，并可反复感染或同时感染多种型别的 HPV，但绝大多数都会在短期内自动消失。＞30 岁的妇女子宫颈 HPV 新发感染率明显下降，为 5%～10%。但相对于年轻女性，大年龄段的妇女更容易发生 HPV 的持续感染，这可能与免疫功能随着年龄的增长而下降，从而降低了人体对病毒的新发和既往感染的清除能力有关。亦有研究报道妇女 HPV 感染的第二个高峰年龄段在女性的围绝经期（45～50 岁），其原因多数学者认为是妇女或其配偶与新的性伴侣接触而发生的感染，也可能与病毒的潜伏感染再度激活有关。

大多数 HPV 感染是一过性的，免疫功能正常的妇女，90%的 HPV DNA 可在 2 年后转阴，这是 HPV 感染最常见的结局。即使在 CIN 的患者中，如果随诊足够长的时间，HPV 感染也有较高的自然转归率。因此，HPV 感染不能机械地等同于肿瘤进展。非致瘤性（低危型）HPV 感染的自然消退率较高，平均感染时间是 7～8 个月，致瘤性（高危型）HPV 的平均感染时间则长达 10～13 个月。HPV 感染后，主要诱发机体的细胞免疫将病毒清除，一旦机体免疫力消除了某一型 HPV，一般不易再感染同一型别的 HPV，但并不意味着对其他型别的 HPV 也产生了交叉免疫。

不到 10%的 HPV 感染会持续存在，但只有少部分高危型 HPV 持续感染可能引发子宫颈病变或子宫颈癌。而且研究显示，同一高危型 HPV 的持续感染，患 CIN2、CIN3 的风险比高达 813，较不同高危型别的 HPV 反复感染者明显升高，后者患 CIN2、CIN3 的风险比为 192。另一项研究也观察到，连续 3 次同型别的高危型 HPV 持续感染对于持续鳞状上皮内病变的风险远远大于持续的高危型 HPV 感染但型别不同的情况。相邻两次均检测到高危型 HPV 而型别不同时，持续鳞状上皮内病变的发生概率甚至低于相同型别的低危型 HPV 持续感染。

（三）子宫颈病变中的 HPV 检出率及型别分布

HPV DNA 的检出率随子宫颈病变的进展而上升。在子宫颈上皮内瘤变（CIN1～3）中，HPV 阳性率为 35%～100%，在子宫颈浸润癌中可达 93%～100%。在型别分布上，世界各国的研究报道在子宫颈癌中均以 HPV16 和 18 型为主要类型。最新的 Meta 分析显示，在全球 14 595 例子宫颈癌中，HPV16 和 18 型仍为最主要类型，存在于约 70%的子宫颈癌中。其次，较常见的还有 HPV 45（4.6%）、31（3.8%）、33（3.7%）、52（2.9%）、58（2.8%）、35（1.5%）型。在 HSIL 中感染率最高的仍是 HPV16。亚洲子宫颈癌前十位 HPV 型别分别是 HPV16、18、58、33、52、45、31、35、59 和 51。

国内也有学者进行了以人群为基础的 HPV 流行病学研究。一项关于中国妇女子宫颈人乳头瘤病毒型别分布的 Meta 分析结果显示，在子宫颈癌、高度上皮内病变、低度上皮内病变和正常子宫颈中，总 HPV 调整感染率分别为 82.7%、88.5%、69.3%、13.1%；所有子宫颈状态中，HPV16 型为最常见的 HPV 型别，在子宫颈癌中，占第 2、3 位的依次为 HPV18 和 58 型；HPV16 和 18 型在子宫颈癌、HSIL、LSIL 和正常子宫颈中的感染率分别为 69.6%、59.1%、32.3%、4.4%，该结果与世界范围内 HPV16 和 18 型在子宫颈癌中 70%的感染率非常接近。

（四）HPV 型别与致癌风险

HPV16、18 是子宫颈癌及癌前病变中最常见的 HPV 型别。多项研究表明，相对于其他型别的高危型 HPV，HPV16 感染更容易持续存在，平均感染时间为 16～18 个月，并且进展为 CIN3 及浸润癌的风险明显高于其他高危型 HPV。子宫颈细胞学正常的妇女，如果 HPV18 阳性，其进展为 CIN3、特别是腺癌和相关癌前病变的风险也较高。1 项入组了 20 810 名妇女、随访长达 10 年的前瞻性研究发现，研究开始时 HPV 16 阳性的妇女 10 年内进展为 CIN3 和浸润癌的比率为 17.2%，HPV18 阳性者为 13.6%，而其他高危型 HPV 阳性者进展为 CIN3 和浸润癌的比率仅为 3.0%。细胞学检查阴性而 HPV16 或 HPV18 阳性的妇女进展为 CIN3 以上病变的风险比细胞学检查为 LSIL 的患者还高。Molano 等对 227 例细胞学正常而 HPV 阳性的妇女进行了为期 5 年的随访，发现 HPV16 较低危型感染的清除率明显降低，HPV31、33、35、52 及58 型的清除率居中，其他高危亚型与低危型相比未显示出清除率降低，单一感染与多型别感染的清除率相当。Insinga 等对 HPV16、18、6、11 型感染及相关子宫颈病变的自然史进行了回顾性分析，结果显示，随访 2 年或 3 年时，HPV16 和 18 型别相关的 CIN2 和 3 发生的累积风险为 11.5%、27.2%；HPV16 和 18 型别相关的 CIN1、CIN2、CIN3 在 12 个月内的阴转概率分别为 32.9%、21%、11%。由于 HPV 具体亚型致病力的不同，HPV 分型检测在子宫颈癌筛查及子宫颈病变治疗后随访中的作用日益凸显。

除了上述年龄、性行为习惯、HPV 型别与 HPV 持续感染相关外，可能还有其他内源性或外源性因素协同参与作用，影响了 HPV 的清除，并促进了子宫颈病变的进展。这些协同因素包括：①环境或外在因素，如吸烟、长期口服避孕药、多产、其他性传播疾病的协同感染等。②病毒因素，如高病毒载量、多种型别 HPV 联合感染、病毒基因整合入宿主染色体。③宿主因素，如遗传易感性、HIV 感染、免疫抑制治疗等。HPV 感染的自然史尚有很多方面还不甚明确，HPV 自我清除、持续感染、潜伏感染的状态如何准确界定及其转归或进展的规律，有待更深入的研究。另外，除高危型 HPV 持续感染这一重要的致病因素外，子宫颈癌的发生、发展是多因素、多步骤作用的结果，上述内源性及外源性危险因素在 HPV 致病过程中是如何发挥作用的，同样需要更多临床及实验室的研究来证实。

（五）HPV 预防性疫苗

目前，Merck 公司和 GlaxoSmith-Kline 公司已分别利用酵母和昆虫细胞表达体系开发出以病毒样颗粒为基础的 HPV 基因工程疫苗。前者是四价疫苗使用的是铝佐剂，后者是二价疫苗使用的是 ASO_4（一种包含铝和脱酰单磷酰脂）佐剂。两种疫苗都含有针对 HPV16 和 18 的型别，这两个基因型导致全球大约 70%的子宫颈癌病例。包括美国在内的多项全球多中心随机对照研究评估了这两种疫苗对 9～45 岁妇女的安全性和有效性，结果显示，对于注射前从未感染过疫苗涵盖的 HPV 基因型的妇女，两种 HPV 预防性疫苗在预防 HPV 持续感染和相关子宫颈病变方面都显示出非常好的效果，同时具有良好的耐受性。常见的不良事件为注射部位的疼痛、红肿、瘙痒及发热、眩晕等全身反应。在注射三剂疫苗后的1个月，血清抗HPV抗体阳转率可达96.4%～99.9%；在接种后5年内，抗体滴度仍维持较高的水平，与自然感染相比有显著差异。目前，大规模HPV疫苗试验及6～8年的随访结果是，HPV疫苗几乎可以100%的预防由相关基因型导致的子宫颈癌前病变、阴道和外阴癌前病变及生殖器疣。尽管研究开展的时间长度不足以使病变发展为子宫颈癌，但世界卫生组织的专家组已认同对这些子宫颈癌前病变的预防最终能避免癌症的发生。

2006年，美国食品药品监督管理局批准了Gardasil四价疫苗上市。2007年，澳大利亚也批准了Cervarix二价疫苗的上市。目前这两种疫苗已在全球100多个国家和地区上市，主要用于青春期前和青少年女性的预防接种。

四、子宫颈筛查与“三阶梯”诊疗程序的规范应用

HPV预防性疫苗研制成功，使子宫颈癌的一级预防成为可能。然而，在现阶段我国广大妇女还难以从HPV预防性疫苗中获益。因此，子宫颈癌前病变及早期癌的筛查及正确处理，即子宫颈癌的二级预防，仍是目前子宫颈癌预防工作的主要策略。“三阶梯”诊断步骤，即子宫颈筛查－阴道镜检－组织病理学检查，是广泛使用的诊断规范流程。子宫颈筛查结果异常，意味着从正常人群中筛出可能发生癌前病变或子宫颈癌的高危人群，但临床医师不能仅凭筛查结果就为患者制定治疗方案。须进一步经阴道镜检查评估和检出子宫颈病变是否存在，并在其指引下取子宫颈活检确诊。组织病理学结果（点活检或锥切活检）是确诊的金标准，也是临床治疗的依据。应当注意的是，当三阶梯诊断结果不一致时，须重新核对原始资料，包括重新检查原始细胞学涂片与病理切片是否符合诊断标准，重新评估阴道镜检查是否遗漏病变。及时修正诊断及密切随访是准确评估子宫颈病变的可靠途径。

（一）筛查方法

子宫颈癌前病变及早期癌通常无明显症状，临床上常规的妇科检查也难以发现病变，因此需要特定的检查或检测技术才能早期发现、及时诊断。目前，常用的筛查方法主要有子宫颈细胞学检查、高危型HPV检测及肉眼观察法等。传统的巴氏涂片检查在过去的半个多世纪中，为全球的子宫颈癌发病率和死亡率的下降作出了突出贡献，新发展的液基细胞学方法减少了不满意涂片的数量，在一定程度上改善了传统巴氏涂片的敏感性。而子宫颈细胞学诊断标准近年来也在不断进展，1988年美国国立癌症研究所提出TBS系统，在涂片质量评价、描述细胞形态和诊断建议3个方面做了较大的改良，方便了临床医师与细胞病理学家的交流，也有利于对细胞学结果异常的妇女进行规范的管理，目前已在世界范围内广泛应用。另外，众多分子标记物的研究是目前辅助细胞学或组织病理学进一步筛选高危病变的热点领域。研究结果显示，P16INK4A及Ki-67的免疫化学染色有助于辨别不同级别的CIN，减少假阴性和假阳性活检，从而有效的早期发现和诊断HSIL及子宫颈癌，是预测子宫颈癌前病变及早期癌较有前景的筛查和诊断指标。

HPV检测技术是筛查方法的又一次突破。与细胞学相比，HPV检测提高了识别子宫颈高度病变的灵敏度，且结果客观，可重复性好，阴性预测值可达99%。欧美等发达国家的子宫颈癌筛查指南推荐，对30岁以上妇女可联合应用HPV检测及细胞学检查。而对HPV检测单独用于子宫颈癌初筛的评价正在多个国家进行前瞻性的随机对照研究。杂交捕获二代法是目前应用最广泛的临床HPV诊断方法，但因为价格昂贵，在发展中国家难以推广应用于子宫颈癌筛查。快速HPV检查方法的问世，有望成为发展中国家子宫颈癌筛查的有效手段。该技术识别子宫

颈病变的敏感性和特异性接近杂交捕获二代法，但只需2.5小时就能得出结果，试验设施简单，可以在没有水电的情况下操作，费用也只有杂交捕获二代法的1/10。

肉眼观察技术即醋白试验及碘试验是一种相对简单，较少依赖操作设施的方法，易于掌握与培训，无须特殊的仪器设备，价格低廉，可在欠发达地区作为初筛手段推广，使更多的贫困地区的妇女及时得到子宫颈癌的早诊早治。这种筛查方法已在非洲、印度、中国西部地区等发展中国家和地区进行了评价，醋白试验对子宫颈癌前病变和浸润癌的敏感性为77%(56%～94%)，特异性为86%(74%～94%)。但要认识到，该技术无法对子宫颈管内的病变进行评价，对绝经后的妇女很少有效，且因无资料保存，难以复查及质控。

(二)筛查策略

在发达国家，对适龄妇女进行有组织、系统性的筛查，随着筛查覆盖率的扩大及筛查质量的改善，子宫颈癌的发病率和死亡率得到了有效的控制。相比之下，在无法开展系统性筛查的发展中国家和地区，子宫颈癌的发病率仍居高不下。目前，我国子宫颈癌的防控工作也处于缺少有组织、以人口为基础的系统性筛查阶段，筛查覆盖率低，子宫颈癌及癌前病变的早期发现、早期诊断主要依靠妇女的机会性筛查。可喜的是，我国子宫颈癌的防治工作正逐渐受到政府和大众的重视，从2005年原卫生部和癌症基金会建立子宫颈癌早诊早治示范基地，到2006年中央财政地方转移支付癌症早诊早治项目，再到2009年农村妇女的两癌检查，越来越多的机构和医务工作者参与到子宫颈癌的预防工作中，为我国子宫颈癌的预防提供了前所未有的契机。另一方面，研究显示，机会性筛查是目前发展中国家提高子宫颈癌筛查效率及覆盖率的一种切实可行的方法，可节约医疗资源，患者顺应性好，早期病变检出率可达86%。因此，现阶段我国子宫颈筛查工作应当重视增强医护人员的子宫颈癌筛查意识，因地制宜选取筛查方法，将有组织筛查与机会性筛查相结合，努力提高我国子宫颈癌筛查及早诊早治的覆盖率，同时加强筛查质量的控制，规范诊治流程。

根据疾病的负担、卫生资源、经济发展水平的不同，各国的筛查方案亦有差异。在《中国癌症筛查及早诊早治指南(试行)》中，我国子宫颈癌防治协作组的专家结合我国国情，针对不同资源条件和人群风险度等因素，提出了3种筛查方案可供选择。①最佳方案：医师取材HPV检测和液基细胞学组合，适宜于经济发达地区或经济条件较好的妇女。②一般方案：医师取材HPV检测和传统巴氏涂片组合，适宜于中等发达地区的筛查。③基本方案：仅用肉眼观察法(醋白试验或碘试验)：适用于贫穷落后、卫生资源缺乏的地区。经济发达地区，筛查起始年龄可考虑为25～30岁；经济欠发达地区，起始年龄为35～40岁。

2012年初，美国癌症协会、美国临床病理协会及美国阴道镜和子宫颈病理协会共同推出了修订版的子宫颈癌筛查指南，值得我们借鉴。该指南综合评估了近10年来对子宫颈癌和HPV感染相关性研究的证据，针对不同年龄段HPV感染流行病学特点和子宫颈癌发病风险的不同，并充分权衡了筛查可能带来的益处及潜在危害，对既往指南进行了更新。指南的主要内容包括下列以年龄分组的筛查建议。

(1)无论有无性行为，＜21岁的女性都不应该进行常规筛查。因为在青春期及年轻女性中HPV感染和LSIL相对多见，大多数可自行逆转，而子宫颈癌的发病率很低。常规筛查对该年龄段女性子宫颈癌的检出和预防效果甚微，相反会导致不必要的创伤及过度治疗。专家指出，HPV预防性疫苗的接种是该年龄段女性安全、有效的子宫颈癌预防策略。

(2)21～29岁的女性推荐每3年接受1次细胞学筛查，由于30岁以下的女性HPV感染率较高，故 HPV 检测不应常规用于该组人群。

(3)30～65 岁的女性推荐每 5 年接受 1 次细胞学＋HPV 检测的联合筛查，每 3 年 1 次的细胞学筛查是可替代的方案。若联合筛查结果显示 HPV 阳性而细胞学检查正常，可有两种选择：①12 个月后复查细胞学及 HPV 检测；②立即进行 HPV16 或 HPV16 和 18 分型检测。当 HPV 持续阳性或分型检测阳性时，应立即转诊阴道镜。若联合筛查结果显示 HPV 阴性而细胞学检查为不能确定意义的非典型鳞状细胞(ASC-US)时，常规筛查即可。

(4)＞65 岁的女性如既往 20 年内无 CIN2 以上病史，且既往 10 年内连续 3 次细胞学筛查结果阴性或连续 2 次联合筛查结果阴性(最近 1 次的阴性结果在过去 5 年内进行)，可退出常规筛查。

(5)因良性疾病行全子宫切除的女性，如无 CIN2 以上病史，无须常规筛查。

(6)曾接种 HPV 预防性疫苗的女性，筛查程序与未接种人群相同。

五、子宫颈癌前病变和早期浸润癌的治疗策略

(一)子宫颈癌前病变的处理

美国 20 世纪 90 年代中期的调查结果显示，每年约有 100 万的妇女诊断为 CIN1，约 50 万诊断为 CIN2、CIN3。近年来，估计 CIN1 的年发病率为 1.2/1 000，CIN2、CIN3 为 1.5/1 000。对子宫颈癌前病变进行恰当的干预与随访，是子宫颈癌防治体系中关键的组成部分。不规范的诊治程序不仅会造成漏诊、漏治，增加了子宫颈癌发病的风险，而且还可能造成过度治疗，导致不必要的并发症和医疗资源的浪费。鉴于目前我国子宫颈病变诊治方面存在的诸多问题，中国子宫颈病变和阴道镜协作组参考美国阴道镜和子宫颈病理协会、欧洲及亚太地区生殖道感染和肿瘤研究组织的研究结果及诊治规范，并结合我国国情，制定了《中国子宫颈病变诊断和与治疗指南》，正在推行，以期规范临床操作。

治疗子宫颈癌前病变的方法主要有两大类：一是破坏子宫颈表面组织的物理治疗方法，包括冷冻治疗、激光消融、电灼和冷凝等；二是切除子宫颈组织的切除方法，包括冷刀锥切、LEEP、激光锥切和电针锥切等。切除的方法不但可以去除病变，而且可以提供组织标本用于病理检查。尽管比较不同治疗方法的随机试验数量有限，以上列出的物理和切除治疗在消除子宫颈癌前病变和减少子宫颈癌发病风险方面的有效性是相同的。过去认为，冷刀锥切会增加妇女将来早产、低出生体重儿和剖宫产的风险。但近来，一些大型的回顾性研究报道，进行 LEEP 或激光锥切的女性也会增加将来早产、低出生体重儿及胎膜早破的发生。尽管大多数物理治疗的研究没有显示出对妊娠结果相关的不利影响，但对于妊娠结果较小的影响很难测量，因此物理治疗也可能存在对未来妊娠的潜在不利影响。对于子宫颈癌前病变，目前还没有可接受的非外科治疗方法。治疗方法的选择应根据病变的分级、之前的细胞学结果、转化区类型、患者的年龄、生育需求、随诊条件和医疗资源而定，个体化及人性化是治疗的目标。

1.CIN1 的处理方案

(1)细胞学报道为 ASC-US、ASC-H 或 LSIL 的 CIN1：推荐随诊观察，可 12 个月时检测 HPV，或 6 个月、12 个月时重复子宫颈细胞学检查。如 HPV 阳性或重复细胞学≥ASC-US，推荐阴道镜检查。如 HPV 阴性或连续两次的细胞学检查正常，可返回常规的子宫颈筛查。对于持续性 CIN1(持续时间＞2 年)，可以继续观察，也可给予治疗。如果给予治疗，应参考阴道镜检查是否满意来选择治疗措施。对于阴道镜检查满意者，物理治疗或子宫颈锥切均可。对于阴道

镜检查不满意、子宫颈活检提示 CIN，或因子宫颈病变接受过治疗的患者，推荐子宫颈锥切。

（2）细胞学报道为 HSIL 或非典型腺细胞的 CIN1：对于阴道镜检查满意且子宫颈活检阴性者，有三种可接受的处理方案。①每 6 个月进行 1 次细胞学和阴道镜检查，随访 1 年。如果第 6 个月或第 12 个月随诊时仍为 HSIL 或非典型腺细胞，推荐子宫颈诊断性锥切；如果连续两次的细胞学检查正常，可回归到常规筛查。②诊断性锥切。③复核细胞学、组织学和阴道镜检查的结果，如果复核的结果有更改，应根据更改后的结果按相应的指南进行处理。对于阴道镜检查不满意者，除特殊人群外，推荐子宫颈诊断性锥切。

（3）特殊人群的 CIN1：①对于青春期女性（＜21 岁）的 CIN1，推荐每年进行 1 次子宫颈细胞学随访。如果第 12 个月时细胞学≥HSIL 或第 24 个月时细胞学≥ASC-US，则需要行阴道镜检查。②妊娠期妇女的 CIN1 可暂不处理。

2.CIN2、CIN3 的处理方案

（1）普通人群的 CIN2、CIN3：对于组织学诊断的 CIN2、CIN3，推荐给予治疗，而不仅仅是随诊观察（特殊人群除外）。如果阴道镜检查满意，完全除外浸润癌者物理治疗和子宫颈锥切均可。如果阴道镜检查不满意，不能完全除外浸润癌者不可行物理治疗，应行子宫颈锥切。全子宫切除不可作为 CIN2、CIN3 患者的首选治疗方法。对于 CIN2、CIN3 治疗后的随诊，可以 6～12 个月间检测 1 次 HPV，也可每 6 个月进行 1 次细胞学或者细胞学联合阴道镜检查。如果随诊发现 HPV 阳性，或者细胞学≥ASC-US，推荐阴道镜检查加子宫颈管采样。对于 HPV 阴性，或者连续两次的细胞学检查正常的患者，进入常规筛查，持续至少 20 年。对于子宫颈锥切组织切缘阳性或术后立即进行的子宫颈活检发现有 CIN2、CIN3 的患者，可于术后 4～6 个月时行细胞学检查同时进行子宫颈活检，重复诊断性子宫颈切除也是可接受的程序。如果重复诊断性子宫颈切除不可行，子宫切除是可接受的。对于复发或持续的 CIN2、CIN3，可再次锥切，如果无法再次锥切，可行全子宫切除。仅根据 HPV 检测阳性，进行重复治疗或行子宫切除是不可接受的。

（2）特殊人群的 CIN2、CIN3：①对于青春期女性的 CIN2、CIN3 且未加特殊说明时，如果阴道镜检查满意，可以治疗，也可进行为期两年的密切观察，每 6 个月进行 1 次细胞学和阴道镜检查。如果随诊期间疾病进展（细胞学发现 HSIL 或阴道镜提示高级别病变），则需要重复活检。组织学明确诊断为 CIN2 时，首选随诊观察，但也可给予治疗。对于明确诊断为 CIN3 或阴道镜不满意时，应给予治疗。如果患者连续两次的细胞学和阴道镜检查正常，则可回归到常规的子宫颈细胞学筛查。如果在随诊中发现 CIN3 或 CIN2、CIN3 持续时间＞24 个月，则推荐给予治疗。②对于阴道镜活检组织学诊断为 CIN2、CIN3 的妊娠期妇女，除外浸润性病变，可采用≤12 周为间隔的细胞学和阴道镜检查。如果随诊中病变进展或细胞学提示浸润癌时，推荐重复活检。除非确诊为浸润癌，否则治疗是不可接受的。应在产后 6 周重新对子宫颈进行细胞学和阴道镜检查。

3.子宫颈原位癌的处理

对于完成生育，且经诊断性锥切的组织学确诊为原位癌的女性，可选择全子宫切除。如须保留生育功能，可行冷刀锥切。对锥切后边缘阳性或子宫颈管取样仍有 CIN 或原位癌的患者，有以下两种方案可选择：再次子宫颈锥切以增加病灶完全切除的可能性；6 个月时联合使用细胞学、HPV 检测、阴道镜及子宫颈活检重新评估。对未行子宫切除的患者，均应长期随访。

(二)子宫颈早期浸润癌的处理(参考 FIGO 指南)

1. Ⅰ A1 期(间质浸润深度≤3 mm,水平扩散≤7 mm)

推荐行经腹或经阴道全子宫切除术,如同时存在阴道上皮内瘤变,应切除相应的阴道段。有生育要求者,可行子宫颈冷刀锥切。

2. Ⅰ A2 期(间质浸润深度 3～5 mm,水平扩散≤7 mm)

推荐行Ⅱ型子宫切除术+盆腔淋巴结清扫术。有生育要求者,可选择:①大范围的子宫颈锥切,加腹膜外或腹腔镜下淋巴结清扫术;②根治性子宫颈切除术,加盆腔淋巴结清扫术。

(戚　敏)

第二节　子宫肉瘤

子宫肉瘤是一类来源于子宫内膜间质、结缔组织或平滑肌的子宫恶性肿瘤,好发于围绝经期妇女,多发生在 40～60 岁。临床十分少见,占妇科恶性肿瘤 1%～3%,占子宫恶性肿瘤的 2%～6%。子宫肉瘤虽少见,但组织成分繁杂,分类也繁多,主要有子宫平滑肌肉瘤、子宫内膜间质肉瘤和子宫恶性苗勒管混合瘤等。由于子宫肉瘤恶性程度高,预后较差,不易早期诊断,术后易复发,放疗和化疗不甚敏感,故病死率高,其 5 年生存率徘徊在 30%～50%。

一、组织发生及病理

根据组织来源,主要分为以下几种。

(一)平滑肌肉瘤

平滑肌肉瘤最多见,来自子宫肌层或子宫血管壁平滑肌纤维,也可由子宫肌瘤恶变而来,称子宫肌瘤肉瘤变性或恶变。巨检见肉瘤呈弥漫性生长,与子宫肌层无明显界限;肌瘤肉瘤变者常从中心开始向周围播散。剖面失去漩涡状结构,常呈均匀一片或鱼肉状,色灰黄,质地脆而软。50%以上见出血坏死。镜下见平滑肌细胞增生,细胞大小不一,排列紊乱,核异型,染色质多、深染且分布不均,核仁明显,有多核巨细胞,核分裂象>5/10 HP 及有凝固性坏死。

(二)子宫内膜间质肉瘤

来自宫内膜间质细胞,分两类。

1. 低度恶性子宫内膜间质肉瘤

以往称淋巴管内间质异位等,少见。巨检见子宫球状增大。剖面见子宫内膜层有息肉状肿块,鱼肉样,棕褐色至黄色,可有出血、坏死和囊性变。镜下见子宫内膜间质细胞高度增生并浸润肌层,细胞大小一致,呈圆形或小梭形,核分裂象≤3/10 HP。

2. 高度恶性子宫内膜间质肉瘤

高度恶性子宫内膜间质肉瘤又称子宫内膜间质肉瘤,少见,恶性程度较高。巨检形似前者,但体积较大。镜下见内膜间质细胞呈梭形或多角形,大小不等,异形性明显,核分裂象>10/10 HP。

(三)恶性中胚叶混合瘤肿瘤(malignant mesodermal mixed tumor,MMMT)

含肉瘤和腺癌两种成分,故又称癌肉瘤或恶性中胚叶混合瘤,较罕见的子宫恶性肿瘤,来自中胚叶。巨检见肿瘤从子宫内膜长出,向宫腔突出呈息肉样,多发性或分叶状,底部较宽或形成蒂状，质软，表面光滑或有溃烂，肿瘤切面呈鱼肉状，有出血和小囊腔。晚期浸润周围组织。镜下见癌（腺癌为主）和肉瘤两种成分混合存在。

二、临床表现

（一）早期症状

早期症状不明显，向宫腔内生长者，症状出现较早，随病情变化可出现以下症状。

1.不规则阴道出血

不规则阴道出血是最常见的症状，量或多或少，由宫腔生长的肿瘤表面破溃所致。若合并感染坏死，可有大量脓性分泌物排出，内含组织碎片，味臭。肿瘤可自宫腔或宫颈脱至阴道内。

2.下腹部块物

子宫肌瘤迅速增大，尤其是绝经后的患者，应考虑为恶性。

3.压迫症状

晚期肿瘤向周围组织浸润，压迫周围组织，加上肿瘤生长迅速而出现下腹痛、腰痛等。压迫直肠、膀胱时出现相关脏器压迫症状。

4.晚期癌症状

癌肿转移腹膜或大网膜时出现血性腹水，晚期出现恶病质、消瘦、继发性贫血、发热等全身衰竭现象。

（二）体征

妇科检查：子宫增大，质软，表面不规则。有时宫口扩张，宫口内见赘生物或从宫口向阴道脱出的息肉样或葡萄状赘生物，呈暗红色，质脆，触之易出血。晚期肉瘤可浸润盆壁。

三、临床分期

常用国际抗癌协会（UICC）的分期法如下所述。

（1）Ⅰ期：癌肿局限于宫体。

（2）Ⅱ期：癌肿已浸润至宫颈。

（3）Ⅲ期：癌肿已超出子宫范围，侵犯盆腔其他脏器及组织，但仍局限于盆腔。

（4）Ⅳ期：癌肿超出盆腔范围，侵犯上腹腔或已有远处转移。

四、转移途径

转移途径有直接蔓延、淋巴转移及血行转移，以血行转移多见。

五、诊断

根据病史、症状、体征，应疑有子宫肉瘤的可能。分段诊刮是有效的辅助诊断方法，刮出物送病理检查可确诊。但因子宫肉瘤组织复杂，刮出组织太少易误诊为腺癌；有时取材不当仅刮出坏死组织以致误诊或漏诊，若肌瘤位于肌层内，尚未侵犯子宫内膜，刮宫无法诊断，B超及CT等检查可协助诊断，但最后诊断必须根据病理切片检查结果。手术切除的子宫肌瘤标本也应逐个详细检查，可疑者应做快速病理检查以确诊。子宫肉瘤易转移至肺部，故应常规行胸部X线片。

六、治疗

治疗原则是以手术为主。Ⅰ期行全子宫及双侧附件切除术。宫颈肉瘤、子宫肉瘤Ⅱ期、癌肉瘤应行子宫广泛性切除术及盆腔及主动脉旁淋巴结切除术。根据病情早晚，术后加用化疗或放疗可提高疗效，恶性苗勒管混合瘤对放疗较敏感，手术加放疗疗效较好。目前对肉瘤化疗效果较好的药物有顺铂、多柔比星、异环磷酰胺等，常用三药联合方案。子宫恶性中胚叶混合瘤和高度恶性子宫内膜间质肉瘤对放疗敏感。低度恶性子宫内膜间质肉瘤含雌孕激素受体，孕激素治疗有一定疗效，通常用醋酸甲羟孕酮或甲地孕酮。

七、预后

子宫肌瘤肉瘤变的恶性程度一般较低，预后较好。恶性苗勒管混合瘤恶性程度高，预后差。子宫肉瘤的 5 年存活率仅为 20%～30%。

（李金环）

第三节　卵巢肿瘤

卵巢肿瘤是常见的妇科肿瘤，由于卵巢位于盆腔深部，早期病变不易发现，一旦出现症状多属晚期，应高度警惕。卵巢上皮性肿瘤好发于 50～60 岁的妇女，5 年生存率一直徘徊于 30%～40%，死亡率居妇科恶性肿瘤首位，已成为严重威胁妇女生命和健康的主要肿瘤。卵巢生殖细胞肿瘤多见于 30 岁以下的年轻女性，恶性程度高，由于有效化疗方案的应用，使卵巢恶性生殖细胞肿瘤的治疗效果有了明显的提高，死亡率从 90%降至 10%。

一、卵巢肿瘤概论

卵巢组织成分非常复杂，是全身各脏器原发肿瘤类型最多的器官，不同类型卵巢肿瘤的组织学结构和生物学行为都存在很大的差异。除组织类型繁多外，尚有良性、交界性和恶性之分。卵巢亦为胃肠道恶性肿瘤、乳腺癌、子宫内膜癌等的常见转移部位。

（一）组织学分类

最常用的分类是世界卫生组织（WHO）的卵巢肿瘤组织学分类。该分类于 1973 年制定，2003 年修改，2014 年再次修订。主要的组织学分类如下。

1.上皮性肿瘤

上皮性肿瘤占原发性卵巢肿瘤 50%～70%，其恶性类型占卵巢恶性肿瘤的 85%～90%。来源于卵巢表面的生发上皮，而生发上皮来自原始的体腔上皮，具有分化为各种苗勒管上皮的潜能。若向输卵管上皮分化，形成浆液性肿瘤；向宫颈黏膜分化，形成黏液性肿瘤；向子宫内膜分化，形成子宫内膜样肿瘤。

2.生殖细胞肿瘤

生殖细胞肿瘤占卵巢肿瘤的 20%～40%。生殖细胞来源于生殖腺以外的内胚叶组织，在其发生、移行及发育过程中，均可发生变异，形成肿瘤。生殖细胞有发生多种组织的功能。未分化者为无性细胞瘤，胚胎多能者为胚胎癌，向胚胎结构分化为畸胎瘤，向胚外结构分化为内胚窦瘤、绒毛膜癌。

3.性索间质肿瘤

性索间质肿瘤约占卵巢肿瘤的5%。性索间质来源于原始体腔的间叶组织,可向男女两性分化。性索向上皮分化形成颗粒细胞瘤或支持细胞瘤;向间质分化形成卵泡膜细胞瘤或间质细胞瘤。此类肿瘤常有内分泌功能,故又称功能性卵巢肿瘤。

4.继发性肿瘤

继发性肿瘤占卵巢肿瘤的5%~10%,其原发部位多为胃肠道、乳腺及生殖器官。

(二)临床表现

1.卵巢良性肿瘤

早期肿瘤较小,多无症状,常在妇科检查时偶然发现。肿瘤增至中等大时,感腹胀或腹部扪及肿块,边界清楚。妇科检查在子宫一侧或双侧触及球形肿块,多为囊性,表面光滑、活动与子宫无粘连。若肿瘤长大充满盆、腹腔即出现压迫症状,如尿频、便秘、气急、心悸等。腹部膨隆,肿块活动度差,叩诊呈实音,无移动性浊音。

2.卵巢恶性肿瘤

早期常无症状,可在妇科检查发现。主要症状为腹胀、腹部肿块及腹水,症状的轻重取决于:①肿瘤的大小、位置、侵犯邻近器官的程度;②肿瘤的组织学类型;③有无并发症。肿瘤若向周围组织浸润或压迫神经,可引起腹痛、腰痛或下肢疼痛;若压迫盆腔静脉,出现下肢水肿;若为功能性肿瘤,产生相应的雌激素或雄激素过多症状。晚期可表现消瘦、严重贫血等恶病质征象。三合诊检查在阴道后穹隆触及盆腔内硬结节,肿块多为双侧,实性或半实性,表面凹凸不平,不活动,常伴有腹水。有时在腹股沟、腋下或锁骨上可触及肿大淋巴结。

(三)并发症

1.蒂扭转

蒂扭转为常见的妇科急腹症,约10%卵巢肿瘤并发蒂扭转。好发于瘤蒂长、中等大、活动度良好、重心偏于一侧的肿瘤(如畸胎瘤)。常在患者突然改变体位时,或妊娠期和产褥期子宫大小、位置改变时发生蒂扭转。卵巢肿瘤扭转的蒂由骨盆漏斗韧带、卵巢固有韧带和输卵管组成。发生急性扭转后静脉回流受阻,瘤内极度充血或血管破裂瘤内出血,致使瘤体迅速增大,后因动脉血流受阻,肿瘤发生坏死变为紫黑色,可破裂和继发感染。其典型症状是突然发生一侧下腹剧痛,常伴恶心、呕吐甚至休克,由腹膜牵引绞窄引起。妇科检查扪及肿物张力大,压痛,以瘤蒂部最明显。有时不全扭转可自然复位,腹痛随之缓解。蒂扭转一经确诊,应尽快行剖腹手术,术时应在蒂根下方钳夹后再将肿瘤和扭转的瘤蒂切除,钳夹前不可将扭转回复,以防栓塞脱落。

2.破裂

约3%卵巢肿瘤会发生破裂,破裂有自发性和外伤性两种。自发性破裂常因肿瘤生长过速所致,多为肿瘤浸润性生长穿破囊壁;外伤性破裂常因腹部受重击、分娩、性交、妇科检查及穿刺等引起。其症状轻重取决于破裂口大小、流入腹腔囊液的性质和数量。小囊肿或单纯浆液性囊腺瘤破裂时,患者仅感轻度腹痛;大囊肿或成熟畸胎瘤破裂后,常致剧烈腹痛,伴恶心、呕吐,有时导致腹腔内出血、腹膜炎及休克。妇科检查可发现腹部压痛、腹肌紧张,可有腹水征,原有肿块摸不到或扪及缩小张力低的肿块。疑有肿瘤破裂应立即剖腹探查,术中应尽量吸净囊液,并涂片行细胞学检查,清洗腹腔及盆腔,切除标本应行仔细的肉眼观察,尤需注意破口边缘有无恶变并送病理学检查。

3.感染

感染较少见，多因肿瘤扭转或破裂后引起，也可来自邻近器官感染灶如阑尾炎扩散。临床表现为发热、腹痛、肿块及腹部压痛、反跳痛、腹肌紧张及白细胞计数升高等。治疗应先应用抗生素抗感染，后行手术切除肿瘤。若短期内感染不能控制，宜行急诊手术。

4.恶变

卵巢良性肿瘤可发生恶变，恶变早期无症状，不易发现。若发现肿瘤生长迅速，尤其双侧性，应考虑恶变。近年来，子宫内膜异位囊肿恶变引起临床高度关注，因此，确诊为卵巢肿瘤者应尽早手术明确性质。

(四)诊断

病理学是诊断卵巢肿瘤的标准，临床表现和相关的辅助检查有助于诊断。

卵巢肿瘤无特异性症状，常于体检时发现。根据患者的年龄、病史及局部体征等特点可初步确定是否为卵巢肿瘤，并对良性、恶性进行评估。术前常用的辅助诊断方法有以下几种。

1.影像学检查

(1)超声：能检测肿块部位、大小、形态，提示肿瘤性质，鉴别卵巢肿瘤、腹水和结核性包裹性积液，超声检查的临床诊断符合率>90%。通过彩色多普勒超声扫描，能测定卵巢及其新生组织血流变化，有助于诊断。

(2)胸部、腹部X线平片：对判断有无胸腔积液、肺转移和肠梗阻有诊断意义。卵巢畸胎瘤，腹部X线平片可显示牙齿及骨质，囊壁为密度增高的钙化层，囊腔呈放射透明阴影。

(3)CT检查：可清晰显示肿块形态，良性肿瘤多呈均匀性吸收，囊壁薄，光滑；恶性肿瘤轮廓不规则，并向周围浸润或伴腹水；CT还可显示有无肝、肺结节及腹膜后淋巴结转移。

(4)磁共振成像(MRI)：MRI具有较高的软组织分辨度，在判断子宫病变的性质、评估肿瘤局部浸润的程度、周围脏器的浸润、有无淋巴转移、有无肝脾转移和确定手术方式有重要参考价值。

(5)PET-CT检查：正电子发射计算机断层显像(PET-CT)是将PET与CT完美融为一体的现代影像学检查。由PET提供病灶详尽的功能与代谢等分子信息，而CT提供病灶的精确解剖定位，一次显像可获得全身各方位的断层图像，具有灵敏、准确、特异及定位精确等特点，可一目了然的了解全身整体状况，达到早期发现病灶和诊断疾病的目的。PET-CT更有助于复发卵巢癌的定性和定位诊断。

2.肿瘤标志物

不同类型卵巢肿瘤有相对较为特殊标志物，可用于辅助诊断及病情监测。

(1)CA125：80%卵巢上皮癌患者CA125水平高于正常值；90%以上患者CA125水平的高低与病情缓解或恶化相一致，可用于病情监测，敏感性高。

(2)人附睾蛋白4(HE4)：是一种新的卵巢癌肿瘤标志物。正常生理情况下，HE4在卵巢癌组织和患者血清中均高度表达，可用于卵巢癌的早期检测、鉴别诊断、治疗监测及预后评估。88%的卵巢癌患者都会出现HE4升高的现象。与CA125相比，HE4的敏感度更高、特异性更强，尤其是在疾病初期无症状表现的阶段。HE4与CA125两者联合应用，诊断卵巢癌的敏感性可增加到92%，并将假阴性结果减少30%，大大增加了卵巢癌诊断的准确性。

(3)CA199和CEA等肿瘤标记物在卵巢上皮癌患者中也会升高，尤其对卵巢黏液性癌的诊断价值较高。

(4)AFP:对卵巢内胚窦瘤有特异性价值,对未成熟畸胎瘤、混合性无性细胞瘤中含卵黄囊成分者有协助诊断意义。

(5)HCG:对于原发性卵巢绒癌有特异性。

(6)性激素:颗粒细胞瘤、卵泡膜细胞瘤可产生较高水平雌激素。

3.腹腔镜检查

可直接观察肿块状况,对盆腔、腹腔及横膈部位进行窥视,并在可疑部位进行多点活检,抽吸腹腔液行细胞学检查。

4.细胞学检查

腹水或腹腔冲洗液找癌细胞对Ⅰ期患者进一步确定分期及选择治疗方法有意义,若有胸腔积液应做细胞学检查确定有无胸腔转移。

(五)鉴别诊断

1.卵巢良性肿瘤与恶性肿瘤的鉴别

见表9-1。

表9-1　卵巢良性肿瘤与恶性肿瘤鉴别

鉴别内容	良性肿瘤	恶性肿瘤
病史	病程长,生长缓慢	病程短,迅速增大
肿块部位及性质	单侧多,囊性,光滑,活动	双侧多,实性或囊实性,不规则,固定,后穹隆实性结节或肿块
腹水征	多无	常有腹水,可能查到恶性细胞
一般情况	良好	可有消瘦、恶病质
超声检查	为液性暗区,边界清晰,有间隔光带	液性暗区内有杂乱光团、光点,界限不清
CA125*(＞50岁)	＜35 U/mL	＞35 U/mL

注:因50岁以下患者常有盆腔炎、子宫内膜异位症等可使CA125升高的疾病,故参考价值不大。＞50岁患者中,若有卵巢肿块伴CA125升高,则恶性者可能性大,有鉴别诊断意义。

2.卵巢良性肿瘤的鉴别诊断

(1)卵巢瘤样病变:滤泡囊肿和黄体囊肿最常见。多为单侧,直径＜5 cm,壁薄,暂行观察或口服避孕药,2～3个月内自行消失,若持续存在或长大,应考虑为卵巢肿瘤。

(2)输卵管卵巢囊肿:为炎性囊性积液,常有不孕或盆腔感染史,两侧附件区条形囊性肿块,边界较清,活动受限。

(3)子宫肌瘤:浆膜下肌瘤或肌瘤囊性变易与卵巢实体瘤或囊肿混淆。肌瘤常为多发性,与子宫相连,检查时肿瘤随宫体及宫颈移动。超声检查可协助鉴别。

(4)妊娠子宫:妊娠早期或中期时,子宫增大变软,峡部更软,三合诊时宫体与宫颈似不相连,易将宫体误认为卵巢肿瘤。但妊娠妇女有停经史,做HCG测定或超声检查即可鉴别。

(5)腹水:大量腹水应与巨大卵巢囊肿鉴别,腹水常有肝病、心脏病史,平卧时腹部两侧突出如蛙腹,叩诊腹部中间鼓音,两侧浊音,移动性浊音阳性;超声检查见不规则液性暗区,液平面随体位改变,其间有肠曲光团浮动,无占位性病变。巨大囊肿平卧时腹部中间隆起,叩诊浊音,腹部两侧鼓音,无移动性浊音,边界清楚;超声检查见圆球形液性暗区,边界整齐光滑,液平面不随体位移动。

3.卵巢恶性肿瘤的鉴别诊断

(1)子宫内膜异位症:子宫内膜异位症形成的粘连性肿块及直肠子宫陷凹结节与卵巢恶性肿瘤很难鉴别。前者常有进行性痛经、月经多,经前不规则阴道流血等。超声检查、腹腔镜检查是有效的辅助诊断方法,必要时应剖腹探查确诊。

(2)结核性腹膜炎:常合并腹水,盆腹腔内形成粘连性肿块。但多发生于年轻、不孕妇女,伴月经稀少或闭经。多有肺结核史;有消瘦、乏力、低热、盗汗、食欲缺乏等全身症状。妇科检查肿块位置较高,形状不规则,界限不清,不活动。叩诊时鼓音和浊音分界不清。胸部X线片检查、结核菌素试验等可协助诊断,必要时行剖腹探查取材,行活体组织检查确诊。

(3)生殖道以外的肿瘤:需与腹膜后肿瘤、直肠癌、乙状结肠癌等鉴别。腹膜后肿瘤固定不动,位置低者使子宫、直肠或输尿管移位。直肠癌和乙状结肠癌多有相应的消化道症状,超声检查、钡剂灌肠、乙状结肠镜检等有助于鉴别。

(4)转移性卵巢肿瘤:与卵巢原发恶性肿瘤不易鉴别。对于双侧性、中等大、肾形、活动的实性肿块,应疑为转移性卵巢肿瘤,有消化道癌、乳癌病史者,更要考虑转移性卵巢肿瘤诊断。若患者有消化道症状应行胃镜检查,此外要排除其他可能的原发肿瘤。如未发现原发性肿瘤病灶,应行剖腹探查。

(5)慢性盆腔炎:有流产或产褥感染病史,有发热、下腹痛,妇科检查附件区有肿块及组织增厚、压痛、片状块物达盆壁。用抗生素治疗症状缓解,块物缩小。若治疗后症状、体征无改善,或块物增大,应考虑为盆腔或卵巢恶性肿瘤可能。超声检查有助于鉴别。

(六)恶性肿瘤的转移途径

卵巢恶性肿瘤的转移特点是外观局限的肿瘤,可在腹膜、大网膜、腹膜后淋巴结、横膈等部位有亚临床转移。主要通过直接蔓延及腹腔种植,瘤细胞可直接侵犯包膜,累及邻近器官,并广泛种植于盆腹膜及大网膜、横膈、肝表面。淋巴道也是重要的转移途径,有3种方式:①沿卵巢血管经卵巢淋巴管向上到腹主动脉旁淋巴结;②沿卵巢门淋巴管达髂内、髂外淋巴结,经髂总至腹主动脉旁淋巴结;③偶有沿圆韧带入髂外及腹股沟淋巴结。横膈为转移的好发部位,尤其右膈下淋巴丛密集,故最易受侵犯。血行转移少见,晚期可转移到肺、胸膜及肝。

(七)卵巢恶性肿瘤临床分期

卵巢恶性肿瘤临床分期现多采用FIGO 2013年手术-病理分期(表9-2),用以估计预后和比较疗效。

表9-2 卵巢癌、输卵管癌、腹膜癌的手术-病理分期(FIGO,2013年)

Ⅰ期	病变局限于卵巢或输卵管
ⅠA	肿瘤局限于一侧卵巢(包膜完整)或输卵管,卵巢和输卵管表面无肿瘤;腹水或腹腔冲洗液未找到癌细胞
ⅠB	肿瘤局限于双侧卵巢(包膜完整)或输卵管,卵巢和输卵管表面无肿瘤;腹水或腹腔冲洗液未找到癌细胞
ⅠC	肿瘤局限于单侧或双侧卵巢或输卵管,并伴有如下任何一项:
ⅠC1	手术导致肿瘤破裂
ⅠC2	手术前肿瘤包膜已破裂或卵巢、输卵管表面有肿瘤
ⅠC3	腹水或腹腔冲洗液发现癌细胞
Ⅱ期	肿瘤累及一侧或双侧卵巢或输卵管并有盆腔内扩散(在骨盆入口平面以下)或原发性腹膜癌
ⅡA	肿瘤蔓延或种植到子宫和/或输卵管和/或卵巢

续表

ⅡB	肿瘤蔓延至其他盆腔内组织
Ⅲ期	肿瘤累及单侧或双侧卵巢、输卵管或原发性腹膜癌，伴有细胞学或组织学证实的盆腔外腹膜转移或证实存在腹膜后淋巴结转移
ⅢA1	仅有腹膜后淋巴结阳性(细胞学或组织学证实)
ⅢA1(ⅰ)	淋巴结转移最大直径≤10 mm
ⅢA1(ⅱ)	淋巴结转移最大直径>10 mm
ⅢA2	显微镜下盆腔外腹膜受累，伴或不伴腹膜后阳性淋巴结
ⅢB	肉眼盆腔外腹膜转移，病灶最大直径≤2 cm，伴或不伴腹膜后阳性淋巴结
ⅢC	肉眼盆腔外腹膜转移，病灶最大直径>2 cm，伴或不伴腹膜后阳性淋巴结(包括肿瘤蔓延至肝包膜和脾，但未转移到脏器实质)
Ⅳ期	超出腹腔外的远处转移
ⅣA	胸腔积液中发现癌细胞
ⅣB	腹腔外器官实质转移(包括肝实质转移和腹股沟淋巴结和腹腔外淋巴结转移)

(八)治疗

一经发现卵巢肿瘤，应行手术。手术目的：①明确诊断；②切除肿瘤；③恶性肿瘤进行手术-病理分期。术中不能确定肿瘤性质者，应将切下的卵巢肿瘤进行快速冷冻组织病理学检查，明确诊断。手术可通过腹腔镜和/或剖腹进行。术后应根据卵巢肿瘤的性质、组织学类型、手术-病理分期等因素来决定是否进行辅助治疗。

(九)随访与监测

卵巢恶性肿瘤易于复发，应长期予以随访和监测。

1.随访时间

术后1年内每月1次；术后2年每3月1次；术后3～5年视病情4～6月1次；5年以后者每年1次。

2.监测内容

临床症状、体征、全身检查及盆腔检查(包括三合诊检查)、超声检查。必要时做CT或MRI检查。肿瘤标志物测定，如CA125、HE4、CA199、CEA、AFP、HCG、雌激素和雄激素等可根据病情选用。

(十)妊娠合并卵巢肿瘤

妊娠合并良性肿瘤以成熟囊性畸胎瘤及浆液性(或黏液性)囊腺瘤居多，占妊娠合并卵巢肿瘤的90%，恶性者以无性细胞瘤及浆液性囊腺癌为多。若无并发症，妊娠合并卵巢肿瘤一般无明显症状。早孕时三合诊即能查得。中期妊娠以后不易查得，需依靠病史及超声诊断。

早孕时肿瘤嵌入盆腔可能引起流产，中期妊娠时易并发蒂扭转，晚期妊娠时若肿瘤较大可导致胎位异常，分娩时可引起肿瘤破裂，若肿瘤位置低可梗阻产道导致难产。妊娠时盆腔充血，可能使肿瘤迅速增大，并促使恶性肿瘤扩散。

早孕合并卵巢囊肿，以等待至妊娠3个月后进行手术为宜，以免诱发流产。妊娠晚期发现者，可等待至足月，临产后若肿瘤阻塞产道即行剖宫产，同时切除肿瘤。

若诊断或疑为卵巢恶性肿瘤，应尽早手术，其处理原则同非孕期。

二、卵巢原发上皮性肿瘤

卵巢上皮性肿瘤为最常见的卵巢肿瘤，多见于中老年妇女，很少发生在青春期前女孩和婴幼儿。卵巢上皮性肿瘤分为良性、交界性和恶性。交界性肿瘤是指上皮细胞增生活跃及核异型，核分裂象增加，表现为上皮细胞层次增加，但无间质浸润，是一种低度潜在恶性肿瘤，生长缓慢，转移率低，复发迟。卵巢上皮性癌发展迅速，不易早期诊断，治疗困难，死亡率高。

(一)发病原因及高危因素

卵巢上皮癌的发病原因一直未明。近年的研究证据表明，卵巢癌由卵巢表面生发上皮起源假说缺乏科学依据，卵巢外起源学说则引起高度重视，并提出了上皮性卵巢癌发生的二元理论。二元论将卵巢上皮癌分为两型，Ⅰ型卵巢癌包括了低级别卵巢浆液性癌及低级别卵巢子宫内膜样癌、透明细胞癌、黏液性癌和移行细胞癌；Ⅱ型卵巢癌包括了高级别卵巢浆液性癌及高级别卵巢子宫内膜样癌、未分化癌和恶性中胚叶混合性肿瘤(癌肉瘤)。Ⅰ型卵巢癌起病缓慢，常有前驱病变，多为临床早期，预后较好；Ⅱ型卵巢癌发病快，无前驱病变，侵袭性强，多为临床晚期，预后不良。两型卵巢癌的发生、发展可能有两种不同的分子途径，因而具有不同的生物学行为。高级别卵巢浆液性癌大多起源于输卵管的观点已被国际上多数学者所接受。

此外，下列因素也可能与卵巢上皮癌的发病密切相关。

1.遗传因素

5%～10%的卵巢上皮癌具有遗传异常。上皮性卵巢癌的发生与三个遗传性癌综合征有关，即遗传性乳腺癌-卵巢癌综合征(HBOC)、遗传性位点特异性卵巢癌综合征(HSSOC)和遗传性非息肉性结直肠癌综合征(HNPCC)，最常见的是HBOC。真正的遗传性卵巢癌和乳腺癌一样，主要是由于*BRCA*1和*BRCA*2基因突变所致，属于常染色体显性遗传。

2.子宫内膜异位症

相关的形态学和分子遗传学的证据提示，卵巢子宫内膜样癌和透明细胞癌可能来源于子宫内膜异位症的病灶恶变。抑癌基因*ARID1A*基因突变不仅见于卵巢子宫内膜样癌和透明细胞癌的癌组织，同时见于邻近的子宫内膜异位症和癌变前期病灶，这是卵巢子宫内膜样癌和透明细胞癌起源异位子宫内膜的有力证据。

3.持续排卵

持续排卵使卵巢表面上皮不断由损伤与修复，其结果一方面在修复过程中卵巢表面上皮细胞突变的可能性增加。减少或抑制排卵可减少卵巢上皮由排卵引起的损伤，可能降低卵巢癌发病危险。流行病学调查发现，卵巢癌危险因素有未产、不孕，而多次妊娠、哺乳和口服避孕药有保护作用。

(二)病理

1.组织学类型

卵巢上皮肿瘤组织学类型主要有以下几种。

(1)浆液性肿瘤。①浆液性囊腺瘤：约占卵巢良性肿瘤的25%。多为单侧，球形，大小不等，表面光滑，囊性，壁薄，内充满淡黄色清亮液体。有单纯性及乳头状两型，前者多为单房，囊壁光滑；后者常为多房，可见乳头，向囊外生长。镜下见囊壁为纤维结缔组织，内为单层柱状上皮，乳头分支较粗，间质内见砂粒体(成层的钙化小球状物)。②交界性浆液性囊腺瘤：中等大小，多为双侧，乳头状生长在囊内较少，多向囊外生长。镜下见乳头分支纤细而密，上皮复层不超过3层，细胞核轻度异型，核分裂象<1/HP，无间质浸润，预后好。对于存在浸润性种植患者，晚期和复发概率增加。③浆液性囊腺癌：占卵巢恶性肿瘤的40%～50%。多为双侧，体积较大，半实质性。结节状或分叶状，灰白色，或有乳突状增生，切面为多房，腔内充满乳头，质脆，出血、坏死。镜下见囊壁上皮明显增生，复层排列，一般在5层以上。癌细胞为立方形或柱状，细胞异型明显，并向间质浸润。

2014年版WHO女性生殖道肿瘤分类中将浆液性癌分为低级别癌与高级别癌二类，采用的是M.D.Anderson癌症中心的分类标准（见表9-3）。

表9-3　卵巢浆液性癌组织学分类（WHO，2014）

	高级别	低级别
组织病理特点	细胞核多形性，大小相差超过3倍	细胞核较均匀一致，仅轻到中度异型性
	核分裂数>12/HP	核分裂数≤12/HP
	常见坏死和多核瘤巨细胞	无坏死或多核瘤巨细胞
		核仁可明显，可有胞质内黏液

注：级别的确定基于细胞形态，非组织结构。

（2）黏液性肿瘤：黏液性肿瘤组织学上分为肠型、宫颈型或混合型，由肠型黏膜上皮或宫颈管黏膜上皮（mullerian分化）组成。①黏液囊腺瘤：占卵巢良性肿瘤的20%。多为单侧，圆形或卵圆形，体积较大，表面光滑，灰白色。切面常为多房，囊腔内充满胶冻样黏液，含黏蛋白和糖蛋白，囊内很少有乳头生长。镜下见囊壁为纤维结缔组织，内衬单层柱状上皮；可见杯状细胞及嗜银细胞。恶变率为5%～10%。偶可自行破裂，瘤细胞种植在腹膜上继续生长并分泌黏液，在腹膜表面形成胶冻样黏液团块，极似卵巢癌转移，称腹膜假黏液瘤。腹膜假性黏液瘤主要继发于肠型分化的肿瘤，瘤细胞呈良性，分泌旺盛，很少见细胞异型和核分裂，多限于腹膜表面生长，一般不浸润脏器实质。手术是主要治疗手段，术中应尽可能切净所有肿瘤。然而，手术很少能根治，本病复发率高，患者需要多次手术，患者常死于肠梗阻。②交界性黏液性囊腺瘤：一般较大，少数为双侧，表面光滑，常为多房。切面见囊壁增厚，有实质区和乳头状形成，乳头细小、质软。镜下见上皮不超过3层，细胞轻度异型，细胞核大、染色深，有少量核分裂，增生上皮向腔内突出形成短粗的乳头，无间质浸润。③黏液性囊腺癌：占卵巢恶性肿瘤的10%。多为单侧，瘤体较大，囊壁可见乳头或实质区，切面为囊、实性，囊液混浊或血性。镜下见腺体密集，间质较少，腺上皮超过3层，细胞明显异型，并有间质浸润。

（3）卵巢子宫内膜样肿瘤：良性瘤较少见，为单房，表面光滑，囊壁衬以单层柱状上皮，似正常子宫内膜。囊内被覆扁平上皮，间质内可有含铁血黄素的吞噬细胞。子宫内膜样交界性瘤很少见。卵巢子宫内膜样癌占卵巢恶性肿瘤的10%～24%，肿瘤单侧多，中等大，囊性或实性，有乳头生长，囊液多为血性。镜下特点与子宫内膜癌极相似，多为高分化腺癌或腺棘皮癌，常并发子宫内膜异位症和子宫内膜癌，不易鉴别何者为原发或继发。

（4）透明细胞肿瘤：来源于苗勒氏管上皮，良性罕见，交界性者上皮由1～3层多角形靴钉状细胞组成，核有异型性但无间质浸润，常合并透明细胞癌存在。透明细胞癌占卵巢癌5%～11%，患者均为成年妇女，平均年龄48～58岁，10%合并高钙血症。常合并子宫内膜异位症（25%～50%）。易转移至腹膜后淋巴结，对常规化疗不明感。呈囊实性，单侧多，较大；镜下瘤细胞质丰富或呈泡状，含丰富糖原，排列成实性片、索状或乳头状；瘤细胞核异型性明显，深染，有特殊的靴钉细胞附于囊内及管状结构。

(5)勃勒纳瘤:由卵巢表面上皮向移行上皮分化而形成,占卵巢肿瘤1.5%~2.5%。多数为良性,单侧,体积小(直径<5 cm),表面光滑,质硬,切面灰白色漩涡或编织状。小肿瘤常位于卵巢髓质近卵巢门处。亦有交界性及恶性。

(6)未分化癌:在未分化癌中,小细胞癌最有特征。发病年龄9~43岁,平均24岁,70%患者有高钙血症。常为单侧,较大,表面光滑或结节状,切面为实性或囊实性,质软、脆,分叶或结节状,褐色或灰黄色,多数伴有坏死出血。镜检癌细胞为未分化小细胞,圆形或梭形,胞质少,核圆或卵圆有核仁,核分裂多见。细胞排列紧密,呈弥散、巢状,片状生长。恶性程度极高,预后极差,90%患者在1年内死亡。

2.组织学分级

2014年版WHO女性生殖道肿瘤分类中,对卵巢上皮癌的组织学分级达成共识。浆液性癌分为低级别癌与高级别癌两类。子宫内膜样癌根据FIGO分级系统分3级,1级实性区域<5%,2级实性区域5%~50%,3级实性区域>50%。黏液性癌不分级,但分为3型:①非侵袭性(上皮内癌);②侵袭性(膨胀性或融合性);③侵袭性(浸润型)。浆黏液性癌按不同的癌成分各自分级。透明细胞癌和未分化癌本身为高级别癌,不分级。恶性Brenner瘤其恶性成分参照尿路上皮癌分级,分为低级别和高级别。肿瘤组织学分级对患者预后有重要的影响,应引起重视。

(三)治疗

1.良性肿瘤

若卵巢肿块直径<5 cm,疑为卵巢瘤样病变,可行短期观察。一经确诊为卵巢良性肿瘤,应手术治疗。根据患者年龄、生育要求及对侧卵巢情况决定手术范围。年轻、单侧良性肿瘤应行患侧卵巢囊肿剥出或卵巢切除术,尽可能保留正常卵巢组织和对侧正常卵巢;即使双侧良性囊肿,也应争取行囊肿剥出术,保留正常卵巢组织。围绝经期妇女可行单侧附件切除或子宫及双侧附件切除术。术中剖开肿瘤肉眼观察区分良、恶性,必要时做冷冻切片组织学检查明确性质,确定手术范围。若肿瘤大或可疑恶性,尽可能完整取出肿瘤,防止囊液流出及瘤细胞种植于腹腔。巨大囊肿可穿刺放液,待体积缩小后取出,穿刺前须保护穿刺周围组织,以防囊液外溢,放液速度应缓慢,以免腹压骤降发生休克。

2.交界性肿瘤

手术是卵巢交界性肿瘤最重要的治疗,手术治疗的目标是将肿瘤完全切除。卵巢交界瘤建议行全面分期手术,是否要行腹膜后淋巴结系统切除或取样活检,多数学者倾向否定意见,尤其是卵巢黏液性肿瘤。年轻患者可考虑行保留生育功能治疗。晚期复发是卵巢交界瘤的特点,78%在5年后甚至10~20年后复发。复发的肿瘤一般仍保持原病理形态,即仍为交界性肿瘤,复发的肿瘤一般仍可切除。

卵巢交界性瘤一般不主张进行术后化疗,化疗仅在以下几种情况考虑应用:①肿瘤期别较晚,有广泛种植,术后可施行3~6个疗程化疗;②有大网膜,淋巴结或其他远处部位浸润性种植的患者更可能发生早期复发,这些患者应按照低级别浆液性癌进行化疗。

3.恶性肿瘤

治疗原则是手术为主,辅以化疗、放疗及其他综合治疗。

(1)手术:是治疗卵巢上皮癌的主要手段。应根据术中探查及冷冻病理检查结果,决定手术范围,卵巢上皮癌第一次手术彻底性与预后密切相关。

早期(FIGO Ⅰ～Ⅱ期)卵巢上皮癌应行全面确定分期的手术，包括留取腹水或腹腔冲洗液进行细胞学检查；全面探查盆、腹腔，对可疑病灶及易发生转移部位多处取材做组织学检查；全子宫和双附件切除(卵巢动静脉高位结扎)；盆腔及腹主动脉旁淋巴结清除；大网膜和阑尾切除。一般认为，对于上皮性卵巢癌施行保留生育功能(保留子宫和对侧附件)的手术应是谨慎和严格选择的，必须具备以下条件方可施行：①患者年轻，渴望生育；②ⅠA期；③细胞分化好(G1)；④对侧卵巢外观正常、剖探阴性；⑤有随诊条件。亦有主张完成生育后视情况再行手术切除子宫及对侧附件。对于有高危因素而要求保留生育功能的患者则需充分知情。

晚期卵巢癌(FIGO Ⅲ～Ⅳ期)应行肿瘤细胞减灭术，术式与全面确定分期的手术相同，手术的主要目的是尽最大努力切除卵巢癌之原发灶和转移灶，使残余肿瘤直径＜1 cm，必要时可切除部分肠管或脾脏等。对于手术困难的患者可在组织病理学确诊为卵巢癌后，先行1～2个疗程的先期化疗后再进行手术。

复发性卵巢癌的手术治疗价值尚有争议，主要用于以下几方面：①解除肠梗阻；②对二线化疗敏感的复发灶(化疗后间隔＞12月)的减灭；③切除孤立的复发灶。对于复发癌的治疗多数只能缓解症状，而不是为了治愈，生存质量是最应该考虑的因素。

(2)化学药物治疗：为主要的辅助治疗。常用于术后杀灭有残留癌灶，控制复发；也可用于复发病灶的治疗。化疗可以缓解症状，延长患者存活期。暂无法施行手术的晚期患者，化疗可使肿瘤缩小，为以后手术创造条件。

一线化疗是指首次肿瘤细胞减灭术后的化疗。常用化疗药物有顺铂、卡铂、紫杉醇、环磷酰胺、异环磷酰胺、氟尿嘧啶、博来霉素、长春新碱、依托泊苷(VP-16)等。近年来多以铂类药物和紫杉醇为主要的化疗药物，常用联合化疗方案见表9-4。根据病情可采用静脉化疗或静脉腹腔联合化疗。腹腔内化疗不仅能控制腹水，又能使小的腹腔内残存癌灶缩小或消失。化疗疗程数一般为6～9个疗程。二线化疗主要用于卵巢癌复发的治疗。选择化疗方案前应了解一线化疗用什么药物及药物累积量；一线化疗疗效如何，毒性如何，反应持续时间及停药时间。患者一线治疗中对铂类的敏感性对选择二线化疗具重要参考价值。二线化疗的用药原则：①以往未用铂类者可选用含铂类的联合化疗；②在铂类药物化疗后6个月以上出现复发用以铂类为基础的二线化疗通常有效；③难治性患者不应再选用以铂类为主的化疗，而应选用与铂类无交叉耐药的药物，如紫杉醇、拓扑替康、异环磷酰胺、六甲蜜胺、吉西他滨、多柔比星脂质体等。

表9-4　卵巢上皮性癌常用联合化疗方案

方案	药物	剂量及方法	疗程间隔
1.TC	紫杉醇(T)	175 mg/m² 静脉滴注1次，3小时滴完	3周
	卡铂(C)	卡铂(剂量按AUC=5计算)静脉滴注1次	
2.TP	紫杉醇(T)	175 mg/m² 静脉滴注1次，3小时滴完	3周
	顺铂(P)	70 mg/m² 静脉滴注1次	
3.PC	顺铂(P)	70 mg/m² 静脉滴注1次	3～4周
	环磷酰胺(C)	700 mg/m² 静脉滴注1次	

(3)放疗：外照射对于卵巢上皮癌的治疗价值有限，可用于锁骨上和腹股沟淋巴结转移灶和部分紧靠盆壁的局限性病灶的局部治疗。对上皮性癌不主张以放疗作为主要辅助治疗手段，但在ⅠC期，或伴有大量腹水者经手术后仅有细小粟粒样转移灶或肉眼看不到有残留病灶的可辅

以放射性同位素^{32}P腹腔内注射以提高疗效，减少复发，腹腔内有粘连时禁用。

(4)免疫治疗：靶向药物治疗是目前改善晚期卵巢癌预后的主要趋势。近几年，贝伐珠单抗在卵巢癌的一线治疗及复发卵巢癌的治疗中都取得了较好的疗效，可提高患者的无瘤生存期，但其昂贵的价格还须进行价值医学方面的评价。

(四)预后

预后与分期、组织学分类及分级、患者年龄及治疗方式有关。以分期最重要，期别越早预后越好。据文献报道Ⅰ期卵巢癌，病变局限于包膜内，5年生存率达90%。若囊外有赘生物、腹腔冲洗液找到癌细胞降至68%；Ⅲ期卵巢癌，5年生存率为30%～40%；Ⅳ期卵巢癌仅为10%。低度恶性肿瘤疗效较恶性程度高者为佳，细胞分化良好者疗效较分化不良者好。对化疗药物敏感者，疗效较好。术后残余癌灶直径<1 cm者，化疗效果较明显，预后良好。

(五)预防

卵巢上皮癌的病因不清，难以预防。但若能积极采取措施对高危人群严密监测随访，早期诊治可改善预后。

(1)高危人群严密监测：40岁以上妇女每年应行妇科检查；高危人群每半年检查1次，早期发现或排除卵巢肿瘤。若配合超声检查、CA125检测等则更好。

(2)早期诊断及处理：卵巢实性肿瘤或囊肿直径>5 cm者，应及时手术切除。重视青春期前、绝经后或生育年龄口服避孕药的妇女发现卵巢肿大，应及时明确诊断。盆腔肿块诊断不清或治疗无效者，应及早行腹腔镜检查或剖腹探查，早期诊治。

(3)乳癌和胃肠癌的女性患者，治疗后应严密随访，定期行妇科检查，确定有无卵巢转移癌。

(4)家族史和基因检测是临床医师决定是否行预防性卵巢切除的主要考虑因素，基因检测是最关键的因素。对*BRCA*1(+)的HOCS家族成员行预防性卵巢切除是合理的。

三、卵巢生殖细胞肿瘤

卵巢生殖细胞肿瘤是指来源于胚胎性腺的原始生殖细胞而具有不同组织学特征的一组肿瘤，其发病率仅次于上皮性肿瘤，多发生于年轻的妇女及幼女，绝经后仅占4%。卵巢恶性生殖细胞肿瘤恶性程度大，死亡率高。由于找到有效的化疗方案，使其预后大为改观。卵巢恶性生殖细胞肿瘤的存活率分别由过去的10%提高到目前90%，大部分患者可行保留生育功能的治疗。

(一)病理分类

1.畸胎瘤

由多胚层组织结构组成的肿瘤，偶见含一个胚层成分。肿瘤组织多数成熟，少数未成熟；多数为囊性，少数为实性。肿瘤的良性、恶性及恶性程度取决于组织分化程度，而不取决于肿瘤质地。

(1)成熟畸胎瘤：又称皮样囊肿，属良性肿瘤，占卵巢肿瘤的10%～20%，占生殖细胞肿瘤的85%～97%，占畸胎瘤的95%以上。可发生于任何年龄，以20～40岁居多。多为单侧，双侧占10%～17%。中等大小，呈圆形或卵圆形，壁光滑、质韧。多为单房，腔内充满油脂和毛发，有时可见牙齿或骨质。囊壁内层为复层扁平上皮，壁上常见小丘样隆起向腔内突出称“头节”。肿瘤可含外、中、内胚层组织。偶见向单一胚层分化，形成高度特异性畸胎瘤，如卵巢甲状腺肿，分泌甲状腺激素，甚至引起甲亢。成熟囊性畸胎瘤恶变率为2%～4%，多见于绝经后妇女；“头节”的上皮易恶变，形成鳞状细胞癌，预后较差。

(2)未成熟畸胎瘤：属恶性肿瘤，含2～3胚层，占卵巢畸胎瘤1%～3%。肿瘤由分化程度不同的未成熟胚胎组织构成，主要为原始神经组织。多见于年轻患者，平均年龄为11～19岁。肿瘤多为实性，可有囊性区域。肿瘤的恶性程度根据未成熟组织所占比例、分化程度及神经上皮含量而定。该肿瘤的复发及转移率均高，但复发后再次手术可见未成熟肿瘤组织具有向成熟转化的特点，即恶性程度的逆转现象。

2.无性细胞瘤

无性细胞瘤为中度恶性的实性肿瘤，占卵巢恶性肿瘤的5%。好发于青春期及生育期妇女，单侧居多，右侧多于左侧。肿瘤为圆形或椭圆形，中等大，实性，触之如橡皮样。表面光滑或呈分叶状。切面淡棕色，镜下见圆形或多角形大细胞，细胞核大，胞质丰富，瘤细胞呈片状或条索状排列，有少量纤维组织相隔，间质中常有淋巴细胞浸润。对放疗特别敏感，纯无性细胞瘤的5年存活率可达90%。混合型(含绒癌，内胚窦成分)预后差。

3.卵黄囊瘤

来源于胚外结构卵黄囊，其组织结构与大鼠胎盘的内胚窦特殊血管周围结构(schiller-dural小体)相似，又名内胚窦瘤。卵黄囊瘤占卵巢恶性肿瘤1%，但是恶性生殖细胞肿瘤的常见类型，其恶性程度高，常见于儿童及年轻妇女。多为单侧，肿瘤较大，圆形或卵圆形。切面部分囊性变，组织质脆，多有出血坏死区，呈灰红或灰黄色，易破裂。镜下见疏松网状和内皮窦样结构。瘤细胞扁平、立方、柱状或多角形，产生甲胎蛋白(AFP)，故患者血清AFP浓度很高，其浓度与肿瘤消长相关，是诊断及治疗监测时的重要标志物。肿瘤生长迅速，易早期转移，预后差，既往平均生存期仅1年，现经手术及联合化疗后，生存期明显延长。

4.胚胎癌

胚胎癌是一种未分化并具有多种分化潜能的恶性生殖细胞肿瘤。极少见，发生率占卵巢恶性生殖细胞瘤的5%以下。胚胎癌具有向胚体方向分化的潜能，可形成不同程度分化的畸胎瘤；向胚外方向分化则形成卵黄囊结构或滋养细胞结构。形态上与睾丸的胚胎癌相似，但发生在卵巢的纯型胚胎癌远较在睾丸少见，其原因尚不明。肿瘤体积较大，有包膜，质软，常伴出血、梗死和包膜破裂。切面为实性，灰白色，略呈颗粒状；与其他生殖细胞瘤合并存在时，依所含的成分和占的比例不同呈现出杂色多彩状，囊性变和出血坏死多见。瘤组织由较原始的多角形细胞聚集形成的实性上皮样片块和细胞巢与原始幼稚的黏液样间质构成。肿瘤细胞和细胞核的异型性突出，可见瘤巨细胞。在稍许分化的区域，瘤细胞有形成裂隙和乳头的倾向，细胞略呈立方或柱状上皮样，但不形成明确的腺管。胚胎癌具有局部侵袭性强、播散广泛及早期转移的特性；转移的途径早期经淋巴管，晚期合并血行播散。

5.绒癌

原发性卵巢绒癌也称为卵巢非妊娠性绒癌，是由卵巢生殖细胞中的多潜能细胞向胚外结构(滋养细胞或卵黄囊等)发展而来的一种恶性程度极高的卵巢肿瘤，它可分为单纯型或混合型。混合型，即除绒癌成分外，还同时合并存在其他恶性生殖细胞肿瘤，如未成熟畸胎瘤、卵黄囊瘤、胚胎癌及无性细胞瘤等。原发卵巢绒癌多见的是混合型，单纯型极为少见。妊娠性绒癌一般不合并其他恶性生殖细胞肿瘤。典型的肿瘤体积较大，单侧，实性，质软，出血坏死明显。镜下形态如同子宫绒癌，由细胞滋养细胞和合体滋养细胞构成。因其他生殖细胞肿瘤特别是胚胎性癌常有不等量的合体细胞，诊断必须同时具备两种滋养细胞。非妊娠性绒癌预后较妊娠性绒癌差，治疗效果不好，病情发展快，短期内即死亡。

(二)诊断

卵巢恶性生殖细胞肿瘤在临床表现方面具有一些特点。如发病年龄轻,肿瘤较大,肿瘤标记物异常,很易产生腹水,病程发展快等。若能注意到这些肿瘤的特点,诊断并不难。特别是血清甲胎蛋白(AFP)和人绒毛膜促性腺激素(HCG)的检测可以起到明确诊断的作用。卵黄囊瘤可以合成 AFP,卵巢绒癌可分泌 HCG,这些都是很特异的肿瘤标志物。血清 AFP 和 HCG 的动态变化与癌瘤病情的好转和恶化是一致的,临床完全缓解的患者其血清 AFP 或 HCG 值轻度升高也预示癌瘤的残存或复发。虽然血清 AFP 和 HCG 的检测对卵巢内胚窦瘤和卵巢绒癌有明确诊断的意义,但卵巢恶性生殖细胞肿瘤的最后确诊还是依靠组织病理学的诊断。

(三)治疗

1.良性生殖细胞肿瘤

单侧肿瘤应行卵巢肿瘤剥除或患侧附件切除术;双侧肿瘤争取行卵巢肿瘤剥除术;围绝经期妇女可考虑行全子宫双附件切除术。

2.恶性生殖细胞肿瘤

(1)手术治疗:由于绝大部分恶性生殖细胞肿瘤患者是希望生育的年轻女性,常为单侧卵巢发病,即使复发也很少累及对侧卵巢和子宫,更为重要的是卵巢恶性生殖细胞肿瘤对化疗十分敏感。因此,手术的基本原则是无论期别早晚,只要对侧卵巢和子宫未受肿瘤累及,均应行保留生育功能的手术,即仅切除患侧附件,同时行全面分期探查术。对于复发的卵巢生殖细胞仍主张积极手术。

(2)化疗:恶性生殖细胞肿瘤对化疗十分敏感。根据肿瘤分期、类型和肿瘤标记物的水平,术后可采用 3～6 疗程的联合化疗。常用化疗方案见表 9-5。

表 9-5 卵巢恶性生殖细胞肿瘤常用联合化疗方案

方案	药物	剂量及方法	疗程间隔
PEB	顺铂(p)	30～35 mg/(m^2·d),静脉滴注,第 1～3 天	3 周
	依托泊苷(E)	100 mg/(m^2·d),静脉滴注,第 1～3 天	
	博来霉素(B)	30 mg/周,肌内注射(化疗第二天开始)	
PVB	顺铂(P)	30～35 mg/(m^2·d),静脉滴注,第 1～3 天	3 周
	长春新碱(V)	1.0～1.5 mg/m^2(2 mg)静脉注射,第 1～2 天	
	博来霉素(B)	30 mg/周,肌内注射(化疗第二天开始)	
VAC	长春新碱(V)	1.0～1.5 mg/m^2(最大 2 mg)静脉注射,第 1 天	4 周
	放线菌素 D(A)	5～7 mg/(kg·d),静脉滴注,第 2～6 天	
	环磷酰胺(C)	5～7 mg/(kg·d),静脉滴注,第 2～6 天	

(3)放疗:为手术和化疗的辅助治疗。无性细胞瘤对放疗最敏感,但由于无性细胞瘤的患者多年轻,要求保留生育功能,目前放疗已较少应用。对复发的无性细胞瘤,放疗仍能取得较好疗效。

四、卵巢性索间质肿瘤

卵巢性索间质肿瘤来源于原始性腺中的性索及间质组织,占卵巢肿瘤的 4.3%～6.0%。在胚胎正常发育过程中,原始性腺中的性索组织,在男性将演变成睾丸曲细精管的支持细胞,在女性将演变成卵巢的颗粒细胞；而原始性腺中的特殊间叶组织将演化为男性睾丸的间质细胞及女性卵巢的泡膜细胞。卵巢性索间质肿瘤即是由上述性索组织或特殊的间叶组织演化而形成的肿瘤，它们仍保留了原来各自的分化特性。肿瘤可由单一细胞构成，如颗粒细胞瘤、泡膜细胞瘤、支持细胞瘤、间质细胞瘤；肿瘤亦可由不同细胞组合形成，当含两种细胞成分时，可以形成颗粒-泡膜细胞瘤，支持-间质细胞瘤；而当肿瘤含有上述四种细胞成分时，此种性索间质肿瘤称为两性母细胞瘤。许多类型的性索间质肿瘤能分泌类固醇激素，临床出现内分泌失调症状，但是肿瘤的诊断依据是肿瘤特有的病理形态，临床内分泌紊乱和激素水平异常仅能作为参考。

(一)病理分类和临床表现

1.颗粒细胞-间质细胞瘤

由性索的颗粒细胞及间质的衍生成分如成纤维细胞及卵泡膜细胞组成。

(1)颗粒细胞瘤：在病理上颗粒细胞瘤分为成人型和幼年型两种。95%的颗粒细胞瘤为成人型，属低度恶性的肿瘤，可发生于任何年龄，高峰为45～55岁。肿瘤能分泌雌激素，故有女性化作用。青春期前患者可出现假性性早熟，生育年龄患者出现月经紊乱，绝经后患者则有不规则阴道流血，常合并子宫内膜增生过长，甚至发生腺癌。肿瘤多为单侧，圆形或椭圆形，呈分叶状，表面光滑，实性或部分囊性；切面组织脆而软，伴出血坏死灶。镜下见颗粒细胞环绕成小圆形囊腔，菊花样排列、中心含嗜伊红物质及核碎片(Call-Exner小体)。瘤细胞呈小多边形，偶呈圆形或圆柱形，胞质嗜淡伊红或中性，细胞膜界限不清，核圆，核膜清楚。预后较好，5年生存率达80%以上，但有远期复发倾向。幼年型颗粒细胞瘤罕见，仅占5%，是一种恶性程度极高的卵巢肿瘤。主要发生在青少年，98%为单侧。镜下呈卵泡样，缺乏核纵沟，胞质丰富，核分裂更活跃，极少含Call-Exner小体，10%～15%呈重度异型性。

(2)卵泡膜细胞瘤：为有内分泌功能的卵巢实性肿瘤，因能分泌雌激素，故有女性化作用。常与颗粒细胞瘤合并存在，但也有纯卵泡膜细胞瘤。为良性肿瘤，多为单侧，圆形、卵圆形或分叶状，表面被覆薄的有光泽的纤维包膜。切面为实性，灰白色。镜下见瘤细胞短梭形，胞质富含脂质，细胞交错排列呈漩涡状。瘤细胞团为结缔组织分隔。常合并子宫内膜增生过长，甚至子宫内膜癌。恶性卵泡膜细胞瘤较少见，可直接浸润邻近组织，并发生远处转移。其预后较一般卵巢癌为佳。

(3)纤维瘤：为较常见的良性肿瘤，占卵巢肿瘤的2%～5%，多见于中年妇女，单侧居多，中等大小，表面光滑或结节状，切面灰白色，实性、坚硬。镜下见由梭形瘤细胞组成，排列呈编织状。偶见患者伴有腹水或胸腔积液，称梅格斯综合征，腹水经淋巴或横膈至胸腔，右侧横膈淋巴丰富，故多见右侧胸腔积液。手术切除肿瘤后，胸腔积液、腹水自行消失。

2.支持细胞-间质细胞瘤

支持细胞-间质细胞瘤又称睾丸母细胞瘤，罕见，多发生在40岁以下妇女。单侧居多，通常较小，可局限在卵巢门区或皮质区，实性，表面光滑而滑润，有时呈分叶状，切面灰白色伴囊性变，囊内壁光滑，含血性浆液或黏液。镜下见不同分化程度的支持细胞及间质细胞。高分化者属良性，中低分化为恶性，具有男性化作用；少数无内分泌功能呈现女性化，雌激素可由瘤细胞直接分泌或由雄激素转化而来。10%～30%呈恶性行为，5年生存率为70%～90%。

(二)治疗

1.良性的性索间质肿瘤

年轻妇女患单侧肿瘤，应行卵巢肿瘤剥除或患侧附件切除术；双侧肿瘤争取行卵巢肿瘤剥除术；围绝经期妇女可考虑行全子宫双附件切除术。卵巢纤维瘤、卵泡膜细胞瘤和硬化性间质瘤是良性的，可按上述处理。

2.恶性的性索间质肿瘤

颗粒细胞瘤、间质细胞瘤、环管状性索间质瘤是低度或潜在恶性的。Ⅰ期的卵巢性索间质肿瘤希望生育的年轻患者，可考虑行患侧附件切除术，保留生育功能，但应进行全面细致的手术病理分期；不希望生育者应行全子宫双附件切除术和确定分期手术。晚期肿瘤应采用肿瘤细胞减灭术。与上皮性卵巢癌不同，对于复发的性索间质肿瘤仍主张积极手术。术后辅助治疗并没有公认有效的方案。以铂类为基础的多药联合化疗可作为术后辅助治疗的选择，尤其是晚期和复发患者的治疗。常用方案为TC、PAC、PEB、PVB，一般化疗6个疗程。本瘤有晚期复发的特点，应长期随诊。

五、卵巢转移性肿瘤

体内任何部位原发性癌均可能转移到卵巢，乳腺、肠、胃、生殖道、泌尿道等是常见的原发肿瘤器官。库肯勃瘤，即印戒细胞癌，是一种特殊的转移性腺癌，原发部位在胃肠道，肿瘤为双侧性，中等大，多保持卵巢原状或呈肾形。一般无粘连，切面实性，胶质样。镜下见典型的印戒细胞，能产生黏液，周围是结缔组织或黏液瘤性间质。

卵巢转移瘤的处理取决于原发灶的部位和治疗情况，需要多学科协作，共同诊治。治疗的原则是有效的缓解和控制症状。如原发瘤已经切除且无其他转移和复发迹象，卵巢转移瘤仅局限于盆腔，可采用原发性卵巢恶性肿瘤的手术方法，尽可能切除盆腔转移瘤，术后应按照原发瘤进行辅助治疗。大部分卵巢转移性肿瘤的治疗效果不好，预后很差。

（孙　慧）

第十章 异常妊娠

第一节 早 产

满28周至不足37周(196～258天)间分娩称早产。此时娩出的新生儿称早产儿,出生体重多在2 500 g以下,由于各器官发育尚不够健全,易于死亡,出生孕周越小,体重越轻,预后越差。早产儿死亡率在发达国家与发展中国家有较大差异,国内报道为12.7%～20.8%。早产占分娩总数的5%～15%。近年来,随着早产儿治疗学及监护手段的进步,早产儿的生存率明显提高。

一、原因

(一)感染

绒毛膜羊膜炎是早产的重要原因。感染的来源是宫颈及阴道的微生物,部分为宫内感染,病原微生物包括需氧菌及厌氧菌、沙眼衣原体、支原体等。

(二)胎膜早破

胎膜早破是造成早产的重要原因。在早产的产妇中,约1/3并发胎膜早破。

(三)子宫过度膨胀

双胎或多胎,羊水过多等均可使宫腔内压力升高,以至提早临产而发生早产。

(四)生殖器官异常

生殖器官异常,如子宫畸形、宫颈内口松弛、子宫肌瘤等。

(五)妊娠并发症

常见的妊娠并发症有流感、肺炎、病毒性肝炎、急性肾盂肾炎、慢性肾炎、严重贫血、急性阑尾炎等。有时因医源性因素,必须提前终止妊娠,如妊娠期高血压疾病、妊娠期肝内胆汁淤积症、前置胎盘及胎盘早剥、心脏病、母儿血型不合等。

(六)其他

其他原因如外伤、过劳、性生活不当、每天吸烟10支以上、酗酒等。

二、临床表现

早产的主要临床表现是先有不规律宫缩,伴少量阴道血性分泌物,以后可发展为规律宫缩,其过程与足月分娩过程相似。若胎膜早破则出现阴道流水,往往不能继续妊娠。

三、诊断

早产的主要临床表现是子宫收缩，最初为不规则宫缩，常伴有少许阴道流血或血性分泌物，以后可发展为规则宫缩，其过程与足月临产相似，胎膜早破较足月临产多。宫颈管先逐渐消退，然后扩张。妊娠满 28 周至不足 37 周出现至少 10 分钟一次的规则宫缩，伴宫颈管缩短，可诊断为先兆早产。妊娠满 28 周至不足 37 周出现规则宫缩（20 分钟≥4 次，或 60 分钟≥8 次），伴宫颈缩短 80%及以上，宫颈扩张 1 cm 以上，诊断为早产临产，部分患者可伴有少量阴道流血或阴道流液。以往有晚期流产、早产史及产伤史的孕妇容易发生早产，诊断早产一般并不困难，但应与妊娠晚期出现的生理性子宫收缩相区别。生理性子宫收缩一般不规则、无痛感，且不伴有宫颈管消退和宫口扩张等改变。

四、预防

预防早产是降低围产儿死亡率的重要措施之一。

（1）加强营养，避免精神创伤，保持身心健康。妊娠晚期禁止性交。

（2）注意休息，宜侧卧位，一般取左侧卧位，可减少子宫自发性收缩，并增加子宫胎盘血流量，改善胎儿的氧气和营养供给。

（3）宫颈内口松弛者应在 14～18 周时做宫颈内口环扎术。

（4）加强对高危妊娠的管理，积极治疗妊娠并发症。

（5）加强产前保健，及早诊断和治疗产道感染。

（6）减少人工流产和宫腔操作的次数，进行宫腔操作时，也要避免对宫颈内口的损伤。

五、处理

根据不同情况决定处理方法。

对先兆早产及早产临产孕妇中无继续妊娠禁忌证、胎膜未破、初产妇宫颈扩张在 2 cm 以内、胎儿存活、无宫内窘迫者，应设法抑制宫缩，尽可能使妊娠继续维持。除嘱其卧床休息外，还应给予其宫缩抑制剂为主的药物。

（一）β 肾上腺素能受体兴奋剂

此类药物作用于子宫平滑肌的 β_2 受体，抑制子宫平滑肌收缩，减少子宫的活动而延长妊娠期。但此类药物的心血管不良反应较为突出，如心跳加快、血压下降、血糖增高、恶心、出汗、头痛等，故有糖尿病、心血管器质性病变、心动过速者禁用或慎用。目前常用药物有利托君，近年来，该药逐渐成为国内首选药物，给药方法为 100 mg 加于 5%葡萄糖液 500 mL 静脉滴注，初始剂量为 5 滴/分，根据宫缩调节，每 10 分钟增加 5 滴，最大量为 35 滴/分，待宫缩抑制后持续滴注 12 小时，停止静脉滴注前 30 分钟改为口服 10 mg，每 4～6 分钟一次。用药过程中宜行左侧卧位，减少低血压危险，同时密切注意孕妇主诉及心率、血压、宫缩变化，并限制静脉输液量（每天不超过 2 000 mL），以防肺水肿。如患者心率大于 120 次/分，应减滴数；如心率大于 140 次/分，应停药；如出现胸痛，应立即停药并行心电监护。长期用药者应监测血钾、血糖、肝功能和超声心动图。

（二）硫酸镁

镁离子对促进子宫收缩的钙离子有拮抗作用，从而抑制子宫收缩。一般采用 25%硫酸镁

16 mL加于5%葡萄糖液100～250 mL中，在30～60分钟内缓慢静脉滴注，然后维持硫酸镁1～2 g/h滴速至宫缩减少至6次/小时以下，每天总量不超过30 g。用药过程中存在膝腱反射、呼吸大于等于16次/分、尿量大于等于17 mL/h或大于等于400 mL/24h。因抑制宫缩所需要的血镁浓度与中毒浓度接近，故肾功能不良、肌无力、心脏病患者禁用或慎用。

(三)前列腺素合成酶抑制剂

前列腺素有刺激子宫收缩、软化宫颈和维持胎儿动脉导管开放的作用。前列腺素合成酶抑制剂可抑制前列腺素合成酶，减少前列腺素的合成或抑制前列腺素的释放以抑制宫缩。常用药物有吲哚美辛、阿司匹林等。由于吲哚美辛可通过胎盘，可能引起动脉导管过早关闭，故仅在孕32周前短期使用，最好不超过1周。此类药物目前已较少使用。

(四)镇静剂

镇静剂不能有效抑制宫缩，却能抑制新生儿呼吸，故临产后忌用；仅在孕妇紧张时作为辅助用药。

初产妇宫口开至2 cm以上，胎膜已破，早产已不可避免时，应尽力设法提高早产儿成活率。①给予氧气吸入。②妊娠不足34周，分娩前给予地塞米松6 mg肌内注射，每12小时一次，共4次。③为减少新生儿颅内出血发生率，生产时适时做会阴切开，缩短第二产程。④分娩时慎用吗啡、哌替啶等抑制新生儿呼吸中枢的药物。

(晁翠敏)

第二节 流 产

一、概述

妊娠不足28周、胎儿体重不足1 000 g而终止，称为流产。妊娠12周前终止，称为早期流产，妊娠12周至不足28周终止，称为晚期流产。流产分为自然流产和人工流产。自然流产占妊娠总数的10%～15%，其中早期流产占自然流产的80%以上。

二、病因

(一)胚胎因素

染色体异常是早期流产最常见的原因，半数以上的流产与胚胎染色体异常有关。染色体异常包括数目异常和结构异常。数目异常以三体居首位，其次为X单体，三倍体及四倍体少见。结构异常主要是染色体易位、嵌合体等，也有染色体倒置、缺失和重叠。除遗传因素外，感染、药物等因素也可引起胚胎染色体异常。若发生流产，多为空孕囊或已退化的胚胎，少数至妊娠足月可能娩出畸形儿，或娩出有代谢及功能缺陷的婴儿。

(二)母体因素

1.全身性疾病

孕妇患全身性疾病(如严重感染、高热等)刺激子宫强烈收缩导致流产；引发胎儿缺氧(如严重贫血或心力衰竭)、胎儿死亡(如细菌毒素和某些病毒，如巨细胞病毒、单纯疱疹病毒经胎盘进入胎儿血液循环)或胎盘梗死(如孕妇患慢性肾炎或高血压)均可导致流产。

2.生殖器官异常

子宫畸形(如子宫发育不良、双子宫、子宫纵隔等)、子宫肿瘤(如黏膜下肌瘤等),均可影响胚胎着床发育而导致流产。宫颈重度裂伤、宫颈内口松弛引发胎膜早破而发生晚期自然流产。

3.内分泌异常

黄体功能不足、甲状腺功能减退、严重糖尿病血糖未得到控制等,均可导致流产。

4.强烈应激与不良习惯

妊娠期无论严重的躯体(如手术、直接撞击腹部、性交过频)或心理(过度紧张、焦虑、恐惧、忧伤等精神创伤)的不良刺激均可导致流产。孕妇过量吸烟、酗酒、饮咖啡、吸食二醋吗啡(海洛因)等毒品,均可导致流产。

(三)免疫功能异常

胚胎及胎儿属于同种异体移生物。母体对胚胎及胎儿的免疫耐受是使胎儿在母体内得以生存的基础。若孕妇于妊娠期间对胎儿免疫耐受降低可致流产,如父方的人白细胞抗原(HLA)、胎儿抗原、母胎血型抗原不合、母体抗磷脂抗体过多、抗精子抗体存在、封闭抗体不足等,均可引发流产。已知调节性 T 细胞(Tr)与效应性 T 细胞(Te)的平衡是维系免疫反应的关键所在,某些特发性流产与调节性 T 细胞功能相对或绝对低下存在明显的相关性,可能是导致孕妇对胎儿免疫耐受性降低的主要原因。

(四)环境因素

过多地接触放射线和砷、铅、甲醛、苯、氯丁二烯、氧化乙烯等化学物质,均可能引起流产。

三、临床表现

临床表现主要是停经后阴道流血和腹痛。

(一)孕 12 周前的早期流产

开始时绒毛与蜕膜剥离,血窦开放,出现阴道流血,剥离的胚胎和血液刺激子宫收缩,排出胚胎或胎儿,产生阵发性下腹部疼痛。胚胎或胎儿及其附属物完全排出后,子宫收缩,血窦闭合,出血停止。

(二)孕 12 周后的晚期流产

晚期流产的临床过程与早产和足月产相似,胎儿娩出后胎盘娩出,出血不多。

可以看出,早期流产的临床全过程表现为先出现阴道流血,而后出现腹痛。晚期流产的临床全过程表现为先出现腹痛(阵发性子宫收缩),而后出现阴道流血。

四、实验室检查

(一)血、尿绒毛膜促性腺激素含量测定

血、尿绒毛膜促性腺激素含量低于正常参考值表示未孕或胚胎死亡。

(二)尿中雌激素含量测定

先兆流产、不可避免流产和习惯性流产者的黄体酮、雌二醇低于正常值,雌三醇仍在正常范围;先兆流产和习惯性流产,雌二醇排出量一般在参考值低限,但必须连续测定才有诊断价值,一般认为,雌二醇 24 小时尿值低于 15.6 μmol/L,则孕妇有 95%的可能将流产。

(三)胎盘泌乳素(HPL)测定

测定孕妇血中 HPL 含量,可迅速反映胎盘功能状态,在连续测定血浆 HPL 时,若发现 HPL 急剧上升,预示胎儿即将死亡,如下降至 4 μg/L 以下,则常有胎儿宫内窒息,可能导致流产。

五、治疗

(一)先兆流产

患者卧床休息,禁性生活,必要时给予对胎儿危害小的镇静剂。可给予黄体功能不足者黄体酮 10～20 mg,每天或隔天肌内注射 1 次,或 HCG 2 000～3 000 U 隔天肌内注射 1 次;也可应用维生素 E 及小剂量甲状腺片。经过治疗,如阴道流血停止,B 超提示胚胎存活,可继续妊娠。若临床症状加重,B 超发现胚胎发育不良,HCG 持续不长或下降表明流产不可避免,应终止妊娠。

(二)难免流产

一旦确诊难免流产,应尽早使胚胎及胎盘组织完全排出。早期流产应及时行刮宫并对刮出物仔细检查,送病理检查。晚期流产时,子宫较大,出血较多,可用缩宫素 10～20 U 加入 5%葡萄糖液 500 mL 中静脉滴注,促进子宫收缩。当胎儿及胎盘排出后,检查排出是否完全,必要时刮宫清除宫腔内残留的妊娠物。

(三)不全流产

一经确诊不全流产,应及时行刮宫术或钳刮术,以清除宫腔内残留组织。出血多或伴有休克者应同时输血输液,并给予其抗生素预防感染。

(四)完全流产

若完全流产者症状消失,B 超检查宫腔内无残留物,无感染,一般不需特殊处理。

(五)稽留流产

稽留流产处理较困难。处理前应检查血常规、出凝血时间、血小板计数、血纤维蛋白原、凝血酶原时间、凝血块收缩试验结果及血浆鱼精蛋白副凝试验结果等,并做好输血准备。口服炔雌醇 1 mg 每天2 次,或己烯雌酚 5 mg 每天 3 次,连用 5 天以提高子宫肌对缩宫素的敏感性。胚胎不足 12 周者,可行刮宫术,术中肌内注射缩宫素,若胎盘机化并与宫壁粘连较紧,手术应特别小心,防止子宫穿孔,若一次不能刮净,可于 5 天后再次刮宫。如凝血功能障碍,应尽早使用肝素、纤维蛋白原及输新鲜血等,待凝血功能好转后,再行引产或刮宫。

(六)习惯性流产

染色体异常的夫妇应于孕前进行遗传咨询,确定是否可以妊娠,在孕前应进行卵巢功能检查、夫妇双方染色体检查、血型鉴定及男方的精液检查,女方尚需进行生殖道检查,包括有无肿瘤、宫腔粘连,并行子宫输卵管造影或(及)宫腔镜检查,以确定子宫有无畸形与病变,有无宫颈内口松弛等。对于子宫有纵隔的患者,可于宫腔镜下行子宫纵隔切除术;有宫腔粘连者,可用探针横向钝性分离粘连;宫颈内口松弛者,应在妊娠前行宫颈内口修补术,或于孕 14～18 周行宫颈内口环扎术,术后定期随诊,提前住院,待分娩发动前拆除缝线,若环扎术后有流产征象,应及时拆除缝线,以免造成宫颈撕裂;当黄体功能不足或原因不明的习惯性流产妇女有怀孕征兆时,可按黄体功能不足给予黄体酮治疗,每天 10～20 mg 肌内注射,或 HCG 3 000 U,隔天肌内注射1 次,妊娠后继续给药直至妊娠 10 周或超过以往发生流产的月份,并嘱其卧床休息,禁性生活,补充维生素 E,注意心理疏导,以稳定患者情绪。对不明原因的习惯性流产患者,可予免疫治疗。

(七)流产感染

流产感染的治疗原则为积极控制感染,尽快清除宫内残留物。若阴道流血不多,应用广谱抗生素2～3天,待控制感染后再刮宫。若阴道流血量多,在静脉滴注抗生素及输血的同时,应用卵圆钳将宫腔内残留组织夹出,使出血减少,切不可用刮匙全面搔刮宫腔,以免造成感染扩散;术后应继续给予患者广谱抗生素,待感染控制后再行彻底刮宫。若患者已合并感染性休克,在抗感染同时,应积极抢救休克。若患者感染严重或腹盆腔有脓肿形成,应手术引流,必要时切除子宫。

(晁翠敏)

第三节　多胎妊娠

一次妊娠,宫腔内同时有两个或两个以上胎儿,称为多胎妊娠。多胎妊娠与家族史及辅助生育技术有关。近年来,多胎妊娠发生率升高,可能与人工辅助生殖技术广泛应用有关。多胎妊娠者较易出现妊娠期高血压疾病等并发症,孕产妇及围生儿死亡率增高。多胎妊娠以双胎最常见,本节主要讨论双胎妊娠。

一、分类

(一)双卵双胎

双卵双胎由两个卵子分别受精而成,占单卵双胎的70%。胎儿的遗传基因不完全相同,性别和血型可以不同,外貌和指纹等表型不同。胎盘可为两个或一个,但胎盘的血液循环各自独立,胎儿分别位于自己的胎囊中,两胎囊之间的中隔由两层羊膜和两层绒毛膜组成,两层绒毛膜有时融合为一层。

(二)单卵双胎

单卵双胎由一个受精卵分裂而成,占单卵双胎的30%,原因不明。胎儿的遗传基因完全相同,性别、血型、表型等也完全相同。根据受精卵分裂时间不同而形成双羊膜囊单绒毛膜单卵双胎、双羊膜囊双绒毛膜单卵双胎、单羊膜囊单绒毛膜单卵双胎以及极罕见的连体双胎四种类型,胎儿的畸形儿发生率相对较高。

二、临床表现及诊断

(一)病史及临床表现

多胎妊娠者多有双胎妊娠家族史或人工助孕史(如使用促排卵药、移植多个胚胎等),临床表现主要为早孕反应较重,中期妊娠后体重及腹部迅速增加、下肢水肿等压迫症状明显,妊娠晚期常有呼吸困难、心悸、行动不便等。

(二)产科检查

多胎妊娠者子宫大小超过同孕龄的单胎妊娠子宫,妊娠中晚期腹部可触及多个肢体和两个胎头。在子宫不同部位听到两个节律不同的胎心,两个胎心音之间间隔一个无音区或两个胎心率差异大于10次/分,产后检查胎盘胎膜有助于判断双胎类型。

(三)超声检查

(1)妊娠早期在子宫内见到两个孕囊,两个原始心管搏动。

(2)判断双胎类型:胎儿性别不同可确诊双卵双胎;胎儿性别相同,应测量两个羊膜囊间隔厚度,间隔厚度达到或超过 2 mm,尤其是两个胎盘部位不同,提示双绒毛膜,间隔厚度小于 2 mm则提示单绒毛膜。妊娠早期超声检测有助于确定绒毛膜性。

(3)筛查胎儿结构畸形。

(4)确定胎位。

三、并发症

(一)孕产妇并发症

1.妊娠期高血压疾病

妊娠期高血压疾病的发病率在 40%以上,发病早、程度重、易出现主要器官并发症。

2.妊娠期肝内胆汁淤积综合征

妊娠期肝内胆汁淤积综合征的发生率高于单胎妊娠,常伴随胎盘功能不良而导致围生儿死亡率升高。

3.贫血

贫血的发生率在 40%以上,与机体对铁及叶酸的需求量增加有关,可引起孕妇多系统损害以及胎儿生长发育障碍等。

4.羊水过多

羊水过多的发生率约 12%,多见于单卵双胎,尤其是双胎输血综合征、胎儿畸形胎膜早破。

5.胎膜早破

胎膜早破的发生率约为 14%,可能与宫腔压力增高有关。

6.胎盘早剥

胎盘早剥是双胎妊娠产前出血的主要原因,可能与妊娠期高血压疾病、羊水过多突然破膜、双胎之第一胎娩出后宫腔压力骤减相关。

7.宫缩乏力

宫缩乏力与子宫肌纤维过度伸展有关。

8.产后出血

产后出血与宫缩乏力及胎盘附着面积增大有关。

9.流产

多胎妊娠流产的发生率高于单胎妊娠,可能与畸形、胎盘发育异常、胎盘血供障碍、宫内溶剂相对狭窄有关。

(二)围生儿并发症

1.早产

早产的发生率约为 50%,与胎膜早破、宫腔压力过高以及严重母儿并发症相关。

2.胎儿生长受限

一般认为,胎儿数量越多,胎儿生长受限越严重。胎儿生长受限可能与胎儿拥挤、胎盘占蜕膜面积相对较小有关。两胎儿大小不一致可能与胎盘血液灌注不均衡、双胎输血综合征以及一些胎儿畸形有关。应建立多胎妊娠胎儿生长发育生理曲线。

3.双胎输血综合征(TTTS)

双胎输血综合征见于双羊膜囊单绒毛膜单卵双胎,发生率为10%～20%。两个胎儿体重相差大于20%、血红蛋白相差大于50 g/L提示有双胎输血综合征可能。

4.脐带异常

脐带异常主要是脐带脱垂和脐带互相缠绕、扭转,后者常见于单羊膜囊双胎。

5.胎头碰撞和胎头交锁

胎头碰撞发生于两个胎儿均为头先露且同时入盆。胎头交锁发生于第一胎儿臀先露头未娩出,第二胎儿头先露头已入盆。

6.胎儿畸形

多胎妊娠发生胎儿畸形的概率是单胎妊娠的两倍,联体双胎、无心畸形等为单卵双胎特有畸形。

四、处理

(一)妊娠期处理

1.一般处理

注意休息和营养,预防贫血及妊娠期高血压疾病等。

2.预防早产

孕龄34周前出现产兆者应测量阴道后穹隆分泌物中的胎儿纤维连接蛋白及宫颈长度,胎儿纤维连接蛋白阳性且超声测量宫颈长度为3 cm以上者近期早产的可能性较大,应预防性使用宫缩抑制剂及糖皮质激素。

3.及时防治妊娠期并发症

注意血压、尿蛋白、血胆汁酸、肝功能等。

4.监护胎儿发育状况及胎位

动态超声及胎儿电子监测胎儿生长发育状况、宫内安危及胎位,若发现胎儿为致死性畸形,应及时人工终止妊娠,发现TTTS可在胎儿镜下激光凝固胎盘表面,可见血管吻合支,胎位异常一般不予处理。

5.终止妊娠指征

终止妊娠指征合并急性羊水过多,伴随明显的压迫症状、胎儿致死性畸形、孕妇严重并发症、预产期已到尚未临产、胎盘功能减退等。

(二)分娩期处理

1.阴道分娩注意事项

(1)保持体力。

(2)观察胎心变化。

(3)注意宫缩和产程进展。

(4)必要时行会阴后、侧切开术。

(5)第一个胎儿娩出后由助手扶正并固定第二个胎儿至纵产式。

(6)第一个胎儿娩出后立即钳夹脐带以预防胎儿失血或继续受血。

(7)第一胎儿娩出后15分钟仍无宫缩,可行人工破膜并静脉滴注催产素。

(8)一旦出现脐带脱垂、胎盘早剥等严重并发症,应立即行阴道助产,快速娩出第二胎儿。

2.剖宫产指征

(1)第一胎儿为肩先露或臀先露。

(2)孕龄 26 周以上的联体双胎。

(3)其他:同单胎妊娠。

3.积极防治产后出血

临产时备血,其余见产后出血。

(晁翠敏)

第四节　过期妊娠

孕妇平时月经周期规则,妊娠达到或超过 42 周而尚未临产,称为过期妊娠。其发生率占妊娠总数的 3%～15%。

一、诊断要点

(一)计算预产期,准确核实孕周

(1)根据末次月经时间推算预产期,详细询问平时月经变异情况,如果记不清楚或难以确定末次月经时间,可根据:①基础体温推算排卵日,再加 256～270 天;②早孕反应(孕 6 周时出现)时间加以估计;③妊娠早期曾做妇科检查者,按当时子宫大小推算;④孕妇初感胎动的周数的两倍,为预计可达足月分娩的周数(达 37 周),为足月。

(2)辅助检查:①连续于 B 超下测量胎儿双顶径及股骨长度以推测孕周。②宫颈黏液增多时间等。③妊娠初期血、尿 HCG 增高的时间。

(二)胎儿情况及胎盘功能检查

1.胎儿储备力检查

(1)胎动计数:胎动计数大于 30 次/12 小时为正常,12 小时内胎动次数累计少于 10 次或逐日下降超过 50%,提示胎儿缺氧。

(2)胎儿电子监护仪检测:无宫缩时的胎心监护(NST)或催产素诱导宫缩后的胎心监护(OCT)试验。若胎心基线伴有轻度加速、早期减速、偶发变异减速,表示宫内缺氧,但胎儿有一定储备,如出现重度以上的加速表示宫内缺氢严重,低储备。

2.胎盘功能检查

(1)尿雌三醇(E_3)的连续测定:24 小时尿雌三醇的值为 25 mg,即使过期仍可继续妊娠;大于 15 mg,胎儿多数健康;小于 10 mg,胎盘功能减退;2～6 mg,胎儿濒临死亡。

(2)B 超检查:观察胎动、胎儿肌张力、胎儿呼吸运动及羊水量。胎盘成熟度Ⅲ级,羊水指数小于 8 mm,胎儿活动呈现保护性抑制。

(3)羊水形状检查:羊水量少,羊水指数小于 8 mm,羊水浑浊,羊水脂肪细胞计数小于 50%;阴道细胞涂片出现核致密的表层细胞;临产时胎儿头皮血 pH 值、二氧化碳分压(PCO_2)、氧分压(PO_2)、碱剩余(BE)的测定。

(4)胎盘病理检查:25%～30%的胎盘绒毛和血管正常,15%～20%仅有血管形成不足,但无缺血影响，另有 40%血液灌注不足而导致缺血、供氧不足。

3.了解宫颈成熟

了解宫颈成熟对预测引产能否成功起重要作用。

二、治疗要点

临床上应力求避免过期妊娠的发生，争取在妊娠足月时处理。确诊过期妊娠后要及时终止妊娠，终止妊娠的方法应酌情而定。

孕妇妊娠 41 周应入院，严密观察胎心、胎动，检查胎盘功能，若无异常情况，待促宫颈成熟后引产。

(一)引产

确诊过期妊娠而无胎儿窘迫、无明显头盆不称、无妊娠并发症者，可引产。

(1)促宫颈成熟：妊娠满 41 周后，应常规行阴道检查，进行毕晓普(Bishop)评分，如小于 7 分，可用催产素 2.5 U 加 5%葡萄糖注射液 500 mL 静脉滴注，每天 1 次，连用 3 天，从 6～8 滴开始，逐渐增加滴速，调至 10 分钟内有 3 次宫缩；或用普拉睾酮 200 mg 溶于 5%葡萄糖注射液 20 mL，静脉缓慢注射，每天 1 次，连用 3 天，促宫颈成熟。

(2)引产：宫颈成熟、Bishop 评分大于 7 分者引产成功率高。宫口未开或小于 2 cm 者可人工破膜，形成前羊膜囊刺激宫缩。

(3)进入产程后，应间断吸氧、左侧卧休息，行胎心监护，注意羊水性状，如有胎儿窘迫，应及时做相应处理。

(二)剖宫产

剖宫产指征如下。

(1)胎盘功能不良，胎儿储备力差，不能耐受宫缩者；引产失败者。

(2)产程长，胎先露下降不满意或胎头定位异常。

(3)产程中出现胎儿窘迫。

(4)头盆不称。

(5)巨大胎儿。

(6)臀先露伴骨盆轻度狭窄。

(7)破膜后羊水少、黏稠、粪染，不能在短时间内结束分娩者。

(8)高龄初产妇。

(9)存在妊娠并发症及合并症，如糖尿病、重度子痫前期、慢性肾炎等。

(三)新生儿抢救

过期妊娠时，由于胎儿在宫内排出胎粪的概率较高。因此，在分娩时要做好抢救准备，胎儿娩出后立即在直接喉镜指引下行气管插管，吸出气管内容物，以减少胎儿胎粪吸入综合征的发生。过期儿患病率和死亡率均增高，应及时发现和处理新生儿窒息、脱水、低血容量及代谢性酸中毒等并发症。因此，在分娩时，必须要求新生儿科医生一同行新生儿复苏抢救。

(晁翠敏)

第五节 腹腔妊娠

一、概述

腹腔妊娠是指位于输卵管、卵巢及阔韧带以外的腹腔内妊娠，是极为罕见的一种异位妊娠，据报道，发生率为 1∶15 000 至 1∶30 000，占异位妊娠的 0.003%，孕产妇的死亡率极高，为 5%～20%，围生儿死亡率 75%～95%，先天畸形率高达 50%。腹腔妊娠的早期诊断和及时干预有助于降低孕产妇死亡率。

二、病因与分类

腹腔妊娠受精卵可以种植在腹膜、肠系膜、大网膜、盆壁、肠管、子宫直肠凹陷等处，少有种植在肝脏、脾脏及横结肠脾曲的报道。腹腔妊娠好发于既往有不孕史、人工流产史、盆腔炎症史、子宫内膜异位症、吸毒者，或是行体外受精-胚胎移植术(IVF-ET)者。

腹腔妊娠分为原发性和继发性两种类型，以后者多见。原发性腹腔妊娠是指卵子在腹腔内受精、种植及生长发育。

原发性腹腔妊娠的诊断需要符合三个条件：①双侧输卵管、卵巢正常，无近期妊娠的表现。②无子宫腹膜瘘。③妊娠只存在腹腔内，而且妊娠期短，足以排除输卵管妊娠。但第三点常不易鉴别。

继发性腹腔妊娠绝大部分是由于输卵管妊娠破裂或流产后，孕囊落入腹腔，种植在某一部位继续发育；小部分是来源于卵巢妊娠，或宫内妊娠而子宫存在缺陷导致子宫破裂后孕囊落入腹腔中继续发育，如子宫瘢痕处破裂、子宫憩室自然破裂、宫角妊娠破裂后等。

三、病理生理

促使受精卵原发种植于腹膜的因素有两种。

(1)体腔上皮具有转化的能力，可以发展为类似副中肾管上皮的组织。子宫后腹膜表面常可见蜕膜反应是证明体腔上皮有转化可能的依据。

(2)子宫内膜种植在腹膜表面有利于受精卵的种植，继发性腹腔妊娠较原发性为多见，指输卵管妊娠流产或破裂，妊娠物流入腹腔内，种植在腹膜或其他脏器表面，或未完全脱离输卵管而继续得以血供，在腹腔内生长发育。继发性腹腔妊娠也可继发于卵巢内或子宫内的妊娠。因子宫上有缺损(如剖宫产、剖宫取胎、子宫肌瘤剥除术之瘢痕)而自发破裂或发生子宫腹膜瘘、子宫憩室或始基子宫发育欠佳等自然破裂，妊娠物经破口或瘘口被挤压流入腹腔内，继续生长发育为腹腔妊娠。

四、临床表现

腹腔妊娠一般无特异性的临床表现。

早期腹腔妊娠患者多数有停经史、腹痛、阴道流血等一般异位妊娠表现，也可能伴有恶心、呕吐、嗳气、便秘等非特异性症状，难以与输卵管妊娠鉴别。有资料显示，腹腔妊娠有约 50%的误诊率，多是在手术中确诊。若胚胎早期死亡，与腹腔组织粘连形成包块，则有可能被误诊为卵巢肿瘤、附件包块等。

中晚期腹腔妊娠患者常感到腹部不适、腹痛，尤其是在胎动时，无伴有阴道流血，有部分患者有嗳气、便秘，随着孕周增加、胎儿长大，症状逐渐加重。腹部体查：子宫轮廓不清，但易触及胎儿肢体，胎先露高浮，位于骨盆入口上方，胎位异常（以肩先露多见），可以在患者下腹听到母体血管杂音，胎心音清晰。阴道检查：宫颈位置高，腹部除可触及胎儿外，还可触及另一实性包块，实为子宫，较妊娠周数小，但有时不易触及。接近孕足月时，则患者有不规律宫缩，假临产表现，但宫颈条件不改善，宫颈口不扩张，经宫颈管不能触及胎儿先露部。

若胎儿死亡，妊娠反应消失，粘连的脏器及大网膜包裹死胎，软组织被吸收，仅遗留胎儿骨骼，形成石胎或干尸化，有可能被误诊为腹部包块。若继发感染，形成脓肿，胎儿骨骼有可能向腹壁、肠管、阴道、膀胱形成窦道排出体外。胎儿死亡后长期稽留体内，有可能引起凝血功能障碍。

若孕囊或胎盘种植引起大出血或母体脏器破裂，则出现剧烈腹痛、腹腔内出血、贫血、休克等症状。

五、诊断

腹腔妊娠符合上述的临床表现。另外，孕期反复或持续腹痛，多种方法引产失败，应警惕腹腔妊娠存在。结合辅助检查，有助于诊断。越早诊断，越有利于治疗及将危害减低。

B 超是目前应用较为广泛的诊断腹腔妊娠的方法，可以较清晰地显示子宫大小、宫外孕囊、胎儿、胎盘及它们与腹腔周围脏器的关系，而且费用低，可以重复进行。约 30%的术前诊断由 B 超诊断，但是仍有较高漏诊率。建议早孕期使用阴道 B 超，因子宫后倾、肥胖、腹部瘢痕可能影响经腹 B 超的准确性。阴道 B 超分辨率高，距离近，可以更清晰地显示宫内内容物和其与宫颈/阴道的关系。

B 超显示：①子宫均匀增大，宫腔回声呈线条状，居中，无孕囊或胎体的反射。②羊水无回声区，液性暗区接近体表，若宫内放置一探条更有助于诊断。③胎儿发育受限，胎位异常，伴有羊水过少，部分合并先天畸形。注意排除腹腔妊娠，另外正常妊娠患者一般无腹水，正常妊娠但合并腹水的患者也要注意。也有报道提出，由于腹腔妊娠诊断有一定的难度，但可根据其发生特点，在超声检查腹痛者时，除观察胎儿及附属物外，还应仔细扫查子宫轮廓，观察有无浆膜层中断，有剖宫产史者还应仔细观察其切口处情况。

腹部 X 线光片：未见正常增大的子宫及胎盘阴影，胎儿紧贴母体的脊柱部位。

MRI 检查：目前诊断腹腔妊娠的新方法，无 CT 电离辐射影响。与 B 检查相比，MRI 对软组织分辨率更高，不受母体结构中骨骼、脂肪、气体的影响，可以多方位成像，除了显示胎儿位于腹腔内增大的子宫外，还可见胎儿的脏器发育情况，有无畸形，胎盘的位置、血供、发育情况，以及与周围什么脏器粘连，可以准确评估子宫、胎儿、胎盘与盆腹腔脏器的关系，为明确诊断与制订手术方案提供依据。而且它可快速成像，让患者短时间内屏气则图像不受干扰，同时成像时间短，不受胎动的影响，但是在胎儿器官发生期使用仍需谨慎。另外，费用高昂及设备有限限制了它的应用。

有研究发现，腹腔妊娠患者的血清中甲胎蛋白升高。

六、鉴别诊断

(一)输卵管妊娠

输卵管妊娠同样有停经史、腹痛、阴道流血等表现，孕早期两者难以术前鉴别，多在术中发现。

(二)卵巢囊肿

一般胎儿死亡，粘连的脏器及大网膜包裹死胎，形成类似卵巢囊肿的包块，可手术探查时确诊。

七、治疗

对于腹腔妊娠的处理，没有绝对一致的意见，但原则上一旦确诊，应立即手术治疗终止妊娠。具体手术方式因孕期长短、胎盘情况而异。

(一)早孕期的处理

早期的腹腔妊娠妊娠组织物小，胎盘尚未形成，附着部位较容易止血，但附着部位具有多样化，处理方法与一般异位妊娠相似。以往手术方式多为开腹手术，但现在腹腔妊娠不再是腹腔镜的手术禁忌证，并且腹腔镜具有优势。腹腔镜可以将腹腔妊娠周围组织放大数倍，彻底清除残留的绒毛组织。创面出血采用双极电凝止血，尽可能地减少对周围组织的损伤。手术的关键是依据检查情况、孕周、孕囊或绒毛种植部位和面积等决定手术方式。有报道认为：

(1)如孕囊或绒毛种植面积小，仅种植在子宫后壁或阔韧带表面、宫骶韧带、大网膜上，而子宫动脉及卵巢未被波及，且能结扎止血，则可以行电凝切除法或内套圈套扎后切除法完整切除孕囊或绒毛(电凝法系电凝腹腔妊娠的基底部后，用腹腔镜组织剪沿电凝部位剪除腹腔妊娠；内套圈套扎后切除法系用腹腔镜内套圈沿腹腔妊娠的周围组织套扎，然后在套扎线以上 0.5 cm 处用腹腔镜组织剪除腹腔妊娠组织)。若创面渗血，则加用巴曲酶与生物纤维蛋白原喷涂在创面上止血，避免过度损伤腹腔妊娠覆着的组织。

(2)如孕囊或绒毛种植面积宽、种植部位特殊、无法被完全切除时，可适当在靠近孕囊或绒毛处行结扎后电凝切除，术后辅助化疗，以便杀灭残留的绒毛组织。

(3)若切除孕囊或绒毛可能引起大出血或被迫切除孕囊或绒毛附着器官时(例如肠管)，则应慎重选择术式，必要时与腔镜外科合作完成相应器官的手术。

(二)中期腹腔妊娠(孕 12～28 周)处理

此期不考虑胎儿情况，一旦确诊尽快手术终止妊娠。

(三)晚期腹腔妊娠处理

(1)孕 28～34 周胎儿存活者，若无腹痛及其他不适，胎儿发育良好，无明显畸形，胎盘位于下腹部，一般情况良好，如患者及家属强烈要求保留胎儿，充分知情同意，有在医院内严密监护及随时手术、输血的医疗条件，可适当延长孕周，促胎肺成熟后终止妊娠，可改善新生儿预后。但期待治疗对母胎有风险，胎儿突然死亡以及腹腔大出血概率增加。

(2)孕周大于 34 周胎儿存活者，尽快剖腹取胎。术前必须准备充足的血源，开放中心静脉，取纵切口，手术前请相关科室会诊，评估手术风险。若条件不足，应转上级医院处理。未娩出胎儿前尽量避免触动胎盘导致大出血。

中晚期腹腔妊娠的手术治疗的关键是对胎盘的处理，必须根据胎盘种植部位、胎儿是否死亡及死亡时间长短来个体化决定。注意切除胎盘有可能引起大出血、脏器穿孔而被迫切除胎盘附着器官，尤其胎盘长入脏器中或者广泛影响脏器无法切除时，有可能导致患者休克甚至死亡。如果胎盘种植面积小，仅种植于子宫后壁、输卵管、阔韧带或大网膜等表面，子宫动脉及卵巢未被波及，且能结扎止血，则可以考虑一期切除胎盘。若胎盘附着于腹膜、肠系膜等血管丰富处，胎儿存活或死亡不久（<4 周），则不能触动胎盘，在紧贴胎盘处结扎，切断脐带取出胎儿，将胎盘留在腹腔内，约需半年逐渐自行吸收。若术中发现胎儿死亡已久，胎盘循环停止，胎盘与腹腔脏器粘连不牢固，则可以尝试剥离胎盘，有困难时，仍建议将胎盘留于腹腔内，一般不做胎盘部分切除，以免造成严重失血性休克。若术中发现胎盘已经部分剥离，出血多，此时无论保留或剥离胎盘都有困难，压迫止血是唯一选择。对于胎盘已有剥离的腹腔妊娠，如果胎盘面积小，应迅速取出胎盘，立即压迫出血部位，出血可能会减少。而对于胎盘较大的腹腔妊娠，一般保留胎盘。

术中保留胎盘者，术后发生腹腔感染、肠梗阻、迟发性的出血以及凝血功能障碍等并发症的概率增加。

目前，对腹腔妊娠术中保留胎盘者，多数研究者建议术后使用甲氨蝶呤治疗，但仍存争议。甲氨蝶呤可以破坏滋养细胞，减少胎盘血供和促进胎盘吸收，但也有研究者认为使用甲氨蝶呤后可以导致胎盘大面积坏死，可能成为细菌的良好培养基而诱发严重腹腔感染甚至脓毒血症，导致患者死亡，而选择不使用甲氨蝶呤待胎盘自行吸收萎缩。

保留胎盘术后行预防感染治疗，定期复查血 HCG 水平、血常规及凝血功能，注意体温、腹部体征，并动态 B 超监测，及时发现异常。若胎盘未吸收而发生感染、肠梗阻、迟发性的出血等，则再度剖腹探查，酌情切除胎盘或做引流处理。

围生儿预后：围生儿先天畸形率高，常见畸形包括面部两侧不对称、斜颈、肘或膝蹼化关节变形、肺发育不全，为羊水过少、长期压迫所致。

八、预防

对公众进行性传播疾病危害的教育，严格规范辅助生育技术的使用，有助于降低其发生率。

（晁翠敏）

第六节　羊水量异常

正常妊娠时，羊水的产生与吸收处于动态平衡，正常情况下，羊水量从孕 16 周时的 200 mL 逐渐增加至 34～35 周时 980 mL，以后羊水量又逐渐减少，至孕 40 周时约为 800 mL，到妊娠 42 周时减少为540 mL。任何引起羊水产生与吸收失衡的因素均可造成羊水过多或过少的病理状态。

一、羊水过多

妊娠期间，羊水量超过 2 000 mL 称羊水过多，发生率为 0.9%～1.7%。

羊水过多可分为急性和慢性两种，孕妇在妊娠中晚期时，羊水量超过 2 000 mL，但羊水量增加缓慢，数周内形成羊水过多，往往症状轻微，称慢性羊水过多；若羊水在数日内迅速增加而使子宫明显膨胀，并且压迫症状严重，称为急性羊水过多。

(一)病因

羊水过多的病因复杂，部分羊水过多发生的原因是可以解释的，但是大部分病因尚不明了，根据希尔(Hill)等报道，约有 2/3 羊水过多为特发性，已知病因可能与胎儿畸形、妊娠合并症、并发症有关。

1.胎儿畸形

胎儿畸形是引起羊水过多的主要原因。羊水过多孕妇中，18%～40%合并胎儿畸形。羊水过多伴有以下高危因素时，胎儿畸形率明显升高：①胎儿发育迟缓；②早产；③发病早，特别是发生在 32 周之前；④无法用其他高危因素解释。

(1)神经管畸形：最常见，约占羊水过多畸形的 50%，其中主要为开放性神经管畸形。当发生无脑儿、显性脊柱裂时，脑脊膜暴露，脉络膜组织增生，渗出增加，中枢性吞咽障碍加上抗利尿激素缺乏等，使羊水形成过多，回流减少，导致羊水过多。

(2)消化系统畸形：主要是消化道闭锁，如食管、十二指肠闭锁，使胎儿吞咽羊水存在障碍，引起羊水过多。

(3)腹壁缺损：腹壁缺损导致脐膨出、内脏外翻，使腹腔与羊膜腔之间仅有菲薄的腹膜，导致胎儿体液外渗，从而发生羊水过多。

(4)膈疝：膈肌缺损导致腹腔内容物进入胸腔，使肺和食道发育受阻，胎儿吞咽和吸入羊水减少，导致羊水过多。

(5)遗传性假性低醛固酮症(pseudohypoaldosteronism，PHA)：这是一种先天性低钠综合征，胎儿对醛固酮的敏感性降低，导致低钠血症、高钾血症、脱水、胎尿增加、胎儿发育迟缓等症状，往往伴有羊水过多。

(6)VATER 先天缺陷：VATER 是一组先天缺陷，包括脊椎缺陷(V)、肛门闭锁(A)、气管食管瘘(T)、食管闭锁(E)、桡骨远端发育不良(R)，常常同时伴有羊水过多。

2.胎儿染色体异常

18-三体、21-三体、13-三体胎儿可出现胎儿吞咽羊水障碍，引起羊水过多。

3.双胎异常

约 10%的双胎妊娠合并羊水过多，是单胎妊娠的 10 倍以上。发生单卵单绒毛膜双羊膜囊时，两个胎盘动静脉吻合，易并发双胎输血综合征，受血儿循环血量增多、胎儿尿量增加，引起羊水过多。另外，双胎妊娠中一胎为无心脏畸形者必有羊水过多。

4.妊娠期糖尿病或糖尿病合并妊娠

羊水过多合并糖尿病者较多，占 10%～25%。母体高血糖致胎儿血糖增高，产生渗透性利尿，以及胎盘胎膜渗出增加均可导致羊水过多。

5.胎儿水肿

羊水过多与胎儿免疫性水肿(母儿血型不合溶血)及非免疫性水肿(多由宫内感染引起)有关。

6.胎盘因素

胎盘增大，胎盘催乳素分泌增加，可能导致羊水量增加。胎盘绒毛血管瘤是胎盘常见的良性肿瘤，往往也伴有羊水过多。

7.特发性羊水过多

特发性羊水过多约占30%,不合并孕妇、胎儿及胎盘异常,原因不明。

(二)对母儿的影响

1.对孕妇的影响

急性羊水过多引起明显的压迫症状,妊娠期高血压疾病的发病风险明显增加,是正常妊娠的3倍。由于子宫肌纤维伸展过度,可致宫缩乏力、产程延长及产后出血增加;若突然破膜可使宫腔内压力骤然降低,导致胎盘早剥、休克;此外,并发胎膜早破、早产的可能性增加。

2.对胎儿的影响

羊水过多常并发胎位异常、脐带脱垂、胎儿窘迫及由早产引起的新生儿发育不成熟,加上羊水过多常合并胎儿畸形,故羊水过多者围生儿病死率明显增高,约为正常妊娠的7倍。

(三)临床表现

临床症状与羊水过多有关,主要是增大的子宫压迫邻近的脏器产生的压迫症状,羊水越多,症状越明显。

1.急性羊水过多

急性羊水过多多在妊娠20～24周发病,羊水骤然增多,数日内子宫明显增大,产生一系列压迫症状。患者感腹部胀痛、腰酸、行动不便,因横膈抬高引起呼吸困难,甚至发绀,不能平卧。子宫压迫下腔静脉,血液回流受阻,下腹部、外阴、下肢严重水肿。检查可见腹部高度膨隆、皮肤张力大、变薄,腹壁下静脉扩张,可伴外阴部静脉曲张及水肿;子宫大于正常妊娠月份子宫的大小、张力大,胎位检查不清,胎心音遥远或听不清。

2.慢性羊水过多

慢性羊水过多常发生在妊娠28～32周。羊水在数周内缓慢增多,出现较轻微的压迫症状或无症状,仅腹部增大较快。检查见子宫张力大、子宫大小超过停经月份,液体震颤感明显,胎位尚可查清或不清,胎心音较遥远或听不清。

(四)诊断

根据临床症状及体征诊断并不困难,但常需采用下列辅助检查估计羊水量及羊水过多的原因。

1.B型超声检查

B型超声检查为羊水过多的主要辅助检查方法。目前有两种临床广泛应用的标准:一种是以脐横线与腹白线为标志,将腹部分为四个象限,各象限最大羊水暗区垂直径之和为羊水指数(amniotic fluid index,AFI);另一种是以羊水最大深度(maximum vertical pocket depth,MVP或amniotic fluid volume,AFV)为诊断标准。国外有研究者以羊水指数大于18 cm诊断为羊水过多;也有研究者以羊水最大深度为诊断标准,目前均已得到国内外的公认。MVP 8～11 cm为轻度羊水过多,12～15 cm为中度羊水过多,大于等于16 cm为重度羊水过多。B型超声检查还可了解有无胎儿结构畸形,如无脑儿、显性脊柱裂、胎儿水肿及双胎等。

2.其他

(1)羊水甲胎蛋白测定:发生开放性神经管缺陷时,羊水中AFP明显增高,超过同期正常妊娠平均值加3个标准差。

(2)孕妇血糖检查:尤其慢性羊水过多者,应排除糖尿病。

(3)孕妇血型检查:如胎儿水肿者应检查孕妇Rh、ABO血型,排除母儿血型不合溶血引起的胎儿水肿。

(4)胎儿染色体检查:羊水细胞培养或采集胎儿血培养做染色体核型分析,或应用染色体探针对羊水或胎儿血间期细胞真核直接原位杂交,了解是否有染色体数目、结构异常。

(五)处理

处理方式主要根据胎儿有无畸形、孕周及孕妇压迫症状的严重程度而定。

1.羊水过多合并胎儿畸形

一旦确诊胎儿畸形、染色体异常,应及时终止妊娠,通常采用人工破膜引产。破膜时需注意如下几点。

(1)高位破膜,即以管状的高位破膜器沿宫颈管与胎膜之间上行 15 cm,刺破胎膜,使羊水缓慢流出,宫腔内压逐渐降低,在流出适量羊水后,取出高位破膜器,然后静脉滴注缩宫素引产。若无高位破膜器,或为安全考虑,亦可经腹穿刺放液,待宫腔内压降低后再行依沙吖啶引产。亦可选用各种前列腺素制剂引产,一般在 24～48 小时内娩出。尽量让羊水缓慢流出,避免宫腔内压突然降低而引起胎盘早剥。

(2)羊水流出后腹部置沙袋维持腹压,以防休克。

(3)手术操作过程中,需严密监测孕妇血压、心率变化。

(4)注意阴道流血及宫高变化,以尽早发现胎盘早剥。

2.羊水过多合并正常胎儿

对孕周不足 37 周,胎肺不成熟者,应尽可能延长孕周。

(1)一般治疗:低盐饮食、减少孕妇饮水量;卧床休息,取左侧卧位,改善子宫胎盘循环,预防早产;每周复查羊水指数及胎儿生长情况。

(2)羊膜穿刺减压:对压迫症状严重,孕周小、胎肺不成熟者,可考虑经腹羊膜穿刺放液,以缓解症状,延长孕周。放液时应注意:①避开胎盘部位穿刺;②放液速度应缓慢,每小时不超过 500 mL,一次放液不超过 1 500 mL,以孕妇症状缓解为度,放出羊水过多可引起早产;③有条件者应在 B 型超声监测下进行;④密切注意孕妇血压、心率、呼吸变化;⑤严格消毒,防止感染,酌情用镇静药预防早产;⑥放液后 3～4 周,如压迫症状重,可重复放液以减低宫腔内压力。

(3)前列腺素合成酶抑制剂治疗:常用吲哚美辛,其作用机制是抑制利尿作用,期望能抑制胎儿排尿,减少羊水量。常用剂量:吲哚美辛 2.2～2.4 mg/(kg·d),分 3 次口服。应用过程中应密切随访羊水量(每周测 2 次 AFI)、胎儿超声心动图(用药后 24 小时测一次,此后每周测一次),吲哚美辛的最大问题是可使动脉导管狭窄或提前关闭,主要发生在 32 周以后,所以应限于在 32 周以前应用,同时加强超声多普勒检测。一旦出现动脉导管狭窄应立即停药。

(4)病因治疗:若为妊娠期糖尿病或糖尿病合并妊娠,需控制孕妇过高的血糖;若为母儿血型不合溶血,胎儿尚未成熟,而 B 型超声检查发现胎儿水肿,或脐血显示 Hb 小于 60 g/L,应考虑胎儿宫内输血。

(5)分娩期处理:自然临产后,应尽早人工破膜,除前述注意事项外,还应注意防止脐带脱垂。若破膜后宫缩仍乏力,可给予低浓度缩宫素静脉滴注,增强宫缩,密切观察产程进展。胎儿娩出后应及时应用宫缩剂,预防产后出血。

二、羊水过少

妊娠晚期羊水量少于 300 mL 者称羊水过少,发生率为 0.5%～5.5%,较常见于足月妊娠。

羊水过少出现越早，围产儿的预后越差，因其对围生儿预后有明显的不良影响，近年受到越来越多的重视。

（一）病因

羊水过少的病因目前尚未完全清楚。许多产科高危因素与羊水过少有关，可分为胎儿因素、胎盘因素、孕妇因素和药物因素四大类。另外，尚有许多羊水过少不能用以上的因素解释，称为特发性羊水过少。

1.胎儿缺氧

胎儿发生缺氧和酸中毒时，心率和心排血量下降，胎儿体内的血液重新分布，心、脑、肾上腺等重要脏器血管扩张，血流量增加；肾脏、四肢、皮肤等外周脏器的血管收缩，血流量减少，进一步导致尿量减少。妊娠晚期胎尿是羊水的主要来源，胎儿长期的慢性缺氧可导致羊水过少。所以羊水过少可以看作胎儿在宫内缺氧的早期表现。

2.孕妇血容量改变

现有研究发现，羊水量与母体血浆量之间有很好的相关性，如母体低血容量则可出现羊水量过少，反之亦然。如孕妇脱水，导致血容量不足、血浆渗透压增高等，可使胎儿血浆渗透压相应增高，导致胎盘吸收羊水增加，同时胎儿肾小管重吸收水分增加，尿形成减少。

3.胎儿畸形及发育不全

羊水过少较常合并胎儿先天性发育畸形，但以先天性泌尿系统异常最常见。

（1）先天性泌尿系统异常：先天性肾缺如，又名波特（Potter）综合征，是以胎儿双侧肾缺如为主要特征的综合征，包括肺发育不良和特殊的Potter面容，发生率为1∶（2 500～3 000），原因至今不明。本病可在产前用B超诊断，显示未见肾形成。尿路梗阻亦可发生羊水过少，如输尿管梗阻、狭窄、尿道闭锁及先天性肾发育不全。肾小管发育不全（renal tubular dysgenesis，RTD）是一种以新生儿肾衰竭为特征的疾病，肾脏的外形大体正常，但行组织学检查可见近端肾小管缩短及发育不全，常发生于有先天性家族史、双胎输血综合征及摄入血管紧张素转换酶抑制剂者。这些疾病因胎儿无尿液生成或生成的尿液不能排入羊膜腔致妊娠中期后严重羊水过少。

（2）其他畸形：并腿畸形、梨状腹综合征（prune belly syndrome，PBS）、隐眼-并指（趾）综合征、泄殖腔不发育或发育不良、染色体异常等均可同时伴有羊水过少。

4.胎膜早破

羊水外漏速度大于再产生速度，常出现继发性羊水过少。

5.药物影响

吲哚美辛是一种前列腺素合成酶抑制剂，并有抗利尿作用，可以应用于治疗羊水过多，但若使用时间过久，除可以发生动脉导管提前关闭外，还可以发生羊水过少。另外，应用血管紧张素转换酶抑制剂也可导致胎儿低张力、无尿、羊水过少、生长受限、肺发育不良及肾小管发育不良等不良反应。

（二）对母儿的影响

1.对胎儿的影响

羊水过少是胎儿危险的重要信号，围生儿发病率和病死率明显增高。与正常妊娠相比，轻度羊水过少围生儿病死率增高13倍，而重度羊水过少围生儿病死率增高47倍，主要死因是胎儿缺氧及畸形。妊娠中期重度羊水过少的胎儿畸形率很高，可达50.7%。其中，先天性肾缺如所致的羊水过少可引起典型Potter综合征（胎肺发育不良、扁平鼻、耳大位置低、肾及输尿管不发育、铲形手、弓形腿等），病死率极高。而妊娠晚期羊水过少，常为胎盘功能不良及慢性胎儿宫内缺氧所致。羊水过少又可引起脐带受压，加重胎儿缺氧。约 1/3 羊水过少的新生儿、1/4 羊水过少的胎儿发生酸中毒。

2.对孕妇的影响

孕妇手术产概率增加。

（三）诊断

1.临床表现

胎盘功能不良者常有胎动减少，胎膜早破者有阴道流液。腹部检查：宫高、腹围较小，胎儿宫内生长受限者尤为明显，有子宫紧裹胎儿感。临产后阴道检查时发现前羊水囊不明显，胎膜与胎儿先露部紧贴。人工破膜时发现羊水极少。

2.辅助检查

（1）B 型超声检查是羊水过少的主要辅助诊断方法。妊娠晚期最大羊水池深度小于等于 2 cm，或羊水指数小于等于 5 cm，可诊断羊水过少；羊水指数小于 8 cm 为可疑羊水过少。妊娠中期发现羊水过少时，应排除胎儿畸形。B 型超声检查对先天性肾缺如、尿路梗阻、胎儿宫内生长受限有较高的诊断价值。

（2）羊水直接测量：破膜后，直接测量羊水，总羊水量小于 300 mL 可诊断为羊水过少。

（3）其他检查：妊娠晚期发现羊水过少，应结合胎儿生物物理评分、胎儿电子监护仪检查、尿雌三醇和胎盘生乳素检测等，了解胎盘功能及评价胎儿宫内安危，及早发现胎儿宫内缺氧。

（四）治疗

根据导致羊水过少的不同的病因，结合孕周，采取不同的治疗方案。

1.终止妊娠

对确诊胎儿畸形，或胎儿已成熟、胎盘功能严重不良者，应立即终止妊娠。对胎儿畸形者，常采用羊膜腔内注射依沙吖啶的方法引产；对妊娠足月合并严重胎盘功能不良或胎儿窘迫，估计短时间内不能经阴道分娩者，应行剖宫产术；对胎儿贮备力尚好，宫颈成熟者，可在密切监护下破膜，行缩宫素引产。产程中连续监测胎心变化，观察羊水性状。

2.补充羊水期待治疗

对胎肺不成熟，无明显胎儿畸形者，可行羊膜腔输液补充羊水，尽量延长孕周。

（1）常在中期妊娠羊水过少时采用经腹羊膜腔输液，主要有两个目的：①帮助诊断，羊膜腔内输入少量生理盐水，可使 B 型超声扫描清晰度大大提高，有利于胎儿畸形的诊断；②预防胎肺发育不良，羊水过少时，羊膜腔压力低下[≤0.1 kPa（1 mmHg）]，肺泡与羊膜腔的压力梯度增加，导致肺内液大量外流，使肺发育受损。羊膜腔内输液，使其压力轻度增加，有利于胎肺发育。具体方法：常规消毒腹部皮肤，在 B 型超声引导下避开胎盘行羊膜穿刺，以 10 mL/min 速度输入 37 ℃的 0.9%氯化钠液 200 mL 左右，若未发现明显胎儿畸形，应用宫缩抑制剂预防流产或早产。

（2）常在产程中或胎膜早破时采用经宫颈羊膜腔输液。经宫颈羊膜腔输液适合于羊水过少伴频繁胎心变异减速或羊水Ⅲ度粪染者。主要目的是缓解脐带受压，提高阴道安全分娩的可能性，以及稀释粪染的羊水，减少胎粪吸入综合征的发生。具体方法：常规消毒外阴、阴道，经宫颈放置宫腔压力导管进羊膜腔，输入加温至 37 ℃的 0.9%氯化钠液 300 mL，输液速度为 10 mL/min；如羊水指数达 8 cm，并解除胎心变异减速，则停止输液，否则再输 250 mL。若输液后 AFI 已大于等于 8 cm，但胎心减速不能改善，亦应停止输液，按胎儿窘迫处理。输液过程中 B 型超声监测 AFI、间断测量宫内压，可同时行胎心内监护，注意无菌操作。

（晁翠敏）

第七节 脐带异常

脐带是胎儿与母体进行物质和气体交换的唯一通道。若脐带发生异常（包括脐带过短、缠绕、打结、扭转及脱垂等），可使胎儿血供受限或受阻，导致胎儿窘迫，甚至死亡。

一、脐带长度异常

个体间，脐带的长度略有变化，足月时平均长度为 55～60 cm，特殊的脐带长度异常病例，长度最小者几乎为无脐带，最长为 300 cm，正常长度为 30～100 cm。脐带过长经常会出现脐带血管栓塞及脐带真结，同时脐带过长也容易出现脐带脱垂。脐带短于 30 cm 为脐带过短，妊娠期间脐带过短并无临床征象，进入产程后，由于胎先露部下降，脐带被拉紧，使胎儿血液循环受阻，出现胎儿窘迫或造成胎盘早剥和子宫内翻，也可引起产程延长。若临产后疑有脐带过短，应抬高床脚，改变体位并吸氧，胎心无改善者应尽快行剖宫产术。

动物实验以及人类自然分娩的研究似乎支持这样一个论点：脐带的长度及羊水的量和胎儿的运动呈正相关，并受其影响。米勒（Miler）等证实：当羊水过少造成胎儿活动受限或因胎儿肢体功能障碍导致活动减少时，会使得脐带的长度略微缩短。脐带过长似乎是胎儿运动时牵拉脐带以及脐带缠绕的结果。索内斯（Soernes）和巴克（Bakke）报道，臀位先露者脐带长度较头位者大约短 5 cm。

二、脐带缠绕

脐带围绕胎儿颈部、四肢或躯干，称为脐带缠绕。约 90％脐带缠绕为脐带绕颈，凯（Kan）及伊斯曼（Eastman）等研究发现脐带绕颈一周者居多，占分娩总数的 21％，而脐带绕颈三周的发生率为 0.2％。其发生原因和脐带过长、胎儿过小、羊水过多及胎动过频等有关。脐带绕颈一周需脐带 20 cm，对胎儿的影响与脐带缠绕松紧、缠绕周数及脐带长短有关。脐带缠绕可出现以下临床特点：①胎先露部下降受阻，由于脐带缠绕使脐带相对变短，影响胎先露部入盆，或可使产程延长或停滞。②胎儿宫内窘迫。当缠绕周数过多、过紧时或宫缩时，脐带受到牵拉，可使胎儿血液循环受阻，导致胎儿宫内窘迫。③胎心监护。胎心监护出现频繁的变异减速。④彩色超声多普勒检查：可在胎儿颈部找到脐带血流信号。⑤B 型超声检查。脐带缠绕处的皮肤有明显的压迹，脐带缠绕 1 周者为“U”形压迫，内含一小圆形衰减包块，并可见其中小短光条；脐带缠绕 2 周者，皮肤压迹为“W”形，其上含一带壳花生样衰减包块，内见小光条；脐带缠绕 3 周或 3 周以上者，皮肤压迹为锯齿状，其上为一条衰减带状回声。当产程中出现上述情况，应高度警惕脐带缠绕，尤其当胎心监护出现异常，经吸氧、改变体位不能缓解时，应及时终止妊娠。若临产前 B 型超声诊断脐带缠绕，应在分娩过程中加强监护，一旦出现胎儿宫内窘迫，应及时处理。值得庆幸的是，脐带绕颈不是胎儿死亡的主要原因。汉金斯（Hankins）等研究发现，脐带绕颈的胎儿与对照胎儿对比，出现更多的轻度或严重的胎心变异减速，他们的脐带血 pH 值也偏低，但是并没有发现新生儿病理性酸中毒。

三、脐带打结

脐带打结分为假结和真结两种。脐带假结是指脐静脉较脐动脉长，形成迂曲似结，或由于脐血管较脐带长，血管卷曲似结。假结一般不影响胎儿血液循环，对胎儿危害不大。脐带真结是由于脐带缠绕胎体，随后胎儿又穿过脐带套环而成真结，斯佩莱西(Spelacy)等研究发现，真结的发生率为1.1%。真结在单羊膜囊双胎中发生率更高。一旦真结影响胎儿血液循环，在妊娠过程中会出现胎儿宫内生长受限，真结过紧可造成胎儿血液循环受阻，严重者导致胎死宫内，多数在分娩后确诊。围生期伴发脐带真结的产妇，其胎儿死亡率为 6%。

四、脐带扭转

胎儿活动可使脐带顺其纵轴扭转成螺旋状，生理性扭转可达 6～11 周。若脐带过度扭转，呈绳索样，会使胎儿血液循环缓慢，导致胎儿宫内缺氧，严重者可致胎儿血液循环中断，造成胎死宫内。已有研究发现，脐带高度螺旋化与早产发生率的增加有关，妇女滥用可卡因与脐带高度螺旋化有关。

五、脐带附着异常

脐带通常附着于胎盘胎儿面的中心或其邻近部位。脐带附着在胎盘边缘者，称为球拍状胎盘，存在于 7%的足月胎盘中。

脐带附着在胎膜上，脐带血管如船帆的缆绳般通过羊膜及绒毛膜之间进入胎盘，称为脐带帆状附着。因为脐带血管在距离胎盘边缘一定距离的胎膜上分离，它们与胎盘的接触部位仅靠羊膜的折叠包裹，如胎膜上的血管经宫颈内口位于胎先露前方，称为前置血管。在分娩过程中，脐带边缘附着一般不影响母体和胎儿生命，多在产后胎盘检查时才被发现。前置血管对于胎儿存在明显的潜在危险性，若前置血管发生破裂，胎儿血液外流，出血量达 200～300 mL 即可导致胎儿死亡。阴道检查可触及有搏动的血管。产前或产时任何阶段的出血都可能存在前置血管及胎儿血管破裂。若怀疑前置血管破裂，一个快速、敏感的方法是取流出的血液做涂片，找到有核红细胞或幼红细胞，并找到胎儿血红蛋白，即可确诊。因此，产前做 B 型超声检查时，应注意脐带和胎盘的附着关系。

六、脐带先露和脐带脱垂

胎膜未破时脐带位于胎先露部前方或一侧为脐带先露，也称隐性脐带脱垂。胎膜破裂后，脐带脱出于宫颈口外，降至阴道甚至外阴，称为脐带脱垂。脐带脱垂是一种严重威胁胎儿生命的并发症，须积极预防。

七、单脐动脉

正常脐带有两条脐动脉，一条脐静脉。如只有一条脐动脉，称为单脐动脉。布莱恩(Bryan)和科勒(Kohler)通过对 20 000 个病例的研究，发现 143 例婴儿为单脐动脉，发生率为 0.72%，单脐动脉婴儿重要器官畸形率为 18%，生长受限发生率为 34%，早产儿发生率为 17%。他们随后又发现在 90 例单脐动脉婴儿中，先前未认识的畸形有 10 例。梁(Leung)和罗布森(Robson)发现，合并糖尿病、癫痫、子痫前期、产前出血、羊水过少、羊水过多的孕妇，其新生儿中单脐动脉发生率相对较高。在自发性流产胎儿中更易发现单脐动脉。帕夫洛普洛斯(Pavlopoulos)等发现在这些胎儿中，肾发育不全、肢体短小畸形、空腔脏器闭锁畸形发生率增高，提示有血管因素参与其中。

(齐玉玲)

第八节　胎 儿 畸 形

广义的胎儿畸形指胎儿先天异常，包括胎儿各种结构畸形、功能缺陷、代谢以及行为发育的异常。胎儿畸形又细分为代谢障碍异常、组织发生障碍异常、先天畸形和先天变形。

狭义的胎儿畸形即胎儿先天畸形，是指由于内在的异常发育而引起的器官或身体某部位的形态学缺陷，又称为出生缺陷。

据美国 2006 年全球出生缺陷报告，全球每年大约有 790 万的出生缺陷儿出生，占出生总人口的 6%。已被确认的出生缺陷有 7 000 多种，其中全球前五位的常见严重出生缺陷占所有出生缺陷的 25%，依次为先天性心脏病(104 万)、神经管缺陷(32.4 万)、血红蛋白病(地中海贫血，30.8 万)、唐氏综合征(21.7 万)和葡萄糖-6-磷酸脱氢酶(G-6-PD)缺陷症(17.7 万)。我国每年有 20 万～30 万肉眼可见的先天畸形儿出生，加上出生后数月和数年才显现缺陷的儿童，先天残疾儿童总数高达 80 万～120 万，占每年出生人口总数的 4%～6%。据全国妇幼卫生监测办公室和中国出生缺陷监测中心调查，我国 2007 年排前五位的主要出生缺陷是先天性心脏病、多指(趾)、唇裂、神经管缺陷和脑积水。

一、病因

目前认为，胎儿畸形主要由遗传、环境因素，以及遗传和环境因素共同作用所致。遗传原因(包括染色体异常和基因遗传病)占 25%；环境因素(包括放射、感染、母体代谢失调、药物及环境化学物质等)占 10%；两种原因相互作用及原因不明占 65%。

(一)遗传因素

目前已经发现 5 000 多种遗传病，究其病因，主要分为单基因遗传病、多基因遗传病和染色体病。

单基因病是由一个或一对基因异常引起，可表现为单个畸形或多个畸形，按遗传方式分为常见常染色体显性遗传病[多指(趾)、并指(趾)、珠蛋白生成障碍性贫血、多发性家族性结肠息肉、多囊肾、先天性软骨发育不全、先天性成骨发育不全、视网膜母细胞瘤等]、常染色体隐性遗传病(白化病、苯丙酮尿症、半乳糖血症、黏多糖病、先天性肾上腺皮质增生症等)、X 连锁显性遗传病(抗维生素 D 佝偻病、家族性遗传性肾炎等)和 X 连锁隐性遗传病(血友病、色盲、进行性肌营养不良等)。

多基因遗传病是由两对以上基因变化所致，通常仅表现为单个畸形。多基因遗传病的特点是基因之间没有显、隐性的区别，而是共显性，每个基因对表型的影响很小，称为微效基因，微效基因具有累加效应，常常是遗传因素与环境因素共同作用。常见多基因遗传病有先天性心脏病、小儿精神分裂症、家族性智力低下、脊柱裂、无脑儿、少年型糖尿病、先天性肥大性幽门狭窄、重度肌无力、先天性巨结肠、气道食管瘘、先天性腭裂、先天性髋脱位、先天性食管闭锁、马蹄内翻足、原发性癫痫、躁狂抑郁精神病、尿道下裂、先天性哮喘、睾丸下降不全、脑积水等。

染色体（包括常染色体和性染色体）数目或结构异常均可导致胎儿畸形，又称染色体病，如21-三体综合征、18-三体综合征、13-三体综合征、特纳（Turner）综合征等。

（二）环境因素

环境因素包括放射、感染、母体代谢失调、药物、化学物质、毒品等环境中可接触的物质。环境因素致畸与其剂量、临界作用，以及个体敏感性吸收、代谢、胎盘转运、接触程度等有关。20世纪40年代广岛长崎上空原子弹爆炸诱发胎儿畸形，50年代甲基汞污染水体引起先天性水俣病，以及60年代反应停在短期内诱发近万例海豹畸形以来，环境因素引起的先天性发育缺陷受到了医学界的高度重视。风疹病毒可引起胎儿先天性白内障、心脏异常，梅毒也可引起胎儿畸形。另外，环境因素常常参与多基因遗传病的发生。

二、胎儿畸形的发生易感期

在卵子受精后2周，孕卵着床前后，药物及周围环境毒物对胎儿的影响表现为“全”或“无”效应。“全”表示胚胎受损严重而死亡，最终流产；“无”指无影响或影响很小，可以经其他早期的胚胎细胞的完全分裂代偿受损细胞，胚胎继续发育，不出现异常。致畸高度敏感期在受精后3～8周，亦即停经后的5～10周，胎儿各部开始定向发育，主要器官均在此时期初步形成。如神经在受精后15～25天初步形成，心脏在20～40天，肢体在24～26天。该段时间内受到环境因素，特别是感染或药物影响，可能对将发育成特定器官的细胞发生伤害，胚胎停育或畸变。8周后进入胎儿阶段，致畸因素作用后仅表现为细胞生长异常或死亡，极少导致胎儿结构畸形。

三、常见胎儿畸形

（一）先天性心脏病

先天性心脏病由多基因遗传及环境因素综合导致，发病率为8‰，妊娠糖尿病孕妇胎儿患先天性心脏病的概率升高。环境因素中妊娠早期感染，特别是风疹病毒感染容易引起发病。

先天性心脏病种类繁多，有法洛四联症、室间隔缺损、左心室发育不良、大血管转位、心内膜垫缺损、埃布斯坦（Ebstein）畸形、心律失常等。由于医学超声技术水平的提高，绝大多数先天性心脏病可以在妊娠中期被发现。

1.法洛四联症

法洛四联症指胎儿心脏同时出现以下四种发育异常：室间隔缺损、右心室肥大、主动脉骑跨和肺动脉狭窄。法洛四联症占胎儿心脏畸形的6%～8%，属于致死性畸形，一旦确诊，建议终止妊娠。

2.室间隔缺损

室间隔缺损是最常见的先天性心脏病，占20%～30%，可分为三种类型：①漏斗部缺损：又称圆锥间隔，室间隔的1/3；②膜部室间隔缺损：面积甚小，直径不足1.0 cm；③肌部间隔缺损：面积占2/3。膜部间隔为缺损好发部位，肌部间隔缺损最少见。

各部分缺损又分若干亚型：①漏斗部缺损分干下型（缺损位于肺动脉瓣环下，主动脉右与左冠状瓣交界处之前），嵴上（内）型缺损（位于室上嵴之内或左上方）；②膜部缺损分嵴下型（位于室上嵴右下方)，单纯膜部缺损，隔瓣下缺损(位于三尖瓣隔叶左下方)；③肌部缺损可发生在任何部位，可单发或多发。大部分室间隔缺损胎儿出生后需要手术修补。

3.左心室发育不良

左心室发育不良占胎儿心脏畸形的 2%～3%，左心室狭小，常合并有二尖瓣狭窄或闭锁、主动脉发育不良，属致死性心脏畸形。

4.大血管转位

大血管转位占胎儿心脏畸形的 4%～6%，发生于孕 4～5 周，表现为主动脉从右心室发出，肺动脉从左心室发出，属复杂先天畸形。出生后需要手术治疗。首选手术方式是动脉调转术，但因需冠状动脉移植、肺动脉瓣重建为主动脉瓣、血管转位时远段肺动脉扭曲、使用停循环技术等，术后随访发现患儿存在冠状动脉病变、主动脉瓣反流、神经发育缺陷、肺动脉狭窄等并发症。

5.心内膜垫缺损

心内膜垫缺损占胎儿心脏畸形的 5%，其中 60%合并有其他染色体异常。心内膜垫是胚胎的结缔组织，参与形成心房间隔、心室间隔的膜部，以及二尖瓣和三尖瓣的瓣叶和腱索。心内膜垫缺损又称房室管畸形，主要病变是房室环上、下方心房和心室间隔组织部分缺失，且可伴有不同程度的房室瓣畸形。出生后需手术治疗，合并染色体异常时，预后不良。

6.Ebstein 畸形

Ebstein 畸形占胎儿心脏畸形的 0.3%，属致死性心脏畸形。1866 年 Ebstein 首次报道，又名三尖瓣下移畸形。三尖瓣隔瓣和/或后瓣偶尔连同前瓣下移，附着于近心尖的右室壁上，将右室分为房化右室和功能右室，异位的瓣膜绝大多数关闭不全，也可有狭窄。巨大的房化右室和严重的三尖瓣关闭不全影响患者心功能，有报道 48%胎死宫内，35%出生后虽经及时治疗仍死亡。

7.胎儿心律失常

胎儿心律失常占胎儿的 10%～20%，主要表现为期外收缩(70%～88%)、心动过速(10%～15%)和心动过缓(8%～12%)。胎儿超声心动图是产前检查胎儿心律失常的可靠的无创性影像技术，其应用有助于早期检出并指导心律失常胎儿的处理。大多数心律失常的胎儿预后良好，不需要特殊治疗，少部分合并胎儿畸形或出现胎儿水肿，则预后不良，可采用宫内药物(如地高辛)治疗，改善预后。

除上述胎儿心脏畸形外，还有永存动脉干、心室双流出道、心肌病、心脏肿瘤等。必须提出的是，心脏畸形常常不是单独存在，有的是某种遗传病的表现，需要排查。

(二)多指(趾)

临床上，多指(趾)分为三种类型：①单纯多余的软组织块或称浮指；②具有骨和关节正常成分的部分多指；③完全的多指。有 100 多种异常或遗传综合征合并有多指(趾)表现，预后也与是否合并有其他异常或遗传综合征有关。单纯多指(趾)具有家族遗传性，手术效果良好。目前国内很多医院没有将胎儿指(趾)形状和数量观察作为常规筛查项目。

(三)总唇裂

总唇裂包括唇裂和腭裂，发病率为 1‰，再发危险为 4%。父为患者，后代发生率 3%；母为患者，后代发生率 14%。单纯小唇裂患儿出生后手术修补效果良好，但严重唇裂患儿同时合并有腭裂时，影响哺乳。B 型超声妊娠中期筛查有助诊断，但可能漏诊部分腭裂，新生儿预后与唇腭裂种类、部位、程度，以及是否合并有其他畸形或染色体异常有关。孕前 3 个月开始补充叶酸等多种维生素可减少唇腭裂的发生。

(四)神经管缺陷

神经管在胚胎发育的第4周之前闭合。孕早期叶酸缺乏可引起神经管关闭缺陷。神经管缺陷包括无脑儿、枕骨裂、露脑与脊椎裂,各地区的发病率差异较大,我国北方地区高达6‰～7‰,占胎儿畸形总数的40％～50％,而南方地区的发病率仅为1‰。

1.无脑儿

无脑儿颅骨与脑组织缺失,偶见脑组织残基,常伴肾上腺发育不良及羊水过多,属致死性胎儿畸形。孕妇血清甲胎蛋白异常升高,B型超声检查可以确诊,表现为颅骨不显像,双顶径无法测量。一旦确诊无脑儿,建议终止妊娠,即使妊娠足月,有约75％的可能在产程中死亡,其他则于产后数小时或数天死亡。无脑儿外观颅骨缺失、双眼暴突、颈短。

2.脊柱裂

脊柱裂是指由于先天性的椎管闭合不全,在脊柱的背或腹侧形成裂口,可伴或不伴有脊膜、神经成分突出的畸形,可分为囊性脊柱裂和隐性脊柱裂,前者根据膨出物与神经、脊髓组织的病理关系分为脊膜膨出、脊髓脊膜膨出和脊髓裂。囊性脊柱裂的患儿于出生后即可见脊椎后纵轴线上有囊性包块突起,呈圆形或椭圆形,大小不等,有的有细颈或蒂,有的基底部较大无颈。脊髓脊膜膨出均有不同程度神经系统症状和体征,患儿下肢无力或足畸形,大小便失禁或双下肢呈完全弛缓性瘫痪。脊髓裂生后即可看到脊髓外露,局部无包块,有脑脊液漏出,常并有严重神经功能障碍,不能存活。囊性脊柱裂几乎均须手术治疗。隐性脊柱裂为单纯骨性裂隙,常见于腰骶部第五腰椎和第一骶椎。病变区域皮肤大多正常,少数显示色素沉着、毛细血管扩张、皮肤凹陷、局部多毛现象。在婴幼儿时期无明显症状,长大以后可出现腰腿痛或排尿排便困难。

孕期孕妇血清甲胎蛋白(AFP)异常升高,B型超声排畸筛查可发现部分脊柱排列不规则或有不规则囊性物膨出,常伴有柠檬(lemon)征(双顶径测定断面的颅骨轮廓呈柠檬状)和香蕉(banana)征(小脑测定断面的小脑呈香蕉状)。孕前3个月起至孕后3个月补充叶酸,可有效预防脊柱裂发生。

(五)脑积水

脑积水与胎儿畸形、感染、遗传综合征、脑肿瘤等有关,最初表现为轻度脑室扩张,处于动态变化过程。单纯轻度脑室扩张无严重后果,但当脑脊液大量蓄积,引起颅压升高、脑室扩张、脑组织收缩压升高,颅腔体积增大、颅缝变宽、囟门增大时,则会引起胎儿神经系统后遗症,特别是合并其他畸形或遗传综合征时,则预后不良。孕期动态B型超声检查有助于诊断。对于严重脑室扩张伴有头围增大时,或合并有丹迪-沃克(Dandy-Walker)综合征等其他异常时,建议终止妊娠。

(六)唐氏综合征

唐氏综合征又称21-三体综合征或先天愚型,是最常见的染色体异常,发病率为1/800。根据染色体核型的不同,唐氏综合征分为三种类型,即单纯21-三体型、嵌合型和易位型。唐氏综合征的发生起源于卵子或精子发生的减数分裂过程中随机发生的染色体的不分离现象,导致21号染色体多了一条,破坏了正常基因组遗传物质间的平衡,造成患儿智力低下,颅面部畸形及特殊面容,肌张力低下,多并发先天性心脏病,患者白血病的发病率增高,为普通人群的10～20倍。生活难以自理,患者预后一般较差,50％的患者于5岁前死亡。目前对唐氏综合征缺乏有效的治疗方法。

通过妊娠早、中期唐氏综合征母体血清学检测[早期妊娠相关蛋白(PAPP-A)、游离β-HCG,中期AFP、β-HCG和游离雌三醇(uE_3)等],结合B超检查,可检测出90％以上的唐氏综合征。

对高风险胎儿，通过绒毛活检或羊水穿刺或脐血穿刺等技术做染色体核型分析可以确诊。一旦确诊，建议终止妊娠。

多数单纯21-三体型唐氏综合征患者的产生是配子形成中随机发生的，其父母多正常，没有家族史，与高龄密切相关。因此，即使夫妇双方均不是唐氏综合征患者，仍有可能怀有唐氏综合征的胎儿。易位型患者通常由父母遗传而来，父母一方为染色体平衡易位时，所生子女中，1/3正常，1/3为易位型患者，1/3为平衡易位型携带者。如果父母之一为21/21平衡易位携带者，其活婴全部为21/21易位型患者。

四、辅助检查

随着母胎医学的发展，现在很多胎儿畸形可以在产前发现或干预，采用的手段有以下几种。

(一)产科B超检查

除早期B超确定宫内妊娠、明确孕周、了解胚胎存活发育情况外，早期妊娠和中期妊娠遗传学超声筛查，可以发现70%以上的胎儿畸形。

(二)母体血清学筛查

母体血清学筛查可用于胎儿染色体病特别是唐氏综合征的筛查。早孕期检测PAPP-A和β-HCG，中孕期检测AFP、β-HCG和uE_3，是广泛应用的组合。母体血清学筛查的优点是无创伤性，缺点是只能提供风险率，不能确诊。

(三)侵入性检查

孕早期绒毛吸取术，孕中期羊膜腔穿刺术和孕中晚期脐带穿刺术可以直接取样，进行胎儿细胞染色体诊断。

(四)胎儿镜

胎儿镜有创、直观，对发现胎儿外部畸形(包括一些B超不能发现的小畸形)优势明显，但胎儿高流失率阻碍其临床广泛应用。

(五)孕前及孕期母血TORCH检测

孕前及孕期母血TORCH检测有助于了解胎儿畸形的风险与病因。

(六)分子生物学技术

从孕妇外周血中富集胎儿来源的细胞或遗传物质，联合应用流式细胞仪、单克隆抗体技术、聚合酶链反应技术进行基因诊断，是胎儿遗传疾病产前诊断的发展方向。

五、预防和治疗

预防出生缺陷应实施三级预防。一级预防是通过健康教育、选择最佳生育时机、遗传咨询、孕前保健、合理营养、避免接触放射线和有毒有害物质、预防感染、谨慎用药、戒烟戒酒等孕前阶段综合干预，减少出生缺陷的发生。二级预防是通过孕期筛查和产前诊断识别胎儿严重先天缺陷，早期发现，早期干预，减少缺陷儿的出生。三级预防是指对新生儿疾病的早期筛查、早期诊断、及时治疗，避免或减轻致残，提高患儿生活质量和生存概率。

建立、健全围生期保健网，向社会广泛宣传优生知识，避免近亲婚配或严重的遗传病患者婚配，同时提倡适龄生育，加强遗传咨询和产前诊断，注意环境保护，减少各种环境致畸因素的危害，可有效地降低各种先天畸形儿的出生率。

对于无脑儿、严重脑积水、法洛四联症、唐氏综合征等致死性或严重畸形疾病，一经确诊应行引产术终止妊娠;对于有存活机会且能通过手术矫正的先天畸形,分娩后转有条件的儿科医院进一步诊治。对于宫内治疗胎儿畸形,国内外研究者有一些探索并取得了一些疗效,如双胎输血综合征的宫内激光治疗,胎儿心律失常的宫内药物治疗等。对于胎儿畸形的宫内外科治疗,争议较大,需要进一步研究探索。

(齐玉玲)

第九节 胎儿窘迫

胎儿在宫内有缺氧征象,危及胎儿健康和生命,称为胎儿窘迫。胎儿窘迫是一种由于胎儿缺氧而表现的呼吸、循环功能不全综合征,是当前剖宫产的主要适应证之一。胎儿窘迫主要发生在临产过程,以第一产程末及第二产程多见,也可发生在妊娠后期,发病率各家报道不一,一般在10.0%～20.5%。产前及产时胎儿窘迫是围产儿死亡的主要原因。

一、病因

通过子宫胎盘循环,母体将氧输送给胎儿,CO_2从胎儿排入母体,在输送交换过程中某一环节出现障碍,均可引起胎儿窘迫。

(一)母体血氧含量不足

母体血氧含量不足:如产妇患严重心肺疾病或心肺功能不全、妊娠期高血压疾病、高热、重度贫血、失血性休克、仰卧位低血压综合征等,均可使母体血氧含量降低,影响对胎儿的供氧。导致胎儿缺氧的母体因素:①微小动脉供血不足,如妊娠期高血压疾病等。②红细胞携氧量不足,如重度贫血、一氧化碳中毒等。③急性失血,如前置胎盘、胎盘早剥等。④各种原因引起的休克与急性感染发热。⑤子宫胎盘血运受阻。⑥急产或不协调性子宫收缩乏力等。⑦缩宫素使用不当引起过强宫缩。⑧产程延长,特别是第二产程延长。⑨子宫过度膨胀,如羊水过多和多胎妊娠。⑩胎膜早破等。

(二)胎盘、脐带因素

脐带和胎盘是母体与胎儿间氧及营养物质的输送传递通道,其功能障碍必然影响胎儿获得所需氧及营养物质。常见胎盘功能低下:妊娠期高血压疾病、慢性肾炎、过期妊娠、胎盘发育障碍(过小或过大)、胎盘形状异常和胎盘感染、胎盘早剥等。常见脐带血运受阻:如脐带脱垂、脐带绕颈、脐带打结引起母儿间循环受阻。

(三)胎儿因素

严重的心血管疾病,呼吸系统疾病,胎儿畸形,母儿血型不合,胎儿宫内感染,颅内出血,颅脑损伤等。

二、病理生理

胎儿血氧降低、二氧化碳蓄积出现呼吸性酸中毒。初期通过自主神经反射,兴奋交感神经,肾上腺儿茶酚胺及皮质醇分泌增多,血压上升及心率加快。若继续缺氧,则转为兴奋迷走神经,胎心率减慢。缺氧继续发展,刺激肾上腺分泌增加,再次兴奋交感神经,胎心由慢变快,说明胎儿已处于代偿功能极限，提示为病情严重。无氧糖酵解增加，导致丙酮酸、乳酸等有机酸增加，转为代谢性酸中毒，胎儿血 pH 值下降，细胞膜通透性加大，胎儿血钾增加，胎儿在宫内呼吸运动加强，导致吸入混有胎粪的羊水，出生后延续为新生儿窒息及吸入性肺炎。肠蠕动亢进，肛门括约肌松弛，胎粪排出。若在孕期慢性缺氧情况下，可出现胎儿发育及营养不正常，形成胎儿宫内发育迟缓，临产后易发生进一步缺氧。

三、临床表现

根据胎儿窘迫发生速度，胎儿窘迫可分为急性胎儿窘迫及慢性胎儿窘迫两类。

(一)慢性胎儿窘迫

慢性胎儿窘迫多发生在妊娠末期，往往延续至临产并加重，其多因孕妇全身性疾病或妊娠期疾病引起胎盘功能不全或胎儿因素所致。临床上除可发现母体存在引起胎盘供血不足的疾病外，还会发生胎儿宫内发育受限。孕妇体重、宫高、腹围持续不长或增长很慢。

(二)急性胎儿窘迫

急性胎儿窘迫主要发生在分娩期，多因脐带因素(如脐带脱垂、脐带绕颈、脐带打结)、胎盘早剥、宫缩强且持续时间长、产妇低血压及休克引起。

四、诊断

根据病史、胎动变化以及有关检查可以做出诊断。

五、辅助检查

(一)胎心率变化

胎心率是了解胎儿是否正常的一个重要标志，胎心率的改变是急性胎儿窘迫最明显的临床征象。①胎心率大于 160 次/分，尤其是大于 180 次/分，为胎儿缺氧的初期表现(孕妇心率不快的情况下)。②随后胎心率减慢，胎心率小于 120 次/分，尤其是小于 100 次/分，为胎儿危险征。③胎心监护仪图像出现以下变化，应诊断为胎儿窘迫：出现频繁的晚期减速，多为胎盘功能不良。重度可变减速的出现，多为脐带血运受阻表现，若同时伴有晚期减速，表示胎儿缺氧严重，情况紧急。

(二)胎动计数

胎动减少是胎儿窘迫的一个重要指标，每天监测胎动可预知胎儿的安危。妊娠近足月时，胎动大于 20 次/24 小时。胎动消失后，胎心也会在 24 小时内消失。急性胎儿窘迫初期，表现为胎动过频，继而转弱及次数减少，直至消失，也应予以重视。

(三)胎心监护

首先进行无负荷试验(NST)，若 NST 无反应，需进一步行宫缩应激试验(CST)或催产素激惹试验(OCT)，CST 或 OCT 阳性高度提示存在胎儿宫内窘迫。

(四)胎儿脐动脉血流测定

胎儿脐动脉血流速度波形测定是一项胎盘功能试验，对怀疑有慢性胎儿窘迫者可行此监测。收缩期最大血流速度与舒张末期血流速度的比值(S/D)表示胎儿胎盘循环的阻力情况，反映胎盘的血流灌注。脐动脉舒张期血流缺失或倒置，提示严重胎儿窘迫，应该立即终止妊娠。

(五)胎盘功能检查

测定血浆 E_3 并连续动态观察，若急骤减少 30%～40%，表示胎儿胎盘功能减退，胎儿可能存在慢性缺氧。

(六)生物物理象监测

在 NST 监测的基础上应用 B 型超声仪监测胎动、胎儿呼吸、胎儿张力及羊水量，综合评分了解胎儿在宫内的安危状况。曼宁(Manning)评分：10 分为正常，小于等于 8 分可能有缺氧，小于等于 6 分可疑有缺氧，小于等于 4 分可以有缺氧，小于等于 2 分为缺氧。

(七)羊水胎粪污染

胎儿缺氧会兴奋迷走神经，肠蠕动亢进，肛门括约肌松弛，胎粪排入羊水中，羊水呈绿色、黄绿色或浑浊棕黄色，即羊水Ⅰ度、Ⅱ度、Ⅲ度污染。破膜可直接观察羊水性状及粪染程度，未破膜经羊膜镜窥检，透过胎膜了解羊水性状。羊水Ⅰ度污染无肯定的临床意义；羊水Ⅱ度污染，胎心音好者，应密切监测胎心，不一定发生胎儿窘迫；羊水Ⅲ度污染，应及早结束分娩。

(八)胎儿头皮血测定

头皮血气测定应在电子胎心监护异常的基础上进行。头皮血 pH 值 7.20～7.24 为病理前期，可能存在胎儿窘迫，应立即进行宫内复苏，间隔 15 分钟复查血气值；pH 值 7.15～7.19 提示胎儿酸中毒及窘迫，应立即复查，如仍小于等于 7.19，除外母体酸中毒后应在 1 小时内结束分娩；pH 值小于 7.15 是严重胎儿窘迫的危险信号，须迅速结束分娩。

六、鉴别诊断

对于胎儿窘迫，主要是综合判断是否确实存在胎儿窘迫。

七、治疗

(一)慢性胎儿窘迫

慢性胎儿窘迫应针对病因处理，视孕周、有无胎儿畸形、胎儿成熟度和窘迫的严重程度决定处理方式。

(1)定期做产前检查者，若估计胎儿情况尚可，应嘱孕妇取侧卧位减少下腔静脉受压，增加回心血流量，使胎盘灌注量增加，改善胎盘血供应，延长孕周数。每天吸氧提高母血氧分压；静脉注射 50%葡萄糖 40 mL 加维生素 C 2 g，每天 2 次；根据情况做 NST 检查；每天胎动计数。

(2)情况难以改善：接近足月妊娠，估计在娩出后胎儿生存机会极大者，为减少宫缩对胎儿的影响，可考虑行剖宫产。如胎肺尚未成熟，可在分娩前 48 小时静脉注射地塞米松 10 mg 促进胎儿肺泡表面活性物质的合成，预防呼吸窘迫综合征的发生。如果孕周小，胎儿娩出后生存可能性小，应将情况向家属说明，做到家属的知情选择。

(二)急性胎儿窘迫

(1)若宫内窘迫达严重阶段，必须尽快结束分娩，其指征是：①胎心率低于 120 次/分或高于 180 次/分，伴羊水Ⅱ～Ⅲ度污染；②羊水Ⅲ度污染，B 型超声显示羊水池小于 2 cm；③持续胎心缓慢，达 100 次/分以下；④胎心监护反复出现晚期减速或出现重度可变减速，胎心 60 次/分以下，持续 60 秒以上；⑤胎心图基线变异消失伴晚期减速。

(2)积极寻找原因并排除，如心衰、呼吸困难、贫血、脐带脱垂等。改变体位左或右侧卧位，以改变胎儿与脐带的关系，增加子宫胎盘灌注量。①持续吸氧提高母体血氧含量，以提高胎儿的氧分压。静脉注射50%葡萄糖40 mL加维生素C 2 g。②宫颈尚未完全扩张,胎儿窘迫情况不严重,可吸氧、左侧卧位,观察10分钟,若胎心率变为正常,可继续观察。若因使用缩宫素导致宫缩过强,造成胎心率异常减缓,应立即停止滴注或用抑制宫缩的药物,继续观察胎心率是否能转为正常。若无显效,应行剖宫产术。施术前做好新生儿窒息的抢救准备。③宫口开全,胎先露已达坐骨棘平面以下3 cm,吸氧同时尽快助产,经阴道娩出胎儿。

(齐玉玲)

第十节 巨大胎儿

巨大胎儿是一个描述胎儿过大的非常不精确的术语。国内外尚无统一的标准,有多种不同的域值标准,如3.8 kg、4 kg、4.5 kg、5.0 kg。1991年,美国妇产科协会提出新生儿出生体重大于等于4 500 g者为巨大胎儿,我国以新生儿出生体重大于等于4 000 g为巨大胎儿。随着生活水平提高,人们更加重视孕期营养,巨大儿的出生率越来越高。上海市普陀区1989年巨大儿的发生率为5.05%,1999年增加到8.62%。有研究者报道,山东地区1995~1999年巨大儿发生率为7.46%。斯托特兰(Stotland)等报道美国1995~1999年巨大儿发生率为13.6%。20世纪90年代比70年代的巨大儿发生率增加了一倍。若产道、产力及胎位均正常,仅胎儿巨大,即可出现头盆不称而发生分娩困难,如肩难产。

一、高危因素

巨大胎儿是多种因素综合作用的结果,很难用单一的因素解释。临床资料表明,仅有40%的巨大胎儿存在各种高危因素,其他60%的巨大胎儿无明显的高危因素存在。根据威廉姆斯(Williams)产科学的描述,巨大胎儿常见的因素有糖尿病、父母肥胖(尤其是母亲肥胖)、经产妇、过期妊娠、男胎、上胎巨大胎儿、种族和环境等。

(一)孕妇糖尿病

孕妇糖尿病包括妊娠合并糖尿病和妊娠糖尿病,甚至糖耐量受损,巨大胎儿的发病率均明显升高。在胎盘功能正常的情况下,孕妇血糖升高,血糖通过胎盘进入胎儿血液循环,使胎儿的血糖浓度升高,刺激胎儿胰岛β细胞增生,导致胎儿胰岛素分泌反应性升高,胎儿高糖血症和高胰岛素血症,促进糖原、脂肪和蛋白质合成,使胎儿脂肪堆积,脏器增大,体重增加,故胎儿巨大。糖尿病孕妇巨大胎儿的发病率可达26%,而正常孕妇中巨大胎儿的发生率仅为5%。但是,并不是所有糖尿病孕妇的巨大胎儿的发病率升高。当糖尿病合并妊娠的怀特(White)分级在B级以上时,由于胎盘血管的硬化,胎盘功能降低,反而使胎儿生长受限的发病率升高。

(二)孕前肥胖及孕期体重增加过快

当孕妇孕前体重指数大于30 kg/m^2、孕期营养过剩、孕期体重增加过快时,巨大胎儿发生率均明显升高。有研究者对588例体重大于113.4 kg(250磅)及588例体重不足90.7 kg(200磅)妇女的妊娠并发症进行比较,发现前者的妊娠糖尿病、巨大胎儿以及肩难产的发病率分别为10%、24%和5%,明显高于后者的0.7%、7%和0.6%。当孕妇体重大于136 kg(300磅)时,巨大胎儿的发生率高达30%。可见孕妇肥胖与妊娠糖尿病、巨大胎儿和肩难产等均有密切的相关性。这可能与能量摄入大于能量消耗,导致孕妇和胎儿内分泌代谢平衡失调有关。

(三)经产妇

有资料报道,胎儿体重随分娩次数增加而增加,妊娠5次以上者胎儿平均体重增加80～120 g。

(四)过期妊娠

过期妊娠与巨大胎儿有明显的相关性。孕晚期是胎儿生长发育最快时期,过期妊娠而胎盘功能正常者,子宫胎盘血供良好,持续供给胎儿营养物质和氧气,胎儿不断生长,以至孕期越长,胎儿体重越大,过期妊娠巨大胎儿的发生率是足月儿的3～7倍,肩难产的发生率比足月儿增加2倍。有研究者报道41周以上的巨大胎儿的发生率是33.3%。也有研究者报道,孕40～42周时,巨大胎儿的发生率是20%,而孕42～42周末时,发生率升高到43%。

(五)孕妇年龄

高龄孕妇并发肥胖和糖尿病的机会增多,因此分娩巨大胎儿的可能性增大。Stotland等报道,30～39岁孕妇巨大儿发生率最高,为15.3%;而20岁以下发生率最低,为8.4%。

(六)上胎巨大胎儿

曾经分娩过超过4 000 g新生儿的妇女与无此病史的妇女相比,再次分娩超过4 500 g新生儿的概率增加5～10倍。

(七)羊水过多

巨大胎儿往往与羊水过多同时存在,两者的因果关系尚不清楚。

(八)遗传因素

遗传基因是决定胎儿生长的前提条件,它控制细胞的生长和组织分化,但详细机制还不清楚。遗传因素包括胎儿性别、种族及民族等。在所有有关巨大胎儿的资料中,都有男性胎儿发生率增加的报道,通常占60%～65%。这是因为在妊娠晚期的每一孕周,男性胎儿的体重比相应的女性胎儿重150 g。身材高大的父母其子女为巨大胎儿的发生率高;不同种族、不同民族巨大胎儿的发生率各不相同。有研究者报道,排除其他因素的影响,原为加拿大民族的巨大胎儿发生率明显高于加拿大籍的外民族人群的发生率。也有研究者报道,美国白种人巨大胎儿发生率为16%,而非白种人(包括黑色人种、西班牙裔和亚裔)为11%。

(九)环境因素

高原地区由于空气中氧分压低,巨大胎儿的发生率较平原地区低。

二、对母儿的影响

分娩困难是巨大胎儿主要的并发症。由于胎儿体积增大,胎头和胎肩是分娩困难的主要部位,难产率明显增高,带来母儿的一系列并发症。

(一)对母体的影响

有研究者报道,新生儿体重大于3 500 g,母体并发症开始增加,且随出生体重增加而增加,在新生儿体重4 000 g时,肩难产和剖宫产率明显增加,4 500 g时再次增加。其他并发症增加缓慢而平稳(图10-1)。

1.产程延长或停滞

由于巨大胎儿的胎头较大,孕妇的骨盆相对狭窄,头盆不称的发生率增加。胎头双顶径较大者,直至临产后胎头始终不入盆,若胎头搁置在骨盆入口平面以上,称为骑跨征阳性,表现为第一产程延长;若双顶径相对小于胸腹径,胎头下降受阻,易发生活跃期延长、停滞或第二产程延长。由于产程延长易导致继发性宫缩乏力;同时巨大胎儿的子宫容积较大,子宫肌纤维的张力较高,肌纤维的过度牵拉,易发生原发性宫缩乏力;宫缩乏力反过来又导致胎位异常、产程延长。巨大胎儿双肩径大于双顶径,尤其是糖尿病孕妇的胎儿,若经阴道分娩,易发生肩难产。

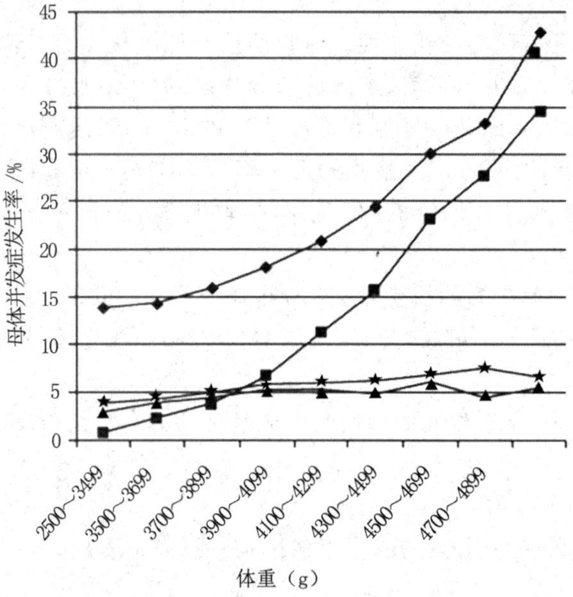

图 10-1 母体并发症与胎儿出生体重的关系

◆ 剖宫产　　　■ 肩难产
▲ 绒毛膜羊膜炎　　★ 产后出血

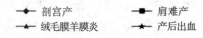

2.手术产发生率增加

巨大儿头盆不称的发生率增加,容易发生产程异常,因此手术产概率增加,剖宫产率增加。

3.软产道损伤

由于胎儿大,胎儿通过软产道时可造成宫颈、阴道、会阴裂伤,严重者可裂至阴道穹隆、子宫下段甚至盆壁,形成腹膜后血肿或阔韧带内血肿。如果未及时发现和处理梗阻性难产,可以导致子宫破裂。

4.尾骨骨折

由于胎儿大、头硬,当通过骨盆出口时,为克服阻力或阴道助产时可能发生尾骨骨折。

5.产后出血及感染

巨大胎儿子宫肌纤维过度牵拉,易发生产后宫缩乏力,或因软产道损伤引起产后出血,甚至出血性休克。上述各种因素造成产褥感染率增加。

6.生殖道瘘

由于产程长甚至滞产,胎儿头长时间压于阴道前壁、膀胱、尿道和耻骨联合之间,导致局部组织缺血坏死,形成尿瘘,或直肠受压坏死形成粪瘘,或因手术助产直接损伤导致生殖道瘘。

7.盆腔器官脱垂

产后可因分娩时盆底组织过度伸长或裂伤,发生子宫脱垂或阴道前后壁膨出。

(二)对新生儿的影响

1.新生儿产伤

巨大胎儿使肩难产率增高,据统计,肩难产的发生率为0.15%～0.60%,体重大于等于4 000 g巨大儿肩难产的发生为3%～12%,大于等于4 500 g者为8.4%～22.6%。有研究者报道,若出生体重大于4 000 g,肩难产发生率为13%。加上巨大儿手术产发生率增加,新生儿产伤发生率高。如臂丛神经损伤及麻痹、颅内出血、锁骨骨折、胸锁乳突肌血肿等。

2.胎儿窘迫、新生儿窒息

胎头娩出后胎肩以下部分嵌顿在阴道内,胎儿不能自主呼吸导致胎儿窘迫、新生儿窒息,如脐带停止搏动或胎盘早剥可引起死胎。

三、诊断

(一)病史及临床表现

产妇多有巨大胎儿分娩史、糖尿病史。产次较多的经产妇,在妊娠后期出现呼吸困难,自觉腹部沉重及两胁部胀痛。

(二)腹部检查

视诊腹部明显膨隆,宫高大于35 cm。触诊胎体大,先露部高浮,胎心正常但位置稍高,当子宫高且腹围大于等于140 cm时,巨大胎儿的可能性较大。

(三)B型超声检查

胎头双顶径长大于98 mm,股骨长大于等于78 mm,腹围大于330 mm时,应考虑巨大胎儿,同时排除双胎、羊水过多及胎儿畸形。

四、处理

(一)妊娠期

检查发现胎儿大或既往分娩巨大儿者,应检查其有无糖尿病。若为糖尿病孕妇,应积极治疗,必要时予以胰岛素治疗,控制胎儿的体重增长,并于妊娠36周后,根据胎儿成熟度、胎盘功能检查及糖尿病控制情况,择期引产或剖宫产。不管是否存在妊娠糖尿病,有巨大胎儿可能的孕妇均要进行营养咨询,合理调节膳食结构,每天摄入的总能量以8 790～9 210 kJ(2 100～2 200 kcal)为宜,适当降低脂肪的摄入量。同时适当的运动可以降低巨大胎儿的发病率。

(二)分娩期

若估计非糖尿病孕妇胎儿体重大于等于4 500 g,糖尿病孕妇胎儿体重大于等于4 000 g,即使其骨盆正常,为防止母儿产时损伤,应行剖宫产。临产后,不宜试产过久。若产程延长,估计胎儿体重大于4 000 g,胎头停滞在中骨盆,也应剖宫产。若孕妇胎头双顶径已达坐骨棘下3 cm,宫口已开全,应做较大的会阴后侧切开,予产钳助产,同时做好处理肩难产的准备工作。分娩后应行宫颈及阴道检查,了解有无软产道损伤,并预防产后出血。若胎儿已死,行穿颅术或碎胎术。

(三)新生儿处理

应预防新生儿低血糖发生,生后1～2小时开始喂糖水,及早开奶;积极治疗高胆红素血症,多选用蓝光治疗;新生儿易发生低钙血症,用10%葡萄糖酸钙1 mL/kg加入葡萄糖液中,静脉滴注补充钙剂。

(齐玉玲)

第十一节　胎儿生长受限

胎儿生长受限(fetal growth restriction,FGR)指胎儿体重低于其孕龄平均体重的第10百分位数或低于其平均体重的2个标准差。

将新生儿的出生体重按孕龄列出百分位数,取第10百分位数及第90百分位数两根曲线,体重在第10百分位以下者称小于胎龄儿(small for gestational age,SGA),在第90百分位以上称大于胎龄儿(large for gestational age,LGA),在90和10百分位之间称适于胎龄儿(appropriate for gestational age,AGA)。20世纪60年代后,上海地区将小于胎龄儿统称为小样儿,分为早产小样儿、足月小样儿及过期小样儿。但并不是出生体重低于第10百分位数的婴儿都是病理性生长受限,有些婴儿偏小是因为体质因素,仅仅是个子小。1992年,加多西(Gardosi)等认为,有25%~60%婴儿被诊断为小于胎龄儿,但如果排除母体的种族、孕产次及身高等影响出生体重的因素,这些婴儿实际上是适于胎龄儿。1969年,亚瑟(Usher)等提出胎儿生长的标准定义应基于正常范围平均值的±2标准差,与第10百分位数相比,此定义将SGA儿限定在3%。后一种定义更有临床意义,因为这部分婴儿中预后最差的是出生体重低于第3百分位数。国外报道,宫内生长受限儿的发生率为全部活产的4.5%~10.0%,上海新华医院资料显示小样儿的发生率为3.1%。

一、病因

胎儿生长受限的病因迄今尚未完全阐明,约有40%发生于正常妊娠,30%~40%发生于母体有各种妊娠并发症或合并症者,10%由于多胎妊娠,10%由于胎儿感染或畸形。下列各因素可能与胎儿生长受限的发生有关。

(一)孕妇因素

1.妊娠并发症和合并症

妊娠期高血压疾病、慢性肾炎、糖尿病血管病变的孕妇,由于子宫胎盘灌注不够易引起胎儿生长受限。自身免疫性疾病、发绀型心脏病、严重遗传型贫血等均可引起FGR。

2.遗传因素

胎儿出生体重差异,40%来自父母的遗传基因,又以母亲的影响较大,如孕妇身高、孕前体重、妊娠时年龄以及孕产次等。

3.营养不良

孕妇偏食、妊娠剧吐,以及摄入蛋白质、维生素、微量元素和热量不足者,容易产生小样儿,胎儿出生体重与母体血糖水平呈正相关。

4.烟、酒和某些药物的影响

烟、酒、麻醉剂及相关药品均与FGR相关,某些降压药由于会降低动脉压,降低子宫胎盘的血流量,也影响胎儿宫内生长。

(二)胎儿因素

1.染色体异常

21-三体综合征、18-三体综合征或13-三体综合征、Turner综合征、猫叫综合征常伴发FGR。超声没有发现明显畸形的FGR胎儿中,近20%可发现核型异常,当生长受限和胎儿畸形同时存在时,染色体异常的概率明显增加。21-三体综合征胎儿生长受限一般是轻度的,18-三体综合征胎儿常有明显的生长受限。

2.胎儿畸形

先天性成骨不全和各类软骨营养障碍等患儿可伴发FGR,严重畸形的婴儿有1/4伴随生长受限,畸形越严重,婴儿越可能是小于胎龄儿。许多遗传性综合征也与FGR有关。

3.胎儿感染

在胎儿生长受限病例中,多达10%的人发生病毒、细菌、原虫和螺旋体感染。宫内感染,如风疹病毒、巨细胞病毒、弓形虫、梅毒螺旋体等均可引起FGR。

4.多胎

与正常单胎相比,双胎或更多胎妊娠更容易发生其中一个或多个胎儿生长受限。

(三)胎盘因素

胎盘结构和功能异常是发生FGR的病因,在FGR患儿中,孕36周后胎盘增长缓慢、胎盘绒毛膜面积和毛细血管面积均减少。慢性部分胎盘早剥、广泛性梗死或绒毛膜血管瘤均可造成胎儿生长受限。脐带帆状附着也可导致胎儿生长受限。

二、分类和临床表现

(一)内因性匀称型FGR

内因性匀称型FGR少见,属于早发性胎儿生长受限,在受孕或在胚胎早期,不良因素即发生作用,使胎儿生长、发育严重受限。其原因包括染色体异常、病毒感染、接触放射性物质及其他有毒物质。因胎儿在体重、头围和身长三方面均受限,头围与腹围均小,故称匀称型。

特点:①体重、身长、头径相称,但均小于该孕龄正常值。②外表无营养不良表现,器官分化或成熟度与孕龄相符,但各器官的细胞数量均减少,脑重量轻,神经元功能不全,髓鞘形成迟缓。③胎盘体积重量小,但组织结构无异常,胎儿无缺氧表现。④胎儿出生缺陷发生率高,围生儿病死率高,预后不良。⑤产后新生儿多有脑神经发育障碍,伴小儿智力障碍。

(二)外因性不匀称型FGR

外因性不匀称型FGR常见,属于继发性生长发育不良,胚胎发育早期正常,至妊娠中晚期受到有害因素的影响,常见于妊娠期高血压疾病、慢性高血压、糖尿病、过期妊娠,导致胎盘功能不全。

特点:①新生儿外表呈营养不良或过熟儿状态,发育不匀称,身长、头径与孕龄相符而体重偏低。②胎儿常有宫内慢性缺氧及代谢障碍,各器官细胞数量正常,但细胞体积缩小,尤其是肝脏。③胎盘体积正常,但功能下降,伴有缺血缺氧的病理改变,常有梗死、钙化、胎膜黄染等。④新生儿在出生以后躯体发育正常,易发生低血糖。

(三)外因性匀称型FGR

外因性匀称型FGR为上述两型的混合型,其病因有母儿双方的因素,常由营养不良、缺乏叶酸、氨基酸等微量元素,或有害药物的影响所致。有害因素在整个妊娠期间均产生影响。

特点：①新生儿身长、体重、头径均小于该孕龄正常值，外表有营养不良表现。②各器官细胞数目减少，导致器官体积均缩小，肝脾严重受累，脑细胞数也明显减少。③胎盘小，外观正常。胎儿少有宫内缺氧，但存在代谢不良。④新生儿的生长与智力发育常受到影响。

三、诊断

（一）产前检查

准确判断孕妇孕龄，详细询问孕产史，有无高血压、慢性肾病、严重贫血等疾病史，有无接触有毒有害物质及不良嗜好，判断是否存在导致 FGR 的高危因素。

（二）宫高及体重的测量

根据宫高推测胎儿的大小和增长速度，确定孕妇的末次月经和孕周后，产前检查测量子宫底高度，在孕 28 周后，如连续 2 次宫底高度小于正常的第 10 百分位数，则有 FGR 的可能。另外，从孕 13 周起体重平均每周增加 350 g，直至足月，孕 28 周后，如孕妇体重连续 3 周未增加，要注意是否有胎儿生长受限。

（三）定期 B 超监测

(1)头臀径：是孕早期胎儿生长发育的敏感指标。

(2)双顶径：对疑有胎儿生长受限者，应系统测量胎头双顶径，每 2 周观察一次胎头双顶径增长情况。正常胎儿在孕 36 周前双顶径增长较快，如胎头双顶径每 2 周增长不足 2 mm，则为胎儿生长受限；若增长超过 4 mm，则可排除胎儿生长受限。

(3)腹围：胎儿腹围的测量是估计胎儿大小最可靠的指标。妊娠 36 周前，腹围值小于头围值，36 周时相等，以后腹围大于头围，计算腹围/头围，若比值小于同孕周第 10 百分位数，提示有 FGR 可能。

（四）多普勒测速

与胎儿生长受限密切相关的多普勒异常特征是脐动脉、子宫动脉舒张末期血流消失或反流，胎儿静脉导管反流等，说明脐血管阻力增加。

（五）出生后诊断

(1)出生体重：胎儿出生后测量其出生体重，参照出生孕周，若低于该孕周应有的体重的第 10 百分位数，即可做出诊断。

(2)胎龄估计：对出生体重不足 2 500 g 的新生儿进行胎龄判断非常重要。由于约 15%的孕妇没有准确的月经史，加上妊娠早期的阴道流血易与月经混淆，FGR 儿与早产儿的鉴别就很重要。外表观察对胎龄估计较为重要，对于胎龄未明的低体重儿，可从神态、皮肤、耳壳、乳腺、跖纹、外生殖器等方面鉴定是 FGR 儿还是早产儿。临床上往往可以发现一些低体重儿肢体无水肿，躯体缺毳毛，但若有耳壳软而不成形，乳房结节和大阴唇发育差的矛盾现象，则提示有早产 FGR 儿的可能。

四、治疗

（一）一般处理

(1)卧床休息：左侧卧位可使肾血流量和肾功能恢复正常，从而改善子宫胎盘的供血。

(2)吸氧：胎盘交换功能障碍是导致 FGR 的原因之一，吸氧能够改善胎儿的内环境。

(3)补充营养物质：FGR 的病因众多，其中包括母血中营养物质利用度的降低，或胎盘物质交换受到影响，所以 FGR 治疗的理论基础有补充治疗，包括增加营养物质——糖类和蛋白质的供应。治疗越早效果越好，孕 32 周前开始治疗效果好，孕 36 周后治疗效果差。

（4）积极治疗引起 FGR 的高危因素：对于妊娠期高血压病、慢性肾炎可以用抗高血压药物、肝素治疗。

（5）口服小剂量阿司匹林：抑制血栓素 A_2 合成，提高前列环素与血栓素 A_2 比值，扩张血管，改善子宫胎盘血供，但不改变围产儿死亡率。

（6）钙通道阻滞剂：扩张血管，改善子宫动脉血流，在吸烟者中可增加胎儿体重，对非吸烟者尚无证据。

（二）产科处理

适时分娩：确定为 FGR 胎儿后，较难决定分娩时间，必须在胎儿死亡的危险和早产的危害之间权衡利弊。

（1）近足月：足月或近足月的 FGR，应积极终止妊娠，可取得较好的胎儿预后。孕龄达到或超过 34 周时，如果有明显羊水过少，应考虑终止妊娠。胎心率正常者可经阴道分娩，但这些胎儿与适于胎龄儿相比，多数不能耐受产程与宫缩，故应采取剖宫产。如果 FGR 的诊断尚未确立，应期待处理，加强胎儿监护，等待胎肺成熟后终止妊娠。

（2）孕 34 周前：确诊 FGR 时，如果羊水量及胎儿监护正常，应继续观察，每周 B 超检查 1 次，如果胎儿正常并继续长大，可继续妊娠等待胎儿成熟，否则考虑终止妊娠。须考虑终止妊娠时，酌行羊膜腔穿刺，测定羊水中卵磷脂/鞘磷脂（L/S）比值、肌酐等，了解胎儿成熟度，有助于处理临床决定。为促使胎儿肺表面活性物质产生，可用地塞米松 5 mg 肌内注射，每 8 小时一次；或 10 mg 肌内注射 2 次/天，共 2 天。

（三）新生儿处理

FGR 儿存在缺氧，容易发生胎粪吸入，故应及时处理新生儿，清理声带下的呼吸道吸出胎粪，并做好新生儿复苏抢救。及早喂养糖水，以防止低血糖，并注意低血钙、防止感染及纠正红细胞增多症等并发症。

五、预后

FGR 近期和远期并发症的发生率均较高。

（1）FGR 儿出生后的个体生长发育很难预测，一般对称性或全身性 FGR 儿在出生后生长发育缓慢；相反，不对称型 FGR 儿出生后生长发育可以很快赶上同龄正常婴儿。

（2）FGR 儿的神经系统及智力发育也不能准确预测，1992 年，洛（Low）等在 9～11 年长期随访研究中发现有一半的 FGR 儿存在学习问题，有报道 FGR 儿易发生脑瘫。

（3）FGR 儿成年后高血压、糖尿病和冠心病等心血管和代谢性疾病的发病率较高。

（4）再次妊娠 FGR 的发生率：有过 FGR 的妇女，再发生 FGR 的危险性增加。有 FGR 史及持续存在内科合并症的妇女，更易发生 FGR。

（齐玉玲）

第十二节 前置胎盘

妊娠 28 周后，胎盘附着于子宫下段，甚至胎盘下缘到达或覆盖宫颈内口，其位置低于胎先露部，称为前置胎盘。前置胎盘是妊娠晚期严重并发症，也是妊娠晚期阴道流血最常见的原因。其发病率国外报道为 0.5%，国内报道为 0.24%～1.57%。

一、病因

前置胎盘的病因目前尚不清楚，高龄初产妇(年龄＞35 岁)、经产妇及多产妇，吸烟或吸毒妇女为高危人群，其病因可能与下述因素有关。

(一)子宫内膜病变或损伤

多次刮宫、分娩、子宫手术史等是前置胎盘的高危因素。上述情况可损伤子宫内膜，引起子宫内膜炎或萎缩性病变，再次受孕时子宫蜕膜血管形成不良、胎盘血供不足，刺激胎盘面积增大延伸到子宫下段。前次剖宫产手术瘢痕可妨碍胎盘在妊娠晚期向上迁移，增加前置胎盘的可能性。据统计，发生前置胎盘的孕妇，85%～95%为经产妇。

(二)胎盘异常

双胎妊娠时胎盘面积过大，前置胎盘发生率较单胎妊娠高 1 倍；胎盘位置正常而副胎盘位于子宫下段接近宫颈内口；膜状胎盘大而薄，扩展到子宫下段，均可发生前置胎盘。

(三)受精卵滋养层发育迟缓

受精卵到达子宫腔后，滋养层尚未发育到可以着床的阶段，受精卵继续向下游走到达子宫下段，并在该处着床而发育成前置胎盘。

二、分类

根据胎盘下缘与宫颈内口的关系，将前置胎盘分为三类(图 10-2)。

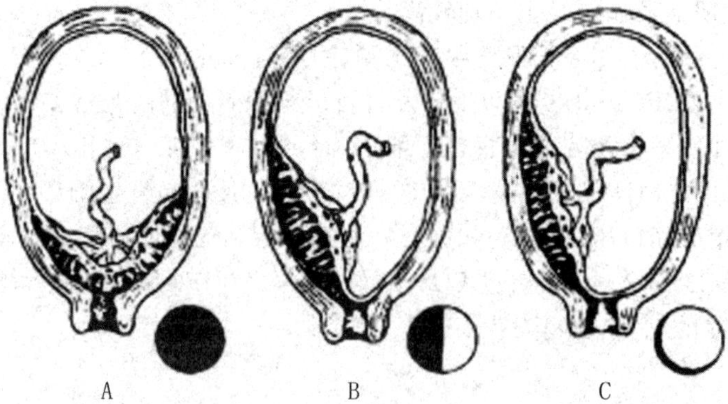

图 10-2 前置胎盘的类型

A.完全性前置胎盘；B.部分性前置胎盘；C.边缘性前置胎盘

(1)完全性前置胎盘又称中央性前置胎盘,胎盘组织完全覆盖宫颈内口。

(2)部分性前置胎盘指宫颈内口部分为胎盘组织所覆盖。

(3)边缘性前置胎盘附着于子宫下段,胎盘边缘到达宫颈内口,未覆盖宫颈内口。

胎盘位于子宫下段,与胎盘边缘极为接近,但未达到宫颈内口,称为低置胎盘。胎盘下缘与宫颈内口的关系可因宫颈管消失、宫口扩张而改变。前置胎盘类型可因诊断时期不同而改变,如临产前为完全性前置胎盘,临产后因口扩张而成为部分性前置胎盘。目前,临床上均依据处理前最后一次检查结果来决定其分类。

三、临床表现

(一)症状

前置胎盘的典型症状是妊娠晚期或临产时,发生无诱因、无痛性反复阴道流血。妊娠晚期子宫下段逐渐伸展,牵拉宫颈内口,宫颈管缩短;临产后规律宫缩使宫颈管"消失",成为软产道的一部分。宫颈外口扩张,附着于子宫下段及宫颈内口的胎盘前置部分不能相应伸展而与其附着处分离,血窦破裂出血。前置胎盘出血前无明显诱因,初次出血量一般不多,剥离处血液凝固后,出血自然停止;也有初次即发生致命性大出血而导致休克的。由于子宫下段不断伸展,前置胎盘出血常反复发生,出血量也越来越多。阴道流血发生的迟早、反复发生的次数、出血量多少与前置胎盘类型有关。完全性前置胎盘初次出血时间早,多在妊娠 28 周,称为警戒性出血。边缘性前置胎盘出血多发生于妊娠晚期或临产后,出血量较少。部分性前置胎盘的初次出血时间、出血量及反复出血次数,介于完全性与边缘性前置胎盘出血之间。

(二)体征

患者一般情况与出血量有关,大量出血的患者会呈现面色苍白、脉搏增快微弱、血压下降等休克表现。腹部检查:子宫软,无压痛,大小与妊娠周数相符。由于子宫下段有胎盘占据,影响胎先露部入盆,故胎先露高浮,易并发胎位异常。反复出血或一次出血量过多,使胎儿宫内缺氧,严重者胎死宫内。当前置胎盘附着于子宫前壁时,可在耻骨联合上方听到胎盘杂音。临产时检查见宫缩为阵发性,间歇期子宫完全松弛。

四、处理原则

处理原则是抑制宫缩、止血、纠正贫血和预防感染,根据阴道流血量、有无休克、妊娠周数、胎位、胎儿是否存活、是否临产及前置胎盘类型等综合做出决定。

(一)期待疗法

应在保证孕妇安全的前提下尽可能延长孕周,以提高围生儿存活率。期待疗法适用于妊娠小于 34 周、胎儿体重小于 2 000 g、胎儿存活、阴道流血量不多、一般情况良好的孕妇。

尽管国外有资料证明,前置胎盘孕妇住院与门诊治疗的妊娠结局并无明显差异,但我国仍应强调住院治疗。住院期间密切观察病情变化,为孕妇提供全面优质护理是期待疗法的关键措施。

(二)终止妊娠

1.终止妊娠指征

孕妇反复发生多量出血甚至休克,无论胎儿成熟与否,为了母亲的安全应终止妊娠;期待疗法中发生大出血,或出血量虽少,但胎龄达孕 36 周以上,胎儿成熟度检查提示胎儿肺成熟者;胎龄未达孕 36 周,出现胎儿窘迫征象,或胎儿电子监护发现胎心异常者;出血量多,危及胎儿者;胎儿已死亡或出现难以存活的畸形，如无脑儿。

2.剖宫产

剖宫产可在短时间内娩出胎儿，迅速结束分娩，对母儿相对安全，是处理前置胎盘的主要手段。剖宫产指征应包括：完全性前置胎盘，持续大量阴道流血；部分性和边缘性前置胎盘，出血量较多，先露高浮，短时间内不能结束分娩；胎心异常。术前应积极纠正贫血、预防感染等，备血，做好处理产后出血和抢救新生的准备。

3.阴道分娩

边缘性前置胎盘、枕先露、阴道流血不多、无头盆不称和胎位异常，估计在短时间内能结束分娩者，可予试产。

（孙　慧）

第十三节　胎膜早破

绒毛膜及羊膜在临产前破裂称为胎膜早破，是常见的分娩并发症。我国的流行病学研究表明，胎膜早破的发生率为3.0%～21.9%，是早产及围产儿死亡的常见原因之一。

一、胎膜早破的原因

目前胎膜早破的病因尚不清楚，一般认为胎膜早破与下述因素有关。

（一）感染

妊娠期阴道内的致病菌并非都引起胎膜早破，其感染条件为菌量增加和局部防御能力低下。宫颈黏液中的溶菌酶、局部抗体等抗菌物质是局部防御屏障的首要环节，如其抗菌活性低下，则细菌易感染胎膜。研究表明，细菌感染和细胞因子参与前列腺素的合成，细菌感染后，胎膜变性、坏死、张力低下，各种细胞因子及多形核白细胞产生的溶酶体酶使绒毛膜、羊膜组织破坏，引起胎膜早破。

（二）胎膜异常

正常胎膜的绒毛膜与羊膜之间有一层较疏松的组织，二者之间有错动的余地，可增加胎膜的抗拉力及韧性，当两层膜之间的组织较致密时，可致胎膜早破；支撑组织弹性的成分是胶原蛋白和弹性蛋白，羊膜中缺乏弹性蛋白，其韧性主要由胶原蛋白决定，当构成胎膜的胶原结缔组织缺乏时，胎膜抗拉力下降；存在于人体中的颗粒性弹性蛋白酶和胰蛋白酶能选择性地分解胶原蛋白，使胎膜弹性降低，脆性增加，易发生胎膜早破。

（三）羊膜囊内压力不均或增大

胎位不正，头盆不称，臀位、横位及骨盆狭窄时，常因先露部不能与骨盆入口衔接，使羊膜囊内压力不均；羊水过多、双胎、过重的活动等各种原因造成的腹内压升高，可使宫腔内压力长时间或短暂升高，引起胎膜早破。

（四）宫颈病变

宫颈松弛可使前羊膜囊长时间受牵拉，张力增高，且容易受阴道内病原体的感染，导致羊膜早破，子宫颈的重度裂伤，瘢痕等可使胎膜所受压力及拉力不均，造成胎膜早破。

(五)创伤

腹部受外力撞击、摔倒、阴道检查或性交时,胎膜受外力作用,可发生破裂。

(六)其他

孕妇年龄较大、产次较多、营养不良时,胎膜也易发生破裂。

二、对孕产妇和胎儿的影响

若无头盆不称及胎位异常,且妊娠已足月,胎膜早破对母体及胎儿一般无不良影响,反而会有利于产程的进展。但如果母体妊娠未达足月,往往会出现严重的并发症。

(一)对孕产妇的影响

1.感染

子宫内膜有急性炎症时,肌层有细胞损伤,病变程度与破膜时间有关,而临床并非都有感染表现。破膜时间越长,感染发生率越高。

2.脐带脱垂

胎膜早破时,羊水流出的冲力可使脐带滑入阴道内,使脐带脱垂的发生率增高,尤其表现在未足月和胎头浮动的胎膜早破孕妇中,可严重威胁胎儿生命。

3.难产

胎膜早破是难产最早出现的一个并发症,因为胎膜早破常有胎位不正或头盆不称。羊水流尽时宫壁紧裹胎体,继发不协调宫缩或阻碍正常的分娩机转,使产程延长,手术率增加。

4.产后出血

胎膜早破时,产后出血的发生率升高。

(二)对胎儿的影响

1.早产

早产是胎膜早破的常见并发症。

2.胎儿窘迫

胎膜早破,羊水流出,宫缩直接作用于胎儿,压迫脐带,影响胎盘血液循环,导致胎膜破裂时间较长,出现绒毛膜炎时,组织缺氧均可造成胎儿窘迫。

3.臀位与围产儿死亡

越是早产,臀位发生率越高,围产儿死亡率亦越高。

4.新生儿感染

新生儿肺炎、败血症、硬肿症发生率升高,破膜时间越长,感染机会越大。

三、临床表现及诊断

(一)病史

孕妇可突感液体自阴道流出,并有阵发性或持续性阴道流液,时多时少,无其他不适。

(二)体检

肛查时触不到胎囊,上推胎头有羊水流出,即可诊断。但对需保守治疗者,应禁肛查和阴道检查,以减少感染机会。

(三)辅助检查

当胎膜破口较小或较高(高位破膜)时,破口被肢体压迫,往往阴道流液较少,且时有时无,肛查时仍有羊膜囊感觉，上推先露也无羊水流出增多。不易与尿失禁、宫颈黏液相鉴别，难以诊断时，可做如下特殊检查。

1.阴道酸碱度检查

常用 pH 值试纸检测阴道内的酸碱度。胎膜未破时阴道内环境为酸性（pH 4.5～5.5），破膜后羊水流入阴道，由于羊水呈碱性（pH 7.0～7.5），试纸变色，但尿液、血液、某些消毒液及肥皂水等都呈碱性，所以易造成检查的假阳性。

2.阴道窥器或羊膜镜检查

严格消毒下观察，胎膜早破时可见有液体自宫颈口流出或见阴道后穹隆有液池，或配合 pH 值试纸检查，其阳性率可达 95%以上。

3.羊水内容物检查

吸取后穹隆液体，镜下观察胎膜早破时可找到胎脂、毳毛、胎儿上皮细胞等；液体涂片镜检可见羊齿植物状结晶，也可见少量十字状透明结晶；苏丹Ⅲ染色可将胎脂滴及羊膜细胞染成橘黄色，5%的尼罗蓝染色可将胎儿上皮细胞染成橘黄色。

4.棉球吸羊水法

用消毒纱布将棉球裹成直径 4 cm 的球形，置于后穹隆，3 小时后取出。若挤出 2 mL 以上液体，pH 值大于 7，涂片镜检有羊水结晶，三项均阳性时诊断符合率为 100%。

5.早孕试条法

用无菌棉拭子从阴道后穹隆蘸取阴道液，将棉拭子全部浸湿后取出，投入盛有 1 mL 生理盐水的干净小试管中，用力振荡 1 分钟后，取其混合液。持早孕试条，将有标志线一端插入液体中，插入深度不超过标志线。3 分钟后取出平放，5 分钟内出现两条明显红色带者为阳性，即为胎膜早破。

6.其他

经上述步骤均不能确诊，可行下列检查：如流水数天，B 超检查可以发生羊水平段下降，同时可确定胎龄及胎盘定位；B 超羊水穿刺检查后，注射靛胭脂或亚甲蓝于羊膜腔内，在阴道外 1/3 处放纱布一块，如有蓝色液体污染纱布则可确诊；会阴放置消毒垫，观察 24 小时变化。

四、处理

（一）绝对卧床休息

取臀高位，抬高床脚 30°，防止脐带脱垂。放置外阴消毒垫，尽量避免肛诊，以减少感染发生的机会。

（二）注意听胎心音，加强胎心监护

未临产时每 2～4 小时听一次，每天试体温及数脉 3 次，注意有无感染迹象。

（三）破膜 12 小时未临产者

对于破膜 12 小时未临产者，给予抗生素预防感染。

（四）妊娠足月破水，24 小时未临产者

对于妊娠足月破水，24 小时未临产者，静脉滴注催产素引产。

（五）妊娠近足月者

对于妊娠近足月者，估计胎儿体重，如在 2 500 g 以上，测定胎肺成熟度（羊水泡沫试验或 L/S试验），如提示胎肺成熟，则处理同足月妊娠。

(六)妊娠未足月者

对于妊娠未足月者,如孕周不足 35 周,胎肺不成熟,处理方式如下。

(1)体温正常,积极保胎。

(2)每天检查白细胞计数及分类,每周查 3 天,如正常改为每周查 2 次。

(3)给予抗生素预防感染,若用药 3 天后无感染迹象,可停药观察。

(4)如正式临产,宫口已开大 3 cm,不应继续保胎。羊水化验胎肺未成熟时,给产妇肌内注射地塞米松 6 mg,2 次/天,共 2 天。

(5)保胎过程中有感染表现时应及时终止妊娠。在临床上,对宫腔内感染的诊断可根据以下几项作出:①母体体温大于 38 ℃或是 37.5 ℃持续 12 小时以上。②羊水有味。③下腹部子宫壁压痛。④母体脉率大于等于 120 次/分,胎心率大于等于 160 次/分。⑤母体白细胞计数大于等于 15×10^9/L,或在有宫缩时大于等于 18×10^9/L。⑥母体血中 C 反应蛋白大于等于 0.02 g/L (2 mg/dL)。⑦血沉大于等于 50 mm,IgG、IgM 值异常上升。⑧羊水或胎儿血的培养阳性。⑨胎盘组织病理所见炎性反应阳性。

(七)终止妊娠

是否终止妊娠取决于对感染的控制,对胎儿成熟度的判定,分娩方式则与足月妊娠处理方法相同,原则是经阴道分娩。为了预防早产儿发生低氧血症、头颅产伤、颅内出血等,早产儿分娩以选择性剖宫产为宜,尤其是臀位早产儿更应首选此种方法。

胎膜早破者行剖宫产术时应注意:由于胎膜早破病例绝大多数都存在着绒毛膜羊膜炎,故行剖宫产术时应用碘伏涂宫腔,为避免病原体进入腹腔,术式应选择腹膜外剖宫产术,取胎儿前尽量吸尽羊水,以减少羊水栓塞的发生率。另外,胎膜早破多伴有胎位异常或早产,所以子宫壁切口两端应斜向上剪成弧形,以利胎头娩出。

由于早产时胎膜早破的发生率明显高于足月产,在处理时要考虑到立即分娩围产儿死亡率高,而保胎治疗又可增加羊膜腔及胎儿感染的危险性,因此其具体处理方法比较复杂,应予以重视。

妊娠达到或超过 36 周,按足月妊娠处理。妊娠 33～36 周胎膜早破,应促进胎儿肺成熟,如予以地塞米松可明显降低新生儿肺透明膜病的发生。

妊娠 28～33 周,若促胎儿肺成熟并等待 16～72 小时,虽然新生儿肺透明膜病的发生率降低,但是围生儿死亡率仍很高。若孕妇要求保胎,而无羊膜腔感染的证据,且羊水流出较慢、较少,无胎儿宫内窘迫的表现,则可行保守治疗,包括预防感染,促进胎儿生长及胎儿成熟。对于羊水偏少且要求保守治疗的孕妇,可经腹腔穿刺,于羊膜腔内注入生理盐水或平衡液,可减轻脐带受压,改善胎儿在宫腔内的环境,有利于胎儿的生长与成熟,但应注意严格无菌操作,防止感染发生。保守治疗过程中,应定期检查胎儿肺成熟度及胎儿的生长情况,若胎儿治疗后无明显增长或有羊膜腔感染可能时应终止妊娠。妊娠不足 28 周,估计胎儿体重不足 750 g 者应及时终止妊娠。

(孙 慧)

第十四节　胎 盘 早 剥

妊娠 20 周以后或分娩期处于正常位置的胎盘在胎儿娩出前部分或全部从子宫壁剥离，称为胎盘早剥。胎盘早剥是妊娠晚期严重并发症，具有起病急、发展快的特点，若处理不及时可危及母儿生命。胎盘早剥的发病率：国外 1%～2%，国内 0.46%～2.10%。

一、病因

胎盘早剥发生的确切原因及发病机制尚不清楚，可能与下述因素有关。

（一）孕妇血管病变

孕妇患严重妊娠期高血压疾病、慢性高血压、慢性肾脏疾病或全身血管病变时，胎盘早剥的发生率增高。妊娠合并上述疾病时，底蜕膜螺旋小动脉痉挛或硬化，引起远端毛细血管变性坏死甚至破裂出血，血液流至底蜕膜层与胎盘之间形成胎盘后血肿，致使胎盘与子宫壁分离。

（二）机械性因素

外伤，尤其是腹部直接受到撞击或挤压；脐带过短（<30 cm）或脐带绕颈、绕体相对过短时，分娩过程中胎儿下降牵拉脐带造成胎盘剥离；羊膜穿刺时刺破前壁胎盘附着处，血管破裂出血引起胎盘剥离。

（三）宫腔内压力骤减

双胎妊娠分娩时，第一胎儿娩出过速；羊水过多时，人工破膜后羊水流出过快，均可使宫腔内压力骤减，子宫骤然收缩，胎盘与子宫壁发生错位剥离。

（四）子宫静脉压突然升高

妊娠晚期或临产后，孕妇长时间取仰卧位，巨大妊娠子宫压迫下腔静脉，回心血量减少，血压下降。此时子宫静脉淤血、静脉压增高、蜕膜静脉床淤血或破裂，形成胎盘后血肿，导致部分或全部胎盘剥离。

（五）其他高危因素

高龄孕妇、吸烟、可卡因滥用、孕妇代谢异常、孕妇有血栓形成倾向、子宫肌瘤（尤其是胎盘附着部位肌瘤）等与胎盘早剥发生有关。有胎盘早剥史的孕妇再次发生胎盘早剥的危险性比无胎盘早剥史者高 10 倍。

二、分类及病理变化

胎盘早剥的主要病理改变是底蜕膜出血并形成血肿，使胎盘从附着处分离。按病理类型，胎盘早剥可分为显性、隐性及混合性三种（图 10-3）。若底蜕膜出血量少，出血很快停止，多无明显的临床表现，仅在产后检查胎盘时发现胎盘母体面有凝血块及压迹。若底蜕膜继续出血，形成胎盘后血肿，胎盘剥离面随之扩大，血液冲开胎盘边缘并沿胎膜与子宫壁之间经颈管向外流出，称为显性剥离或外出血。若胎盘边缘仍附着于子宫壁或由于胎先露部定位于骨盆入口，使血液积聚于胎盘与子宫壁之间，称为隐性剥离或内出血。由于子宫内有妊娠产物存在，子宫肌不能有效收缩，以压迫破裂的血窦而止血，血液不能外流，胎盘后血肿越积越大，子宫底随之升高。当出血达到一定程度时，血液终会冲开胎盘边缘及胎膜外流，称为混合型出血。偶有出血穿破胎膜溢入羊水中成为血性羊水。

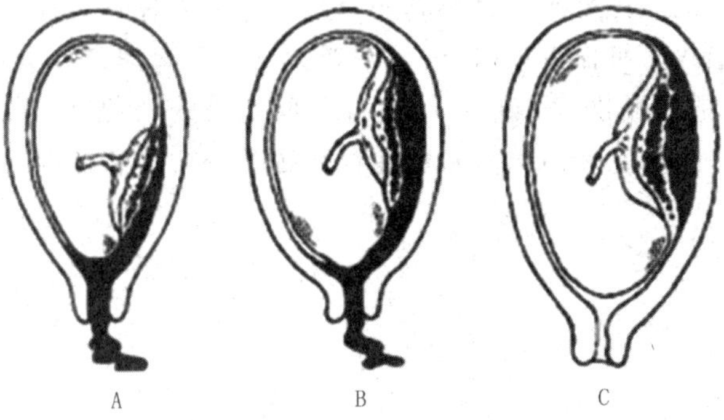

图 10-3 胎盘早剥类型

A.显性剥离；B.隐性剥离；C.混合性剥离

胎盘早剥发生内出血时，血液积聚于胎盘与子宫壁之间，随着胎盘后血肿压力的增加，血液浸入子宫肌层，引起肌纤维分离、断裂甚至变性，当血液渗透至子宫浆膜层时，子宫表面现紫蓝色瘀斑，称为子宫胎盘卒中，又称为库弗莱尔子。有时血液还可渗入输卵管系膜、卵巢生发上皮下、阔韧带内。由于子宫肌层血液浸润、收缩力减弱，会造成产后出血。

严重的胎盘早剥可以引发一系列病理生理改变，从剥离处的胎盘绒毛和蜕膜中释放大量组织凝血活酶，进入母体血液循环，激活凝血系统，导致弥散性血管内凝血（DIC），肺、肾等脏器的毛细血管内形成微血栓，造成脏器缺血和功能障碍。胎盘早剥持续时间越长，不断进入母血的促凝物质越多，激活纤维蛋白溶解系统，产生大量的纤维蛋白原降解产物（FDP），引起继发性纤溶亢进。发生胎盘早剥后，消耗大量凝血因子，并产生高浓度 FDP，最终导致凝血功能障碍。

三、临床表现

根据病情严重程度，谢尔（Sher）将胎盘早剥分为三度。

（一）Ⅰ度

Ⅰ度多见于分娩期，胎盘剥离面积小，患者常无腹痛或腹痛轻微，贫血体征不明显。腹部检查见子宫软，大小与妊娠周数相符，胎位清楚，胎心率正常。产后检查见胎盘母体面有凝血块及压迹即可诊断。

（二）Ⅱ度

胎盘剥离面为胎盘面积的 1/3，主要症状为突然发生持续性腹痛、腰酸或腰背痛，疼痛程度与胎盘后积血量成正比，无阴道流血或流血量不多，贫血程度与阴道流血量不相符。腹部检查见子宫大于妊娠周数，子宫底随胎盘后血肿增大而升高。胎盘附着处压痛明显（胎盘位于后壁则不明显），宫缩有间歇，胎位可扪及，胎儿存活。

（三）Ⅲ度

胎盘剥离面超过胎盘面积 1/2，临床表现较Ⅱ度重。患者可出现恶心、呕吐、面色苍白、四肢湿冷、脉搏细数、血压下降等休克症状，且休克程度大多与阴道流血量不成正比。腹部检查见子宫硬如板状，宫缩间歇时不能松弛，胎位扪不清，胎心消失。

四、处理原则

纠正休克、及时终止妊娠是处理胎盘早剥的原则。患者入院时,情况危重、处于休克状态,应积极补充血容量,及时输入新鲜血液,尽快改善患者状况。胎盘早剥一旦确诊,必须及时终止妊娠。终止妊娠的方法应根据胎次、早剥的严重程度、胎儿宫内状况及宫口开大等情况而定。此外,对并发症,如凝血功能障碍、产后出血和急性肾衰竭等进行紧急处理。

(孙　慧)

第十一章　妊娠合并症

第一节　妊娠合并支气管哮喘

支气管哮喘(简称哮喘)在全世界范围内是最常见的慢性病之一,也是妊娠妇女常见并发的慢性病。妊娠合并哮喘,可以是在青少年时期患有哮喘,青春期后已缓解的基础上合并妊娠;或妊娠前已是未缓解的哮喘者,在妊娠后哮喘加重;或妊娠后才出现哮喘者。以上 3 种情况都可以认为是妊娠期哮喘。

一、病因及发病机制

(一)病因

哮喘的病因复杂,患者个体化变应性体质及环境因素的影响是发病的危险因素。目前认为哮喘是一种多基因遗传病,其遗传度在 70%～80%。哮喘同时受遗传因素和环境因素的双重影响。

环境因素包括特异性变应原或食物、感染直接损害呼吸道上皮致呼吸道反应性增高。某些药物如阿司匹林类药物等、大气污染、烟尘运动、冷空气刺激、精神刺激及社会、家庭心理、妊娠等因素均可诱发哮喘。

(二)发病机制

哮喘的发病机制不完全清楚。变态反应、气道慢性炎症、气道反应性增高及神经等因素及其相互作用被认为与哮喘的发病关系密切。

妊娠合并哮喘的病理特征为支气管平滑肌收缩、分泌黏液和小支气管黏膜水肿。引起以上变化的物质包括组胺变态反应的缓慢作用物质嗜酸性粒细胞趋化因子和血小板激活因子等,这些物质可能是对致敏原、病毒感染或紧张运动的反应而产生的。它们引起炎症反应并使呼吸困难,同时导致支气管肌肉肥大而加重呼吸道阻塞。因此,治疗支气管哮喘在扩张支气管的同时,十分强调减轻炎症反应。

血浆中肾上腺皮质激素浓度增高,组胺酶活性增强,使免疫机制受到抑制,并可减轻炎症反应。孕激素增多使支气管张力减小,气道阻力减轻血浆环磷腺苷(cAMP)浓度增高亦可抑制免疫反应并使支气管平滑肌松弛。孕晚期前列腺素 E(PGE)浓度升高亦有舒张支气管平滑肌的作用。以上皆有利于减少和缓解哮喘发作。相反,胎儿抗原的过度增加,以及子宫增大的机械作用等皆为引发哮喘的不利因素。

二、临床表现

(一)症状

发作性伴有哮喘音的呼气性呼吸困难或发作性胸闷和咳嗽。严重者被迫采取坐位或呈端坐呼吸,干咳或咳大量白色泡沫痰,甚至出现发绀等,有时咳嗽可为唯一的症状(咳嗽变异型哮喘)。哮喘症状可在数分钟内发作,经数小时至数天,用支气管舒张药物或自行缓解。某些患者在缓解数小时后可再次发作。在夜间及凌晨发作和加重常是哮喘的特征之一。

妊娠时,由于子宫和胎盘血流增加,耗氧量增加,雌激素分泌增多等因素均可引起组织黏膜充血、水肿,毛细血管充血,黏液腺肥厚。30%的孕妇有鼻炎样症状,还可表现鼻腔阻塞、鼻出血、发音改变等症状。

(二)体征

发作时胸部呈过度通气状态,有广泛的哮鸣音,呼气音延长。但在轻度哮喘或非常严重哮喘发作,哮鸣音可不出现,后者称为寂静胸。严重哮喘患者可出现心率增快、奇脉、胸腹反常运动和发绀。非发作期体检可无异常。

三、诊断

(1)反复发作的喘息、气急、胸闷或咳嗽,多与接触变应原、冷空气、物理、化学性刺激、病毒性上呼吸道感染、运动等有关。

(2)发作时双肺可闻及散在或弥散性,以呼气期为主的哮鸣音,呼气相延长。

(3)上述症状经治疗可以缓解或自行缓解。

(4)除外其他疾病所引起的喘息、气急、胸闷和咳嗽。

(5)对症状不典型者(如无明显喘息或体征),至少应有下列三项中的一项:①支气管激发试验(或运动试验)阳性;②支气管舒张试验阳性;③昼夜 PEF 变异率≥20%。

四、鉴别诊断

妊娠期支气管哮喘急性发作应与心源性哮喘相鉴别。心源性哮喘常见于左心衰竭,发作时的症状与哮喘相似,但心源性哮喘多有高血压、冠状动脉粥样硬化性心脏病、风湿性心脏病和二尖瓣狭窄等病史和体征。多于夜间突然发生呼吸困难、端坐呼吸、咳嗽、咳泡沫痰、发绀等,两肺底或满肺可闻湿啰音和哮喘音。心脏扩大,心率快,心尖可闻奔马律。根据相应病史诱发因素、痰的性质,查体所见和对解痉药的反应等不难鉴别。

五、预后

哮喘无论是对孕妇还是胎儿都会造成严重的医学问题。据报道,哮喘影响 3.7%～8.4%的妊娠妇女。近期多项研究提示,哮喘使妊娠妇女的胎儿围生期死亡率、先兆子痫、早产和婴儿低出生体重的危险升高。哮喘加重与危险升高相关,而哮喘控制良好与危险下降相关。美国儿童健康和人类发展研究所最近的研究发现,大约 30%的轻度哮喘妇女在妊娠期间哮喘加重,另一方面,23%中或重度哮喘妇女妊娠期间哮喘有所改善。

轻症哮喘发作对母儿影响不大。急性重症哮喘可并发呼吸衰竭、进行性低氧血症、呼吸性酸中毒、肺不张、气胸纵隔气肿奇脉、心力衰竭及药物过敏、妊高征发病率高从而使孕产妇病死率增高。对胎儿的影响则主要为低血氧及因子宫血流减少使胎儿体重低下，严重者胎死宫内缺氧诱发子宫收缩，故早产率高。此外，用药可引起胎儿畸形故围生儿死亡率和发病率皆高。

六、治疗

(一)妊娠期间哮喘药物治疗的一般原则

哮喘妊娠妇女治疗的目的是提供最佳治疗控制哮喘，维护妊娠妇女健康及正常胎儿发育。对于哮喘妊娠妇女而言，使用药物控制哮喘比有哮喘症状和哮喘加重更安全。为了维持正常肺功能，从而维持正常的血氧饱和度以确保胎儿氧供，可能需要进行监测及对治疗进行适当调整。哮喘控制不良对胎儿的危险比哮喘药物大。产科保健人员应该参与妊娠妇女的哮喘治疗，包括在产前检查时监测哮喘状态。

(二)哮喘的治疗

1.评估和监测哮喘

评估和监测哮喘包括客观地测定肺功能：由于大约 2/3 的妊娠妇女的哮喘病程发生改变，所以建议每月评估哮喘病史和肺功能。第一次评估时建议采用肺量测定法。对于门诊患者的常规随访监测，首选肺量测定法，但一般也可以使用峰速仪测定呼气峰流速(PEF)。应该教导患者注意胎儿活动。对于哮喘控制不理想和中重度哮喘患者，可以考虑在 32 周时开始连续超声监测。重症哮喘发作恢复后进行超声检查也是有帮助的。

2.控制使哮喘加重的因素

识别和控制或避免过敏原和刺激物，尤其是吸烟这些使哮喘加重的因素，可以改善妊娠妇女的健康，减少所需药物。

3.患者教育

教育患者有关哮喘的知识和治疗哮喘的技能，如自我监测、正确使用吸入器、有哮喘加重征象时及时处理等。

4.药物的阶梯治疗方法

为了达到和维持哮喘控制，根据患者哮喘的严重性，按需增加用药剂量和用药次数；情况允许时，逐渐减少用药剂量和用药次数。

第一级：轻度间歇性哮喘。对于间歇性哮喘患者，建议使用短效支气管扩张药，尤其是吸入短效 β_2 受体激动剂以控制症状。沙丁胺醇是首选的短效吸入 β_2 受体激动剂，因为它非常安全。目前尚没有证据表明使用短效吸入 β_2 受体激动剂能造成胎儿损伤，也没有证据表明在哺乳期间禁忌使用这种药物。

第二级：轻度持续性哮喘。首选的长期控制药物是每天吸入小剂量糖皮质激素。大量数据表明，这种药物对哮喘妊娠妇女既有效又安全，围生期不良转归的危险没有增加。布地奈德是首选的吸入糖皮质激素，因为现有的有关布地奈德用于妊娠妇女的数据比其他吸入糖皮质激素多。应该注意到目前尚没有数据表明其他吸入糖皮质激素制剂在妊娠期间不安全。因此，对于除布地奈德之外的其他吸入糖皮质激素，如果患者在妊娠之前用这些药物能很好控制哮喘，可以继续使用。

第三级：中度持续性哮喘。有两种治疗选择：小剂量吸入糖皮质激素加长效吸入 β_2 受体激动剂或将吸入糖皮质激素的剂量增加到中等剂量。长效 β_2 受体激动剂与糖皮质激素联合应用可以显著减少糖皮质激素用量，并有效地控制哮喘症状。目前对孕妇和哺乳期妇女，缺乏使用该药的安全数据，只有在充分权衡利弊的情况下才可使用。

第四级：重度持续性哮喘。如果患者使用第三级药物后仍需要增加药物，那么吸入糖皮质激素的剂量应该增加到大剂量，首选布地奈德。如果增加吸入糖皮质激素的剂量仍不足以控制哮喘症状，那么应该加用全身糖皮质激素。尽管有关妊娠期间口服糖皮质激素的一些危险目前尚没有明确的数据，但重症未得到良好控制的哮喘对母亲和胎儿具有明确的危险。

(三)哮喘持续状态

哮喘持续状态指的是常规治疗无效的严重哮喘发作，持续时间一般在 12 小时以上。哮喘持续状态并不是一个独立的哮喘类型，而是它的病生理改变较严重，如果对其严重性估计不足或治疗措施不适当常有死亡的危险。

哮喘持续状态的主要表现是呼吸急促，多数患者只能单音吐字，心动过速、肺过度充气、哮鸣，辅助呼吸肌收缩、奇脉和出汗，诊断哮喘持续状态需排除心源性哮喘、COPD、上呼吸道梗阻或异物，以及肺栓塞，测定气道阻塞程度最客观的指标是 PEFR 和/或 FEV_1。

1.哮喘持续状态的处理

由于严重缺氧，可引起早产、胎死宫内，必须紧急处理。予半卧位，吸氧，在应用支气管扩张药的同时，及时足量从静脉快速给予糖皮质激素，常用琥珀酸氢化可的松，每天 200～400 mg 稀释后静脉注射或甲泼尼龙每天 100～300 mg，也可用地塞米松 5～10 mg 静脉注射，每 6 小时可重复一次。待病情控制和缓解后再逐渐减量。必要时行机械通气治疗。哮喘患者行机械通气的绝对适应证为心跳呼吸骤停，呼吸浅表伴神志不清或昏迷。一般适应证为具有前述临床表现，特别是 $PaCO_2$ 进行性升高伴酸中毒者。

2.对症治疗

患有支气管哮喘的孕妇，常表现精神紧张、烦躁不安，可适当给予抑制大脑皮质功能的药物，如苯巴比妥、地西泮等，但应避免使用对呼吸有抑制功能的镇静剂和麻醉药如吗啡哌替啶等，以防加重呼吸衰竭和对胎儿产生不利影响。注意纠正水、电解质紊乱和酸中毒，控制感染，选用有效且对胎儿无不良影响的广谱抗生素。保持呼吸道通畅，必要时可用导管机械性吸痰，禁用麻醉性止咳剂。碘化钾可影响胎儿甲状腺功能，故不宜使用。

3.产科处理

一般认为，支气管哮喘并非终止妊娠的指征，但对长期反复发作伴有心肺功能不全的孕妇或哮喘持续状态经各种治疗不见好转者，应考虑行人工流产或引产。临产后尽量保持安静，维持胎儿足够的供氧，尽量缩短第二产程，可适当给予支气管扩张药与抗生素。剖宫产者，手术麻醉方法以局麻或硬膜外麻醉较为安全，应避免使用乙醚或氟烷等吸入性全麻药。

七、预防

(一)预防哮喘的发生——一级预防

大多数患者(尤其是儿童)的哮喘属变应性哮喘。胎儿的免疫反应是以 Th_2 为优势的反应，在妊娠后期，某些因素如母体过多接触变应原，病毒感染等均可加强 Th_2 反应，加重 Th_1/Th_2 的失衡，若母亲为变应性体质者则更加明显，因而应尽可能避免。妊娠 3 个月后可进行免疫治疗，用流感疫苗治疗慢性哮喘有较好疗效。此外，已有充分证据支持母亲吸烟可增加出生后婴幼儿出现喘鸣及哮喘的概率，而出生后进行 4～6 个月的母乳饲养，可使婴儿变应性疾病的发生率降低，妊娠期母亲应避免吸烟，这些均是预防哮喘发生的重要环节，有关母体饮食对胎儿的影响，则仍需更多的观察。

（二）避免变应原及激发因素——二级预防

避免接触已知过敏原和可能促进哮喘发作的因素，如粉尘、香料、烟丝、冷空气等。阿司匹林、食物防腐剂、亚硫酸氢盐可诱发哮喘，应避免接触。反流食管炎可诱发支气管痉挛，因此睡眠前给予适当的抗酸药物减轻胃酸反流，同时可抬高床头。减少咖啡因的摄入。避免劳累和精神紧张，预防呼吸道感染。防治变应性鼻炎。

（三）早期诊治、控制症状，防止病情发展——三级预防

早期诊断，及早治疗。做好哮喘患者的教育管理工作。

（晁翠敏）

第二节　妊娠合并甲状腺功能亢进症

妊娠合并甲状腺功能亢进症（简称甲亢）是一种较少见的妊娠并发症，国内报道其发生率为0.2‰～1.0‰，国外报道为0.5‰～2.0‰，85%～90%的妊娠期甲亢患者为Graves病。妊娠合并甲亢时孕妇及围生儿并发症高，如易并发子痫前期、甲亢性心脏病、甲亢危象、早产、胎儿生长受限、新生儿甲状腺功能异常、死胎及死产等。妊娠结局与孕期的治疗和监护密切相关。

妊娠合并甲亢包括孕前接受药物治疗的甲亢患者，以及在妊娠期初次诊断的甲亢。

由于甲亢所表现的许多症状在正常妊娠时也常见到，如早孕期的妊娠剧吐和晚孕期的子痫前期，所以，孕期的诊断和处理可能会比较困难。孕期垂体激素和甲状腺激素水平的生理性变化可能会干扰甲状腺疾病的诊断，而在处理可疑或已确诊的妊娠期甲状腺疾病时也必须考虑到上述孕期生理性的变化。

一、正常妊娠期甲状腺相关激素的变化

孕妇在正常碘摄入的情况下，从妊娠早期开始要经历甲状腺相关激素变化，并逐渐达到机体新的平衡。

（一）从妊娠前半期开始到妊娠结束

伴随激素水平的增加，甲状腺激素结合蛋白可较孕前增加2～3倍，可导致血中游离的T_3、T_4水平相对降低10%～15%，但这种变化可刺激下丘脑-垂体分泌促甲状腺素释放激素（TSH）。

（二）早孕期

孕妇体内绒毛膜促性腺激素（HCG）明显增高，可对下丘脑产生抑制，同时对甲状腺产生类似促甲状腺素释放激素的作用，在妊娠8～14周HCG高峰期，孕期血TSH呈下降。在早孕期诊断甲状腺功能亢进必须慎重，尤其是在合并妊娠期剧吐或滋养叶细胞肿瘤时。妊娠剧吐患者中有2/3的患者甲状腺功能检查结果异常而没有甲状腺疾病，30%有不能测出的TSH，60%有TSH降低，59%呈现FT_4水平升高。

(三)胎盘对甲状腺激素的代谢

胎盘可将 T_4 降解为 T_3。表 11-1 列出了妊娠期甲状腺功能的正常值。

表 11-1 妊娠期甲状腺功能的正常值

检查	非孕期	早孕期	中孕期	晚孕期
游离 T_4(pmol/L)	11～23	10～24	9～19	7～17
游离 T_3(pmol/L)	4～9	4～8	4～7	3～5
TSH(mU/L)	<4	0～1.6	1.0～1.8	7.0～7.3

胎儿甲状腺在孕 5 周时开始形成,孕 10 周时开始有功能,但是,孕 12 周时才开始有独立功能,才能在胎儿血清中测出 T_4、T_3 和 TSH 水平。T_4、T_3 和 TSH 水平持续升高,到妊娠 35～37 周时达成人水平。此时甲状腺还相对不成熟,与 T_4 水平相比,TSH 水平相对较高,因而和母体相比,胎儿甲状腺有更高的浓集碘的能力。所以应避免诊断性扫描,或用放射性物质如 ^{131}I、^{99}Tc,或放射碘治疗,以避免放射对胎儿造成危害。

二、甲亢对孕妇、胎儿的影响

甲亢患者若不进行治疗,最严重的并发症为心力衰竭和甲状腺危象。甲状腺危象即使经过恰当处理,母体死亡率仍高达 25%。心力衰竭比甲状腺危象更常见,主要由 T_4 对心肌的长期毒性作用引起,妊娠期疾病,如子痫前期、感染和贫血将会加重心力衰竭。

妊娠期甲亢会导致不良妊娠结局增加,包括流产、胎儿生长受限、早产、胎盘早剥、妊娠期高血压、子痫前期、感染和围生儿死亡率增加。甲状腺功能正常的孕妇(甲亢控制良好者)低出生体重儿的相对危险(OR)增加,妊娠前半期甲亢未控制者为 2.36,而整个孕期甲亢未控制者为 9.24。甲亢未控制的足月孕妇子痫前期的 OR 为 4.74。甲亢未控制者胎死宫内率为 24%,而接受治疗者仅为 5%～7%;治疗还使早产发生率从 53%降低到 9%～11%。

孕妇自身疾病对胎儿的影响也包括抗甲状腺药物透过胎盘引起的胎儿甲状腺功能减退(简称甲减),以及孕妇 TSH 刺激胎儿甲状腺引起的胎儿甲亢。对胎儿的影响与孕妇疾病的严重程度并不相关,但伴有高水平甲状腺刺激免疫球蛋白(TSI)的孕妇其胎儿患甲亢的概率增加。胎儿的表现包括生长受限、胎儿心动过速、水肿或胎儿甲状腺肿。由于胎儿伴有甲状腺肿时颈部处于过度伸展位置,因为会在分娩过程中造成困难,或出现呼吸道不通畅,因此应尽量在分娩前行超声检查明确胎儿的甲状腺肿大情况。胎儿甲状腺异常可进行宫内治疗,但只有检测胎儿血样才能明确诊断,而这种有创性操作只有在高度怀疑胎儿伴有严重异常时才可进行。

三、妊娠合并甲亢的诊断

多数妊娠合并甲亢者孕前就明确有甲亢病史,诊断已经明确,但也有一些孕妇处在甲亢的早期阶段,其症状与早孕反应不易鉴别。

妊娠早期轻度甲亢的症状往往不易与妊娠生理变化区分,有价值的症状:①心动过速超过正常妊娠所致心率加速的范围;②睡眠时脉率加快;③甲状腺肿大;④眼球突出;⑤非肥胖的妇女正常或增加进食后,体重仍不增长。大多数早孕合并甲亢患者孕前就有甲亢症状,详细询问孕前病史可有助于诊断。

如果到孕中期恶心、呕吐的症状仍持续存在且没有减轻,则应检查甲状腺功能。重度甲亢或甲亢危象可能导致严重的高血压、充血性心力衰竭和精神心理状态的改变等，其症状类似重度子痫前期。因此，重度子痫前期患者，出现孕周小、发热、腹泻或其他症状不能解释的心动过速等都应考虑有甲亢存在的可能。一旦明确诊断，需立即使用抗甲状腺药物治疗，以改善母儿结局。

甲状腺功能检查可协助明确诊断。在检查甲状腺功能的实验中，其诊断价值的高低依次为 $FT_3>FT_4>TT_3>TT_4$。当患者症状很重，TSH 下降而 FT_4 正常时，要考虑 T_3 型甲亢的可能。

甲亢危象的诊断：甲亢孕妇出现高热 39 ℃以上，脉率>160 次/分，脉压增大，焦虑、烦躁、大汗淋漓，恶心、厌食、呕吐、腹泻、脱水、休克、心律失常及心力衰竭、肺水肿等。

四、甲亢的治疗

(一)孕前咨询

孕前患有甲亢者最好将病情控制后，怀孕前 3 个月保持甲状腺功能正常再妊娠。妊娠前可以用较高的初始剂量药物而不必考虑对胎儿的影响，若患者对药物不敏感，必要时也可以手术治疗。行放射性碘治疗者在最后一次治疗 4 个月以上再怀孕。积极治疗甲亢能改善不良妊娠结局。孕前服药者应避免怀孕后随意停药。

(二)妊娠期

正常妊娠可以出现 FT_4 正常，而 TSH 水平下降的现象，无须治疗。FT_4 轻度升高并且临床症状不重，则可能是暂时的甲亢，可以每 4～6 周复查一次实验室检查。此阶段如过于积极地使用抗甲状腺药物治疗，可能导致妊娠后期甲减的发生。

一般情况下，FT_4 水平如果增高 2.5 倍以上，则应考虑治疗。

甲亢的治疗主要在于阻断甲状腺激素的合成。丙硫氧嘧啶(PTU)和卡比马唑是治疗孕期甲状腺功能亢进的主要药物。丙硫氧嘧啶通过胎盘的量低于卡比马唑，因此，为孕期首选药物。但是如果已经用卡比马唑控制病情稳定，则不需要换药。丙硫氧嘧啶的缺点是比卡比马唑服药频率高。由于 PTU 可以阻断甲状腺组织以外的 T_4 向 T_3 转换，所以，可以快速缓解症状。对于不能耐受 PTU 的患者可以考虑使用卡比马唑。曾有报道认为卡比马唑可能与新生儿皮肤发育不全有关，该病是一种少见的皮肤阙如症，其典型病灶一般 0.5～3.0 cm，分布于顶骨头皮上的头发旋涡处。

妊娠期诊断的患者开始治疗时药物应用要积极，给予 4～6 周的大剂量药物然后将药物剂量缓慢递减至初始剂量的 25%。一般 PTU 初始剂量每 8 小时 100 mg，用药期间每 2 周检查一次 FT_4。由于PTU 是通过抑制甲状腺激素的合成起效的，所以只有在用药前储存的甲状腺激素耗尽时才显现明显的作用。用药后 TSH 受抑制的状态可以持续数周或数月，因而不能使用 TSH 作为疗效评价的指标。需要时，还可以加用几天阿替洛尔(25～50 mg/d，口服)控制心悸症状。

PTU 用药后如果没有反应，则应加量，必要时最大剂量可以加到 600 mg/d，如果应用大剂量后仍没有效果，应考虑可能是患者耐受，治疗失败。当 FT_4 水平开始下降时，应将剂量减半并且每 2 周时检测一次 FT_4 浓度。

治疗的目标是使 FT_4 水平稳定在正常范围的 1/3 之内。TSH 约 8 周时恢复正常。多数孕妇在妊娠晚期仅需要少量的 PTU。如果甲亢复发，可以重新开始用药。用药剂量为停药时剂量的 2 倍。

妊娠期禁用放射性碘治疗，因为碘可以被胎儿甲状腺吸收并可以破坏处于发育阶段的胎儿甲状腺。妊娠期甲状腺手术治疗仅限于药物治疗效果不佳的极少数病例，因为这些患者会伴有较高的孕妇发病率和病死率。

(三)甲状腺危象的抢救措施

甲状腺危象是甲亢病情恶化的严重表现,一旦发生,积极抢救,不能顾及治疗对胎儿的影响,治疗不及时可危及孕妇生命。

(1)PTU:服用剂量加倍以阻断甲状腺素的合成,一旦症状缓解及时减量。

(2)给予 PTU 后 1 小时开始口服饱和碘化钾,5 滴/次,每 6 小时 1 次,每天 20～30 滴。碘化钠溶液 0.5～1.0 g 加于 10%葡萄糖 500 mL 静脉滴注。

(3)普萘洛尔 10～20 mg,每天 3 次,口服,以控制心率。

(4)地塞米松 10～30 mg 静脉滴注。

(5)对症治疗:包括高热时用物理降温及药物降温,纠正水、电解质紊乱及酸碱平衡,吸氧,补充营养及维生素,必要时人工冬眠。

(6)分娩前发病者,病情稳定 2～4 小时结束分娩,以剖宫产为宜。术后给予大量抗生素预防感染。

(四)治疗中的母、儿监测

除了甲状腺功能的测定外,还需要监测母儿在治疗或疾病发展过程中可能出现的并发症。PTU 可引起粒细胞缺乏症和肝功能异常,所以在治疗前和治疗中应定期检查全血细胞计数和肝功能。对胎儿的监测包括常规超声检查胎儿的生长发育,以及孕晚期明确有无胎儿甲状腺肿。新生儿出生时留脐带血检查甲状腺功能。

五、产后处理

为排除甲状腺抗体被动转运给胎儿和抗甲状腺药物引起胎儿甲状腺功能低下,故新生儿出生后应密切监测甲状腺功能,检查脐带血和母乳喂养儿的甲状腺功能。甲亢作为一种常见的自身免疫性疾病,可能在孕期首次发生,而在产后加重。在妊娠早期治疗过的患者,其产后复发率高于 75%。产后的治疗同妊娠期基本相似。服用 PTU 并不影响哺乳,只有极少量药物会进入乳汁。产妇服用 PTU 则剂量的 0.07%能由乳汁分泌,而卡比马唑为 0.5%。因此,服用丙硫氧嘧啶(<150 mg/d)和卡比马唑(<15 mg/d)者进行母乳喂养被认为是安全的。

停止哺乳后,可以考虑碘放射治疗,但是可能需要依据治疗剂量将母亲和新生儿分开一段时间。

(齐玉玲)

第三节　妊娠合并甲状腺功能减退症

甲状腺功能减退症简称甲减,是由各种原因导致的低甲状腺激素血症或甲状腺激素抵抗而引起的全身性低代谢综合征。

一、病因

根据病变发生的部位分为以下三种类型。

(一)原发性甲减

由于甲状腺腺体本身病变引起的甲减,占全部甲减的95%以上,且90%以上原发性甲减是由自身免疫、甲状腺手术和甲亢^{131}I治疗所致。自身免疫原因包括桥本甲状腺炎、萎缩性甲状腺炎、产后甲状腺炎等。

(二)中枢性甲减

由下丘脑和垂体病变引起的促甲状腺激素释放激素(TRH)或促甲状腺激素(TSH)产生和分泌减少所致,垂体外照射、垂体大腺瘤、颅咽管瘤及产后大出血是其较常见原因。

(三)甲状腺激素抵抗综合征

由于甲状腺激素在外周组织实现生物效应障碍引起的综合征。

二、妊娠对甲减的影响

妊娠期使甲状腺处于应激状态,迫使其分泌足量的甲状腺素,以满足正常妊娠的需要,可以使非孕期甲状腺功能正常的孕妇处于代偿状态,或出现亚临床甚至明显的甲状腺功能减退症。妊娠妇女中约2.5%患有甲减。

三、对孕妇及围生儿的影响

子痫前期、胎盘早剥、胎儿窘迫、心衰发生率增加,除容易并发流产、早产外,低出生体重儿,胎死宫内发生也增加。尚有文献报道母亲甲减的儿童,先天性缺陷与智力发育迟缓的发生率高,但是严重甲减的孕妇经过合理孕期治疗也能分娩出正常的后代。若孕妇甲减系孕期接受碘治疗所致,对胎儿的危害大建议行人工流产术。

四、临床表现

妊娠期甲减的症状及体征主要有全身疲乏、困倦、记忆力减退、食欲缺乏、声音嘶哑、便秘、语言徐缓和精神活动迟钝等慢性症状。水肿主要在面部特别是眼眶周围的肿胀,眼睑肿胀并下垂,面部表情呆滞,头发稀疏、皮肤干燥、出汗少、低体温,下肢黏液性水肿,不可凹陷性。严重者出现心脏扩大、心包积液、心动过缓,腱反射迟钝等。先天性甲减开始治疗较晚的患者,身材矮小。桥本病患者甲状腺肿大,质地偏韧,表面光滑或呈结节状。

五、诊断

(1)甲减为慢性进行性过程,并无突然显著的临床表现,因此容易延误诊断。当有上述病因及临床表现时,应及时进行甲状腺功能和TSH检查。血清甲状腺素测定有助于甲减的诊断,血清TT_3、$TT_4$$FT_3$、$FT_4$均降低,而TSH增高$\geqslant 10\ \mu U/mL$有力支持原发性甲减的诊断。继发性甲减中TSH减低。

(2)在缺碘地区检查24小时尿碘排出量,帮助确诊。

(3)抗甲状腺抗体:桥本病患者血清中抗甲状腺抗体升高。

(4)促甲状腺激素兴奋试验:可鉴别原发性或继发性甲状腺功能减退。原发性甲减和继发性甲减的鉴别有其重要性,因为垂体性或继发性甲减按原发性甲减单用甲状腺激素治疗时,易导致肾上腺皮质危象而死亡。

六、治疗

(一)产前咨询

甲减患者应先接受甲状腺素补充治疗后再妊娠为宜。孕早期停用甲状腺素片治疗会导致早产,孕前及孕早期应对患者进行用药指导,孕期每月作甲状腺功能及 TSH 检查,保持正常甲状腺功能状态。缺碘地区适当孕期补碘,防止胎儿甲减。

(二)妊娠期

甲减患者应在妊娠期给以足够的甲状腺激素作替代治疗,但具体需要的药物剂量存在个体差异。多数认为孕前服用维持剂量的甲状腺素孕期极少需要再加量。但游学者研究认为孕期甲状腺素需要量应增加。

1.甲状腺片

每天 20 mg,以后每 1～2 周,根据甲状腺素降低程度及 TSH 升高情况决定甲状腺片用量,待到达正常代谢的高值维持治疗,一般维持量较非妊娠者稍高,为 30～100 mg/d。

2.T_4和 T_3的混合制剂

T_4和 T_3的剂量按 4∶1 的比例,这种制剂符合正常甲状腺激素分泌。

3.肾上腺皮质激素

对垂体性甲减的孕妇在补给甲状腺片前数天,应先服用替代量的肾上腺皮质激素。

除上述治疗外,孕期加强营养指导,以防 FGR 的发生。孕晚期加强胎儿监测,防止胎儿窘迫的发生。注意产后出血并预防产后感染。

新生儿出生后应查甲状腺功能和 TSH 水平,孕妇患有桥本病新生儿尚应查抗甲状腺抗体。T_4 及 TSH 的测定是目前筛选检查甲减的主要方法,当呈现 T_4降低,TSH 升高时,则可确诊为新生儿甲减。确诊后需用甲状腺激素治疗 6～12 个月。

(齐玉玲)

第四节　妊娠合并先天性心脏病

妊娠妇女合并先天性心脏病的发病率和绝对数都在增加。在我国发达地区,风湿性心脏疾病在年轻人逐渐减少,更多伴有复杂性先天性心脏病的婴儿和儿童在外科手术后能存活至生育年龄。大多数简单的非发绀的心脏缺损患者在妊娠期间可无特殊症状。许多来自缺乏医疗检查手段地区的妇女既往没有被疑诊为心脏的缺损,通常都在妊娠期间首次被发现。先天性心脏病修复手术后的问题往往也在妊娠期间发生。

房间隔缺损修补术后仍可以发生心律失常,非限制性的室间隔缺损修复术后,肺动脉血管病变仍然进展。大多数存活患者在妊娠过程中需考虑心血管的储备,患者生长发育速度可能超过缺损补片或人工瓣膜的范围,肺动脉高压的出现,心律失常和传导系统的缺陷。

妊娠期间的血流动力学改变可以使先天性心脏病患者的心脏情况恶化,患者的预后与心脏功能级别相关(NYHA 分级),与疾病的特点和原先的心脏外科手术相关。

最高危的情况:①肺动脉高压;②重度左室流出道梗阻;③发绀的心脏病,血栓栓塞又是高危妊娠的风险之一。

高危患者的处理：先天性心脏病的高危患者不推荐妊娠，如果发现妊娠应劝告终止，因为母亲的风险非常高，死亡率为8%～35%。高危患者应严格限制体力活动，如果发生症状应卧床休息。如被证实存在低氧血症应给予氧疗。患者应在第2个孕季末住院，给予低分子肝素皮下注射，以预防血栓栓塞。发绀性的先天性心脏病患者，血氧饱和度的监测十分重要。血细胞比容和血红蛋白的水平影响血氧饱和度的指标，妊娠期间血液的稀释使低氧血症的指示不可靠。

低危患者的处理：只有轻或中度分流而没有肺动脉高压或只有轻或中度瓣膜反流，轻或中度左室流出道梗阻的患者能较好地耐受妊娠。即使中重度的右室流出道梗阻（肺动脉狭窄），妊娠也能很好地耐受，妊娠期间很少需要介入的治疗。

大多数早期已行外科纠正手术但仍然有固定心脏缺损的患者需要使用超声心动图做临床评估。低危的患者需在每个孕季做心脏评估的随访，胎儿先天性心脏病的评估需要使用胎儿超声心动图。

妊娠合并先天性心脏病患者的心律失常：大多数先天性心脏病患者右心房和/或心室的压力、容积增加，使10%～60%的患者发生心律失常，特别是室上性心律失常。妊娠期间由于生理的改变，可以影响抗心律失常药物的吸收、排泄和血浆的有效浓度。

当需要使用抗心律失常治疗时，地高辛通常是被首选的药物，但实际并不真正有效。奎尼丁、维拉帕米和β受体阻滞剂曾被长期用于母亲和胎儿室上性和室性心律失常的治疗，且无致畸影响的证据。胺碘酮是有效的抗心律失常药物，只限于其他抗心律失常药物失败时使用，并在最低的有效剂量范围内应用。所有抗心律失常药物都有心肌收缩抑制的作用。左或右心功能不全患者应谨慎使用。持续快速的心律失常可使胎儿发生低灌注，如母亲胎儿的耐受较差，可使用直流电转复为窦性心律。如心动过速发生时血流动力学的耐受性较好，可尝试使用药物治疗。

胎儿的评估：患有先天性心脏病的每一个妊娠母亲都应接受胎儿心脏评估。因为胎儿先天心脏病的发生率风险在2%～16%。早期的胎儿心脏缺陷诊断（孕24周前）很重要，可以使终止妊娠成为可能，以保证优生优育的利益。确定胎儿预后的两个主要的因素是母亲的心功能级别和发绀的程度。当母亲的心功能为Ⅲ～Ⅳ级或属高危的疾病分类，尽早分娩通常是理想的选择。发绀的妊娠患者必须做胎儿生长的监测，胎儿通常在足月妊娠前发育迟缓或停止发育，新生儿的存活率在孕32周后较高（95%），后遗症的风险较低。因此如果妊娠≥32周患者的分娩应尽快给予处理。在孕28周前胎儿的存活率较低（＜75%），存活新生儿颅脑损伤的风险较高（10%～14%），应尽可能地推迟分娩。

分娩的时间和方式：孕28～32周患者分娩方式的选择需慎重，必须实施个体化。

大多数患者适宜在硬膜外麻醉下自行分娩，以避免疼痛的影响。高危的患者应施行剖宫产，使血流动力学保持较稳定。常规和硬膜下麻醉心排血量增加不多（30%），低于自行分娩的过程（50%）。然而，孕龄较短的引产常失败或时间很长。如需行心脏外科手术的患者，应在心脏外科前即先行剖宫产。分娩过程应给予血流动力学和血气的监测。

一、房间隔缺损

房间隔缺损（简称ASD）根据解剖病变的不同，可分为以下类型：继发孔（第二孔）未闭和原发孔（第一孔）未闭。

继发孔（第二孔）未闭的缺损位于房间隔中部的卵圆窝为中央型，又称卵圆孔缺损型，缺损位置靠近上腔静脉入口处为上腔型又称静脉窦型；缺损位置较低，下缘阙如，与下腔静脉入口无明显分界，称下腔型。继发孔未闭是ASD中最多见的类型，其中卵圆孔缺损在临床上最常见。

原发孔（第一孔）未闭又可分为单纯型、部分性房室隔缺损，完全性房室隔缺损和单心房四型。

ASD是最常见的先天性心脏缺损，而且不少患者到成年才被发现，女性发病是男性的2～3倍。部分患者在妊娠期间因肺动脉血流杂音增强并经心脏超声检查后被发现。

大多数无房性心律失常或肺动脉高压的ASD患者都能耐受妊娠。妊娠期间心排血量增加对左向右分流患者右心容量负荷的影响可由周围血管阻力的下降而得到平衡。妊娠期间，存在显著左向右分流的患者发生充血性心力衰竭的也不多。

ASD患者对急性失血的耐受性较差。如果发生急性失血，周围的血管收缩，外周静脉回到右房的血容量减少，从而使大量的血液从左房向右房转流。这种情况可以在产后出血期间发生。

逆行性栓塞是ASD罕见的并发症。大多数ASD患者通过静脉对比剂超声心动图检查可见到右向左的细小分流，但仍然以左向右分流的特殊形式进入循环。偶然，ASD患者妊娠期间会出现卒中症状。卵圆孔未闭（PFO）可见于大约1/4的正常心脏。经PFO逆行的栓塞作为卒中病因的报道逐渐增多。经验性使用阿司匹林可以预防血栓形成，而且对胎儿无害。ASD的患者应长期接受静脉血栓的预防治疗。

ASD的年轻女性患者很少发生肺血管阻力升高和肺动脉压升高。据近30年的报道，ASD患者肺动脉压力大于6.7 kPa（50 mmHg）的患者仅占7%。原发性肺动脉高压年轻女性患者有时会合并继发孔缺损的ASD，这些患者在出生后肺动脉血管阻力一直保持很高，因此从不会发生左向右的分流，右心室腔也没有扩张。这些患者的体征、症状和预后与原发性的肺动脉高压患者相同。由于心房的缺损为右心室提供另一个排出通道，从而维持系统的心排血量。虽然降低了系统的血氧含量，但是，相对原发性肺动脉高压而不伴有房间隔缺损的患者，发绀和猝死的发生率较低而预后会较好。

继发孔ASD患者在牙科治疗或分娩前不需使用抗生素预防性治疗。除非合并了瓣膜性疾病。

继发孔ASD患者子代再发生ASD的风险大约为2.5%。大多呈散发性，家族性的ASD患者有两个类型，两者都为常染色体的显性遗传。最常见的是继发孔ASD和房室传导延缓，另一种类型为Holt-Oram综合征，其特点是上肢发育异常和房间隔缺损。

缺损大的ASD在妊娠前应尽可能先行选择性的外科或介入封堵治疗。

二、室间隔缺损

室间隔缺损（简称VSD）的患者中缺损小的通常能很好耐受妊娠。肺动脉血管阻力正常患者左向右分流的程度较轻。分娩期间系统血管阻力增加的情况下，左向右分流的程度会增加。缺损小的VSD在胸骨左缘第3、4肋间可听到响亮粗糙的全收缩期杂音，患者在妊娠前通常已被确诊。有少数缺损小的VSD在妊娠期间首次被发现。

未行外科纠正手术的非限制性VSD伴肺动脉高压、左向右分流，无发绀和症状的患者在妊娠期间偶然可被发现。患者通常一般状况良好，婴幼儿期无心功能衰竭病史或发育不良的情况。这些患者通常能较好地耐受妊娠。但如果患者在妊娠前已被确诊，应劝告患者避免妊娠。因为这些患者妊娠期间心脏事件发病和死亡的风险较高。妊娠期间肺血管的病变可加速恶化，虽然并不是不可避免，但可使患者风险增大。心力衰竭的风险性不大，因为分流通常较小，妊娠前心脏没有容量超载的情况。如果患者在分娩时急性失血或使用血管扩张药，可能会导致分流逆转。这种情况可通过补充血容量和限制使用血管扩张药而避免，患者对血管收缩性的催产药物耐受性良好。

VSD 缺损修补术后妊娠患者的风险与无心脏疾病患者之间无显著的差异性。除非患者合并持续的肺动脉高压。婴幼儿期已行修补术的大型 VSD 缺损仍可遗留肺高压的情况，特别是外科纠正手术施行的时间超过 2 周岁以后。这些患者需个体化区别对待。有些肺动脉高压情况稳定，无自觉症状的患者，可顺利妊娠。其他临床表现与原发性肺动脉高压相似。伴进展性右心功能失代偿的患者妊娠期间心血管事件发生和死亡的风险很高。如果患者的肺动脉压力大于系统血压的 3/4，患者会有妊娠的高风险。这些患者应劝告避免妊娠，估计死亡率为 30%～50%。

偶然，当肺动脉高压的孕妇拒绝终止妊娠时，患者妊娠期间心血管的处理十分重要。必须对心脏的情况密切随访，注意患者的左、右心功能情况。曾经行外科介入治疗患者的心功能容易受到损害，特别是右心功能。心功能的损害与持续的肺动脉高血压使心脏的贮备功能受到严重的损害。妊娠期间，肺动脉高压的患者应尽可能休息，并通过临床观察和超声心动图的监测评估心功能。严重肺血管疾病的患者应住院观察，并在常规麻醉下行剖宫产。产后仍然是最危险的阶段，即使患者能够耐受妊娠和顺利分娩。建议产前给予使用硝酸酯类或前列环素气雾剂，以预防产后肺血管阻力的增高。

VSD 母亲的子代发生 VSD 的情况已见报道，发生率为 4%～11%。分娩方式较复杂的 VSD 患者，应给予心内膜炎的预防措施。

三、主动脉缩窄

大多数主动脉缩窄的患者在到达孕龄的时候都已接受过外科介入的治疗。虽然主动脉缩窄的外科修复通过纠正高血压或使高血压的治疗更有效从而使妊娠有良好的预后和结局，但是主动脉缩窄的远期风险仍然存在。主动脉缩窄的妊娠结局主要依据缩窄的严重程度和合并心脏的损害情况。例如，二叶主动脉瓣和主动脉病变的情况。通常主动脉缩窄的母亲和胎儿的结局良好。重度高血压，充血性心力衰竭，主动脉撕裂，颅内动脉瘤破裂，感染性心内膜炎已见于报道。早期的报道提示，由主动脉缩窄并发症导致的死亡率约为 17%，但新近的报道为小于 3%。

主动脉缩窄纠正术后的远期并发症不常见，但对已行主动脉缩窄纠正术后准备妊娠的女性患者应密切注意。全面的妊前评估包括：主动脉缩窄修复术的完整性，保留的或复发的梗阻情况或动脉瘤的情况，检查的范围包括修复的部位和升主动脉。另外要同时评估主动脉瓣和左室的功能。如果主动脉缩窄或已行纠正术后的患者在妊娠过程怀疑主动脉的并发症，应选择磁共振成像检查。

未行纠正术的主动脉缩窄患者，高血压的治疗往往不满意。未经治疗的主动脉缩窄患者的静息血压如同正常人一样会轻微下降，但患者的收缩压和脉压在运动后会显著提高。降压药如盐酸肼屈嗪、甲基多巴、Labetalol 或美托洛尔可用于降压治疗。但过于积极的降压治疗将会减少胎盘的灌注并造成胎儿发育的不良影响。因此，患者应在妊娠前先行主动脉缩窄的介入治疗。但临床上，遇到未行纠正术的主动脉缩窄妊娠患者，应该避免劳力性的运动，尽可能减少主动脉壁的压力，因为运动后血压和脉压造成的血管损害不能通过降压药物完全得到预防。

主动脉缩窄患者的主动脉壁常伴异常，易于造成主动脉撕裂。由于妊娠期间生理的、血流动力学和激素水平的改变，主动脉撕裂的风险增加。妊娠和分娩期间使用β受体阻滞剂可减少主动脉撕裂的风险。大多数主动脉缩窄的患者可采用经阴道分娩，但应注意尽量缩短第二产程，以减少动脉的压力。但如果存在可疑的产科情况或不稳定的主动脉损伤，应考虑给予剖宫产。胎儿发育通常正常，说明通过侧支循环使子宫胎盘的血流得到合理的维持。主动脉缩窄患者先兆子痫的发生率增加，但恶性高血压或视盘水肿的情况罕见。

妊娠期间主动脉缩窄的外科修复术应限于主动脉撕裂或严重的难以控制的高血压或心力衰竭的患者。经皮穿刺主动脉缩窄扩张术后主动脉扩张的机制是主动脉壁的伸展和撕裂。妊娠是主动脉撕裂的易患因素。因此对已妊娠或准备妊娠的患者，应尽量避免行缩窄部经皮血管成形术或支架植入术。

主动脉缩窄的患者在围生期应注意预防细菌性心内膜炎，二叶主动脉瓣的患者心内膜炎的风险增加，如发生心内膜炎的部位几乎都在二叶主动脉瓣而不是在缩窄部。

四、动脉导管未闭

动脉导管未闭(PDA)狭窄的动脉导管通常分流量少，肺动脉压正常，妊娠期间不会产生显著的血流动力学障碍。分流量大的患者可发展为充血性心力衰竭，妊娠前应考虑先行封闭。

大多数 PDA 可产生典型的机械样连续性杂音，连续脉冲多普勒可检测到持续的血流。PDA 的患者应接受抗生素的预防性治疗。

伴肺动脉高压且未纠正的粗大动脉导管可以并发肺动脉瘤(PDA 是常见的独立诱因)，并可发展为肺主动脉瘤撕裂，妊娠期间或产后可自行破裂。肺动脉血管中层可见坏死和动脉粥样硬化，两者均与严重的肺动脉高压相关。妊娠期间外周或肺动脉撕裂的发病率可见增加。可能是结缔组织转多糖酶的作用使水分摄取增加造成的后果。所以 PDA 伴肺动脉高压的患者应建议避免妊娠。

五、肺动脉口狭窄

肺动脉口狭窄轻或中度的肺动脉瓣狭窄较常见，妊娠期间患者多无症状，也无死亡或相关并发症发生的报道。有些患者虽然可以耐受重度的肺动脉狭窄，然而妊娠期间容量的超载加重了患者肥厚和僵硬右室心肌的负荷，充血性心力衰竭的情况仍可发生。极少数重度肺动脉瓣狭窄患者在妊娠期间首先出现症状。右室压力达到或超过系统压力的患者可考虑行经皮穿刺瓣膜成形术，但需最大限度地遮盖子宫，做好胎儿辐射的防护。据报道，低血压、心律失常、短阵的右束支传导阻滞等一系列的并发症可带来不大的风险。如情况允许经皮穿刺瓣膜成形术应安排在第二孕季后进行，尽可能在胎儿的组织器官发育完全后。肺动脉球体扩张瓣膜成形术是肺动脉口狭窄的治疗选择措施，目前常在儿童期进行。

漏斗部肺动脉狭窄伴或不伴限制性 VSD 或右心室双腔畸形患者能较好地耐受妊娠的不多。妊娠患者的治疗要根据心功能的级别和狭窄的程度。这些类型的梗阻不适宜行经皮穿刺介入性的治疗，妊娠期间如果症状变坏，建议行外科手术修复。

肺动脉瓣狭窄或右室流出道梗阻患者在行外科治疗或复杂性分娩前应接受抗生素预防治疗。

六、法洛四联症

法洛四联症包括室间隔缺损、肺动脉口狭窄、主动脉骑跨和右心室肥厚。具有上述典型改变者属典型四联症或狭义的四联症。轻度法洛四联症患者可存活至成年而没有持续的症状。肺动脉狭窄严重者，可增加右向左的分流并导致严重的发绀。正常妊娠期间血容量增加，静脉回流到右心房的血量也增加。伴随系统血管阻力的下降，可使右向左分流量增加，发绀加重。妊娠期间即使为轻度的发绀都可使患者的情况恶化。如果血氧饱和度<85%，风险会很高。分娩期间是特别危险的时间，因为分娩时大量的血液丢失导致系统低血压，从而加重了右向左的分流。

妊娠期间，右心衰竭或左心衰竭的情况都可以发生，特别是当合并了主动脉反流时。妊娠期间随着房性心律失常的出现，临床的问题会进一步出现。Presbitero 等学者报道了 21 例法洛四联症或肺动脉闭锁合并主动脉反流患者 46 次妊娠的结果。共有 15 例新生儿出生后存活，占 33%；9 例早产，26 例流产和 5 例死产。8 例母亲发生心血管的并发症，包括 2 例围生期细菌性心内膜炎。

法洛四联症成功外科修复术后，妊娠的结果可大大地改善。Singh 等共报道 27 例法洛四联症已行外科修复手术患者共 40 次妊娠，每次妊娠均无严重并发症的发生，流产的发生率不高于正常妊娠者。在 31 例妊娠的有效记录中，30 例为正常的婴儿，1 例为肺动脉闭锁的畸形婴儿。

来自 Mayo 临床小组关于 43 例法洛四联症女性患者共 112 次妊娠结果报道，6 例患者伴有肺动脉高压，其中 3 例为中或重度右心功能不全，13 例重度肺动脉反流并重度右室扩张。6 例患者妊娠期间至少合并如下其中一种心血管的并发症：重度右心室扩张，右心功能不全，继发于右室流出道梗阻或肺动脉高压的右心室高压。并发症包括室上性心动过速 2 例，心力衰竭 2 例，肺栓塞伴肺动脉高压 1 例，伴肺动脉反流右心室进展性扩张 1 例。另外，16 例患者共 30 次流产(27%)和 1 例死产的记录。新生儿平均出生体重为 3.2 kg。8 例未经修复的法洛四联症患者共 20 次妊娠；其中 5 例发绀患者共 12 次妊娠。未经修复的法洛四联症患者按预期都为低体重儿，其中一例有形态学改变的肺动脉畸形。在这个报道中，5 例子代(占 6%)有先天性的畸形。这些资料提示，虽然许多已行法洛四联症修复的患者都有成功的妊娠结果，然而那些伴有严重结构和血流动力学问题的患者妊娠期间心血管并发症发生的可能性更大。来自荷兰的一个研究证实了这一点：26 例已行法洛四联症修复后的患者有 50 次成功的妊娠，5 例患者(19%)发生的并发症包括：伴有症状的心力衰竭，心律失常或两者均存在。两个发生症状性心力衰竭的患者伴有严重的肺动脉反流，重度的肺动脉反流是目前法洛四联症患者修复术后遗留的最常见的血流动力学后果。法洛四联症患者修复术后的这种情况容易在超声心动图检查中被忽略。因为肺动脉的反流是层流而不是湍流。

法洛四联症修复术后的患者受孕前应做好评估，做好病史采集、心脏功能和运动功能的评估，了解是否还存在其他的心脏缺损。使用荧光原位杂交法诊断 22q11 基因缺失综合征，检测阴性胎儿发生缺损的可能性很低(约 4%)。新近的报道提示，在成人中发现典型的临床特征较困难，应对有潜在风险的父母多加注意，必要时应做 pros 和 cons 的筛查，如果有阳性提示，有必要做遗传学的咨询。超声心动图可以评估患者的血流动力学情况，发现是否存在任何右室流出道的梗阻、肺动脉的反流或心功能不全，发现任何遗留的缺损，例如室间隔缺损或主动脉反流；另外评估左室的功能。如有需要，可行运动试验以评估运动能力。如证实无任何重要的遗传性缺损，妊娠和分娩将不会发生相应的并发症。

据报道，法洛四联症双亲子代获得先天性心脏缺损的风险为2.5%～8.3%。一份较大型的系列报道，包括127例双亲(62例女性，65例男性)共253个子女，先天性心脏缺损三例，占1.2%，其中一例为法洛四联症，一例为室间隔缺损，另一例为永存动脉干。风险发生不一致的原因来自很多因素，包括遗传学查证法的偏倚、环境因素和具有先天性心脏病发病优势患者子代的追踪方法。

七、艾森曼格综合征

艾森曼格综合征包括了室间隔缺损、动脉导管未闭或房间隔缺损等左向右分流型先天性心脏病伴显著肺动脉高压产生双向分流或右向左分流出现发绀的患者。许多艾森曼格综合征的女性可以存活至生育年龄，但通常在30岁后症状逐渐加重。伴肺动脉血管病变的患者在妊娠期间会有很高的风险，因为肺动脉高压会使右心排血量受到限制，使肺循环血容量减少；周围血管扩张可增加右向左的分流，从而加重了发绀的程度。

Gleiche等对44个艾森曼格综合征病例共有70次妊娠的资料进行分析。其中52%的死亡与其中的一次妊娠相关。母亲有特别高的死亡事件，主要与低血容量、血栓栓塞的并发症和先兆子痫有关。在全部的分娩中，34%经阴道分娩，3/4采用剖宫产，约1/14因为母亲的死亡而终止妊娠。剖宫产的数量不多，可能与这些患者都是血流动力学代偿阶段的高危患者有关。只有25.6%的妊娠为足月。54.9%的分娩为早产。围生期的死亡率为28.3%，而且与早产强烈相关。这个研究得出的结论是艾森曼格综合征女性妊娠的预后特别严重，选择性的流产与其他分娩形式比较有较大的安全性。分娩期间是特别危险的时期，即使母亲已成功分娩，由于血流动力学的恶化或肺梗死，母亲仍可在以后的数天内死亡。

一份自1978—1996年包括多个国家伴肺动脉血管疾病妊娠患者的综述提示，73例伴艾森曼格综合征患者中，母亲的死亡率高达36%。26例死亡，其中23例于分娩后30天内死亡。死亡的原因为难治性心衰和持续的肺动脉高压(13例)，猝死7例，动脉血栓性栓塞(经尸解后确诊)1例。来自巴西的一个研究中心报道的妊娠结果略为乐观。共12例患者，13次妊娠，2例死于妊娠28周前，只有2例妊娠能达到第二孕季的末期。患者收治入院，卧床休息，密切监护。所有患者接受预防性肝素治疗，在常规麻醉下行剖宫产。一例患者在产后30天死亡。因此，应强烈地建议艾森曼格综合征的患者避免妊娠。

妊娠患者如没有服从医学的建议而受孕，应建议患者终止妊娠。在第一孕季内扩宫和刮宫术是终止妊娠的合理选择。

患者仍坚持继续妊娠，可依据Carole A Warnes的建议做好以下的管理措施。

(1)心脏科医师和产科医师要密切合作做好患者的随诊。

(2)卧床休息以减少心脏的负荷，应保持侧卧位避免子宫对下腔静脉的压迫，保障静脉回流。第三孕季的患者需要绝对卧床。

(3)患者如有气促应给予面罩吸氧。

(4)应密切监测雌三醇的水平和胎儿超声心动图，以评估胎儿的成熟度。

(5)如发生充血性心力衰竭，可以使用地高辛、利尿剂，注意小心使用利尿剂避免血液浓缩。肺动脉血管扩张药的应用：据报道，经静脉使用肺动脉扩张药例如依前列醇和吸入一氧化氮可改善母亲的预后。一氧化氮能够通过鼻道吸入使用，但更常见的是通过面罩给药或气管内插管给药。肺动脉压的下降可使一些患者能成功地经阴道或剖宫产分娩。如果使用一氧化氮，母亲在用药期间必须进行高铁血红蛋白的监测。

(6)在患者的风险极高必须住院卧床休息期间,应给予肝素预防性治疗,但目前仍未有相关对比性研究的报道,但已有常规麻醉下剖宫产分娩前使用肝素抗凝及分娩后开始使用华法林抗凝治疗的单个中心的病例报道。

(7)剖宫产的出血量大于经阴道分娩:艾森曼格综合征患者在周围循环阻力突然丢失的情况下,不能够有效地调整肺循环的灌注,因此,血液的丢失应及时补足。

(8)分娩期间应给予持续的心脏监护:建立静脉通道和用于动脉血气监测的动脉通道。中心静脉压监测导管可以迅速地确定分流量的改变和血流动力学的评估。也可通过应用指套脉搏血氧监测评估分流量的改变。

(9)近几年,在常规麻醉或联合腰麻下行选择性剖宫产已成为常见的、备受偏爱的分娩方式。但麻醉管理应选择有经验的熟悉心脏病学的麻醉师。硬膜外麻醉显然是安全的,不会发生低血压,血压如有下降应马上给予去甲肾上腺素对抗,补充丢失的血容量。应用腰麻时,只能给予低剂量,并且需格外小心,因为有低血压发生的风险,禁止应用单剂量给药的腰麻方法。

(10)如果选择经阴道分娩,分娩的第二产程应尽量缩短,可给予选择性的钳产或真空吸引产辅助分娩。

(11)患者分娩后的第一天应绝对卧床和给予持续的监护,然后逐渐增加活动。使用血栓预防加压泵有助预防下肢静脉血流瘀滞和血栓形成。

(12)产后患者应至少在医院观察 14 天,因为产后仍存在猝死的风险。

(魏爱萍)

第五节 妊娠合并心律失常

妇女怀孕以后,随着胎儿的发育心血管系统可发生相应的变化。在妊娠中晚期心功能不同程度受到影响,如活动后出现心悸、气短、心率增快,容易疲倦甚至发生昏厥等症状。一些妊娠妇女心电图可能出现各种期前收缩、心动过速,严重者或原有心脏病者可出现心房颤动、心房扑动甚至心室颤动等心律失常。

由于绝大多数生育年龄的妇女并不存在心血管系统的疾病,故这些心律失常多数是短暂的变化,且程度较轻,对整个妊娠和分娩过程不构成危害,多不需要特殊治疗。妊娠本身可以诱发并加重心律失常,有较严重的心血管系统疾病的妇女不宜妊娠,所以在临床上真正较严重的心律失常并不多见。

一、房性期前收缩

(一)临床表现

房性期前收缩是一种常见现象,可没有不适感觉,部分患者可感到心悸,在疲劳、精神紧张或是在饮酒、吸烟、喝浓茶及咖啡时症状明显。

(二)治疗

对于没有症状,没有器质性心脏病的患者,多不需要药物治疗,通过病情解释,消除患者的紧张情绪，保持良好的生活方式，不要饮酒/吸烟，不饮用含有咖啡因的饮料，预防和减少房性期前收缩的发生。有明显症状或是有器质性心脏病的患者需要药物治疗。

(三)注意事项

(1)在分娩以前要对患者进行详细检查，仔细追问病史，了解患者是否有器质性心脏病。

(2)对于无症状，无器质性心脏病的患者，多不需要药物治疗；而有症状，有器质性心脏病的患者，应于分娩前行药物治疗，控制病情。分娩后应注意患者的心率变化，尽量减少可能诱发期前收缩的诱因。

二、阵发性室上性心动过速(PSVT)

简称室上速。

(一)临床表现

阵发性室上性心动过速可表现突然发作的心悸、焦虑、气短、乏力，多在情绪激动、疲劳、剧烈运动时出现，症状严重者可出现明显的心肌缺血症状，如心绞痛、昏厥、气短等症状。

(二)治疗

对有些患者来讲，镇静和休息就可以帮助恢复正常节律，但是多数患者需要通过减慢房室传导来达到目的。

1.非药物疗法

通过各种方式刺激兴奋迷走神经，如屏气、压迫眼球、按压颈动脉窦，刺激咽喉部诱发恶心呕吐等方法。通过此类方法可以使 75%的阵发性室上性心动过速患者恢复正常心律或是心室率明显下降。

2.药物疗法

(1)维拉帕米：5～10 mg 稀释于 20 mL 5%葡萄糖溶液中缓慢静脉注射，在 2～5 分钟内静脉注射，约 90%的患者可恢复正常心律，之后口服维拉帕米 40～80 mg，每天 3 次维持。

(2)普罗帕酮：70 mg，在 5 分钟静脉注射，如果无效 20 分钟后可重复使用。一天内应用总量不可超过 350 mg。心律恢复正常以后，可口服 100～150 mg，每天 3 次维持。

(3)反复发作的患者可应用洋地黄类药物和普萘洛尔，具体用法如下：①地高辛 0.5～1.0 mg 稀释于 20 mL 5%葡萄糖溶液中静脉注射，在 15 分钟内静脉注射，以后每 2～4 小时静脉注射 0.25 mg，24 小时总量不超过 1.5 mg；②普萘洛尔可先试用 0.5 mg 静脉注射，然后 1 mg/3 min 静脉注射，总剂量不超过 3.0 mg。

3.直流电复律

在心功能较差、血液动力发生较严重改变时可使用直流电回复心律，10～50 J 的能量就可以使心律恢复正常。孕期使用直流电复律是安全的，不对母儿构成威胁。

(三)注意事项

在孕期，阵发性室上性心动过速的发生率要高于非孕期，它一般不增加围生儿病死率。但是如果患者有器质性心脏病，且心动过速持续时间较长，程度较严重而引起心力衰竭时，就会造成胎儿宫内缺血缺氧。所以在孕期应及时发现并治疗阵发性室上心动过速，对于反复发作，特别是有器质性心脏病的患者，在控制症状以后还应该口服药物，以防止阵发性室上心动过速的再次发生。

三、心房颤动

(一)临床表现

心房颤动的主要临床症状是心悸和焦虑。由于心房不能起到有效的收缩作用,使得心室得不到有效的充盈。对于妊娠期妇女来讲,如果不伴有器质性心脏病,发生心房颤动时多数能较好地耐受可能发生的症状。如果伴有器质性心脏病,临床症状就较为严重,心室得不到充盈造成心肌缺血,心排血量减少就会诱发肺水肿、心绞痛、心力衰竭、昏厥。

心房颤动的患者心率一般在350～600次/分,心室率快慢不一,在100～180次/分。在妊娠期妇女,心房颤动并不多见,主要发生于一些有器质性心脏病的患者。如风湿性心脏病,特别是有二尖瓣病变者,高血压性心脏病、冠心病。在其他一些疾病中心房颤动有时也会发生,如肺栓塞、心肌病、心包炎、先天性心脏病和较严重的甲状腺功能亢进。

(二)治疗

心房颤动的治疗目的在于降低心室率和恢复心房的正常收缩功能,对子血流动力学失代偿程度不同的患者,处理方式亦不一样。如果患者心功能很差,应首先考虑使用直流电复律。如果患者的心功能尚可,可使用药物治疗。治疗方案的选择主要取决于患者血流动力学失代偿的程度,心室率和心房颤动的持续时间。

(1)急性心房颤动,心功能严重失代偿应首先考虑选用直流电复律,能量为50～100 J,约91%的患者经治疗后病情好转,恢复正常的窦性心律。如房颤伴有洋地黄中毒,则不宜用电复律,因为容易引起难以恢复的室性心动过速或室颤而导致患者死亡。

(2)慢性心房颤动的治疗主要是以控制心室率为主,首选的药物是洋地黄类药物,如地高辛0.125～0.250 mg/d。一般单用洋地黄类药物即可,如果治疗效果不满意,可加用β受体阻滞剂(普萘洛尔)或钙通道阻滞剂(维拉帕米),心室率一般控制在休息时为60～80次/分,轻度适度运动时不超过110次/分为宜。在治疗慢性房颤时还应注意识别和纠正其他一些影响心室率的病变因素,否则就会容易造成药物中毒或导致错误的治疗。

(3)抗凝治疗由于电复律时和随后的两周有发生血栓的可能性,所以对于一些可能发生血栓的高危患者,如二尖瓣狭窄、肥厚性心肌病、左心房内有明显的血栓附壁、既往有体循环栓塞史、严重心力衰竭,以及人工心脏瓣膜置换术后等,应于心脏电复律之前行抗凝治疗。对于妊娠期妇女来讲。最适宜的抗凝剂是肝素,可以静脉滴注或小剂量皮下注射,使凝血酶原时间维持在正常的1～5倍。

(4)预防复发心房颤动复律以后维持窦性心律比较困难,只有30%～50%的心房颤动患者在一年以后仍能保持窦性心律。窦性心律的维持与左心房的直径和心房颤动持续时间的长短有关。维持窦律的首选药物为奎尼丁,0.2～0.3 g每天4次口服,还可选用普鲁卡因胺或丙吡胺。

(三)注意事项

(1)积极治疗,恢复窦性心律。

(2)除非十分必要,在即将分娩前和分娩后用抗凝治疗。一般在分娩前一天停用肝素,改用作用较温和的阿司匹林。

(3)孕期抗凝治疗应首选肝素,因肝素不能通过胎盘,不会对胎儿造成危害。孕期应避免使用双香豆素,因其可以通过胎盘,对胎儿有致畸作用。

(4)由于奎尼丁能通过胎盘,长期或大量使用能引起宫缩造成流产或早产,所以孕期使用应较谨慎。

四、心房扑动

(一)临床表现

心房扑动的主要表现是心悸和焦虑、气短,以及低血压等一系列症状,病情严重时还会出现脑缺血与心肌缺血症状。生育年龄的妇女一般很少发生房扑。

阵发性房扑的患者多数没有器质性心脏病,持续性房扑多发生于器质性心脏病的患者,特别是有左心房或右心房扩大的患者,心包炎、低氧血症、心肌缺血、贫血、肺栓塞、严重的甲状腺功能亢进患者或酗酒者均容易发生房扑。发生房扑时由于心室率较快,使得左心室舒张期快速充盈期缩短,导致心室搏出量减少。心房扑动患者的心房率一般在250~350次/分,通常伴发2∶1的房室传导,心室率为心房率的一半,一般为150次/分。

(二)治疗

(1)房扑的首选治疗方法为直流电复律,一般来讲<50 J的能量即可以成功转复心律,心律转为窦性心律或心室率较慢的房扑。如果第一次电击复律不成功或是心律转为房颤,可用较大的能量进行第二次电击复律。

(2)在房扑伴极快速的心室率时,应以控制心室率为主要治疗目的,可应用维拉帕米5~10 mg稀释于20 mL 5%葡萄糖溶液中,在2分钟内静脉推注,如果无效可以于20分钟后重复应用一次。用药以后心室率可以明显减慢,有时可以使房扑转为窦性心律。除了维拉帕米,还可以应用洋地黄类药物或普萘洛尔控制心室率。在心室率得到控制以后,可服奎尼丁300 mg,每天三次以复转心律,其作用是恢复房室1∶1的传导。

预防用药可以使用维拉帕米、洋地黄类药物、普萘洛尔、奎尼丁或普鲁卡因酰胺。

(三)注意事项

及时发现并治疗房扑,防止脑缺血及心肌缺血的发生,以避免发生胎儿宫内缺血缺氧。

ESC 2004会议关于心房颤动/心房扑动控制节律的建议。

(1)年轻患者、体力活动多的患者。

(2)患者要求有一个好的生活质量。

(3)有症状的AF患者,快速AF者。

(4)无病因可查者(特发性)。

(5)复律无栓塞危险者。

(6)有栓塞高危因素者(AF后易发生脑卒中)。

(7)能接受抗心律失常药治疗及随访。

(8)AF诱导心肌病者。

(9)所有第一次发作AF患者,应该给一次复律机会(排除禁忌因素)。

五、室性期前收缩

(一)临床表现

室性期前收缩是最常见的心律失常之一,可以发生在完全健康的个体或是有器质性心脏病的患者,在孕期其发生率有所增加。一般根据Lown的分级,把频发的、多形的或多源性的、连发的和“R-on-T”的室早称为“复杂性室早”。如果没有器质性心脏病,室性期前收缩本身并没有大的临床意义，但是如果同时存在器质性心脏病，就会有发生室性心动过速、心室颤动和猝死的危险。

发生室性期前收缩时，患者可以没有症状，也可以有心悸的表现。由于室性期前收缩的发生可造成心房血液反流至颈静脉，不规则地产生大炮波。

(二)治疗

室性期前收缩可以由吸烟、饮酒、喝咖啡、茶或是过度劳累、焦虑所引起，在药物治疗以前应首先去除这些影响因素，然后根据患者情况确定是否用药。

治疗的目的是去除复杂性室性期前收缩，防止室性心动过速，心室颤动和猝死的发生。

(1)在孕期，无症状、无器质性心脏病的妇女一般不需要药物治疗，消除顾虑及温和的镇静剂在多数情况下已经足够。

(2)如果期前收缩频发，伴有器质性心脏病，应及时进行药物治疗，以免发生更严重的心律失常，造成孕妇死亡。可单用或联合应用奎尼丁、普萘洛尔和普鲁卡因酰胺治疗。奎尼丁：0.25～0.60 g，每天 4 次口服。普萘洛尔：30～100 mg，每天 3 次口服。普鲁卡因酰胺：250～500 mg，每天 4 次口服。

(三)注意事项

(1)孕期一旦发现室性期前收缩，应明确诊断，了解患者是否有器质性心脏病，做动态心电图，评价患者室性期前收缩的类型和频度，并根据情况予以治疗。

(2)如无产科指征，一般可选择阴道分娩，对于复杂性室性期前收缩，除了予以常规药物治疗以外，分娩过程中应予以心电监护，随时了解患者病情的变化，必要时可行剖宫产术。

六、室性心动过速

(一)临床表现

发生室性心动过速时，由于心率过快，心室充盈减少，心排血量下降。患者可出现气短，心绞痛、低血压、少尿和昏厥。心脏听诊时出现第一心音和第二心音有宽的分裂，颈静脉有大炮波出现。

室性心动过速是一种严重的心律失常，大多发生在器质性心脏病变时，主要是缺血性心脏病和扩张性心肌病，其次是高血压性心脏病和风湿性心脏病，诱发室性心动过速的主要原因是心肌缺血、心力衰竭、电解质紊乱、洋地黄中毒等。发生室性心动过速以后，如不及时治疗，可发生室颤并导致死亡。

室性心动过速的平均室率为 150～200 次/分。由于其速率和室上性心动过速相似，故单凭速率难以进行鉴别诊断。由于室性心动过速多发生于有较严重的器质性心脏病的孕妇，故在孕期少见，即使是无器质性心脏病的孕妇，一旦发生室性心动过速，如不能及时治疗也会导致死亡。

(二)治疗

(1)如病情危急，可先静脉注射利多卡因 50～100 mg，然后行直流电复律，能量一般为 25～50 J。多数患者可以恢复窦性心律。

(2)如患者一般情况尚可，可用以下药物治疗。利多卡因：50～100 mg 静脉注射，起始剂量为 1.0～1.4 mg/kg，然后以 1～4 mg/min 持续静脉滴注维持，如不能终止心律失常，可于 10 分钟后再给负荷量一半静脉注射。普鲁卡因酰胺：100 mg，每 5 分钟肌内注射一次，直到心律失常控制或发生了严重不良反应或总量达 500 mg。奎尼丁：0.2～0.4 g，每天 4 次口服。

(3)预防复发:直流电复律以后应静脉滴注利多卡因 1～4 mg/min,无效时加用奎尼丁 0.2～0.6 g 每天四次口服或是普鲁卡因胺 250～500 mg。每 4 小时口服一次。应注意避免长期应用利多卡因或是奎尼丁,以防止严重不良反应的出现。

(三)注意事项

(1)经治疗以后如果恢复窦性心律,在宫颈条件良好的前提下,可经阴道分娩,分娩过程中应加强心电监护,以防止复发。

(2)如心律失常较严重,应首先控制心律失常,然后再考虑分娩方式。经正规治疗以后仍不能完全恢复窦性心律,宫颈条件较差的患者,可在心电监护下行剖宫产结束妊娠,避免阴道分娩时过度劳累而诱发室颤,导致患者死亡。

(3)如果心律失常较严重,且有指征需要即刻结束妊娠时,可先静脉注射利多卡因 50～100 mg。随后以 1～2 mg/min 的速度静脉滴注,待病情稳定以后即刻行剖宫产手术。

七、心室颤动

(一)临床表现

心室颤动是最可怕的心律失常,患者出现一系列的急性心脑缺血症状,如 3～5 分钟内得不到及时治疗,心脑的灌注基本停顿,就会造成猝死。来自多个折返区的不协调的心室冲动,经过大小、方向各异的途径,经心室迅速传播。其结果是心脏正常的顺序收缩消失,发生心室颤动。由于没有有效的心脏排血,心室内无压力的上升,结果心脏处于与停顿相同的状态,周围组织得不到血液灌注。

(二)治疗

(1)一旦发生心室颤动,首选电除颤,常用的能量为 200～400 J。

(2)药物可应用利多卡因 2 mg/kg 体重,静脉注射;或是溴苄铵 5 mg/kg 体重,静脉注射。

(三)注意事项

由于一旦发生室颤,患者的死亡率很高。即使是抢救成功者,亦常伴有轻度的心力衰竭和肺部并发症,所以患者经治疗以后除了一般情况很好,且宫颈条件好时可以阴道试产以外,多数患者需行剖宫产结束妊娠。心律失常是极危急重症,在诊断治疗方面必须有内科,特别是心血管内科参与,所用抗心律失常药物必须小心谨慎,控制剂量,严密观察,避免不良反应产生。

(孙　慧)

第六节　妊娠合并心肌病

一、肥厚性心肌病和妊娠

肥厚性心肌病(HCM)是一个以心室肌呈非对称性肥厚,心室内腔变小为特征,以心肌细胞和心肌纤维排列紊乱为基本改变的心肌疾病。肥厚性心肌病与遗传的因素相关。成人中发病的比例约为 1/500。发病原因主要是心肌的肌小节蛋白质编码的 10 个基因中至少一个发生错义突变。

过去认为，肥厚性心肌病是罕见的病例且伴恶性的预后。新近来自非相关多中心的研究显示，肥厚性心肌病并非不常见，大量的患者的总预后相对良性。然而，有一些亚型的患者，有较高的猝死或心力衰竭的风险，需要做进一步的危险分层。虽然肥厚性心肌病的大多数患者能够安全地经历妊娠，但重要的是，当我们处理这些患者的时候要了解 HCM 这个疾病并能确定妊娠过程中出现的风险。

(一)解剖和病理生理

肥厚性心肌病必须具备的条件是排除了继发性因素如高血压，浸润性或糖原积累异常的心肌肥厚。虽然，早年认为心肌肥厚多开始于室间隔。然而肥厚的心肌也可以位于室间隔的基底部、游离壁或心室的心尖部。在肥厚性心肌病中，中央型的肥厚可影响所有的心室壁。目前有证据表明伴家族性肥厚性心肌病的某些患者中可有基因的突变，为不完全性的外显率，在初期筛查的患者中不一定具有肥厚的表现。肥厚可以为后期疾病的表现，可能在生命的最后十年才具有临床表现。

虽然大部分患者无症状，但仍有一部分患者因为肥厚性心肌病而有显著的症状，左室流出道梗阻的患者运动后可出现胸痛、气促、疲倦、心悸和昏厥。猝死可以是患者疾病的首次表现。病理生理主要由流出道梗阻造成血流动力学改变的联合作用所构成。包括舒张功能不全、心肌缺血、二尖瓣反流和心律失常。舒张功能不全是由于心室的松弛减慢和心室顺应性减低的结果。由于氧供需失衡，动脉血管床内的管腔增厚，冠状动脉血流储备减少而造成心肌缺血，可产生缺血性的症状。

左室流出道梗阻是由于基底间隔部的心肌严重肥厚并突向左室流出道，二尖瓣于收缩期相继产生前向运动而形成。二尖瓣异常运动的产生一方面是由于流出道血流速度加快吸引二尖瓣叶移向流出道的流速效应或由于牵引力的作用推动冗余的二尖瓣叶移向流出道。二尖瓣关闭不全可继发于二尖瓣附属结构的异常。如乳头肌前移进一步加重流出道的梗阻。重度流出道梗阻的患者妊娠期间可由于血流动力学的后果而处于极高的风险。

(二)孕龄妇女肥厚性心肌病的诊断

肥厚性心肌病的临床诊断依据显著非对称性左心室肥厚的二维超声心动图表现，以排除其他疾病继发的心肌肥厚。

肥厚性心肌病的年轻患者通常无症状，患者主要通过家族的筛查或听诊发现心脏杂音或异常心电图表现并通过常规医学检查而做出初步的诊断。肥厚性心肌病患者有时在妊娠期间可因收缩期杂音而受到关注。左室流出道梗阻的杂音可有变化，应建议患者分别做下蹲、站立的姿势。患者采用站立位时，收缩后期喷射性杂音的持续时间和响度都可显著增加。

肥厚性心肌病患者通常的心电图特征是心房扩大、心室肥厚、心电图改变伴继发性的 ST 和 T 波异常。具异常心电图的患者应给予超声心动图检查，以了解左心室壁增厚的情况。超声心动图被认为是肥厚性心肌病诊断的“金标准”。如果心电图的异常表现不能够被通常的诊断方法所解析，应采用对比剂增强超声心动图和磁共振成像(MRI)检查协助诊断。

二尖瓣收缩期前向运动伴左室流出道多普勒信号峰值延迟、速率增高是诊断动力性左室流出道梗阻的诊断标准。梗阻的程度可通过多普勒速率峰值确定，并应在休息和激发状态下分别进行测量(一个室性期前收缩后，Valsava 的紧张期或在吸入亚硝酸异戊酯期间)。

(三)遗传学和家族的筛查

肥厚性心肌病通常是肌节蛋白基因错义突变的结果，并以常染色体显性遗传的方式传递。

目前已确定10个不同的肌节蛋白基因有超过200个错义突变。一旦诊断肥厚性心肌病,即使完全无症状,所有的患者都应进行遗传咨询和家族筛查。最先被诊断的先证者第一级亲属应给予体格检查,心电图和超声心动图的筛查。青少年应在生长发育的全过程每年筛查一次。成年人应每5年筛查一次,因为有些基因突变致心肌肥厚的表现会出现较晚。将来对已证实肥厚性心肌病患者一级亲属的筛查应增加遗传学的分析以进一步筛查肥厚性心肌病的存在或阙如。

准备妊娠的患者必须进行遗传咨询。因为其后代获得肥厚性心肌病的机会是50%。如果肥厚性心肌病的表现在非常早的儿童期出现,患者的病情严重。预后不良。围生期超声筛查的应用价值仍有争论。将来,分子学的诊断将会在围生期的筛查中应用。

(四)妊娠的风险

妊娠的风险与血流动力学的恶化、心律失常和猝死相关。大多数肥厚性心肌病的年轻女性,能顺利经历妊娠。妊娠期血容量和射血容积的增加均有利于改善动力性左室流出道梗阻。大多数妊娠前无症状或只有轻微症状的女性患者在妊娠期症状不会加重。有些患者可因血容量的增加而气促加重,但症状可经使用低剂量的利尿剂而改善。

妊娠前已有中至重度症状的患者有10%～30%的症状会加重,特别是已存在左室流出道梗阻的患者。左室流出道压力梯度越高,症状越有恶化的可能。重度左室流出道梗阻的患者[压力梯度＞13.3 kPa(100 mmHg)]在妊娠和分娩期间血流动力学恶化的风险最高。

妊娠期间,肥厚性心肌病患者发生猝死和心室颤动心肺复苏的情况不常见,但也可见于报道。

(五)妊娠的处理

虽然妊娠的结果通常良好,但有些患者在妊娠期间可首次出现症状或原已存在的症状会加重。当症状出现后,β受体阻滞剂应开始应用。β受体阻滞剂的剂量应调整到心率小于70次/分。β受体阻滞剂具有潜在致胎儿发育迟缓,Apgar新生儿评分降低,或新生儿低血糖的可能,但都非常罕见。母乳喂养无禁忌证,但atenolol.nadolol和sotalol经乳汁分泌的量要大于其他的β受体阻滞剂。如果β受体阻滞剂不能耐受,维拉帕米在妊娠中使用也是安全的,但如果用于重度左室流出道梗阻的患者,可能会引起血流动力学的恶化和猝死,患者应住院并给予密切监护。

妊娠期间由于容量超负荷而发生肺动脉充血症状时可使用低剂量的利尿剂。然而,应注意不要导致前负荷过低而加重左室流出道的梗阻,所有肥厚性心肌病的妊娠患者,即使症状很轻也应建议患者卧床休息时周期性地保持左侧卧位。

伴严重症状和重度流出道梗阻的患者,在计划妊娠前应建议行室间隔肥厚心肌减缓性治疗。妊娠期间施行外科部分心肌切除术较罕见,只限于症状严重、难治性的压力梯度显著增高的患者(表11-2)。

表11-2　妊娠期间肥厚性心肌病的治疗建议

确定左室流出道梗阻的程度和危险分层
猝死的危险分层
有症状者要使用β受体阻滞剂
避免减少前负荷(脱水,多度利尿)
避免使用正性收缩性药物(多巴胺或多巴酚丁胺)和血管扩张药(硝苯地平)
低血压的患者,保持体液平衡和使用血管收缩性药物

室间隔的射频治疗已被考虑用于替代肥厚性心肌病伴左室流出道梗阻患者室间隔心肌成形切除术。重症患者也可考虑植入双腔 DDD 型起搏器。

妊娠的肥厚性心肌病患者如常发生心房颤动或心房扑动伴快速心室率，应考虑心脏复律。β受体阻滞剂常用于预防进一步的心脏事件。如果反复发生恶性心律失常事件，应考虑使用低剂量的胺碘酮。妊娠期间使用胺碘酮通常是安全的，新生儿甲状腺功能低下偶可发生。因此，分娩后应给予新生儿甲状腺功能评估。目前没有先天性致畸的报道。

所有肥厚性心肌病的患者都应进行猝死风险的危险分层，预测猝死等主要危险因素包括，既往有院外心搏骤停发生的历史或已被证实有持续性的室性心动过速的发生，有强烈的肥厚性心肌病猝死的家族史。其他轻微的致猝死的危险因素包括重度的肥厚（心室厚度＞3 cm），在 24 小时动态心电图无持续性室速的发生，运动后血压下降，MRI 心肌灌注缺损。如果存在多个危险因子，应推荐患者接受植入自动除颤器。

（六）分娩

分娩应在有经验的高危妊产妇中心进行，并给予持续的心电和血压的监测。有动力学流出道梗阻表现的患者必须给予持续的β受体阻滞剂和补充液体。常规阴道分娩是安全的。剖宫产通常只适用于产科的目的。因为前列腺素有扩张血管的作用，故不推荐用于分娩的诱导，但能较好耐受催产性药物。应避免应用硬膜外麻醉，因可产生低血压。如丢失血液，应迅速补充。完成第三产程后，患者应保持坐立的位置，以避免肺动脉充血或可能需要静脉内应用呋塞米（表 11-3）。

表 11-3　肥厚性心肌病患者分娩的处理

分娩过程必须在医院给予心电和血压的检测
常规可经阴道分娩
不能使用前列腺素引产
迅速补充丢失的血液
第三产程结束后应保持坐位姿势
预防性使用抗生素

分娩后如果有左室流出道梗阻伴血流动力学恶化的证据，应推荐使用补液和血管收缩性药物——脱羟肾上腺素。应避免使用β-肾上腺素，例如，多巴胺或多巴酚丁胺以避免增强心脏收缩力，加重流出道的压力梯度，加重低血压。对某些合适的患者需要给予右心导管的持续监测和经食管超声心动图做血流动力学的评价。妊娠期间如需要做牙科的处理或行外科分娩，应给予预防性使用抗生素。

二、克山病

克山病是在中国发现的一种原因不明的心脏病，1935 年在黑龙江省克山县发现此病而命名为克山病。本病发病范围较广，涉及我国黑、吉、辽、蒙、晋、鲁、豫、陕、甘、川、滇、藏、黔、鄂 15 个省和自治区，好发于山区及丘陵地带的农业区。以农业人口为主，有家庭发病趋势，多见于妊娠及哺乳期妇女及学龄前儿童。20 世纪 70 年代后发病率和病死率已明显下降。急重型发病率大幅下降。2007 年全国克山病情监测汇总分析，全国 15 个病区省（区、市）24 个监测点居民潜在型、慢型克山检出率分别为 2.4%（465/19 280），0.6%（119/19 280）。按检出率区间估计，全国病区有 235 万例（216 万～254 万例）克山患者，其中慢型（48 万例）（39 万～57 万例），2007 年监测新检出潜在型克山病 85 例，慢型克山病 9 例。2006 年四川省报道检出 6 例亚急型克山病。6 例患者最小的 4 岁，最大的 18 岁，3 男 3 女，无性别差异。1990－2007 的年度检测报道，全国无急型克山病的检出报道。

病因迄今尚未明确，其中硒缺乏是克山病发病的重要因素，但不是唯一因素，可能与蛋白质及其他营养要素缺乏有关。在克山病死亡病例的尸检心肌标本及患者心肌活检标本中，经病毒分离或病毒核酸监测多发现与肠道病毒感染有关。

病理变化以心肌实质细胞变性、坏死和瘢痕形成相互交织存在。心肌均有不同程度扩张，心肌变薄。

根据起病急缓和心功能可分为四型，分别为急型、亚急型、慢型和潜在型：①急型克山病，起病急骤，以心源性休克为主要表现，患者突感头晕、心悸、胸闷乏力，且伴有恶心、呕吐。呈急性肺水肿表现者，可出现咳嗽、气促。患者可伴有严重心律失常，或心脑缺血综合征。体格检查，患者焦虑不安，发绀，四肢湿冷，心尖区第一心音减弱。或可闻Ⅰ～Ⅱ/6 级收缩期杂音，舒张期奔马律及心律失常，心脏扩大或扩大不显著，双肺可闻及干湿啰音，病情进展迅速。②亚急型克山病，起病及进展较急型缓和，多发于断奶后及学龄前儿童。常在 1 周内发展为急性心力衰竭。③慢型克山病，部分由急型或亚急性迁延转化为慢型，病程多超过 3 个月，以慢性充血性心力衰竭为主要表现，但常伴有急性发作。④潜在型克山病，呈隐匿性发展，无明确起病时间，心肌病变较轻，心功能代偿较好，可无自觉症状。半数以上患者是流行地区普查中检出的。

克山病的检出和诊断依据临床表现、X 线、心电图、超声心动图的检查和流行病学的情况。

在克山病病区还应长期坚持对机体内、外环境硒水平进行监测，对低硒地区人样采取补硒措施，预防和控制亚急型病例的发生。

目前治疗的对象主要为慢型克山病患者。治疗原则是去除诱发因素，控制心力衰竭，纠正心律失常，改善心肌代谢。克山病有心力衰竭的患者治疗可应用利尿剂，正性肌力药物，血管紧张素转换酶抑制药(ACEI)，血管紧张素Ⅱ受体拮抗剂(ARB)、β受体阻滞剂、血管扩张药、心肌能量及抗心律失常药物。克山病患者，妊娠期心力衰竭的治疗应参照妊娠期扩张型心肌病治疗用药的原则。血管紧张素转换酶抑制药和血管紧张素Ⅱ受体拮抗剂在整个妊娠期间都是禁用的。

妊娠和分娩：慢型患者一般不应怀孕，如果已经怀孕，小月份应终止妊娠，大月份要严密观察病情变化，在心脏监护下分娩。

三、围生期心肌病

围生期心肌病是指原无器质性心脏病的孕产妇于妊娠最后 3 个月或产后 6 个月内首次发生以气急、心悸、咳嗽、心前区不适，心脏增大、肝大、下肢水肿等一系列原因不明的以扩张型心肌病为主要表现的心力衰竭症状。发病率在不同国家存在巨大差异，占活产婴儿孕产妇的 0.01%～0.3%，死亡率在 18.0%～56.0%，可见本病是产科和内科领域里的重要问题，不可忽视。

围生期的心肌病病因、发病机制尚不明，诊断仍是以排除为方法，治疗方面采用纠正心力衰竭的方法，用血管扩张药、抗凝治疗。

(一)病因和发病机制

围生期心肌病的病因和发病机制迄今未明，可能是下面多种因素作用的结果。

1.感染

(1)病毒及原虫的感染：Silwa 等在对围生期心肌病者的众多研究中检测出其血液中的炎性

细胞肿瘤坏死因子 a(TNFa)、C 炎性细胞因子、C 反应蛋白(CRP)、白细胞介素-6(IL-6)和表面 Fas/APO-1(抗细胞凋亡标志物)的浓度不断升高,C 反应蛋白的浓度与左心室舒张末期和收缩末期的直径成正比和左室的射血分数成反比,C 反应蛋白的浓度在不同种族间差异大,高达40%的变异是由遗传因素决定的。白细胞介素-6,表面 Fas/APO-1 柯萨奇病毒 B 在 Bultman 及 Kuhl 研究组的围生期心肌患者心内膜心肌活检组织中测出病毒遗传物质,诸俊仁等认为心肌炎亦可能同原虫的感染有关,非洲冈比亚 29 例围生期心肌病统计中 100%孕妇有感染疟疾史,疟原虫寄生在红细胞内,大量红细胞被破坏引起进行性贫血及缺氧,疟原虫的裂殖体增殖在内脏的血管进行,使内皮增厚可致栓塞,疟原虫可能导致心肌炎的一系列改变。故可假想炎症反应强度的增加是诱发围生期心肌病的众多因素之一。

(2)与持久性肺衣原体感染可能有关。

2.心肌细胞的凋亡

新近研究围生期心肌病的血浆细胞凋亡标志物 Fas/APO-1 的浓度不断升高,显著高于健康对照组也是死亡率的一个预测指标。已有报道,去除心脏的特异性信号传导和转录激活因子3(STAT3)可致小鼠产后的高死亡率,死亡前雌性突变性小鼠表现出心力衰竭,心功能障碍与细胞凋亡的症状相似,心肌细胞的凋亡对围生期心肌病有致病作用,以半胱天冬酶抑制药为代表的细胞凋亡抑制药可能为本病提供新的治疗方案。

3.与不同地区、黑色人种、生活习惯、社会经济、营养因素可能有关

非洲冈比亚、尼日利亚、塞内加尔国家的妇女有大量摄盐的习惯,以玉蜀黍为主粮或吃干的湖盐和胡椒制成的麦片粥均可增加血容量,增加心脏负荷,当地产妇尚有每天用热水沐浴后睡在炕上,炕下烧火使热气保持数小时的习惯,非洲天气本酷热,室温常超过 40 ℃以上,大量热负荷加重心脏的负担,而且当地妇女劳动强度大,既要带小孩,又要种地。

4.自身免疫因素

Warraich 及其同事将来自南非、莫桑比克共和国和海地的 47 例围生期心肌病患者作为调查对象,主要研究围生期心肌病对体液免疫的影响并评价心肌球蛋白(G 类和子类的 G_1、G_2、G_3),对免疫球蛋白的临床意义,这三个地区免疫球蛋白相似,并呈明显的非选择性存在。

5.其他因素

(1)硒缺乏症:围生期心肌病的患者硒浓度显著低,缺硒可能易致病毒感染。冠心病、扩张型心肌病与缺硒同样有关。

(2)激素:仍有争议,有认为卵巢激素可能会引起心脏过度扩张,亦有报道不支持任何激素、孕激素、催乳素在围生期心肌的病因作用。

上述众多因素中尚没有任何明确病因,可能由于疾病的病因是多因素的,虽然发达国家拥有更充足的研究资金,但这一疾病在发达国家比较罕见也直接阻碍了对其病因的探索。

(二)病理

围生期心肌病的病理变化与扩张型心肌病相似,心脏扩大呈灰白色,心脏内常有附壁血栓形成,心内膜增厚可见灰色斑块,镜检示间质性水肿,散在性的单核或淋巴细胞的浸润,弥散性灶性心肌病变和纤维化、组织化学检查有线粒体损害,氧化不足和脂质积累,冠状动脉、心瓣膜无病变,心包积液亦罕见。

(三)临床表现

围生期心肌病的临床表现最常见的是心脏收缩功能衰竭,妊娠可能会掩盖心力衰竭的早期

症状，患者往往认为是妊娠的正常表现，患者逐渐出现气急、高血压、乏力、心悸、咳嗽、夜间阵发性呼吸困难或端坐呼吸偶有急性肺水肿，以后发展成右心衰竭而有颈静脉怒张，肝大，下肢水肿，也可同时出现左右心衰竭。可有胸闷，非典型的心绞痛，有心尖奔马样杂音、功能性二尖瓣关闭不全杂音，心律失常与栓塞并发症并不少见，发病距分娩越近患者临床表现越急剧，心电图常显示心动过速，心传导阻滞，房性或室性心律失常，左心室肥厚，非特异性 ST-T 改变。X 线检查示心影弥散性增大，以左右心室为主，心脏搏动较弱，超声心动图示心腔扩大，心脏附壁血栓，心室有血栓形成，继而可能在身体任何部位发生，如下肢动脉栓塞、脑栓塞、肠系膜动脉栓塞、冠状动脉栓塞继发急性心肌梗死，肺动脉栓塞。亦可出现急性肝衰竭及多功能衰竭致病情恶化。本病患者临床表现差异很大。

心内膜-心肌活检：镜检见心肌细胞肥大，肌核增大深染，心肌间质水肿，心肌细胞中均可见到结构均匀、染色弥漫，呈颗粒状散在性单核细胞浸润，是围生期心肌病患者所特有的体征。

据 Veille 综合 21 篇文献报道，90％以上的患者有呼吸困难，63％出现端坐呼吸，65％出现咳嗽，50％感心悸，1/3 的患者有咯血、腹痛、胸痛及肺栓塞等症状。

（四）诊断

围生期心肌病起病常在妊娠最后 3 个月或产后 6 个月内并有感染、高龄、多胎、多次妊娠、营养不良、贫血、地区、有色人种、生活习惯等因素。结合 X 线，超声心动图、心电图，而且病者既往无器质性心脏病，如高血压病、子痫前期及其他原因引起的心力衰竭，临床表现可诊断本病。

（五）鉴别诊断

急进型高血压、先兆子痫、克山病、肺栓塞、贫血、甲状腺功能亢进、慢性肾炎等疾病。

围生期心肌病同特发性扩张型心肌病不同之处是前者多发生于妊娠末期及产后 6 个月内，经积极治疗后心脏大小可能会恢复正常。

（六）治疗

治疗方法基本与其他心力衰竭治疗相似，目的在于减轻心脏的前后负荷，增加心脏收缩力，除严格卧床休息外，需低盐饮食，吸氧，控制输入量，待心力衰竭症状好转可适当活动以减少下肢深静脉血栓形成及肺栓塞。

1.地高辛和利尿剂

治疗是安全的，地高辛有增加心脏收缩力和减慢心率的作用，利尿剂可减轻心脏前负荷。

2.血管扩张药

如硝酸甘油、酚妥拉明、硝普钠等配合正性肌力药物，多巴胺在围生期心肌病治疗中有显著疗效。

3.血管紧张素转换酶抑制药或血管紧张素Ⅱ受体拮抗剂

能改善心室重构，降低血压、降低死亡率，但本类药物仅用于妊娠后期或产后不哺乳的患者，因本类药物有致畸作用及可从母乳中排出。

4.β 受体阻滞药

多个报道证实本类药物对孕妇无禁忌证，可安全使用，有利于控制心脏收缩和心率，目前使用较广泛的是选择性 β_1 受体阻滞药，对胎儿无明显的不良反应，拉贝洛尔除阻滞 β_1、β_2 受体外，还可拮抗 α 受体并有促胎成熟的作用，妊娠晚期应用较理想，但必须注意 β 受体阻滞药有减少脐带血流，引起胎儿生长受限的不良反应，于妊娠晚期应用较好，并尽可能以小剂量为宜。

5.抗凝治疗

对于左心室射血分数低于35%的病者，心房颤动、心脏血栓、肥胖和既往有栓塞的病者及长期卧床的患者，可根据不同情况选用华法林、肝素、低分子肝素，目前本疗法尚有争议。若使用此类药物应注意出血倾向，密切监测凝血指标。

6.抗心律失常药物

β受体阻滞剂可用于室上性心律失常，地高辛可用于非洋地黄中毒引起室上性心律失常，肌苷类药物紧急情况下可应用。缓慢性心律失常、难治性心律失常可安装心脏起搏器，对危及生命的心律失常可除颤。

7.免疫抑制药的治疗

对硫唑嘌呤和类固醇的研究较少，对这些药物的使用还待进一步评估，若心肌活检证实急性心肌炎的病者可试用免疫抑制药的治疗。

8.免疫调节剂

已知免疫调制剂己酮可可碱可减少肿瘤坏死因子TNFa、C反应蛋白和表面Fas/Apo-1的产生，亦被证实可改善心功能分级。

此外结合临床患者的病情，可应用主动脉内囊反搏或心肺辅助装置。对重症患者积极控制心力衰竭后考虑终止妊娠，产后不宜哺乳。大多数学者认为对围生期心肌病的治疗应持续1年以上。

（七）预后

就围生期心肌病长期存活与康复效果研究，多数患者治疗后可以恢复，个别疗效不佳而死于心力衰竭或栓塞，部分患者治疗后心脏大小可能恢复。血压持续增高，这些患者再次妊娠可使病情恶化，起病后4个月心脏持续增大，预后不佳，6年内约半数死亡。

（孙　慧）

第七节　妊娠合并风湿性心脏病

风湿性心脏病简称风心病。据统计，风湿性心脏病是妊娠妇女获得性心脏病中最常见的一种。妊娠后对血流动力学改变的耐受性与瓣膜性心脏病的分型有显著的关系。临床的处理也因瓣膜病变本身的严重程度而需小心的个体化处理。同样患者的耐受性也与妊娠的时期相关。药物及介入性治疗的风险性需谨慎考虑母亲及胎儿的并发症。

近十年，西方国家由于风湿热发病率的显著下降使慢性风湿性瓣膜病的流行情况也同步地减少。然而，在很多发展中国家风湿热仍然是地方性的主要流行性疾病。2004年报道的一项巴基斯坦农村调查其发病率为5.7‰；而在生育期妇女其发病率在8‰～12‰。在西方国家，瓣膜性心脏病是继先天性心脏病居第二位的最常见的妊娠合并心脏病，而在大多数发展中国家为位居第一的最常见的妊娠合并心脏病。在中国，已有一些发达地区的医院报道先天性心脏病已跃居妊娠合并心脏病的首位。

一、二尖瓣狭窄

(一)病理生理

妊娠血流动力学的改变使狭窄瓣膜的血流增加，心排血量增加，妊娠后心动过速使舒张充盈期缩短，跨瓣压差显著的增加，狭窄瓣膜上方的房室腔压力负荷增加。因此，二尖瓣狭窄患者对妊娠期血流动力学改变的耐受性较差。特别自妊娠的中期(第二个孕季)开始，妊娠生理的改变可使心排血量增加30%～50%。分娩后下腔静脉压力的减低，继发性的胎盘血流改变和子宫的收缩，均使心脏的前负荷增加。在妊娠期，二尖瓣狭窄的患者在瓣膜性疾病中耐受性最差。

(二)临床表现

1.症状

(1)呼吸困难：妊娠期间最常出现的早期症状为劳力性呼吸困难，端坐呼吸和阵发性夜间呼吸困难，甚至出现肺水肿。

(2)咯血：二尖瓣狭窄妊娠患者的常见症状，咯血后肺静脉压减低，咯血可自止。

(3)咳嗽：平卧时干咳较常见，妊娠中、晚期症状明显。

2.体征

重度二尖瓣狭窄的妊娠患者常有“二尖瓣面容”，心尖冲动点和心界向左上外移，心率增快，心尖区可闻第一心音亢进和开瓣音，心尖区有低调的“隆隆”样舒张中晚期杂音。

(三)超声心动图检查

二尖瓣狭窄严重程度的参考值采用二维超声心动图平面法测量二尖瓣的面积。多普勒二尖瓣面积测量采用的压力半时间法容易受负荷的情况影响，因此，在妊娠期特别容易受到影响。新近的临床报道提示压力半时间法仍可在妊娠妇女中应用。

超声心动图检查中应同时关注其他瓣膜的损害。功能性的三尖瓣反流、主动脉瓣关闭不全是二尖瓣狭窄常合并的病变，通常不需特殊的处理。相反风湿性的主动脉狭窄会加重血流动力学的影响，降低患者的耐受性。

经食管心脏超声心动图检查应避免作为妊娠患者的首选方法，而主要应用在经皮二尖瓣成形术前的评估，判别有否左房反流和血栓的存在。

(四)治疗原则

1.药物治疗

已出现症状或根据超声多普勒检查收缩期肺动脉压＞6.7 kPa(50 mmHg)的重度二尖瓣狭窄的女性建议使用β受体阻滞剂。选择性的β受体阻滞剂例如阿替洛尔或美托洛尔应优先选择使用，因其更能降低因子宫收缩作用造成的危险。β受体阻滞剂的剂量应根据心率、心功能及超声多普勒二尖瓣平均跨瓣压差，收缩期肺动脉压而进行调节。通常胎儿对β受体阻滞剂的耐受性较好，然而产科和儿科的人员应了解在分娩期间使用β受体阻滞剂具有新生儿心动过缓危险的可能性。β受体阻滞剂同时具有降低房性心律失常的危险性。电转复可作为选择性的治疗措施，对胎儿也是安全的。

地高辛对仍然为窦性心律的二尖瓣狭窄患者无益处，除非合并左室或右室心功能不全。重度二尖瓣狭窄的患者可突发急性肺水肿和快速心房纤颤，特别在妊娠的中、晚期更易发生。静脉使用洋地黄(地高辛)可以减慢房室结的传导作用。如果β受体阻滞剂或钙通道阻滞剂使用受限制可选择静脉或口服胺碘酮。

对阵发性或持续性的房颤患者，不论二尖瓣狭窄的严重程度，抗凝治疗都是需要的。维生素K拮抗剂在妊娠中，晚期的使用是安全的。在孕36周或计划终止妊娠(分娩)期应给予肝素作为替代，在第一孕季使用维生素K拮抗剂可致胚胎病理改变或胎儿出血。

β受体阻滞剂使用后仍出现气促和充血性心力衰竭时，应加用襻利尿剂。剂量应逐渐增加以避免血容量的过度减少。

对二尖瓣狭窄耐受性较好，心功能在NYHA Ⅰ～Ⅱ级，收缩期肺动脉压持续低于6.7 kPa(50 mmHg)的孕妇，经阴道分娩通常是安全的。硬膜外麻醉通常可减轻分娩时固有的血流动力学负荷。β受体阻滞剂的剂量应根据分娩和产后早期的心率合理地调整。在分娩期间，最好选择半衰期短的β受体阻滞剂。心脏病学专家，产科医师和麻醉师应共同紧密合作为患者设定一个安全的分娩模式。

2.瓣膜的介入治疗

尽管已进行了药物的治疗仍持续明显气促，有充血性心力衰竭的体征和伴有肺水肿高度危险的患者，在分娩过程中或产后早期，存在对母亲和新生儿生命的威胁；根据国外的报道和指南应考虑在妊娠期间对瓣膜做介入性的干预，在分娩前减轻二尖瓣狭窄的程度。在行经皮二尖瓣成形术的过程中，胎儿的心脏监测无胎儿宫内窘迫的体征，放射量保持在非常低的水平，不可能对胎儿造成短期甚至长期的后果。

经皮二尖瓣成形术存在血栓性栓塞的风险，但罕有发生；瓣叶撕裂的创伤性二尖瓣反流是最严重的并发症，发生率约为5%，其后果对妊娠患者特别严重。重度的、急性的二尖瓣关闭不全造成血容量和心排血量的增加，患者不能耐受，需行紧急的瓣膜外科手术。但又必然对胎儿造成很大的风险。经药物治疗后症状不能缓解的妊娠患者的预后不良，但经皮二尖瓣成形术对妊娠患者带来的益处超越了它的风险。

二、主动脉瓣狭窄

(一)临床表现

1.症状

呼吸困难、心绞痛和昏厥为典型主动脉瓣狭窄常见的三联征。

(1)呼吸困难：劳力性呼吸困难为常见首发症状；进而可发生阵发性夜间呼吸困难、端坐呼吸和急性肺水肿。

(2)心绞痛：常由运动诱发，休息后缓解。

(3)昏厥：多发生于直立、运动中或运动后。

2.体征

在主动脉瓣区可听到响亮粗糙的收缩期杂音，向颈动脉及锁骨下动脉传导，主动脉瓣区第二音减弱。

重度的风湿性主动脉瓣狭窄在年轻的患者中不多见。妊娠前没有症状的患者在妊娠中发生严重症状的情况也不多。相反，伴有症状的重度主动脉瓣狭窄患者则面临母亲与胎儿的高风险。

(二)超声心动图检查

主动脉瓣狭窄的严重程度可使用连续多普勒测定方式计算主动脉瓣的面积。瓣膜的面积$<1.0\ cm^2$为重度或最好采用$<0.6\ cm^2/m^2$体表面积。用主动脉瓣平均跨瓣压差判断主动脉瓣狭窄程度不太可靠，因为容易受心排血量的影响。在妊娠的特殊情况下，用主动脉瓣平均跨瓣

压差容易过高估计主动脉瓣狭窄的程度。然而平均跨瓣压差的估算是非常重要的，因为它与预后的评价相关。

(三)治疗原则

平均主动脉跨瓣压差持续<6.7 kPa(50 mmHg)妊娠期无症状的患者通常预后较好，只需密切随访。无论主动脉瓣狭窄的病因是什么，通常在经阴道分娩的过程中需要密切的监护。因为周围血管阻力减低对患者存在危害，硬膜下麻醉必须小心，诱导麻醉过程要慢，应避免行蛛网膜下腔阻滞麻醉。有些学者建议，对重度主动脉瓣狭窄的病例实施剖宫产以避免突然增加动脉压和心排血量，并缩短分娩的间期。

对严重呼吸困难的患者应给予利尿剂，重度主动脉瓣狭窄的患者尽管经积极的药物治疗，但症状显著(心功能在NYHAⅢ至Ⅳ级)或存在充血性心力衰竭的体征，在妊娠期间应考虑介入治疗以减轻主动脉狭窄。PBAV可以使主动脉瓣的功能获得暂时的改善，使患者安全地度过围生期，把主动脉瓣置换的时间延迟至分娩以后。如果在妊娠期间必须行主动脉瓣球囊成形术，应参照妊娠期经皮二尖瓣成形术采取保护措施以减少放射线的影响。这个手术应严格限制在有丰富经验的医学中心进行。

三、左室反流性心瓣膜病

(一)病理生理

妊娠期间血容量和心排血量进行性地增加，使主动脉瓣或二尖瓣关闭不全患者瓣膜的反流量增加。然而，由于其他的生理性改变，例如，心动过速和系统动脉阻力的减少都可以增加前向的射血容积，是部分地代偿瓣膜反流的后果。

能较好耐受妊娠的重度瓣膜反流的患者证实多为慢性、左心室扩张但仍保留左心室功能的患者，但急性的反流患者不能耐受。但风湿性瓣膜病的患者很少发生急性的反流。(除外风湿性瓣膜病并感染性心内膜炎，或经皮二尖瓣成形术瓣叶撕裂的创伤性二尖瓣反流。)

(二)临床表现

应注意慢性主动脉或二尖瓣关闭不全妊娠患者的充血性心力衰竭症状或体征。既往已发现反流性杂音的妊娠患者在产前的随访中最常见。二尖瓣关闭不全患者在妊娠期间房性期前收缩会增加，每搏输出量增加使脉搏波增大，主动脉瓣反流的体征不典型。

(三)超声心动图检查

超声心动图检查原理在各种反流性心脏瓣膜病都是一样的。由于妊娠期间的血流动力学的特殊性，应用定量多普勒超声心动图评估瓣膜反流量和有效反流面积优于其他的定量方法。妊娠期间血容量的增加使左心室轻度扩大，要计算左心室的直径时应给予考虑。

(四)治疗原则

大多数无症状的重度二尖瓣或主动脉关闭不全者可不需使用药物治疗。当出现严重充血性心力衰竭的症状或体征时，特别在妊娠的晚期，使用利尿剂和血管扩张药可以改善患者在妊娠期间的耐受性。但血管紧张素转换酶抑制药和血管紧张素受体拮抗剂在整个妊娠期间都是禁用的。妊娠期间最常用的血管扩张药是硝酸酯类。

有进行性气促或心力衰竭症状体征的患者，应给予药物治疗。但是妊娠期间应尽量避免外科治疗。人工心肺体外循环对胎儿有高度的风险性。在妊娠期间，包括产后的围生期，反流性心瓣膜病患者的预后是良好的，心脏外科对患者显然是不合适的。

大多数合并反流性瓣膜病甚至出现过心脏衰竭症状的患者都可以行阴道分娩。治疗的方法同样适用于产后的患者。分娩后如需要行瓣膜的置换术，瓣膜物质的选择应重点衡量机械瓣的使用年限而不需考虑抗凝治疗对妊娠结果的风险。

极少数瓣膜反流合并重度左室功能不全(EF＜40%)且不能耐受妊娠的患者，应尽早考虑终止妊娠。

四、三尖瓣疾病

(一)病理生理

风湿性三尖瓣疾病不会独立存在，通常合并二尖瓣狭窄。根据反流本身的程度和肺动脉压的水平，三尖瓣的反流可导致右房及静脉压的增加。据统计，三尖瓣关闭不全的患者较三尖瓣狭窄多见。三尖瓣狭窄可形成三尖瓣的跨瓣压差，使右房压力增加，心排血量减少。

(二)临床表现

三尖瓣反流性收缩期杂音通常可在二尖瓣狭窄的患者中同时听到，但大多数的患者是功能性的相对性的反流。依靠听诊做出三尖瓣狭窄的诊断通常较困难。具有右心衰竭的典型体征而左心衰竭的体征相对较轻的患者应高度警惕三尖瓣疾病的存在。

(三)超声心动图检查

二维超声心动图可以显示瓣叶增厚，通常还伴有运动减弱，腱索增粗。根据这些改变，可以使风湿性的三尖瓣与功能性的三尖瓣反流相鉴别，功能性的三尖瓣反流通常更加常见。其瓣叶与腱索都是正常的。

反流或狭窄的程度依据心脏的负荷情况，如果平均跨瓣压差超过 0.7 kPa(5 mmHg)，三尖瓣狭窄的程度被认为是显著的。如果血容量和心排血量增加，三尖瓣反流的程度可能会被过度估计，因此在妊娠期间要准确评估右心瓣膜病的程度会比较困难。血流动力学的评估只能根据右心衰竭的临床特征表现。

(四)治疗的原则

利尿剂适用于具有充血性心力衰竭临床体征的患者。与二尖瓣狭窄相同，β受体阻滞剂对三尖瓣狭窄的患者同样有效。然而，在充分的药物治疗下，心力衰竭的症状体征仍然存在的患者应考虑行瓣膜介入治疗，其处理与单纯二尖瓣狭窄的治疗方法相同。

对于非妊娠的伴有重度风湿性三尖瓣疾病的患者，不宜单行经皮穿刺二尖瓣成形术，而应行二尖瓣及三尖瓣联合瓣膜外科手术。然而，在这些妊娠特殊患者，相对外科手术期间心肺体外循环对胎儿的风险，经皮穿刺瓣膜成形术可给予考虑。当合并重度三尖瓣狭窄时，可以考虑行单纯二尖瓣或联合二尖瓣和三尖瓣经皮球束成形术。

五、胎儿的预后

妊娠合并风湿性心脏病已有大量的报道，发病率相对较高的新生儿并发症有胎儿发育迟缓，早产，低体重儿。母亲心功能分级在新生儿并发症的风险中有决定性的意义。这些并发症主要见于心功能(NYHA)Ⅲ级或Ⅳ级的妊娠患者中。

(倪立燕)

第八节　妊娠合并病毒性肝炎

一、发病特点

病毒性肝炎为多种病毒引起的以肝脏病变为主的传染性疾病，致病病毒包括甲型肝炎病毒、乙型肝炎病毒、丙型肝炎病毒、丁型肝炎病毒及戊型肝炎病毒 5 种。

甲型肝炎病毒（HAV）是一种微小的 RNA 病毒，分类属小 RNA 肠道病毒属 72 型。甲肝经过消化道传播，一般不通过胎盘传给胎儿，故垂直传播的可能性极小。抗 HAV-IgM 阳性即可诊断。

乙型肝炎病毒（HBV）又称为 Dane 颗粒。人体感染 HBV 后血液中可出现一系列有关的血清学标志。e 抗原（HBeAg）是核心抗原的亚成分，其阳性提示体内病毒在复制，有传染性；持续阳性可发展为慢性肝炎。HBV 感染人体后可造成急性、慢性或无症状性携带者，少数可并发重症肝炎。乙型病毒性肝炎（简称“乙肝”）孕产妇的流产、早产、死胎、死产、新生儿窒息率及新生儿死亡率明显增高，此与妊娠晚期患急性黄疸型肝炎特别是重症甚或急性重型肝炎有关。急性重型肝炎的死亡率孕妇较非孕妇为高。妊娠期特别是妊娠后期尤易发生急性重型肝炎。有人认为妊娠期易于产生非特异性超敏反应，且孕期是处于非特异性超敏反应的准备状态，所以在孕期发生重症肝炎或急性重型肝炎的概率显著增加。动物实验证明孕兔在产前和产后的急性重型肝炎更加严重，所以近年来主张在孕早期如 HBsAg 滴度高的同时 HBeAg 阳性者可行人工流产。在妊娠晚期由于肝脏血流量相对不足，而并发肝炎之后，肝脏血流量更相对降低，因而可使肝炎病情加剧甚至成为重症肝炎。

丙型肝炎病毒（HCV）为有包膜的单链 RNA 病毒。主要通过输血、血制品、母婴等途径传播。易转化为慢性肝炎。

丁型肝炎病毒（HDV）为一种有缺陷的嗜肝 RNA 病毒，必须依赖 HBV 的存在。传播途径与 HBV 基本相同。

戊型肝炎病毒（HEV）为正链单股的 RNA 病毒。HEV 主要传播途径是肠道感染。

二、诊断

（一）病史

与肝炎患者密切接触史，或有输血史等。

（二）临床表现

出现不能用妊娠反应或其他原因解释的消化道症状，如恶心、呕吐、腹胀和肝区疼痛及乏力等。

（三）实验室检查

1.血常规检查

急性期白细胞常常稍低或正常，淋巴细胞相对增多；慢性肝炎白细胞常常减少；急性重型肝炎白细胞和中性粒细胞百分比可以显著增加。

2.肝功能检查

主要是丙氨酸氨基转移酶、天门冬氨酸氨基转移酶等。

3.血清学检查

病毒学指标，如病毒的病原学和有关抗体。

(1)乙型肝炎表面抗原(HBsAg)：为最常用的乙肝感染指标。在感染潜伏期，血清 ALT 升高之前 HBsAg 即可为阳性；当 HBsAg 为高滴度时，则 e 抗原(HBeAg)也同时为阳性。临床只以单项 HBsAg 作为感染指标是不够的，应与临床表现及其他指标结合判断。

(2)乙型肝炎表面抗体(抗-HBs)：为有保护性的抗体。急性乙肝病毒感染时，经过一段时间，出现抗-HBs提示机体获得了免疫力。

(3)乙型肝炎 e 抗原(HBeAg)：是 HBcAg 的降解产物，急性感染时 HBeAg 的出现稍晚于 HBsAg。e 抗原的亚型 e_1、e_2 更反映了乙肝病毒复制的活性。

(4)乙型肝炎 e 抗体(抗-HBe)：一般当 HBeAg 在血中消失，而后出现抗-HBe，提示病毒复制减少，传染性降低，病情多渐趋稳定。

(5)核心抗体(抗-HBc)：在急性感染时，HBsAg 出现后 2～4 周，临床症状出现之前即可检出。所以抗 HBC-IgM 多见于感染早期或慢性感染的活动期。

(6)乙型肝炎病毒 DNA(HBV-DNA)：HBV-DNA 阳性是乙型肝炎病毒复制的直接证据及传染性指标。HBV-DNA 与 HBeAg 和 DNA-多聚酶呈平衡关系。凡是 HBeAg 阳性的血中，86%～100%可检测到 HBV-DNA。

4.乙肝病毒胎内感染

(1)新生儿脐血清 HBsAg 阳性可为参考指标。

(2)新生儿脐血清 HBcAb-IgM 阳性即可确定宫内感染。

(3)如有条件，测脐血清乙肝病毒 DNA 阳性，更可确诊，但此项指标在国内尚不能推广应用。

(四)症状

以下症状有助于妊娠合并重症肝炎的诊断：①消化道症状严重，表现为食欲极度减退，频繁呕吐，腹胀，出现腹水；②黄疸迅速加深，血清总胆红素值>171 μmol/L；③出现肝臭气味，肝呈进行性缩小，肝功能明显异常，胆酶分离，清蛋白/球蛋白比例倒置；④凝血功能障碍，全身出血倾向；⑤迅速出现肝性脑病表现，烦躁不安、嗜睡、昏迷；⑥肝肾综合征出现，急性肾衰竭。

三、治疗

(一)轻症肝炎的处理

妊娠期处理原则与非孕期相同。应适当休息、避免过量活动。饮食以高营养、易消化的食物为主。避免服用可能损害肝的药物。

1.一般治疗

除应在肝炎急性期予以隔离和卧床休息外，并给予清淡及低脂肪饮食，每天应供给足够热量，如消化道症状较剧烈，则应给予葡萄糖液静脉滴注。

2.保肝药物的应用

每天需给大量维生素 C、维生素 K_1 及维生素 B_1、维生素 B_6、维生素 B_{12} 等。因维生素 C 为机体参与氧化还原过程的重要物质，有增加抗感染能力、促进肝细胞再生与改善肝功能的作用；维

生素 K_1 可促进凝血酶原、纤维蛋白原和某些凝血因子(凝血因子Ⅶ、Ⅹ)合成作用。一般采用维生素 C 3 g、维生素 $K_1$40 mg加 5%或 10%葡萄糖液 500 mL,静脉滴注,每天 1 次。同时给予能量合剂,如 25%葡萄糖液 250～500 mL 加辅酶 A 100 U 及维生素 C 3 g,同时肌内注射维生素 E 50 mg,对防止肝细胞坏死有益。对 ALT 高者可用强力宁 80 mL、门冬氨酸钾镁 20 mL 加入葡萄糖液,静脉滴注。如有贫血或低蛋白血症者,可予适量输鲜血、人血清蛋白或血浆。

(二)重症肝炎的处理要点

1.保肝治疗

如胰高糖素-胰岛素联合治疗,能改善肝脏对氨基酸和氨的异常代谢,使肝血流量增加 24%,有防止肝细胞变性坏死,促进肝细胞再生等作用。常用的剂量为胰高糖素 1～2 g/d,胰岛素 6～12 U 加入 10%葡萄糖液 500 mL 中静脉滴注,2～3 周为一个疗程。人血清蛋白注射液有促进肝细胞再生的作用,每周 2～3 次,每次 5 g,溶于 10%葡萄糖液中滴注。新鲜血浆也有促进肝细胞再生的作用,同时,新鲜血浆中含有凝血因子和免疫因子。对急性重型肝炎疗效尤其明显。国内研究认为血浆置换后 12 小时,患者的凝血功能恢复到正常的 50%。门冬氨酸钾镁注射液可促进肝细胞再生,可以降低高胆红素血症,能使黄疸消退,剂量为 40 mL/d,溶于 10%葡萄糖液 500 mL 缓慢滴注。本品含钾离子,在肝肾综合征伴有高钾患者慎用。

2.预防及治疗肝性脑病

为控制血氨,要注意饮食和排便,要求低蛋白、低脂肪、高糖饮食,充足的维生素和纤维素,保持大便通畅;口服新霉素和甲硝唑等,抑制肠道大肠杆菌,减少肠道氨的形成和重吸收。复方氨基酸富含支链氨基酸,不含芳香氨基酸,可以用于治疗。肝性脑病者 6-氨基酸-520 每天250 mL,加入等量的 10%葡萄糖,每天 2 次,静脉滴注。神志清醒后每天 1 次,直至完全清醒。疗程一般为 5～7 天,以后改用 14 氨基酸,每天 500 mL 巩固疗效。

3.凝血功能障碍的防治

补充凝血因子,输新鲜血、凝血酶原复合物、纤维蛋白原、凝血酶Ⅲ和维生素 K_1 等。

4.晚期重症肝炎并发肾衰竭的处理

按急性肾衰竭处理,严格限制入液量,一般每天入液量为 500 mL 加前一天尿量。呋塞米 60～80 mg 静脉注射,必要时 2～4 小时重复一次,2～3 次无效后停用。多巴胺 20～80 mg 或山莨菪碱 40～60 mg 静脉滴注,扩张肾血管,改善肾血流。监测血钾浓度,防止高钾血症,必要时予以肾透析。

(三)产科处理

1.妊娠早期

急性肝炎经保肝治疗后好转者,可继续妊娠。慢性肝炎妊娠后加重,可能是肝炎急性发作,对母儿均有危害,应及时终止妊娠。

2.中、晚期妊娠

尽量避免终止妊娠,因分娩过程或药物对肝脏会有影响,加重肝损伤。加强胎儿监护,积极防治子痫前期。

3.分娩期

分娩前数天肌内注射维生素 K_1,每天 20～40 mg;分娩前备血,备新鲜血、凝血因子、血小板等。经阴道分娩者,可阴道助产,缩短第二产程。胎盘娩出后,加强宫缩,减少产后出血。肝炎病情严重恶化,短时间内不能经阴道分娩者,可剖宫产终止妊娠。

4.产褥期

须继续随访肝功能，加强保肝治疗；产后使用广谱抗生素，预防产后出血。HBsAg/HBeAg 和 HBcAb 均阳性者，乳汁中可检测到 HBV DNA，不宜母乳喂养。

5.阻断母婴传播

目前公认的阻断乙肝母婴传播的有效方法已经写入了我国《慢性乙型肝炎防治指南》，具体为：①出生后 24 小时内接种乙型肝炎疫苗，然后间隔 1 个月及 6 个月注射第二针及第三针疫苗，其保护率为 87.8%；②注射乙型肝炎免疫球蛋白：对 HBsAg 阳性母亲的新生儿，应在出生后 24 小时内尽早注射乙型肝炎免疫球蛋白，最好在出生后 12 小时内，剂量不小于 100 U，同时在不同部位接种乙型肝炎疫苗，可显著提高阻断母婴传播的效果。也可在出生后 12 小时内先注射一针免疫球蛋白，1 个月后再注射第二针，并同时在不同部位接种一针乙型肝炎疫苗。后者不如前者方便，但保护率高于前者。新生儿如果在出生后 12 小时内注射了乙型肝炎免疫球蛋白和乙肝疫苗，可以接受母亲的哺乳。

（倪立燕）

第九节　妊娠合并缺铁性贫血

缺铁性贫血是指体内可用来制备血红蛋白的储存铁不足，红细胞生成障碍所发生的小细胞低色素性贫血，是铁缺乏的晚期表现。由于妊娠期妇女的生理改变，66%的孕妇可发生缺铁性贫血，占妊娠期贫血的 95%。铁是人体最重要的微量元素之一，是构成血红蛋白必需的原料。人体血红蛋白铁约占机体总铁量的 70%，剩余的 30%以铁蛋白及含铁血黄素的形式储存在肝、脾、骨髓等组织，称储存铁，当铁供应不足时，储存铁可供造血需要，所以铁缺乏早期无贫血表现。当铁缺乏加重，储存铁耗竭时，才表现出贫血症状和体征，故缺铁性贫血是缺铁的晚期表现。

体内许多含铁酶和铁依赖酶控制着体内重要代谢过程，因此，铁与组织呼吸、氧化磷酸化、胶原合成、卟啉代谢、淋巴细胞及粒细胞功能、神经递质的合成与分解、躯体及神经组织的发育都有关系。铁缺乏时因酶活性下降导致一系列非血液学的改变，如上皮细胞退变、萎缩、小肠黏膜变薄致吸收功能减退、神经功能紊乱、抗感染能力降低等。

一、病因

（一）铁的需要量增加

由于胎儿生长发育需要铁 250～350 mg，妊娠期增加的血容量需要铁 650～750 mg，故整个孕期共需增加铁 1 000 mg 左右。

（二）孕妇对铁摄取不足或吸收不良

孕妇每天至少需要摄入铁 4 mg。按正常饮食计算，每天饮食中含铁 10～15 mg，而吸收率仅为 10%，远不能满足妊娠期的需要。即使是在妊娠后半期，铁的最大吸收率达 40%，仍不能满足需要，若不给予铁剂补充，容易耗尽体内的储存铁而造成贫血。

（三）不良饮食习惯

蔬菜摄入量少、长期偏食和饮浓茶不但使铁的摄入减少，而且吸收也不足。

(四)其他

既往月经过多、多产或分娩过于频密等使铁的丢失过多,早孕反应重使得铁的摄入不足。

二、发病机制

孕妇缺铁使体内长期处于铁的负平衡,机体便动用储备铁,继之使血清铁、血铁蛋白逐渐下降到最低点。当体内的铁耗尽,发生红细胞内缺铁时,便会导致红细胞生成障碍。

三、贫血对妊娠的影响

慢性或轻度贫血机体能逐渐适应而无不适,对妊娠和分娩影响不大。中度以上的贫血由于组织对缺氧的代偿可出现心率加快,心排血量增加,继续发展则心脏代偿增大,心肌缺血,当血红蛋白<50 g/L时易发生贫血性心脏病。贫血的孕妇由于子宫胎盘缺血极易合并妊娠期高血压疾病;由于抵抗力降低易导致感染的发生;缺血的子宫易引起宫缩不良而导致产程延长和产后出血;因氧储备不足,对出血的耐受性差,即使产后出血不多也容易引起休克而危及生命;对产科手术的麻醉耐受性差,容易发生麻醉意外。

贫血孕妇氧储备不足可影响胎儿的生长发育和胎儿的储备能力,故胎儿生长受限、低出生体重儿、胎儿窘迫、新生儿窒息的发生率升高。

铁通过胎盘单方向源源不断运输给胎儿,轻、中度的贫血对胎儿没有影响,但严重缺铁性贫血的孕妇没有足够的铁供给胎儿,胎儿出生后同样表现为小细胞低色素性贫血。

四、诊断依据

(一)病史

既往有月经过多、钩虫病等慢性失血的病史;长期偏食、胃肠功能紊乱、营养不良;合并肝肾疾病和慢性感染。经铁剂治疗有效对诊断有重要的辅助价值。

(二)临床表现

缓慢起病,轻者常无明显症状。随着贫血的出现皮肤黏膜逐渐苍白,以唇、甲床最明显,也可出现头发枯黄、倦怠乏力、不爱活动或烦躁、注意力不集中、记忆力减退。重者表现为口腔炎、舌乳头萎缩、反甲、心悸、气短、头晕、耳鸣、腹泻、食欲缺乏、少数有异食癖等,严重的可见水肿、心脏扩大或心力衰竭。

(三)实验室检查

这是诊断缺铁性贫血的重要依据。

1.外周血常规

外周血常规表现为小细胞低色素性贫血,血红蛋白<100 g/L,网积红细胞正常或略高,轻度患者白细胞及血小板计数均在正常范围,严重时三系均降低。红细胞平均体积(MCV)<80 fL,红细胞平均血红蛋白量(MCH)<27 pg,红细胞平均血红蛋白浓度(MCHC)<30%。

2.血清铁和总铁结合力

当孕妇血清铁<8.95 μmol/L(50 μg/dL),总铁结合力>64.44 μmol/L(360 μg/dL)时,有助于缺铁性贫血的诊断。

3.血清铁蛋白

血清铁蛋白是反映体内铁储备的主要指标,血清铁蛋白<14 μg/L(<20 μg/L 为贮铁减少,

＜12 μg/L为贮铁耗尽)可作为缺铁的依据。

4.骨髓细胞学检查

红系造血呈轻度或中度活跃,以中晚幼红细胞增生为主,骨髓铁染色可见细胞内外铁均减少,尤以细胞外铁减少更有诊断意义。

五、治疗

(一)补充铁剂

主要方法是口服铁剂,常用硫酸亚铁片剂0.2～0.3 g,每天3次,饭后服用,以减少对胃肠道的刺激。琥珀酸亚铁0.2～0.4 g,每天3次,其含铁量高,且吸收好,生物利用度高,不良反应小。同时服用维生素C可保护铁不被氧化,促进铁吸收。

注射铁剂的应用指征:①口服铁剂消化道反应严重。②原有胃肠道疾病或妊娠剧吐。③贫血严重。④妊娠中、晚期需要快速补铁。

注射用铁剂有右旋糖酐铁及山梨醇枸橼酸铁两种剂型。

(1)右旋糖酐铁:首剂20～50 mg,深部肌内注射,如无反应,次日起每天或隔2～3天注射100 mg。右旋糖酐铁也可供静脉注射,由于反应多而严重,一般不主张,初用者使用前需行皮内过敏试验。总剂量为每提高1 g血红蛋白需右旋糖酐铁300 mg,也可按以下方法计算:右旋糖酐铁总剂量(mg)＝300×(正常血红蛋白克数－患者血红蛋白克数)＋500 mg(补充部分贮存铁)。

(2)山梨醇铁剂:有吸收快、局部反应小的特点,每次115 mg/kg,肌内注射。每升高1 g血红蛋白需山梨醇铁200～250 mg,总剂量可参考上述公式。

(二)输血

缺铁性贫血一般不需输血,仅适用于严重病例和症状明显者,当血红蛋白＜60 g/L,接近预产期或短期内需分娩者应少量多次输注浓缩红细胞悬液,每次输1单位,输注时必须掌握速度避免加重心脏负担或诱发急性左心衰竭,对有心功能不全者更应注意。

(三)产科处理

1.临产后应配血

以防出血多时能及时输血。

2.预防产后出血

严密监测产程,第一产程避免时间过长,第二产程尽可能缩短,必要时予以助产;胎儿前肩娩出后,药物促进子宫收缩,促进第三产程;产后尽快仔细检查和缝合损伤的软产道,减少产后出血量。

3.预防感染

产程中严格无菌操作,产后应用广谱抗生素。

六、预防

为满足孕期对铁需要量的增加,鼓励孕妇多进食含铁丰富的食物,如牛肉、动物内脏、苹果、大枣、荔枝、香蕉、黑木耳、香菇、黑豆、芝麻等;纠正偏食的习惯;妊娠中期后应常规补铁;积极纠正胃肠功能紊乱及其他易引起缺铁性贫血的并发症。

(孙　慧)

第十节　妊娠合并溶血性贫血

溶血性贫血是由于红细胞破坏过多、过快，而骨髓造血代偿不足引起的一类贫血，因病因或原发病不同，临床表现也不尽相同，明确诊断需较高条件的实验室检查，故容易引起漏诊、误诊。溶血性贫血临床上分为遗传性和后天获得性两大类型，诊断上首先根据红细胞破坏过多、血红蛋白代谢产物增多、骨髓代偿性红系细胞增多，以及红细胞生存时间缩短确定是否为溶血性贫血，然后通过实验室检查进一步明确其病因所在。

一、遗传性溶血性贫血

遗传性溶血性贫血以溶血和溶血性贫血为主要临床表现的遗传性疾病，是全球最常见的遗传性疾病，其包括由红细胞膜异常、红细胞酶缺陷和血红蛋白异常引起的疾病，疾病的早期和轻型患者不一定有贫血，故称其为遗传性溶血性疾病更为合适。因此，并非所有患者均自幼即有贫血，不少患者到成年期始被发现，由于遗传规律的异质性，不一定都有家族史，因此造成诊断困难。

（一）遗传性球形红细胞增多症

1.发病机制

遗传性红细胞膜缺陷引起的溶血性贫血最常见为遗传性球形红细胞增多症，其基本病变是基因突变，导致红细胞膜骨架蛋白缺陷，影响膜骨架蛋白垂直连接，不能提供对红细胞膜双层脂质的支持，最终导致膜表面积丢失，形成球形红细胞。脾不仅扣留球形红细胞，并加速其膜的丢失和球形红细胞的形成。

2.遗传方式

遗传方式大多数呈常染色体显性遗传，子代发病率50%，病变基因位于第8号或第12号染色体短臂，75%有家族史。常染色体隐性遗传的遗传性球形红细胞增多症患者往往合并新的突变才发病。25%无家族史，可能与新的基因突变有关。因此，遗传性球形红细胞增多症是一组异质性疾病，可有不同遗传方式，但每一家系有其特有的突变表现。

3.临床表现

具有异质性和多样性，发病年龄可从儿童、青少年，甚至到老年，贫血可轻可重，多数病例可无贫血。按血红蛋白及收缩蛋白含量临床上分为静止携带者、轻型、中度及重度，人群中以轻型和亚临床型占多数，携带者和轻型较难诊断，往往在妊娠时才首次出现贫血，因此很大程度上取决于临床医师的警惕性。

贫血、黄疸和脾大为主要临床表现，但黄疸和贫血不成比例，常见轻到中度贫血，间歇性黄疸，常并发胆石症，个别可见小腿迁延性溃疡。

严重病例贫血严重，需要输血维持生命，每当受凉、劳累或感染可诱发溶血危象表现为贫血加重、黄疸加深，可危及生命。

个别病例因病毒感染后引起骨髓暂时抑制，表现为贫血突然加重，网织红细胞减少，更严重者表现为再生障碍危象的全血减少，患者可因此死亡。

4.实验室检查

(1)血常规：慢性期为轻度贫血，小球红细胞为其特征。血常规红细胞平均体积＜80 fL＋红细胞平均血红蛋白浓度＞354 g/L＋红细胞分布宽度＞14％诊断遗传性球形红细胞增多症较为准确；外周血涂片小球形红细胞的形态单一，表现为细胞的大小和密度均一，比例为20％～40％。

(2)筛查试验：①红细胞渗透性脆性试验脆性增高；②酸化甘油溶血试验阳性；③流式细胞仪荧光测定荧光值明显减低。

(3)红细胞膜蛋白电泳检查：遗传性球形红细胞增多症的筛查试验不能肯定诊断时，采用红细胞膜蛋白电泳法，80％可以检查出膜蛋白异常。

(4)骨髓象：红系增生活跃，当再生障碍危象时红系再生低下。

5.诊断

根据黄疸、贫血和脾大，加上球形红细胞和网织红细胞增多的血常规特点和红细胞脆性增加诊断并不难，如有家族史则更有助于诊断。

6.疾病对妊娠的影响

溶血和贫血的严重程度取决于脾是否存在，脾完整的患病孕妇由于红细胞破坏多于生成，容易出现严重的溶血和贫血，表现为妊娠期间突然出现严重的溶血性贫血。

7.治疗

(1)目前没有办法进行治疗，只有在贫血严重时予以输血。

(2)脾切除的指征：大多数病例脾切除效果好，去除了吞噬变形红细胞的场所，可控制溶血的发生，延长红细胞寿命，轻型可纠正贫血，重型可改善贫血，但球形红细胞数量不变甚至增多。但是脾切除后可能发生致命的肺炎链球菌败血症为主要的危重并发症，此外，术后反应性血小板增多、肺动脉高压及血栓形成的危险存在，因此脾切除适用于重度病例，中度患者如能代偿，可不行脾切除，但伴有脾大贫血者可考虑手术。有症状的胆结石患者手术的可考虑同时切除胆囊。

(3)使用叶酸可防止叶酸缺乏加重贫血。

(二)遗传性红细胞酶病

遗传性红细胞酶病是一组因遗传因素导致红细胞内的代谢酶类发生病变而引起的溶血性疾病，这些酶大多为能量代谢酶和氧化还原酶。现已发现 19 种红细胞酶缺乏和 1 种酶活性过高可以引起溶血，其中最为常见的是葡萄糖-6-磷酸脱氢酶缺乏引起的溶血性贫血。

1.遗传方式

葡萄糖-6-磷酸脱氢酶基因位于 X 染色体上，遗传方式为性连锁不完全显性遗传。男性携带缺陷的基因可完全表达，引起酶缺乏，该病变基因由母亲遗传给儿子。而女性杂合子体内有葡萄糖-6-磷酸脱氢酶缺乏和正常的两群红细胞，两者的比例可相差很大，该比例决定杂合子女性的表型是正常或异常。

2.发病机制

葡萄糖-6-磷酸脱氢酶是防止红细胞蛋白被氧化损伤的看家酶，有缺陷的红细胞受氧化剂的攻击或发生感染会引起红细胞破坏，导致急性溶血，但是受氧化剂攻击后的敏感性也有差异。

3.临床表现

根据酶的活性和发病的诱因分类。

(1)无诱因的溶血性贫血：葡萄糖-6-磷酸脱氢酶活性很低，甚至可为 0。表现为红细胞破坏加速，机体不能代偿，表现为慢性溶血性贫血。

(2)蚕豆性溶血性贫血:葡萄糖-6-磷酸脱氢酶活性呈中度到重度缺乏,一般在10%以下。平时无溶血反应,因食用蚕豆、感染和药物(氧化剂)导致急性血管内溶血,溶血具有自限性,一般摄入后24~72小时发生溶血,4~7天恢复。

(3)代偿性溶血性贫血:葡萄糖-6-磷酸脱氢酶活性在60%以上,临床无症状,多在体检时发现。

4.实验室检查

(1)红细胞形态:急性溶血期外周血红细胞形态可有非特异性改变,红细胞大小不一,有核红细胞、嗜多染性红细胞和红细胞碎片增多,也可见少量口形、棘形红细胞,部分患者可见少量偏心红细胞和"咬痕"红细胞。

(2)葡萄糖-6-磷酸脱氢酶缺乏症筛查试验:这类试验均对诊断葡萄糖-6-磷酸脱氢酶缺乏特异性。试验:①变性珠蛋白小体试验,葡萄糖-6-磷酸脱氢酶缺陷者阳性细胞>28%(正常<28%);②高铁血红蛋白还原试验,葡萄糖-6-磷酸脱氢酶显著缺陷者<30%(正常人>75%);③荧光斑点试验,葡萄糖-6-磷酸脱氢酶缺陷的红细胞荧光明显减弱,葡萄糖-6-磷酸脱氢酶活性降低者30分钟不出现荧光。该方法简单、可靠、灵敏,已被推荐为筛查葡萄糖-6-磷酸脱氢酶缺乏的筛选试验。

(3)葡萄糖-6-磷酸脱氢酶活力定量测定:该方法是确诊葡萄糖-6-磷酸脱氢酶缺乏症的依据,但要注意与获得性缺乏葡萄糖-6-磷酸脱氢酶症鉴别,静止期或在急性溶血发作后2~3个月检查较为准确。

(4)基因变异型分析:主要用于产前诊断、女性杂合子诊断和家族检测,目前尚不能列为葡萄糖-6-磷酸脱氢酶缺乏症的诊断标准。

5.诊断

根据食用蚕豆、使用药物或感染后发生溶血性贫血,结合实验室检查诊断不难,关键是临床思路是否正确。

6.疾病对妊娠的影响

纯合子的女性在妊娠期间食用蚕豆、摄入氧化剂或感染可诱发急性溶血性贫血,而导致一系列产科并发症。杂合子一般不发病。

7.治疗

治疗要点是避免氧化剂的摄入。轻度的急性溶血性贫血一般的支持治疗能奏效,重度急性溶血性贫血及时输血和使用肾上腺皮质激素疗效很好。

(三)遗传性血红蛋白病

遗传性血红蛋白病是一组因珠蛋白基因突变引起血红蛋白异常的遗传病,临床上重要的遗传性血红蛋白病有镰形细胞综合征、不稳定血红蛋白病、不正常氧亲和力的血红蛋白病、血红蛋白M病和地中海贫血,其中以地中海贫血最为常见。

我国地中海贫血分布以华南、西南和华东地区多见。

1.发病机制

血红蛋白是一种结合蛋白,由珠蛋白和血红素构成,每一个珠蛋白分子有两对肽链(一对α链和一对非α链,非α链包括β、γ、δ、ζ和ε种),不同的肽链是由不同的遗传基因控制的,每一条肽链与一个血红素构成一个血红蛋白单体,人类血红蛋白是四个单体聚合而成的四聚体。正常血红蛋白主要有三种:①Hb-A($\alpha_2\beta_2$)是成人血红蛋白的主要形式,占96%~98%,新生儿占

10%～40%，出生6个月后即达成人水平。②Hb-A_2($\alpha_2\delta_2$)在成人所占比例不超过3%，在胎儿期只有微量甚至阙如，出生6～12个月达成人水平。③Hb-F($\alpha_2\gamma_2$)主要存在于胎儿期，占胎儿血红蛋白的70%～90%，出生后逐渐减少，出生6个月以后基本降至成人水平，即小于1%。

(1)α地中海贫血：α珠蛋白基因缺失或缺陷，导致α肽链合成减少或缺乏，患者含α肽链的Hb-A、Hb-A_2、Hb-F合成减少，过剩的β及γ肽链各自聚合形成Hb-H(β_4)及Hb-Bart(γ_4)。正常α基因共有四个(父源和母源各两个)。α地中海贫血的基因缺陷主要为缺失型。可分为四种类型：①静止型，缺失一个基因；②标准型，缺失两个基因；③HbH病，缺失三个基因；④HbBart胎儿水肿综合征，缺失四个基因。

(2)β地中海贫血：β珠蛋白基因缺陷，导致β肽链合成减少或缺乏，患者含β肽链的Hb-A合成减少，而过剩的α肽链与γ肽链或肽δ链结合，导致Hb-F或Hb-A_2合成增多。β地中海贫血的基因缺陷绝大多数属于非缺失型的基因点突变。可分为三种类型：①轻型，基因型为β链生成完全受抑制或β链生成部分受抑制的杂合体；②中间型；③重型(Cooley贫血)，基因型为β链生成完全受抑制或β链生成部分受抑制的纯合体，β链生成完全受抑制和β链生成部分受抑制的双重杂合体。

2.遗传方式

α地中海贫血属常染色体隐性遗传，分子基础是位于16号染色体上的α珠蛋白基因先天缺失(缺失型)，少数α地中海贫血是由于α珠蛋白基因的点突变导致其功能障碍(非缺失型)。β地中海贫血属常染色体隐性遗传，分子基础是位于11号染色体上的β珠蛋白基因先天缺失，多数β地中海贫血是由于珠β蛋白基因的点突变所致。按照孟德尔方式传递的疾病。

3.临床表现

(1)地中海贫血纯合子状态：地中海贫血纯合子状态因为贫血严重，不可能生存至生育年龄，故不存在合并妊娠的问题。

(2)地中海贫血杂合子状态：临床表现不一，有的完全没有症状，有的仅表现为慢性溶血及贫血，典型的外周血红细胞为小细胞低色素性贫血，红细胞渗透脆性降低。α地中海贫血的静止型无临床症状和体征，亦无贫血，红细胞形态正常；标准型表现为轻度贫血，部分包涵体生成试验阳性；血红蛋白分析在静止型与标准型均表现为Hb-A_2降低；HbH病常有轻度或中度贫血、肝脾大、黄疸，Hb电泳可发现HbH带。β地中海贫血的血红蛋白电泳主要表现为Hb-A_2增高、Hb-F增高，而Hb-A降低。

地中海贫血杂合子状态的妇女因为贫血轻，不影响正常生活和妊娠，故合并妊娠的问题集中在对子代遗传方面的分析和诊断。

4.诊断

地中海贫血的诊断和分型在孕期做出判断固然重要，但婚前或孕前的诊断更为重要。

(1)筛查试验：①血常规，红细胞平均体积≤80 fL，红细胞平均血红蛋白量≤25 pg，应疑地中海贫血可能。②外周血涂片红细胞形态，重型地中海贫血红细胞大小不均，中央苍白区扩大，靶形红细胞及幼红细胞增多，甚至有红细胞碎片；Hb-H病可见靶形红细胞和泪滴样红细胞，但红细胞碎片少见。③变性珠蛋白小体，诊断Hb-H病的一项简易而特异的方法，即使血红蛋白电泳未见H区带，变性珠蛋白小体也可为阳性。④异丙醇试验，血红蛋白H病阳性率高。⑤血红蛋白分析，是最简单的判断方法，β地中海贫血表现为Hb-A_2升高，可达4%～10%；α地中海贫血Hb-A_2减少，一般在2.5%以下。⑥抗碱血红蛋白测定，是判断Hb-F的重要标志。

(2)基因诊断:目前聚合酶链反应(PCR)及其衍生的相关技术已成为α地中海贫血基因诊断最常用方法。对β地中海贫血的基因诊断采用聚合酶链反应/抗链霉素溶血素"O"探针杂交、聚合酶链反应/反向点杂交及多重等位基因特异性聚合酶链反应等技术。

(3)产前诊断:若夫妇双方均为同一类型地中海贫血杂合子,依照遗传规律,其后代有1/4机会为纯合子,2/4机会为杂合子,1/4机会为正常。临床上应避免纯合子胎儿出生,很有必要对夫妇双方进行有效的产前筛查,最好能在婚前或孕前医学检查得出诊断,并进行生育指导,对夫妇双方为同型杂合子进行必要的产前诊断,判断胎儿病情,及早对纯合子胎儿做出诊断,及时对出生缺陷进行干预。产前诊断是利用胎儿标本进行,胎儿标本的来源为妊娠11周后可取绒毛细胞,16周后取羊水细胞,亦可于20周后取脐血。胎儿脐血检查可同时做基因检查及血红蛋白电泳检测,准确率较高。

5.疾病对妊娠的影响

能妊娠的妇女,地中海贫血多为轻型,母子预后一般较好,但流产、早产、死胎、胎儿畸形等发生率仍高于正常人群。

6.处理

孕期处理以支持妊娠为主,一般不需要特殊治疗。

(1)一般治疗:主要是加强营养。地中海贫血患者骨髓多处于增生状态,消耗大量的叶酸,而且妊娠期对叶酸的需要量增加,因此注意叶酸的补充;合并缺铁时才可考虑补充铁剂,否则严禁补铁。

(2)积极处理妊娠并发症:妊娠高血压疾病、贫血性心脏病、感染等。

(3)纠正贫血:若贫血较严重(血红蛋白<60 g/L),可采用少量间断输浓缩红细胞悬液以维持血红蛋白在90 g/L以上较为理想。

(4)预防产后出血:积极处理产程,杜绝产程延长,正确处理第三产程和合理使用宫缩药等。

二、后天获得性溶血性贫血

后天获得性溶血性贫血根据病因及机制主要分为免疫性溶血性贫血,感染所致的溶血性贫血,化学、物理、生物毒素所致的溶血性贫血,机械创伤和微血管病性溶血性贫血和阵发性睡眠性血红蛋白尿症。

(一)免疫性溶血性贫血

常见的免疫性溶血性贫血根据病因及发病机制,又可分为自身免疫性溶血性贫血及药物诱发的免疫性溶血性贫血。

1.自身免疫性溶血性贫血

(1)诊断:自身免疫性溶血性贫血是免疫性溶血性贫血的最常见类型,分为温抗体型、冷抗体型及温冷双抗体型。

临床表现轻重不一且多样化,多为急性起病,表现为寒战、发热、腰痛、呕吐、腹泻、头痛和烦躁,严重可表现休克和昏迷。半数以上有轻至中度的脾大。

实验室检查贫血轻重不一,是典型的正细胞正色素性贫血,血片可见较多的球形红细胞,网织红细胞增高,有时呈大细胞血常规。骨髓以幼红细胞增生为主的增生改变。血清胆红素中度升高,以间接胆红素为主。Coombs直接实验阳性。

分型的诊断与鉴别主要依据相关的特异性实验室检查。外周血成熟红细胞Coombs试验,主要用于检测血管内成熟红细胞上的自身抗体以证实温抗体型自身免疫性溶血性贫血;冷凝集素试验用于检测患者血清中的冷凝集素以证实冷抗体型;当-兰(D-L)试验用于检测D-L抗体引起的阵发性冷性血红蛋白尿症。

一旦诊断确立,应寻找可能的病因以确定是原发性还是继发性,后者常见于慢性淋巴细胞增殖性疾病,如淋巴瘤、慢性淋巴细胞白血病等或为风湿性疾病和某些感染性疾病所致。只有确实找不到继发病因时方可诊断原发性自身免疫性溶血性贫血。有时溶血性贫血可以诊断,但有关溶血病理机制的检查皆阴性,可先用肾上腺皮质激素试验性治疗,若明显有效,可以回顾性确诊Coombs试验阴性的自身免疫性溶血性贫血。

(2)治疗:首先应强调病因治疗,即根治原发病,尽可能避免输血。但对于严重危及生命的贫血,应予缓慢的洗涤红细胞输注,有报道在输血前给予大剂量丙种球蛋白更为有效。肾上腺皮质激素仍是目前治疗自身免疫性溶血性贫血的首选药物,但应注意同时应予以保护胃黏膜、补钙及监测血糖。对于治疗无效或在激素减量过程中复发的患者,可给予免疫抑制药如环孢素A或激素联合应用细胞毒免疫抑制药,如环磷酰胺。早期使用环孢素A、大剂量丙种球蛋白联合激素治疗能迅速控制溶血,并减少复发。对于大剂量皮质激素和免疫抑制药无效或反复复发且病情危重的溶血患者可考虑脾切除,特别是温抗体型效果较好。但应注意脾切除后易继发肺炎链球菌、流感嗜血杆菌及脑膜炎球菌感染的风险。对于无手术适应证者脾照射也可作为选择之一。自体造血干细胞移植毒副作用大,移植相关病死率高,目前尚未能在临床上广泛开展。单克隆抗体的治疗是近年来开始采用的一种新型手段,如CD20单抗和CD52单抗用于继发于慢性淋巴增生性疾病的自身免疫性溶血性贫血患者疗效喜人。

2.药物诱发的免疫性溶血性贫血

(1)诊断:药物诱发的免疫性溶血性贫血是药物使用过程中出现的一种严重的不良反应,即药物引起机体产生抗体介导或补体介导的红细胞急剧破坏。到目前为止,已被证实易诱发溶血的药物主要有第三代头孢菌素、双氯芬类药物、甲基多巴,使用超过10天的大剂量青霉素、利福平、氟达拉滨、左旋多巴、奎尼丁,以及甲芬那酸等。

凡出现溶血性贫血者均应仔细询问病史,有肯定服药史者,一般诊断不难,加上停药后溶血迅速消失,可确立诊断。实验室检查可确定溶血性质及其与药物间的关系。

抗人球蛋白试验在诊断药物相关性免疫性溶血性贫血中有一定价值。对半抗原型药物诱发的免疫性溶血性贫血可测血清中的药物抗体,若此类抗体结合在红细胞上,则抗人球蛋白试验呈阳性;自身免疫性溶血性贫血无论加与不加药物抗人球蛋白试验均可阳性。这些特点结合冷凝集素和D-L试验阴性,不难与特发性温抗体型和冷抗体型自身免疫性溶血性贫血鉴别。

(2)治疗:首先停用一切可疑药物,特别是对严重溶血者,这是抢救生命的关键,同时应用肾上腺皮质激素对加速病情恢复可能有效。对一些药物引起的血管内溶血,除贫血外,尚应积极处理肾衰竭或弥散性血管内凝血等并发症。

(二)感染所致的溶血性贫血

此类溶血性贫血较少见,主要是病原体直接作用于红细胞的结果。常见的致病菌有产气夹膜杆菌、溶血性球菌、肺炎球菌、金黄色葡萄球菌、大肠埃希菌等。原虫感染中以疟疾最多见。病毒中有肝炎病毒和巨细胞病毒引起溶血性贫血的报道。

诊断依据主要是有感染原发病的表现同时出现贫血,此时应立即做有关溶血的相关检查,以利早期诊断。

积极治疗原发病的同时可短期内给予激素治疗。

(三)化学、物理、生物毒素所致的溶血性贫血

此类溶血性贫血临床更为罕见,可引起溶血性贫血的化学物质主要有氧化剂类如芳香族有机物、氧原子,以及有氧化作用的化学物质如铜、砷、铅等;物理因素主要指烧伤和射线;生物毒素主要指蛇毒、蜘蛛、蜂蜇等。

诊断主要依赖明确的服用史、接触史,以及动物咬伤史和溶血性贫血存在的证据。对其治疗首先应避免再次摄入有毒物质和射线的接触,以及动物咬伤,同时排出有毒物质,以积极的支持治疗为主,严重贫血可予输血,对于生物毒素引起者可予较大剂量糖皮质激素治疗。

(四)机械性因素引起的溶血性贫血

机械性溶血性贫血是指红细胞受到外界机械性撞击、湍流的冲击、剪切力或在循环中压力作用下强行通过狭小的血管(如行军性血红蛋白尿症、创伤性心源性溶血性贫血),以及在运行中受纤维蛋白丝的切割(如微血管病性溶血性贫血)等原因,发生破裂产生的血管内溶血。依据不同的机制分为行军性血红蛋白尿症、创伤性心源性溶血性贫血和微血管病性溶血性贫血。

1.行军性血红蛋白尿症

行军性血红蛋白尿症的诊断主要依据运动后0.5～5.0小时内出现血红蛋白尿伴有腰酸、足底和尿道烧灼感,以及血管内溶血的实验室检查发现尿Rous试验(+)等。

本病除碱化利尿、支持对症治疗外无特殊治疗,可在停止运动后自行消失。

2.创伤性心源性溶血性贫血

创伤性心源性溶血性贫血诊断主要依据患者的心脏病史、心脏手术史(各种瓣膜置换术)结合溶血性贫血的临床和实验室发现。对心脏病或是心脏手术后出现溶血性贫血的患者应想到本病的可能。

非手术患者若贫血程度较轻可不予处理,严重者可适量输血;对于人工瓣膜撕裂、人工瓣膜放置不妥或人工瓣膜周围有渗漏者应尽快手术治疗。

3.微血管病性溶血性贫血

引起微血管病性溶血性贫血的病因很多,典型代表是溶血性尿毒症综合征(HUS)、血栓性血小板减少性紫癜(TTP),其他还有转移癌、子痫、产后溶血性尿毒症、恶性高血压、弥散性血管内凝血、自身免疫性疾病等。

此类疾病的诊断依据:①血管内溶血的临床表现,若为TTP还有发热、肾功能损害、神经系统异常、出血表现;②血管内溶血的实验室发现,特别是外周血涂片可见到典型的破碎红细胞,TTP患者可有进行性血小板下降和严重凝血功能紊乱,骨髓红系增生伴巨核细胞增多。

治疗的关键是处理原发病,发作时按照急性溶血处理,可予大剂量激素和免疫抑制药,对于TTP血浆置换疗法可挽救患者生命。发生严重的凝血功能紊乱按照处理原则处理。

(五)阵发性睡眠性血红蛋白尿症(PNH)

阵发性睡眠性血红蛋白尿症是一种获得性造血干细胞异常克隆性疾病,临床上主要有三大特点:血管内溶血、不同程度的骨髓衰竭和易栓倾向。

阵发性睡眠性血红蛋白尿症诊断主要依据以下几方面。

1.临床表现

(1)血管内溶血的表现:常有贫血、血红蛋白尿、乏力、急慢性肾衰竭、反复泌尿系统感染、腹痛、胃胀、背痛、头痛、食管痉挛、胆石症等表现。

(2)血栓的症状:静脉血栓如腹部静脉血栓、门脉高压、食管静脉曲张;脑静脉血栓可出现头痛、出血性栓塞;视网膜静脉血栓表现为视力丧失;深静脉血栓多表现为下肢和肺栓塞。

(3)骨髓衰竭的表现:贫血、感染和出血。

2.血管内溶血的实验室依据

(1)血红蛋白尿、含铁血黄素尿、血清乳酸脱氢酶增高、血清游离血红蛋白含量增高、血清结合珠蛋白下降,以及骨髓呈现增生性贫血骨髓象等。

(2)阵发性睡眠性血红蛋白尿症克隆的检测。

(3)传统手段:Ham 试验、糖水试验、蛇毒溶血试验,以及微量补体敏感试验,这些手段敏感性和特异性均较低。

(4)现代方法:①流式细胞仪检测外周血红细胞 CD59 和/或 CD55,外周血粒细胞 CD59、CD24 和 CD16,其他粒细胞表面的 GPI 锚连蛋白,这是目前诊断阵发性睡眠性血红蛋白尿症的"金标准",敏感性和特异性均较高;流式细胞仪外周血粒细胞 FLAER 检测,较上述 CD55、CD59 更敏感,可早期发现少量阵发性睡眠性血红蛋白尿症克隆;②PIGA 基因突变检测是诊断阵发性睡眠性血红蛋白尿症最特异性指标,但因突变类型多样性和探针、引物的有限性尚未普遍开展。

3.治疗

阵发性睡眠性血红蛋白尿症主要分为对本治疗和对症支持治疗。

(1)控制溶血的治疗(补体抑制治疗):肾上腺糖皮质激素仍是治疗阵发性睡眠性血红蛋白尿症的首选药物,对补体依赖溶血有较强的抑制作用。免疫抑制药环孢素 A 比单用激素疗效明显。实验证实补体早期成分(C_5 以前)的缺失可能导致化脓性感染风险的增加,以及自身免疫现象,但补体末端成分的缺失却无明显并发症出现。因此,特异性 C_5 单抗已安全地应用于临床,并取得了令人满意的疗效,它不仅可以显著减轻溶血、减少输血次数、改善贫血,还可以很好地控制血栓发生、改善肾功能、改善 NO 消耗引起的临床表现。但 C_5 单抗治疗也存在一定瓶颈,如 GPI-细胞受到保护,其克隆数显著升高。因此,虽然溶血减少,但其溶血的风险不断增加,且 C_5 单抗不能纠正阵发性睡眠性血红蛋白尿症患者的骨髓衰竭。

(2)抑制阵发性睡眠性血红蛋白尿症克隆的治疗:抑制阵发性睡眠性血红蛋白尿症克隆才是有望根治阵发性睡眠性血红蛋白尿症的治疗手段。治疗:①干细胞移植,对于难治、复发或存在危及生命的血栓事件可考虑异基因干细胞移植。②化疗,减量的 DAG/HAG 方案治疗难治、复发性阵发性睡眠性血红蛋白尿症,3 个疗程后患者体内阵发性睡眠性血红蛋白尿症克隆明显减少,溶血指标明显好转,外周血细胞减少者经血常规检验均有明显进步,所有患者均脱离输血,患者肾上腺糖皮质激素的用量较化疗前减少一半以上,部分患者可脱离激素治疗。其机制可能是化疗可以杀伤阵发性睡眠性血红蛋白尿症克隆细胞和正常克隆细胞,而正常克隆增殖较阵发性睡眠性血红蛋白尿症克隆快,正常克隆细胞出现生长优势。但是化疗治疗阵发性睡眠性血红蛋白尿症是一种正在摸索的治疗手段,尚未普遍应用于临床,应严格掌握适应证,只适用于激素治疗无效、减量后复发或激素不能耐受的患者。

(3)支持及对症治疗:主要包括促造血(如雄激素及造血生长因子)、输血、补充造血原料、抗氧化剂和碱性药物的应用。并发症处理包括抗栓塞治疗和感染的防治。

综上所述,溶血性贫血病因繁多、机制复杂,只有掌握正确的诊断思路,有序使用可靠的检测手段,才能明晰其类型,做到准确诊断、正确治疗。

治疗期间兼顾孕妇病情轻重和妊娠的期限。妊娠早期发病者如病情重,以孕妇为重,治疗好转后可考虑终止妊娠，特别是需要化疗的孕妇。妊娠中期以后发病，治疗的同时可继续妊娠，严密观察妊娠的经过。分娩前最好保证病情能稳定控制和血红蛋白在 90 g/L 以上。

（孟双双）

第十一节　妊娠合并再生障碍性贫血

再生障碍性贫血是一组不同病因引起的机体造血功能衰竭综合征，以骨髓造血红髓容量减少和外周血全血细胞减少为特征。患者临床表现为贫血、出血和感染，但发病缓急、病情轻重又不全相同。妊娠合并再生障碍性贫血是孕期少见的并发症，其发生率为 0.029％～0.080％，孕产妇多死于出血或败血症，是一种严重的妊娠并发症。临床上，全血细胞减少的患者应考虑再生障碍性贫血的可能，进一步行骨髓穿刺和骨髓活检进行确诊。

一、临床表现和诊断

典型病例一般诊断不难，但不典型病例，如早期病例临床表现和实验室检查特征尚不明显或再生障碍性贫血合并或叠合其他临床病症，则诊断也可有一定困难。

再生障碍性贫血诊断需要详细询问病史、全面仔细的体格检查，以及必要的辅助检查。病史中强调对于职业史、化学、放射性物质接触史的询问，发病前 6 个月内应用的药物应详细记录。

临床表现为进行性贫血、出血和易感染倾向，如全血细胞减少，查体无肝大、脾大、淋巴结肿大，均应考虑再生障碍性贫血的可能。

血液学检查对于本病诊断的意义毋庸置疑。外周血检查应进行全血细胞计数，包括网织红细胞计数。骨髓检查应包括骨髓涂片和骨髓活检，是诊断本病最重要的依据。

骨髓检查的特征：造血细胞面积减少，骨髓增生减低，骨髓液可见多数脂肪滴，非造血细胞易见。骨髓小粒空虚，典型者仅见非造血细胞形成的小粒支架。有时骨髓涂片可呈增生活跃，骨髓活检也可见不同程度的造血残留，这些局部残留的红系、粒系细胞成熟阶段较为一致。临床怀疑再生障碍性贫血而骨髓检查不典型者，应多部位多次穿刺和活检。

肝功能、病毒学、血清叶酸、维生素 B_{12}、自身抗体、流式细胞检测阵发性睡眠性血红蛋白尿症及外周血和骨髓细胞遗传学检测有助于进一步确定诊断再生障碍性贫血，排除其他临床和实验室表现相似疾病。

人体骨髓造血代偿潜能很大，红髓总量轻度减少常不引起明显的外周血细胞减少。再生障碍性贫血全血细胞减少的过程发生缓慢而进行性加重的，当造血干细胞和/或祖细胞数量明显减少，以致不能生成足够数量的血细胞时，外周血细胞才逐渐低于正常，终至全血细胞减少。

早期患者症状轻微，仅有苍白、乏力，甚至无任何症状，实验室检查外周血细胞减少尚不明显或仅一系、两系血细胞减少。髂骨穿刺常可呈造血活跃骨髓象，但仔细分析多能发现造血衰竭的征象，另外，多部位穿刺常可发现骨髓增生减低的部位。当患者出现下列情况时，应考虑再生障碍性贫血：①外周血细胞呈进行性、顽固性减少，各系列血细胞减少较为平行；②外周血细胞形态正常，网织红细胞计数减少，中性粒细胞减少，淋巴细胞比例增高；③骨髓中红系细胞主要为凝固核晚幼红细胞；④骨髓巨核细胞数量明显减少或阙如；⑤骨髓小粒空虚，主要为非造血细胞；⑥骨髓活检可见造血细胞增生低下、巨核细胞减少或阙如；⑦骨髓细胞体外CFU-GM、CFU-E、BFU-E集落产率减低或无生长。对于仍难以诊断者，随访3～6个月，复查血常规、骨髓象，以明确诊断。

少数再生障碍性贫血患者开始仅表现为血小板减少、紫癜和月经过多，贫血、感染症状不明显，骨髓巨核细胞明显减少，而粒、红两系尚无明显减少。病情可较长时期稳定，以后才逐渐出现白细胞减少、贫血，成为典型再生障碍性贫血。这类患者与原发性血小板减少性紫癜的重要鉴别点是骨髓巨核细胞减少甚至阙如，而不是明显增多。

晚期典型再生障碍性贫血的诊断须符合以下3点中至少两点：①血红蛋白＜100 g/L；②血小板＜50×10^9/L；③中性粒细胞＜1.5×10^9/L。

二、临床分型

诊断再生障碍性贫血后应进一步确定其临床分型。

(一)根据血象和骨髓分型

1.重型再生障碍性贫血

(1)骨髓细胞增生程度＜正常的25%，如＜正常的50%，则造血细胞应＜30%。

(2)符合以下3项中至少两项：①中性粒细胞＜0.5×10^9/L；②血小板＜20×10^9/L；③网织红细胞＜20×10^9/L。

2.极重型再生障碍性贫血

(1)符合重型再生障碍性贫血标准。

(2)中性粒细胞＜0.2×10^9/L。

3.非重型再生障碍性贫血

(1)不符合重型再生障碍性贫血。

(2)极重型再生障碍性贫血。

(二)根据临床表现分型

1.急性再生障碍性贫血

发病急，贫血进行性加重，常伴严重感染和内脏出血。

2.慢性再生障碍性贫血

发病缓慢，贫血、出血和感染均较轻。

三、妊娠与再生障碍性贫血

妊娠不是再障的原因，妊娠合并再障是巧合，由于妊娠期血流动力学的改变，常使再障患者在孕期、分娩时及产后病情加重，出血和感染的危险增加。约1/3的女性在妊娠期发病，妊娠终止后病情改善或缓解，再次妊娠时复发，提示本病可能是一种免疫性疾病，又称妊娠特发性再生障碍性贫血。

再生障碍性贫血的孕妇发生妊娠期高血压疾病的概率增高。由于血小板数量减少和质的异常，以及血管脆性及通透性增加，可引起鼻、胃肠道黏膜等出血，产后出血发生率增高。红细胞减少引起贫血，易发生贫血性心脏病，甚至造成心力衰竭，贫血是再障的主要症状，当血红蛋白达40～80 g/L时孕妇病死率的相对危险度为1.35(非妊娠期重度贫血病死率的相对危险度为3.51)。粒细胞、单核细胞及丙种球蛋白减少、淋巴组织萎缩，使孕妇防御功能低下，易引起感染。

重型再障患者的妊娠率为3%～6%，经过免疫抑制药治疗的再障患者，仍可获得成功的妊娠，妊娠期当血小板极低或合并有阵发性睡眠性血红蛋白尿时可发生严重并发症，其主要的死因有颅内出血、心力衰竭及严重的呼吸道、泌尿系统感染或败血症。

对胎儿的影响：血红蛋白＞60 g/L 对胎儿影响不大。分娩后能存活的新生儿，一般血常规正常，极少发生再障。血红蛋白≤60 g/L 者对胎儿不利，可致胎儿在宫内慢性缺氧而导致流产、早产、胎儿生长受限及低出生体重儿，甚至发生胎死宫内及死产。

四、治疗

再生障碍性贫血明确诊断后其治疗应由产科和血液科的医师共同管理。

(一)非重型再生障碍性贫血治疗

非重型再生障碍性贫血没有理想的治疗方案，可自发缓解、较长时间病情稳定，部分进展为重型再生障碍性贫血。妊娠期发现及诊断者可以继续妊娠，孕期以观察为主，只有疾病进展才考虑治疗，否则均在妊娠结束或病情发展才开始治疗。

(二)重型再生障碍性贫血治疗

再障患者妊娠后对母儿均存在极大的威胁，因此，再障患者在病情未缓解之前应该避孕。

1.妊娠期

(1)治疗性人工流产：若在妊娠早期，需要使用肾上腺皮质激素，且再障病情较重者，应做好输血准备的同时行人工流产。妊娠中、晚期患者，因终止妊娠有较大危险，预防和治疗血细胞减少相关的并发症，加强支持治疗，在严密监护下继续妊娠直至足月分娩。

(2)支持疗法：注意休息，左侧卧位，加强营养，间断吸氧，少量、间断、多次输入新鲜血，提高全血细胞或根据缺少的血液成分间断成分输血。

(3)糖皮质激素：血小板很低，有明显出血倾向时免疫抑制药的使用起到暂时止血的作用，使用量泼尼松 10～20 mg，每天3次口服。

(4)雄激素：有刺激红细胞生成的作用，50～100 mg/d 肌内注射或司坦唑醇 6～12 mg/d 口服。应用大剂量雄激素，可能有肝毒性反应或对女胎有影响，应用时应慎重考虑。

(5)输血治疗。输血指征：①Hb＜60 g/L 或有心功能代偿不全时输浓缩红细胞，使红细胞容积维持在0.20左右，血红蛋白升至80 g/L 以上；②在急性感染时，可以输入粒细胞；③血小板$<10\times10^9$/L 或发热时血小板$<20\times10^9$/L，有出血倾向时予预防性输注血小板。

(6)感染的预防和治疗：不主张预防性应用抗生素，但发生感染时，应选用对胎儿影响小强有力广谱的抗生素。在白细胞极低的情况下，应做好保护性隔离防治感染的工作，能入住空气层流设备的房间更合适，口腔清洁护理、病房限制探视、空气消毒、分娩的无菌操作等预防措施非常重要。

2.分娩期

(1)分娩前尽量改善血象，实行计划分娩，减少分娩的并发症。

(2)无产科剖宫产指征时，尽量行阴道分娩，减少手术产。阴道分娩避免产程延长，因第二产程腹压增加可造成孕妇颅内出血或其他重要脏器出血，故应缩短第二产程。

(3)分娩过程严格无菌操作，胎儿娩出后预防性应用宫缩药，分娩操作后认真检查和缝合伤口，避免产道血肿，减少产后出血。

(4)手术指征应放宽，有指征手术时，根据血小板数量选择适宜麻醉，术后必要时可于腹壁下放置引流条。术中一旦出现子宫不可控制的出血时,可考虑行子宫切除术,子宫切除的指征也应放宽。

(5)产后继续支持疗法,预防产后出血,预防性应用广谱抗生素,预防感染。

可输入抗胸腺细胞球蛋白或应用环孢霉素免疫抑制药。

(三)异基因造血干细胞移植和免疫抑制治疗

这是重型再生障碍性贫血的目标治疗,能提高存活率、远期疗效和生存质量,适用于产后或妊娠终止后,病情仍不能缓解者。

年龄<30岁、无特殊禁忌证、有HLA相合同胞供者首选造血干细胞移植治疗;无HLA相合同胞供者或年龄>40岁者则首选免疫抑制治疗,同时启动HLA相合无关供者筛选;年龄30~40岁者,一线治疗采用造血干细胞移植或免疫抑制治疗患者获益大致相同。

造血干细胞移植治疗重型再生障碍性贫血重建造血快、完全治疗反应率高、复发少、患者生活质量高。影响重型再生障碍性贫血骨髓移植疗效的主要原因为移植排斥和急慢性移植物抗宿主病。

免疫抑制药治疗(IST)的标准方案为抗胸腺球蛋白(ATG)+环孢素A(CsA),IST短期疗效与骨髓移植相当,且不受年龄和HLA相合供者限制,更适用于多数患者,为无条件骨髓移植者的治疗首选。

(齐玉玲)

第十二章　正常分娩与产程处理

第一节　分娩动因

人类分娩发动的原因仍不清楚。目前认为人类分娩的发动是一种自分泌因子/旁分泌因子及子宫内组织分子信号相互作用的结果，使得子宫由静止状态成为活动状态，其过程牵涉复杂的生化和分子机制。

一、妊娠子宫的功能状态

妊娠期子宫可处于四种功能状态。

（一）静止期

在一系列抑制因子作用下，子宫肌组织在妊娠期95%的时间内处于功能静止状态。这些抑制因子包括孕激素、前列环素（PGI_2）、松弛素、一氧化氮（NO）、甲状旁腺素相关肽（PTH-rP）、降钙素相关基因肽、促肾上腺素释放激素（CRH）、血管活性肠肽及人胎盘催乳激素等，它们以不同方式增加细胞内的cAMP水平，继而减少细胞内钙离子水平并降低肌球蛋白轻链激酶（MLCK，肌纤维收缩所需激酶）的活性，从而降低子宫肌细胞的收缩性。试验证实胎膜可以产生抑制因子，通过旁分泌作用维持子宫静止状态。

（二）激活期

子宫收缩相关蛋白（CAP）基因表达上调，CAP包括缩宫素受体、前列腺素受体、细胞膜离子通道相关蛋白及细胞间隙连接的重要组成元素结合素-43等。细胞间隙连接的形成是保证子宫肌细胞协调一致收缩的重要前提。

（三）刺激期

子宫对宫缩剂的反应性增高，在缩宫素、前列腺素（主要为PGE_2和$PGF_{2\alpha}$）的作用下产生协调规律的收缩，娩出胎儿。

（四）子宫复旧期

这一时期缩宫素发挥主要作用。分娩发动主要是指子宫组织由静止状态向激活状态的转化。

二、妊娠子宫转向激活状态的生理变化

(一)子宫肌细胞间隙连接增加

间隙连接(gap junction,GJ)是细胞间的一种跨膜通道,可允许分子量<1 000 的分子通过,如钙离子。间隙连接可使肌细胞兴奋同步化,协调肌细胞的收缩活动,增强子宫收缩力,并可增加肌细胞对缩宫素的敏感性。妊娠早、中期细胞间隙连接数量少,且体积小;妊娠晚期子宫肌细胞具有逐渐丰富的间隙连接,并持续增加至整个分娩过程。间隙连接的表达、降解及其多孔结构由激素调节,孕酮是间隙连接形成的强大抑制剂,妊娠期主要通过孕酮抑制间隙连接的机制维持了子宫肌的静止状态。

(二)子宫肌细胞内钙离子浓度增加

子宫肌细胞的收缩需要肌动蛋白、磷酸化的肌浆球蛋白和能量的供应。子宫收缩本质上是电位控制的,当动作电位传导至子宫肌细胞时,肌细胞发生去极化,胞膜上电位依赖的钙离子通道开放,细胞外钙离子内流入细胞内,降低静息电位,活化肌原纤维,进而诱发细胞收缩。故细胞内的钙离子浓度增加是肌细胞收缩不可缺少的。

三、妊娠子宫功能状态变化的调节因素

(一)母体内分泌调节

1.前列腺素类

长期以来认为前列腺素在人类及其他哺乳动物分娩发动中起了重要的作用。在妊娠任一阶段引产、催产或药物流产均可应用前列腺素发动子宫收缩;相反,给予前列腺素生物合成抑制剂可延迟分娩及延长引产的时间。临产前,蜕膜及羊膜含有大量前列腺素前身物质花生四烯酸、前列腺素合成酶及磷脂酶 A_2,促进释放游离花生四烯酸并合成前列腺素。PGF_2 和 TXA_2 引起平滑肌收缩,如血管收缩和子宫收缩。PGE_2、PGD_2 和 PGI_2 引起血管平滑肌松弛和血管扩张。PGE_2 在高浓度时可抑制腺苷酸环化酶或激活了磷脂酶 C,增加子宫肌细胞内钙离子浓度,引起子宫收缩。子宫肌细胞内含有丰富的前列腺素受体,对前列腺素敏感性增加。前列腺素能促进肌细胞间隙连接蛋白合成,改变膜通透性,使细胞内 Ca^{2+} 增加,促进子宫收缩,启动分娩。

2.缩宫素

足月孕妇用缩宫素成功引产已有很长历史,但缩宫素参与分娩发动的机制仍不完全清楚。缩宫素结合到子宫肌上的缩宫素受体,激活磷脂酶 C,从膜磷脂释放出三磷酸肌醇和二酯酰甘油,升高细胞内钙的水平,使子宫收缩;缩宫素能促进肌细胞间隙连接蛋白的合成;此外,足月时缩宫素刺激子宫内前列腺素生物合成,通过前列腺素驱动子宫收缩。

3.雌激素和孕激素

人类在妊娠期处于高雌激素状态。妊娠末期,孕妇体内雌激可增加间隙连接蛋白和宫缩素受体合成;促进钙离子向细胞内转移;激活蜕膜产生大量细胞因子,刺激蜕膜及羊膜合成与释放前列腺素,促进宫缩及宫颈软化成熟。雌激素通过上述机制促进子宫功能状态转变。而在大多数哺乳动物,维持妊娠期子宫相对静止状态需要孕酮。孕酮可抑制子宫肌间隙连接蛋白的形成。早在 20 世纪 50 年代就有学者提出,分娩时母体血浆内出现孕酮撤退。现在认为分娩前雌/孕激素比值明显增高,或受体水平的孕酮作用下降可能与分娩发动有关。

4.内皮素

内皮素是子宫平滑肌的强诱导剂，子宫平滑肌内有内皮素受体。妊娠晚期在雌激素作用下，兔和鼠的子宫肌内皮素受体表达增加，但在人类中尚未肯定。孕末期，羊膜、胎膜、蜕膜及子宫平滑肌含有大量内皮素，能提高肌细胞内 Ca^{2+} 浓度，前列腺素合成，诱发宫缩；内皮素还能加强有效地降低引起收缩所需的缩宫素阈度。

5.血小板激活因子(platelet-activiting factor，PAF)

PAF 是一种强效的子宫收缩物质和产生前列腺素的刺激剂。随着临产发动，羊膜中 PAF 浓度增高。孕酮可增高子宫组织中的 PAF 乙酰水解酶，而雌激素及炎症细胞因子可降低此酶水平，这些研究提示宫内感染炎症过程使 PAF 增高，促进了子宫收缩。

(二)胎儿内分泌调节

研究显示，人类分娩信号也来源于胎儿。随着胎儿成熟，胎儿丘脑-垂体-肾上腺轴的功能逐渐建立，在促肾上腺皮质激素(ACTH)的作用下，胎儿肾上腺分泌的皮质醇和脱氢表雄酮(DHEA)增加，刺激胎盘的 17-α 水解酶减少孕激素的产生，并增加雌激素的生成，从而使雌激素/孕激素的比值增加；激活蜕膜产生大量细胞因子，如 IL-1、IL-6、IL-8、GCSF、TNF-α、TGF-β 及 EGF 等；还能通过加强前列腺素的合成和分泌，刺激子宫颈成熟和子宫收缩。孕激素生成减少而雌激素生成增加也促进子宫平滑肌缩宫素受体和间隙连接的形成；同时还可促进钙离子向细胞内转移，加强子宫肌的收缩，促使分娩发动。

(三)母-胎免疫耐受失衡

从免疫学角度看，胎儿对母体而言是同种异体移植物，母体却对胎儿产生特异性的免疫耐受使妊娠得以维持。对母-胎免疫耐受机制有大量研究，提出的学说：①主要组织相容性复合物 MHC-Ⅰ抗原缺乏；②特异的 HLA-G 抗原表达；③Fas/FasL 配体系统的作用；④封闭抗体的作用；⑤Th_1/Th_2 改变等。

一旦以上因素改变，引起母-胎间免疫耐受破坏，可导致母体对胎儿的排斥反应。研究发现，母体对胎儿的免疫反应是流产发生的主要原因之一。因此足月分娩中可能存在同样的机制，即由于母胎间免疫耐受的解除，母体启动分娩，将胎儿排出。

四、机械性理论

尽管内分泌系统的变化及分子的相互作用在分娩发动中占有极其重要的地位，无可否认，其最终是通过影响子宫收缩来达到促使胎儿娩出的目的。故有人认为：随着妊娠的进展，子宫的容积不断增加，且胎儿的增长速度渐渐超过子宫的增大速度使得子宫内压不断增强；此外，在妊娠晚期，胎儿先露部分可以压迫到子宫的下段和宫颈。上述两部分因素使得子宫肌壁和蜕膜明显受压，肌壁上的机械感受器受刺激(尤其是压迫子宫下段和宫颈)，这种机械性扩张通过交感神经传递至下丘脑，使得神经垂体释放缩宫素，引起子宫收缩。羊水过多、双胎妊娠容易发生早产是这一理论的佐证。但机械因素并不是分娩发动的始动因素。

(魏爱萍)

第二节　决定分娩的因素

决定分娩的因素有四：即产力、产道、胎儿及精神因素。产力为分娩的动力，但受产道、胎儿及精神因素制约。产力可因产道及胎儿的异常而异常，或转为异常；产力也可受到产妇精神因素的直接影响，比如产程开始后，由于胎位异常，宫缩表现持续微弱，或开始良好继而出现乏力；在产妇对分娩有较大的顾虑时，可能从分娩发动之初宫缩就表现为不规律或持续在微弱状态。骨盆大小、形状和胎儿大小、胎方位正常时，彼此不产生不良影响；但如果胎儿过大、某些胎儿畸形或胎位异常，或骨盆径线小于正常或骨盆畸形，则即便产力正常，仍可能导致难产。

一、产力

产力是分娩过程中将胎儿及其附属物逼出子宫的力量，包括宫缩（子宫收缩力）、腹压（腹壁肌肉即膈肌收缩力）和肛提肌收缩力。

（一）子宫收缩力

子宫收缩力是临产后的主要产力，贯穿于整个分娩过程中。临产后的宫缩能迫使宫颈管短缩直至消失，宫口扩张，胎先露部下降、胎儿和胎盘胎膜娩出。

临产后的正常宫缩具有以下特点。

1.节律性

节律性宫缩是临产的重要标志之一。正常宫缩是子宫体部不随意的、有节律的阵发性收缩。每次阵缩总是由弱渐强（进行期），维持一定时间（极期），随后由强渐弱（退行期），直至消失进入间歇期（图 12-1），间歇期子宫肌肉松弛。阵缩如此反复出现，贯穿分娩全过程。

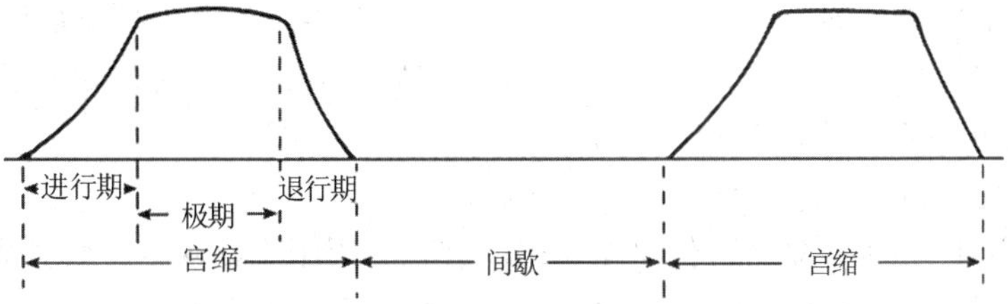

图 12-1　临产后正常节律性宫缩示意图

临产开始时，宫缩持续 30 秒，间歇期 5～6 分钟。随着产程进展，宫缩持续时间逐渐增长，间歇期逐渐缩短。当宫口开全之后，宫缩持续时间可长达 60 秒，间歇期可缩短至 1～2 分钟，宫缩强度也随产程进展逐渐增加，子宫腔内压力于临产初期升高至 3.3～4.0 kPa（25～30 mmHg），于第一产程末可增至 5.3～8.0 kPa（40～60 mmHg），于第二产程可高达 13.3～20.0 kPa（100～150 mmHg），而间歇期宫腔压力仅为0.8～1.6 kPa（6～12 mmHg）。宫缩时子宫肌壁血管及胎盘受压，致使子宫血流量减少，但于子宫间歇期血流量又恢复到原来水平，胎盘绒毛间隙的血流量重新充盈，这对胎儿十分有利。

2.对称性和极性

正常宫缩起自两侧子宫角部，以微波形式迅速向子宫底中线集中，左右对称，此为宫缩的对称性；然后以每秒约 2 cm 的速度向子宫下段扩散，约 15 秒均匀协调地遍及整个子宫，此为宫缩的极性（图 12-2）。

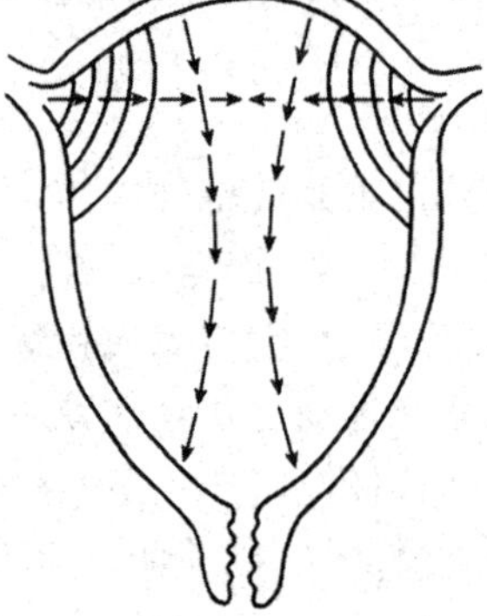

图 12-2　子宫收缩的对称性和极性

宫缩以宫底部最强、最持久，向下则逐渐减弱，子宫底部收缩力的强度几乎是子宫下段的两倍。这一子宫源性控制机制的基础是子宫肌中的起步细胞的去极化。

3.缩复作用

子宫体部的肌肉在宫缩时，肌纤维缩短、变宽，收缩之后，肌纤维虽又重新松弛，但不能完全恢复原状而是有一定的程度缩短，这种现象称为缩复作用或肌肉短滞。缩复作用的结果，使子宫体变短、变厚，使宫腔容积逐渐缩小，迫使胎先露不断下降，而子宫下段逐渐被拉长、扩张，并将子宫向外上方牵拉，颈管逐渐消失，展平。

（二）腹肌及膈肌收缩力（腹压）

腹肌及膈肌收缩力是第二产程时娩出胎儿的重要辅助力量。当宫口开全后，胎先露部已下降至阴道。每当宫缩时前羊水囊或胎先露部压迫盆底组织及直肠，反射性地引起排便感，产妇主动屏气，腹肌和膈肌收缩使腹压升高，促使胎儿娩出。腹压必须在第二产程尤其第二产程末期宫缩时运用最有效，过早用腹压不但无效，反而易使产妇疲劳和宫颈水肿，致使产程延长。在第三产程胎盘剥离后，腹压还可以促使胎盘娩出。

（三）肛提肌收缩力

在分娩过程中，肛提肌收缩力可促使胎先露内旋转。当胎头枕部露于耻骨弓下缘时，由于宫缩向下的产力和肛提肌收缩产生的阻力，两者的合力使胎头仰伸和胎儿娩出。

二、产道

产道是胎儿娩出的通道，分骨产道和软产道两部分。

（一）骨产道

骨产道是指真骨盆，其后壁为骶、尾骨，两侧为坐骨、坐骨棘、坐骨切迹及其韧带，前壁为耻骨联合。骨产道的大小、形状与分娩关系密切。骨盆的大小与形态对分娩有直接影响。因此对于分娩预测首先了解骨盆情况是否异常。

（1）骨盆各平面及其径线。

（2）骨盆轴。

（3）产轴。

(4)骨盆倾斜度。

(5)骨盆类型:有时会对分娩过程产生重要影响。目前国际上仍沿用 1933 年考-莫氏分类法。按 X 线摄影的骨盆入口形态,将骨盆分为四种基本类型:女型、扁平型、类人猿型和男型(图 12-3)。但临床所见多为混合型。

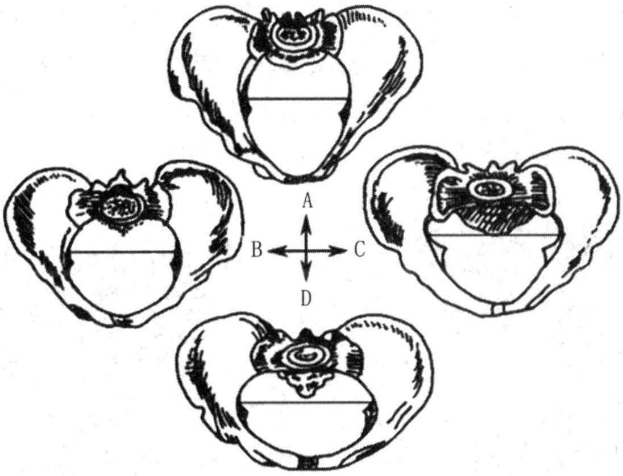

图 12-3　骨盆类型

A.类人猿型骨盆;B.女性型骨盆;C.男性型骨盆;D.扁平骨盆。

(二)软产道

软产道是由子宫下段、宫颈、阴道和盆底软组织构成的管道。在分娩过程中需克服软产道的阻力。

1.子宫下段的形成

子宫下段由非孕时长约 1 cm 的子宫峡部形成。妊娠 12 周后,子宫峡部逐渐扩展成为子宫腔的一部分,妊娠末期逐渐被拉长形成子宫下段。临产后进一步拉长达 7～10 cm,肌层变薄成为软产道的一部分。由于肌纤维的缩复作用,子宫上段的肌壁越来越厚,下段的肌壁被牵拉越来越薄,由于子宫上下段肌壁的厚、薄不同,在子宫内面两者之交界处有一环形隆起,称为生理性缩复环(图 12-4)。

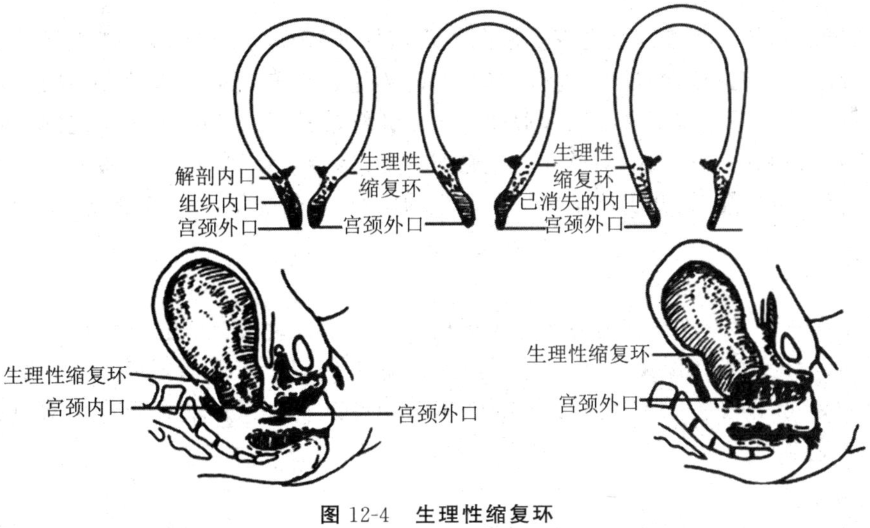

图 12-4　生理性缩复环

2.宫颈的变化

(1)宫颈管消失:临产前的宫颈管长约 2 cm,初产妇较经产妇稍长。临产后由于宫缩的牵拉及胎先露部支撑前羊水囊呈楔形下压,致使宫颈管逐渐变短直至消失,成为子宫下段的一部分。初产妇宫颈管消失于宫颈口扩张之前,经产妇因其宫颈管较松软,则两者多同时进行。

(2)宫口扩张:临产前,初产妇的宫颈外口仅容一指尖,经产妇则能容纳一指。临产后宫口扩张主要是宫缩及缩复向上牵拉的结果。此外前羊水囊的楔形下压也有助于宫颈口的扩张。胎膜多在宫口近开全时自然破裂,破膜后胎先露部直接压迫宫颈,扩张宫口的作用更明显。随着产程的进展,宫口开全(10 cm)时,妊娠足月的胎头方能娩出(图 12-5)。

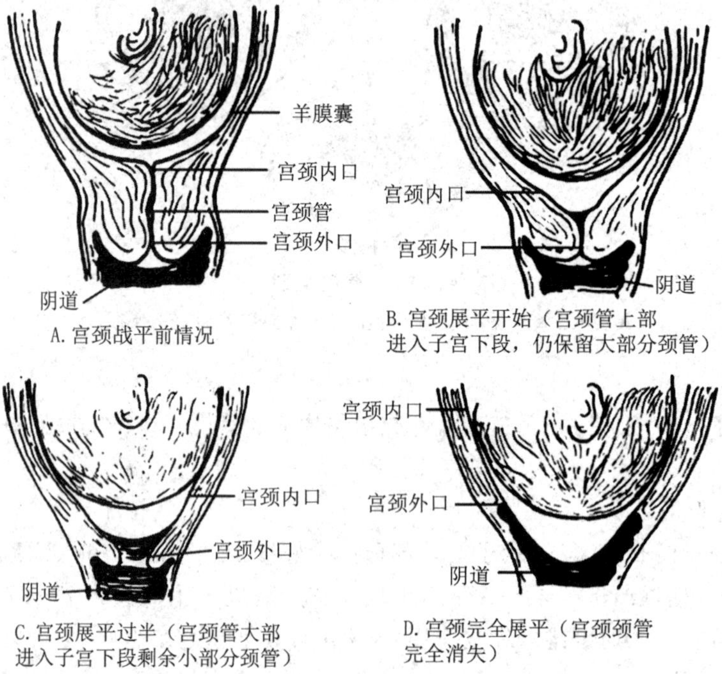

图 12-5　宫颈下段形成和宫口扩张

3.骨盆底、阴道及会阴的变化

在分娩过程中,前羊水囊和胎先露部逐渐将阴道撑开,破膜后先露部下降直接压迫骨盆底,软产道下段形成一个向前弯的长筒,前壁短后壁长,阴道外口开向前上方,阴道黏膜皱襞展平使腔道加宽。肛提肌向下及向两侧扩展,肌束分开,肌纤维拉长,使 5 cm 厚的会阴体变成 2～4 mm薄的组织,以利胎儿通过。阴道及骨盆底的结缔组织和肌纤维,于妊娠晚期增生肥大,血管变粗,血流丰富。于分娩时,会阴体虽然承受一定的压力,若保护不当,也容易造成裂伤。

三、胎儿

足月胎儿在分娩过程必须为适应产道表现出一系列动作,使之能顺利通过产道这一特殊的圆柱形通道:骨盆入口呈横椭圆形,而在中骨盆及骨盆出口则呈前后椭圆形。在分娩过程中,胎头是最重要的因素,只要头能顺利通过产道,一般分娩可以顺利完成,除非胎儿发育过大,则肩或躯干的娩出可能困难。

(一)胎头

为胎儿最难娩出的部分,受压后缩小程度小。胎儿头颅由三个主要部分组成:颜面、颅底及颅顶。颅底由两块颞骨、蝶骨及筛骨所组成。颅顶骨由左右额骨、左右顶骨及枕骨所组成。这些骨缝之间由膜相连接，故骨与骨之间有一定活动余地甚至少许重叠，从而使胎头具有一定适应产道的可塑性，有利于胎头娩出。

胎头颅缝及囟门名称如下（图 12-6）。①额缝：居于左右额骨之间的骨缝。②矢状缝：左右顶骨之间的骨缝，前后走向，将颅顶分为左右两半，前后端分别连接前、后囟门。通过前囟与额缝连接，通过后囟与人字缝连接。③冠状缝：为顶骨与额骨之间的骨缝，横行，在前囟左右两侧。④人字缝：位于左右顶骨与枕骨之间，自后卤向左右延伸。⑤前囟：位于胎儿颅顶前部，为矢状缝、额缝及冠状缝会合之处，呈菱形，2 cm×3 cm大。临产时可用于确定胎儿枕骨在骨盆中的位置。分娩后可持续开放 18 个月之久才完全骨化，以利脑的发育。⑥后囟：为矢状缝与人字缝连接之处，呈三角形，远较前囟小，产后 8～12 周内骨化。

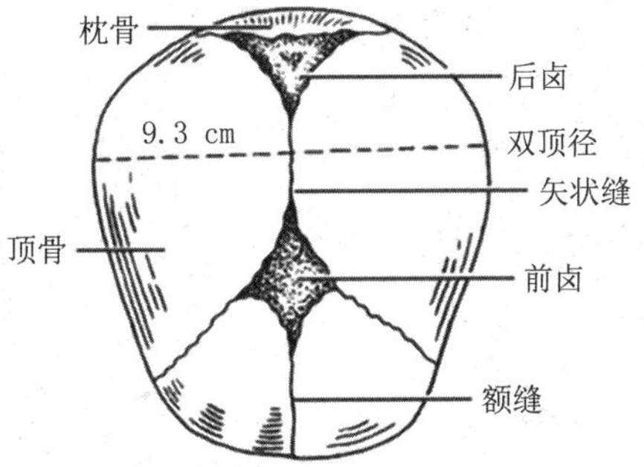

图 12-6　胎头颅缝及囟门

胎儿头颅顶可分为以下各部。①前头：亦称额部，为颅顶前部。②前囟：菱形。③顶部：为前后囟线以上部分。④后囟：三角形。⑤枕部：在后囟下方，枕骨所在地。⑥下颌：胎儿下颌骨。

胎头主要径线（图 12-7）：径线命名以解剖部位起止点为度。在分娩过程，胎儿头颅受压，径线长短随之发生变化。

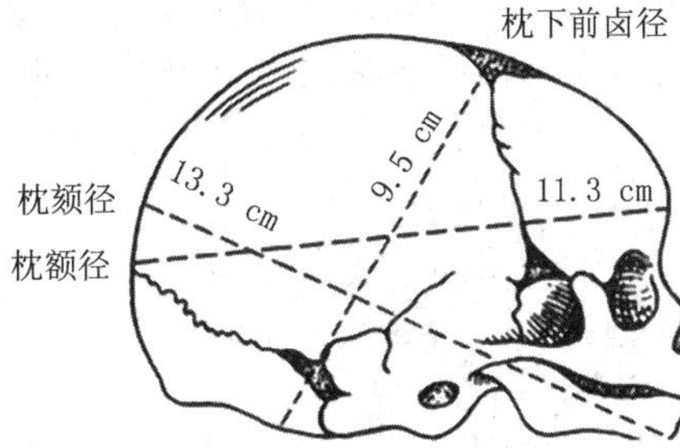

图 12-7　胎头主要径线

（1）胎头双顶径（biparietal diameter，BPD）：为双侧顶骨隆起间径，为胎儿头颅最宽径线，妊娠足月平均为 9.3 cm。

（2）枕下前囟径：枕骨粗隆下至前囟中点的长度。当胎头俯屈，颏抵胸前时，胎头以枕下前囟径在产道前进，为头颅前后最小径线，妊娠足月平均 9.5 cm。

（3）枕额径：枕骨粗隆至鼻根部的距离。在胎头高直位时儿头以此径线在产道中前进，平均 11.3 cm，较枕下前囟径长。

（4）枕颏径：枕骨粗隆至下颌骨中点间径。颜面后位时，胎头以此径前进，平均为 13.3 cm，远较枕下前囟径长，足月胎儿不可能在此种位置下自然分娩。

(5)颏下前囟径：胎儿下颌骨中点至前囟中点，颜面前位以此径线在产道通过，平均为10 cm。故颜面前位一般能自阴道分娩。

(二)胎姿势

胎姿势指胎儿各部在子宫内所取之姿势。在正常羊水量时，胎儿头略前屈，背略向前弯、下颌抵胸骨。上下肢屈曲于胸腹前，脐带位于四肢之间。在妊娠期间，如果子宫畸形、产妇腹壁过度松弛或胎儿颈前侧有肿物，胎头可有不同程度仰伸，从而无法以枕下前囟径通过产道而导致头位难产。

(三)胎产式

胎产式指胎儿纵轴与产妇纵轴的关系，可分为纵产式、斜产式与横产式三种。横产式或斜产式为胎儿纵轴与产妇纵轴垂直或交叉，产妇腹部呈横椭圆形，胎头胎臀各在腹部一侧。纵产式为胎儿纵轴与产妇纵轴平行，可以是头先露或臀先露(图 12-8)。

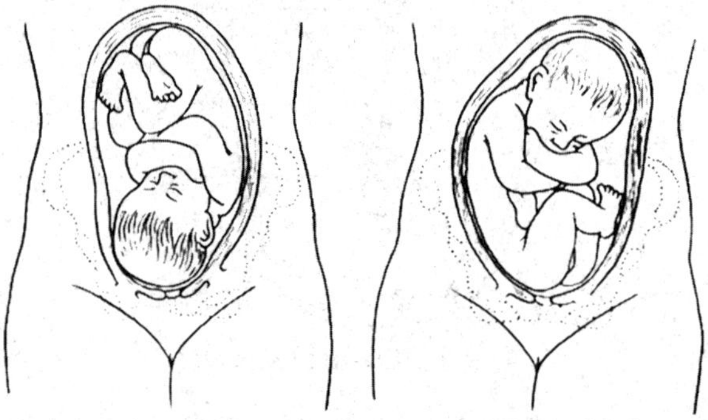

A.纵产式-头先露　　B.纵产式-臀先露

图 12-8　头先露或臀先露

(四)胎先露及先露部

胎先露指胎儿最先进入骨盆的部分；最先进入骨盆的部分称为先露部。先露部有三种即头、臀、肩。纵轴位为头先露或臀先露，横轴位或斜轴位为肩先露。如果胎头与胎手同时进入骨盆称为复合先露(图 12-9)。

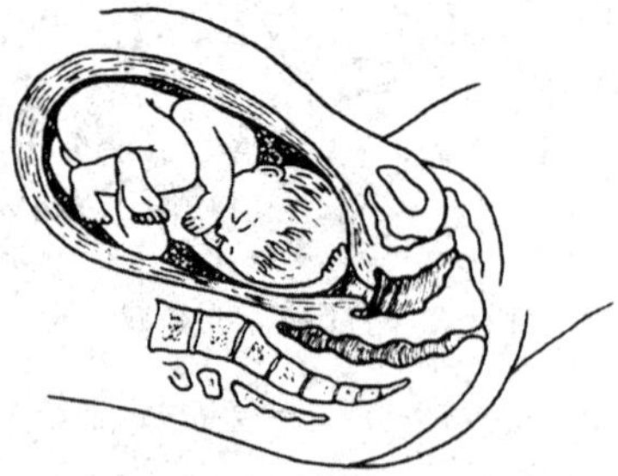

图 12-9　复合先露

1.头先露

头先露占足月妊娠分娩的96%。由于胎头俯屈和仰伸程度不同，可有四种先露部，即枕先露、前囟先露、额先露及面先露。

(1)枕先露：最常见的胎先露部，此时胎头呈俯屈状，胎头以最小径(枕下前囟径)及其周径通过产道(图 12-10)。

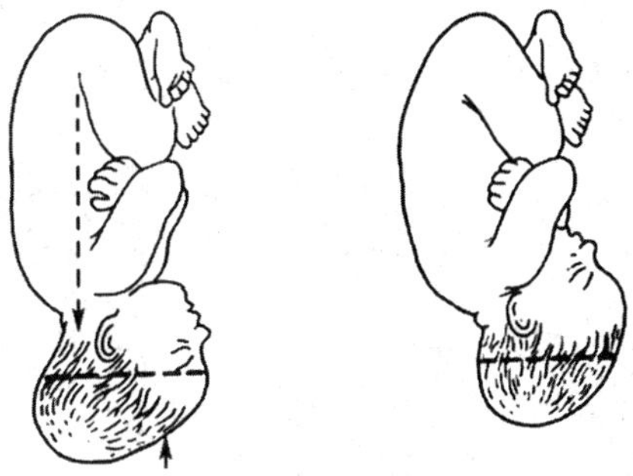

图 12-10　**枕先露**

(2)前囟先露:胎头部分俯屈,胎头矢状缝与骨盆入口前后径一致,前囟近耻骨或骶骨(高直位)(图 12-11)。分娩多受阻。

(3)额先露:胎头略仰伸,足月活胎不可能以额先露经阴道分娩。多数人认为,前顶与额先露为分娩过程中一个过渡表现,不能认为是一种肯定的先露,当分娩进展时,胎头俯屈就形成顶先露,仰伸即为面先露。但实际上确有前顶先露与额部先露存在,故还应作为胎先露的一种(图 12-12)。

(4)面先露:胎头极度仰伸,以下为颌及面为先露部(图 12-13)。

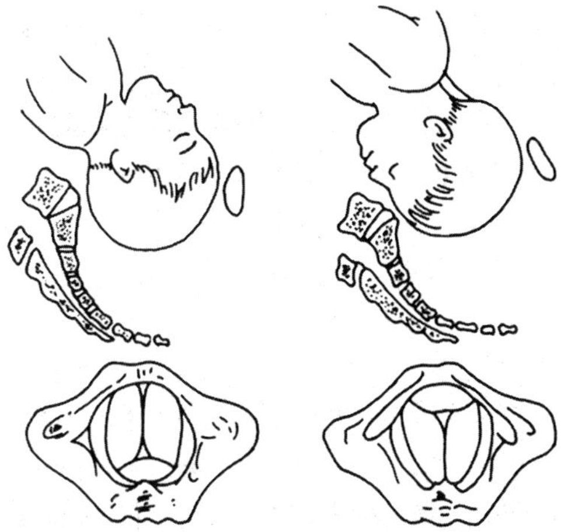

图 12-11　**胎头高直位**

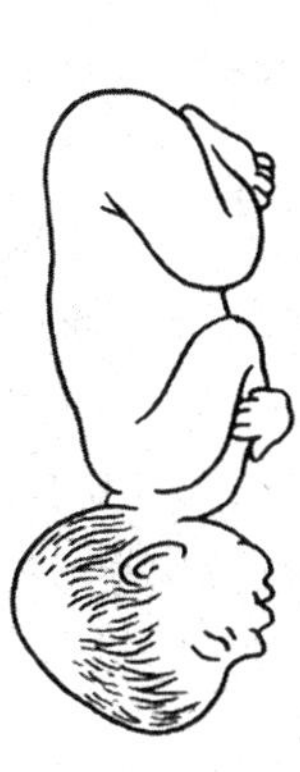

图 12-12　**额先露**

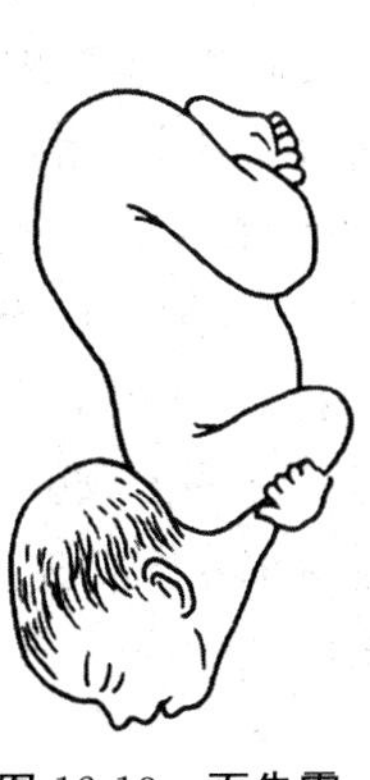

图 12-13　**面先露**

2.臀先露

臀先露为胎儿臀部先露(图 12-14)。由于先露部不同,可分为单臀先露、完全臀先露及不完全臀先露数种。

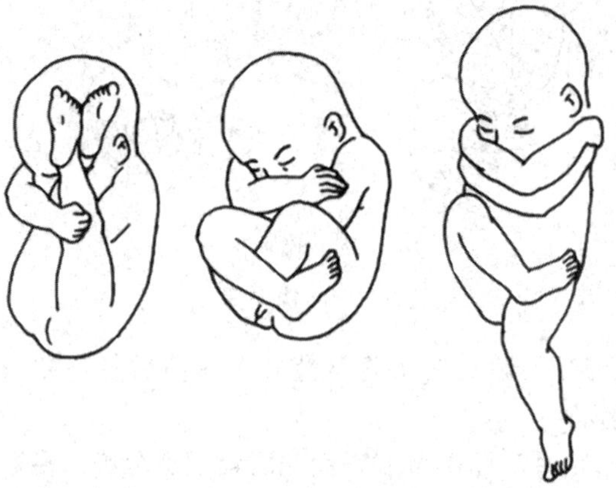

A.单臀先露　B.完全臀先露　C.不完全臀先露

图 12-14　臀先露

(1)单臀先露:为髋关节屈,膝关节伸,先露部只为臀部。

(2)完全臀先露:为髋关节及膝关节皆屈,以至胎儿大腿位于胎儿腹部,小腿肚贴于大腿背侧,阴道检查时可触及臀部及双足。

(3)不完全臀先露:包括足先露和膝先露。足先露为臀先露髋关节伸,一个膝关节或两个膝关节伸,形成单足或双足先露。膝先露为髋关节伸膝关节屈曲。

3.肩先露

胎儿横向,肩为先露部。临产一段时间后往往一只手先脱出,有时也可以是胎儿背、胎儿腹部或躯干侧壁被迫逼出。

(五)胎位或胎方位

胎位为先露部的指示点在产妇骨盆的位置,亦即在骨盆的四相位——左前、右前、左后、右后。枕先露的代表骨为枕骨(occipital,缩写为 O);臀先露的代表骨为骶骨(sacrum,缩写为 S);面先露时为下颏骨(mentum,缩写为 M);肩先露时为肩胛骨(scapula,缩写为 Sc)。

胎位的写法由三方面来表明:①指示点在骨盆的左侧(left,缩写为 L)或右侧(right,缩写为 R),简写为左或右。②指示点的名称,枕先露为“枕”,即“O”;臀先露为“骶”,即“S”;面先露为“颏”,即“M”;肩先露为“肩”,即“Sc”;额位即高直位很少见,无特殊代表骨,只写额位及高直位便可。③指示点在骨盆之前、后或横。

如枕先露,枕骨在骨盆左侧,朝前,则胎位为左枕前(LOA),为最常见之胎位。如枕骨位于骨盆左侧边(横),则名为左枕横(LOT),表示胎头枕骨位于骨盆左侧,既不向前也不向后。肩先露时肩胛骨只有左右(亦即胎头所在之侧)或上、下和前、后定位:左肩前、右肩前、左肩后和右肩后。肩先露以肩胛骨朝上或朝后来定胎位。朝前后较易确定,朝上下不如左右易表达,左右又以胎头所在部位易于确定。如左肩前表示胎头在骨盆左侧,(肩胛骨在上),肩(背)朝前。左肩后,胎头在骨盆左侧(肩胛骨在下),肩(背)朝后。

各胎位缩写如下。

(1)枕先露可有六种胎位:左枕前(LOA)(图 12-15)、左枕横(LOT)、左枕后(LOP)、右枕前

(ROA)、右枕横(ROT)、右枕后(ROP)(图 12-15)。

(2)臀先露也有六种胎位:左骶前(LSA)、左骶横(LST)、左骶后(LSP)(图 12-15)、右骶前(RSA)、右骶横(RST)、右骶后(RSP)。

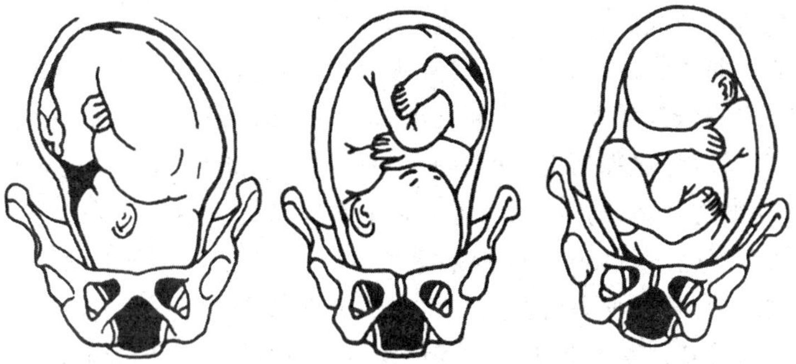

A. 左枕前位　　B. 右枕后位　　C. 左骶后位

图 12-15 **左枕前位、右枕后位、左骶后位**

(3)面先露也有六种胎位:左颏前(LMA)、左颏横(LMT)、左颏后(LMP)、右颏前(RMA)、右颏横(RMT)、右颏后(RMP)。

(4)肩先露也有四种胎位:左肩前(LScA)、左肩后(LScP)、右肩前(RScA)、右肩后(RScP)。

枕、骶、肩胛位置与胎儿背在同一方向,其前位,背亦朝前;颏与胎儿腹在同一方向,其前位,胎背向后。

(六)各种胎先露及胎位发生率

近足月或者已达足月妊娠时,枕先露占 95%,臀先露 3.5%,面先露 0.5%,肩先露 0.5%。有的报道臀先露在 3%~8%,目前我国初产妇比例很大,经产妇,尤其是多产妇很少,所以横产发生率很少。在枕先露中,2/3 枕骨在左侧,1/3 在右侧。臀位在中期妊娠及晚期妊娠的早期比数远较 3%~4%为高,尤其是经产妇。但其中约 1/3 的初产妇和 2/3 经产妇在近足月时常自然转成头位。

胎头虽然较臀体积大,但臀部及屈曲于躯干前的四肢的总体积显然大于胎头。由于子宫腔似梨形,上部宽大、下部狭小,故为适应子宫的形状,足月胎儿头先露发生比例远高于臀先露。在妊娠 32 周前,羊水量相对较多,胎体受子宫形态的束缚较小,因而臀位率相对较高些,以后羊水量相对减少,胎儿为适应宫腔形状而取头先露。若胎儿脑积水,臀产比例也较高,表明宽大的宫体部较适合容纳较大的胎头。某些子宫畸形,如双子宫、残角子宫中发育好的子宫,宫体部有纵隔形成者,也容易产生臀先露。经产妇反复为臀产者应想到子宫有某种畸形的可能。

(七)胎先露及胎方位的诊断

有四种方法:腹部检查、阴道检查、听诊及超声影像检查。

1.腹部检查

为胎先露及胎方位的基本检查方法,简单易行,在大部分产妇可获得正确诊断,但对少见的异常头先露,往往不易确诊。

2.阴道检查

临产前此法不易查清胎先露及胎方位,所以有可能不能确诊;临产后,宫颈扩张,先露部大多已衔接,始能对先露部有较明确了解。阴道检查应在消毒情况下进行,以中、食指查先露部是头、是臀、还是肩部。如为枕先露,宫颈有较大扩张时,可触及骨缝、囟门以明确胎位。宫颈扩张程度越大,胎位检查越清楚。检查胎方位最好先查出矢状缝走向,手指左右横扫,上下触摸可查出一较长骨缝。矢状缝横置则为枕右或枕左横位,如为斜置或前后置,则为枕前位或后位。如前囟在骨盆前部很易摸到,表示枕骨在骨盆后位。前囟在骨盆左前方,为枕右后位;前囟在骨盆右前方为枕左后位。前囟如果在骨盆后面,阴道检查不易触及,尤其胎头下降胎头俯屈必然较重,后囟较小,用手不易查清。胎头受挤压严重时,骨片重叠,骨缝、囟门也不易触清。另一可靠确定胎方位方法为用手触摸胎儿耳郭,耳郭方向指向枕部,这只有在宫颈口完全扩张时方能实行。

阴道检查时还应了解先露部衔接程度(图 12-16)。胎头衔接程度在正常情况下随产程进展而加深。胎头下降程度为判断是否能经阴道分娩的重要指标。胎头下降速度在第一产程比较缓慢,而在第二产程胎头继续下降,速度快于第一产程。一般胎头下降程度是以坐骨棘平面来描述。胎儿头颅骨质部平坐骨棘平面时称为"0"位,高于坐骨棘水平时称为"－"位,如高 1 cm,则标为"－1"直到"－3",再高则表示胎头双顶径尚未进入骨盆入口平面,因为骨盆入口平面至坐骨棘平面约为 5 cm,胎头双顶径至胎头顶部约为3 cm,所以胎头最低骨质部如在坐骨棘平面以上 3 cm,显然胎头双顶径最多是平骨盆入口平面。胎头最低骨质部通过了坐骨棘平面,胎头位置称为"＋"位,低于坐骨棘平面 1 cm 称为"＋1","＋3"时,胎头最低点已接近骨盆出口,即在阴道下部,因为坐骨棘平面距离骨盆出口亦约为 5 cm。在正常女性骨盆坐骨棘并不突出于骨盆侧壁,需经反复检查取得经验方能较准确定位。故可考虑另一较简单而大体可了解胎头衔接程度的方法,即用手指经阴道测胎头骨质最低部距阴道处女膜环的距离。如距离为 5 cm 则表示胎头在坐骨棘水平,低于此为正值,高于此为负值。

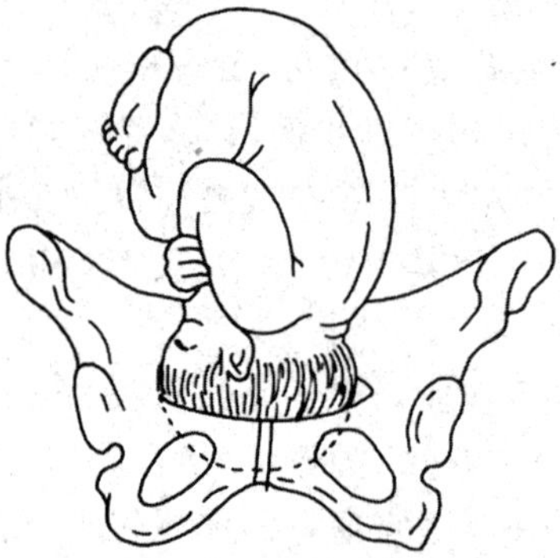

图 12-16　胎头衔接程度图

3.听诊

胎心音位置本身并非诊断胎方位的可靠依据,但可加强触诊的准确性。在枕先露和臀先露,躯干微前屈,胎背较贴近于子宫壁,利于胎心音传导,故在胎儿背部所接触之宫壁处胎心音最强。在颜面位,胎背反屈。胎儿胸部较贴近宫壁,故胎心音在胎儿胸壁侧听诊较清晰。

在枕前位,胎心音一般位于脐与髂前上棘连接中点。枕后位胎心音在侧腹处较明显,有时在小肢体侧听得也清楚。臀位则在脐周围。横位胎心音在枕前位的稍外侧。

4.超声检查

在腹壁厚、腹壁紧张以及羊水过多的情况下,腹部检查等查不清胎先露及胎方位时,超声扫描检查可清楚检查出胎头、躯干、四肢等的部位和形象及胎心情况,不但有助于胎先露、胎方位的诊断,也有助于胎儿畸形及大小的诊断。

(八)临产胎儿应激变化

胎头受压情况下，阵缩时给予胎头的压力增高，尤其是破膜之后，在第二产程宫腔内压力可高达26.7 kPa(200 mmHg)。颅内压为5.3～7.3 kPa(40～55 mmHg)时，胎心率就可减慢，其原因系中枢神经缺氧，反射性刺激迷走神经之故。有时胎头受压而无胎心率变慢乃是胎膜未破，胎头逐渐受压而在耐受阈之内，这种阵发性改变对胎儿无损。

四、精神心理因素

随着医学模式的改变，人们已经开始关注社会及心理因素对分娩过程的影响。亲朋好友间关于分娩的负面传闻、电影中的恐惧场面使相当数量的初产妇进入临产后精神处于高度紧张，甚至焦虑恐惧状态。研究表明，产妇在分娩过程中普遍焦虑和恐惧倾向导致去甲肾上腺素减少，可使宫缩减弱而对疼痛的敏感性增加，强烈的宫缩有加重产妇的焦虑，从而造成恶性循环导致产妇体力消耗过大，产程延长。抑郁情绪与活跃期、第二产程延长及产后出血有一定的相关性。所以在分娩过程中产妇的精神心理状态可明显的影响产程进展，应予以足够的重视。

(倪立燕)

第三节　枕先露的分娩机制

分娩机制是指胎先露为适应骨盆各平面的不同形态，进行一系列转动，以最小径线通过产道的全过程。以枕左前的分娩机制为例详加说明。胎头的一连串转动可分解如下七个动作，即衔接、下降、俯屈、内旋转、仰伸、复位及外旋转、胎儿娩出(图12-17)。

一、衔接

胎头双顶径进入骨盆入口平面，胎头颅骨最低点达到或接近坐骨棘水平，称为衔接。初产妇胎头衔接可发生于预产期前1～2周，若初产妇分娩开始而胎头仍未衔接，应警惕有无头盆不称。经产妇多在临产后胎头衔接。

胎头呈半俯屈状态进入骨盆入口，以枕额径衔接，由于枕额径大于骨盆入口前后径，胎头矢状缝坐落在骨盆入口右斜径上，胎头枕骨在骨盆左前方。

二、下降

胎头沿骨盆轴前进的动作称为下降。下降贯穿于整个分娩过程，与俯屈、内旋转、仰伸、复位及外旋转等动作相伴随。下降动作呈间歇性，促进胎头下降的4个因素：①宫缩时通过羊水传导的压力，由胎轴传到胎头；②宫缩时子宫底直接压迫胎臀，压力传至胎头；③胎体由弯曲而伸直、伸长，有利于压力向下传递，促使胎头下降；④腹肌收缩，使腹腔压力增加，经子宫传至胎儿。初产妇胎头下降因宫颈口扩张缓慢和盆底软组织阻力大而较经产妇慢。临床上将胎头下降的程度，作为判断产程进展的重要标志之一。

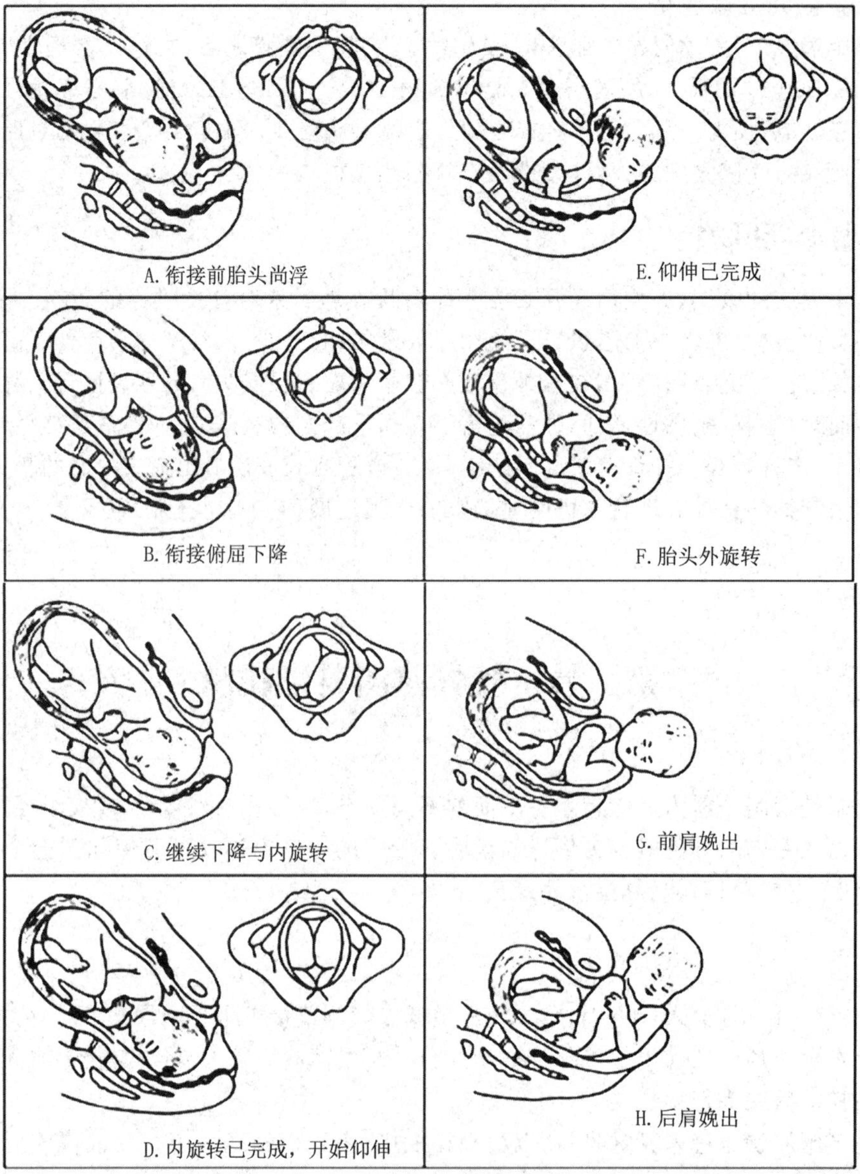

图 12-17　分娩机制示意图

三、俯屈

胎头下降遇到阻力时(骨盆不同平面的不同径线、扩张中的宫颈、骨盆壁和骨盆底)，处于半俯屈状态的胎头借杠杆作用进一步俯屈，使下颏紧贴胸部，并使衔接时的枕额径(11.3 cm)变为枕下前囟径(9.5 cm)，以胎头最小径线适应产道，有利于胎头继续下降。

四、内旋转

当胎头到达中骨盆时，胎头为适应骨盆纵轴而旋转，使其矢状缝与中骨盆前后径相一致，此过程称为内旋转。因中骨盆前后径大于横径，枕先露时，胎头枕部位置最低，到达骨盆底，肛提肌收缩将胎头枕部推向阻力小、空间较宽的前方，枕左前的胎头向中线旋转 45°，后囟转至耻骨弓下方，使胎头最小径线与骨盆的最大径线相一致，于第一产程末胎头完成内旋转动作。

五、仰伸

胎头完成旋转后，胎头下降达阴道外口时，宫缩和腹压继续迫使胎头下降，而肛提肌收缩力又将胎头向前推进，两者的共同作用(合力)使胎头沿产轴向前向上，胎头枕骨下部达耻骨联合下缘时，以耻骨弓为支点使胎头逐渐仰伸，胎头的顶、额、鼻、口、颏相继娩出。当胎头仰伸时，胎儿双肩径沿左斜径进入骨盆入口。

六、复位及外旋转

胎头娩出时，胎儿双肩径沿骨盆入口左斜径下降。胎儿娩出后，为使胎头与胎肩恢复正常关系，胎头枕部向原方向(向左旋转)45°，称为复位。胎肩在骨盆腔内继续下降，前(右)肩向前向中线旋转 45°使胎儿双肩径转成与出口前后径一致的方向，胎头枕部需在外继续向左旋转 45°，以保持胎头与胎肩的垂直关系，称为外旋转。

七、胎儿娩出

胎儿完成外旋转后，胎儿前(右)肩在耻骨弓下先娩出，随即胎体侧屈，后(左)肩也由会阴前缘娩出，胎儿双肩娩出后，胎体及胎儿下肢随之顺利娩出，至此胎儿娩出的全过程完成。

(倪立燕)

第四节　先兆临产及临产的诊断

当孕妇出现先兆临产时，应及时送至医院，不能因可能为假临产致使时间耽误而错过接产时机；而如果错误地诊断临产，则可能导致不适当的干涉而加强产程，造成孕妇及新生儿损害。

一、先兆临产

分娩发动之前，出现的一些预示孕妇不久将临产的症状称先兆临产。

(一)假临产

孕妇在分娩发动前，由于子宫肌层敏感性增强，常出现不规律宫缩。假临产的特点：①宫缩持续时间短且不恒定，间歇时间长且不规律，宫缩强度不增加；②常在夜间出现而于清晨消失；③宫缩时只能引起下腹部轻微胀痛；④宫颈管不缩短，宫口扩张不明显；⑤给予镇静药物能抑制宫缩。

(二)胎儿下降感

胎儿下降感又称为轻松感、释重感。由于胎先露部下降进入骨盆入口，使宫底位置下降，孕妇感觉上腹部受压感消失，进食量增多，呼吸轻快。

(三)见红

在临产前 24～48 小时，由于成熟的子宫下段及宫颈不能承受宫腔内压力而被迫扩张，使宫颈内口附着的胎膜与该处的子宫壁分离，毛细血管破裂而少量出血，与宫颈管内的黏液相混合并排出，称为见红，是分娩即将开始的比较可靠征象。若阴道流血超过平时月经量，则不应视为见红，应考虑是否有异常情况出现如前置胎盘及胎盘早剥等。

(四)阴道分泌物增多

分娩前3周左右，孕妇因体内雌激素水平升高，盆腔充血加剧，子宫颈腺体分泌增加，使阴道排出物增多，一般为水样，易与破水相混淆。

二、临产的诊断

临产开始的重要标志为有规律且逐渐增强的子宫收缩，持续时间30秒或30秒以上，间歇5～6分钟，同时伴随进行性宫颈管消失、宫口扩张和胎先露部下降。用镇静药物不能抑制宫缩。

应连续观察宫缩，每次观察时间不能太短，至少要观察3～5次宫缩。既要严密观察宫缩的频率，持续时间及强度。同时要在无菌条件下行阴道检查，了解宫颈的软度、长度、位置、扩张情况及先露部的位置。国际上常用BISHOP评分法判断宫颈成熟度(表12-1)，估计试产的成功率，满分为13分，>9分均成功，7～9分的成功率为80%，4～6分成功率为50%，≤3分均失败。

表12-1　Bishop宫颈成熟度评分法

指标	分数			
	0	1	2	3
宫口开大(cm)	0	1～2	3～4	≥5
宫颈管消退(%)(未消退为2～3 cm)	0～30	40～50	60～70	≥80
先露位置(坐骨棘水平=0)	-3	-2	-1～0	+1～+2
宫颈硬度	硬	中	软	
宫口位置	朝后	居中	朝前	

(周　珍)

第五节　正常产程与分娩

分娩全过程是从开始出现规律宫缩到胎儿、胎盘娩出为止，称分娩总产程，整个产程分为以下几个。

第一产程(宫颈扩张期)：从间歇5～6分钟的规律宫缩开始，到宫颈口开全(10 cm)。初产妇宫颈较紧，宫口扩张较慢，需11～12小时，经产妇宫颈较松，宫口扩张较快，需6～8小时。

第二产程(胎儿娩出期)：从宫口开全到胎儿娩出。初产妇需1～2小时，经产妇一般数分钟即可完成，但也有长达1小时者，但不超过1小时。

第三产程(胎盘娩出期)：从胎儿娩出后到胎盘娩出，需5～15分钟，不超过30分钟。

一、第一产程及其处理

(一)临床表现

第一产程的产科变化主要为规律宫缩、宫口扩张、胎头下降及胎膜破裂。

1.规律宫缩

第一产程开始,出现伴有疼痛的子宫收缩,习称“阵痛”。开始时宫缩持续时间较短(20～30 秒)且弱,间歇期较长(5～6 分钟)。随着产程的进展,持续时间渐长(50～60 秒)且强度增加,间歇期渐短(2～3 分钟)。当宫口近开全时,宫缩持续时间可达 1 分钟以上,间歇期仅 1 分钟或稍长。

2.宫口扩张

宫口扩张是临产后规律宫缩的结果。在此期间宫颈管变软、变短、消失,宫颈展平和逐渐扩大。宫口扩张分两期:潜伏期及活跃期。潜伏期是从临产后规律宫缩开始,至宫口扩张到 3 cm。此期宫颈扩张速度较慢,平均 2～3 小时扩张 1 cm,需 8 小时,超过 16 小时为潜伏期延长。活跃期是指从宫口扩张 3 cm 至宫口开全。此期宫颈扩张速度显著加快,约需 4 小时,超过 8 小时为活跃期延长。活跃期又分为加速期、最大加速期和减速期(图 12-18)。加速期是指宫颈扩张 3～4 cm,约需 1.5 小时;最大加速期是指宫口扩张 4～9 cm,约需 2 小时,在产程图上宫口扩张曲线呈直线倾斜上升;减速期是指宫口扩张 9～10 cm,约需 30 分钟。宫口开全后,宫口边缘消失,与子宫下段及阴道形成产道。

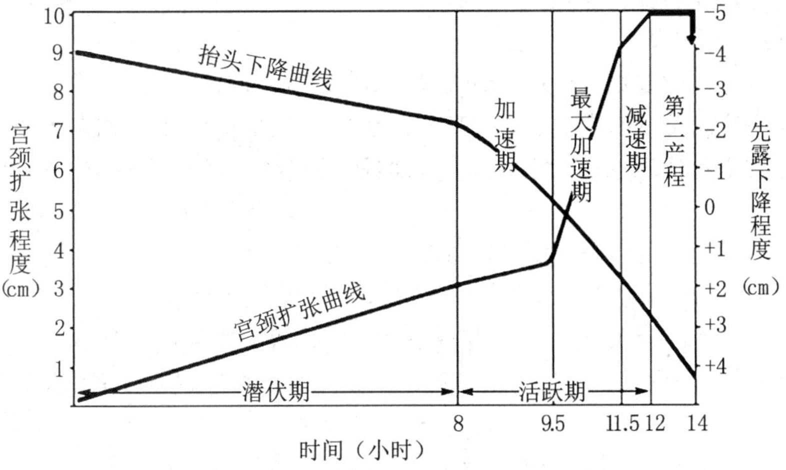

图 12-18　宫颈扩张与胎先露下降曲线分期的关系

3.胎头下降

胎头能否顺利下降,是决定能否经阴道分娩的重要观察项目。胎头下降程度以胎头颅骨最低点与坐骨棘平面的关系标明;胎头颅骨最低点平坐骨棘平面时,以“0”表示;在坐骨棘平面上 1 cm时,以“－1”表示;在坐骨棘平面下 1 cm 时,以“＋1”表示,余依此类推(图 12-19)。一般初产妇在临产前胎头已经入盆,而经产妇临产后胎头才衔接。随着产程的进展,先露部也随之下降。胎头于潜伏期下降不明显,于活跃期下降加快,平均每小时下降 0.86 cm。

4.胎膜破裂

简称破膜,胎儿先露部衔接后,将羊水分隔成前、后两部分,在胎先露部前面的羊水,称前羊水，约 100 mL，其形成的囊称前羊水囊。宫缩时前羊水囊楔入宫颈管内，有助于扩张宫口。随着宫缩继续增强，羊膜腔内压力更高，当压力增加到一定程度时胎膜自然破裂。胎膜多在宫口近开全时破裂。

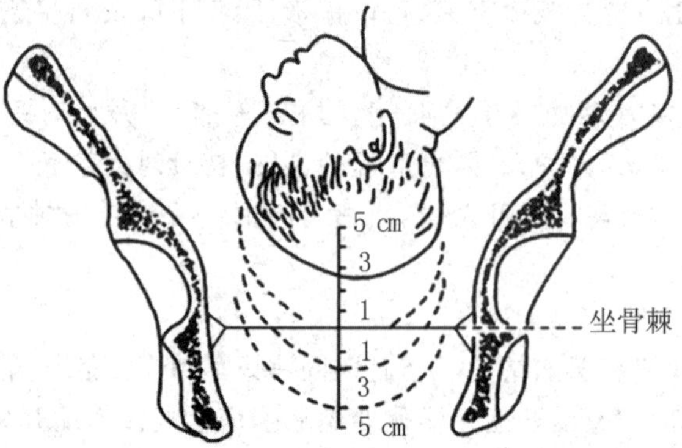

图 12-19　胎头高低的判定

(二)产程观察及处理

入院后首先了解和记录孕妇的病史，全身及产科情况，初步得出是否可以阴道试产或需进行某些处理；外阴部应剃除阴毛，并用肥皂水和温开水清洗；对初产妇及有难产史的经产妇应行骨盆外测量；有妊娠合并症者应给予相应的治疗等。在整个分娩过程中，既要观察产程的变化，也要观察母儿的安危。及时发现异常，尽早处理。

1.子宫收缩

产程中必须连续定时观察并记录宫缩规律性、持续时间、间歇时间及强度。

(1)触诊法：助产人员将手掌放于产妇腹壁上直接检查，宫缩时宫体部隆起变硬，间歇期松弛变软。并记录下宫缩持续时间、强度、规律性及间歇期时间。每次观察 3～5 次宫缩，每隔1～2 小时观察一次。

(2)电子胎心监护仪：可客观反映宫缩情况，分为外监护和内监护两种类型。①外监护：临床最常用，适用于第一产程任何阶段。将宫缩压力探头固定在产妇腹壁宫体近宫底部，每隔 1～2 小时连续描记 30 分钟或通过显示屏连续观察。外监护容易受运动、体位改变、呼吸和咳嗽的影响，过于肥胖的孕妇不适用。外监护可以准确地记录宫缩曲线，测到宫缩频率和每次宫缩持续的时间，但所记录的宫缩强度不完全代表真正的宫内压力。②内监护：适用于胎膜已破，宫口扩张 1 cm 及以上。将充满生理盐水的塑料导管通过宫颈口越过胎头置入羊膜腔内，外端连接压力探头记录宫缩产生的压力，测定宫腔静止压力及宫缩时压力变化。内监护可以准确测量宫缩频率、持续时间及真正的宫内压力。但宫内操作复杂，有造成感染的可能，故临床上较少应用。

良好的宫缩应是间隔逐渐缩短，持续时间逐渐延长，同时伴有宫颈相应的扩张。国外建议用 Montevideo 单位(MU)来评估有效宫缩。计算方法：计数 10 分钟内每次宫缩峰值压力(mmHg)减去基础宫内压力(mmHg)后的压力差之和；或取宫缩产生的平均压力(mmHg)乘以宫缩频率(10 分钟内宫缩次数)。该法同时兼顾了宫缩频率及宫缩产生的宫内压力，使宫缩强度的监测有了量化标准。如产程开始时宫缩强度一般为 80～100 MU，相当于 10 分钟内有 2～3 次宫缩，每次宫缩平均宫内压力约为 5.3 kPa(40 mmHg)；至活跃期正常产程平均宫缩强度可达 200～250 MU，相当于 10 分钟内有 4～5 次宫缩，平均宫内压力则在 6.7 kPa(50 mmHg)；至第二产程在腹肌收缩的协同下，宫缩强度可进一步升到 300～400 MU，仍以平均宫缩频率 5 次计算，平均宫内压力可达 8.0～10.7 kPa（60～80 mmHg）；而从活跃期至第二产程每次宫缩持续时间相应增加不明显，宫缩强度主要以宫内压力及宫缩频率增加为主，用此方法评估宫缩不仅使产妇个体间的比较有了可比性，也使同一个体在产程不同阶段的变化有了更合理的判定标准。活跃期后当宫缩强度＜180 MU 时，可诊断为宫缩乏力。

2.宫口扩张及胎头下降

描记宫口扩张曲线及胎头下降曲线，是产程图中重要的两项内容，是产程进展的重要标志和指导产程处理的主要依据。可通过肛门检查或阴道检查的方法测得。在国内一般采用肛门检查的方法，当肛门检查有疑问时可消毒外阴做阴道检查。但在国外皆用阴道检查来了解产程进展情况。

（1）肛门检查（简称肛查）。①方法：产妇取仰卧位，两腿屈曲分开，检查前用消毒纸遮盖阴道口避免粪便污染阴道。检查者站于产妇右侧，以戴指套的右手示指蘸取润滑剂后，轻轻置于直肠内，拇指伸直，其余各指屈曲以利示指深入。示指向后触及尾骨尖端，了解尾骨活动度，再触摸两侧坐骨棘是否突出并确定胎头高低，然后用指端掌侧探查宫口，摸清其四周边缘，估计宫颈管消退情况和宫口扩张厘米数。未破膜者在胎头前方可触到有弹性的前羊水囊；已破膜者能直接触到胎头，若无胎头水肿，还能扪清颅缝及囟门位置，确定胎方位。②时间与次数：适时在宫缩时进行，潜伏期每 2～4 小时查一次；活跃期每 1～2 小时查一次。同时也要根据宫缩情况和产妇的临床表现，适当的增减检查的次数。过频的肛门检查可增加产褥感染的机会。研究提示，肛门检查次数≥10 次的产妇，其阴道细菌种数及计数均显著提高，且肛门检查与阴道细菌变化密切相关，即细菌种数及其计数随肛门检查次数的增加而增加。而检查次数过少在产程进展十分迅速时则可能失去准备接生的时间，这在经产妇尤其应注意。③检查内容：宫颈软硬度、位置、厚薄及宫颈扩张程度；是否破膜；骶尾关节活动度，坐骨棘是否突出，坐骨切迹宽度，骶棘韧带的弹性、韧度及盆底组织的厚度；确定胎先露、胎方位以及胎头下降程度。

（2）阴道检查。①适应证：于肛查胎先露、宫口扩张及胎头下降程度不清时；疑有脐带先露或脱垂；疑有生殖道畸形；轻度头盆不称经阴道试产 4～6 小时产程进展缓慢者。对产前出血者应慎重，须严格无菌操作，并在检查前做好输液、输血的准备。②方法：产妇排空膀胱后，取截石位，消毒外阴和阴道。检查者戴好口罩，消毒双手，戴无菌手套，铺无菌巾后用左（右）手拇指和示指将阴唇分开，右（左）手示指、中指蘸消毒润滑剂，轻轻插入产妇阴道，注意防止手指触及肛门及大阴唇外侧。因反复阴道检查可增加感染机会，故每次检查应尽量检查清楚，避免反复插入阴道。③内容：测量骨盆对角径、坐骨棘间径、骶骨弧度、耻骨弓和坐骨切迹情况等；胎方位及先露下降程度；宫口扩张程度，软硬度及有无水肿情况；阴道伸展度，有无畸形；会阴厚薄和伸展度等，以决定其分娩方式。

肛查对于了解骨盆腔内的情况比阴道检查更清楚，但肛门检查对宫口、胎先露、胎方位、骨盆入口等情况的了解不及阴道检查直接明了。每次肛查或阴道检查所得的宫颈扩张大小及先露高度的情况均应做详细记录，并绘于产程图上。用红色“○”表示宫颈扩张程度，蓝色“×”表示先露下降水平，每次检查后用红线连接“○”，用蓝线连接“×”，绘成两条曲线。产程图横坐标标示时间，以小时为单位，纵坐标标示宫颈扩张及先露下降程度，以厘米为单位。正常情况下宫口开大与胎头下降是并行的，但胎头下降略为滞后。宫口开大的最大加速期是胎头下降的加速期，而胎头下降的最大加速期是在第二产程。对大多数产妇，尤其是初产妇，在宫口开全时胎头应达坐骨棘平面以下。但应指出，有相当一部分产妇胎头下降与宫口开大并不平行。因此，在宫口近开全时，胎头未下降到坐骨棘水平并不意味着不能经阴道分娩。有些产妇在破膜以后胎头才迅速下降，在经产妇尤为常见。1972 年 Philpott 介绍了在产程图上增加警戒线和处理线，其原理是根据活跃期宫颈扩张率不得<1 cm 进行产程估算，如果产妇入院时宫颈扩张为 1 cm，按宫颈扩张率每小时 1 cm 计算，预计 9 小时后宫颈将扩张到 10 cm，因此在产程坐标图上 1 cm 与 10 cm 标志点之处时间相距 9 小时画一斜行连线，作为警戒线，与警戒线相距 4 小时之处再画一条与之平行的斜线作为处理线，两线间为警戒区。临床上实际是以宫颈扩张 3 cm 作为活跃期的起点，因此可以宫颈扩张 3 cm 标志点处取与之相距 4 cm 的坐标 10 cm 的标志点处画一斜行连线，作为警戒线，与警戒线相距 4 小时之处再画一条与之平行的斜线作为处理线(图 12-20)。两线之间为治疗处理时期，宫颈扩张曲线越过警戒线者应进行处理，一般难产因素可纠正者的产程活跃期不超过正常上限，活跃期经过处理仍超过上限时，常提示难产因素不易纠正，需要再行仔细分析，并及时估计能否从阴道分娩。

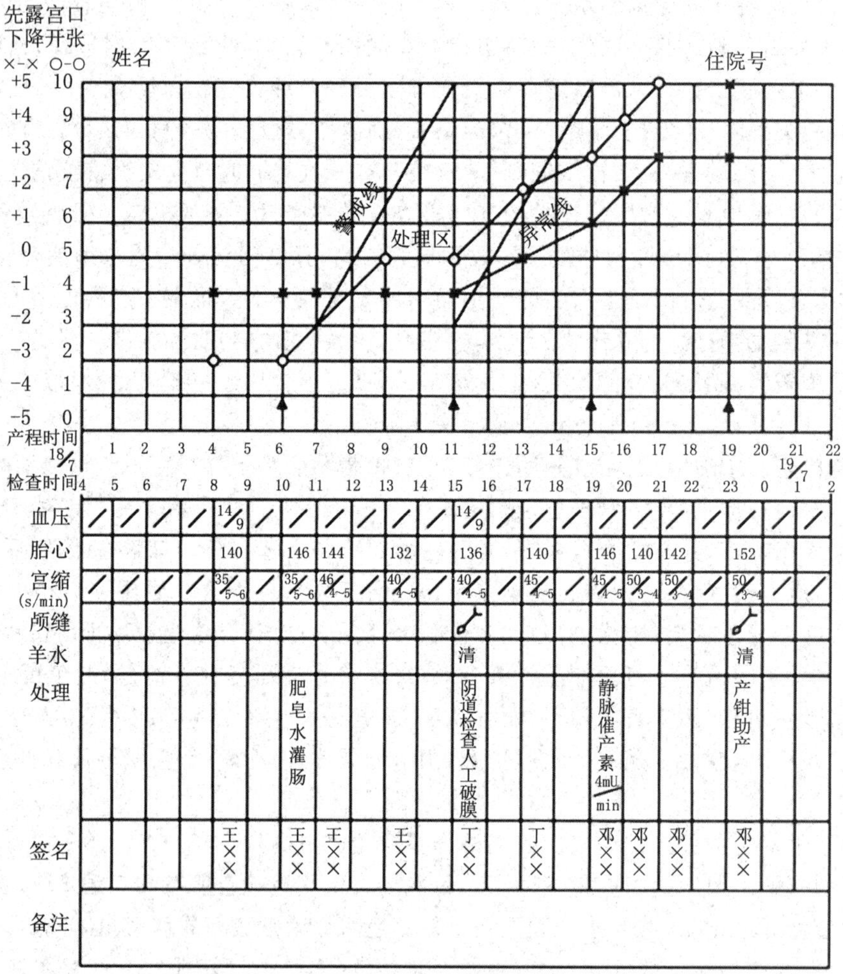

注：↑表示重要处理开始时间，表示大小囟与矢状缝位置以示胎方位，×-× 表示阴道助产

图 12-20 产程图表

3.胎膜破裂及羊水观察

胎膜多在宫口近开全或开全时自然破裂,前羊水流出。一旦胎膜破裂,应立即听胎心,并观察羊水性状、颜色和流出量,记录破膜时间。

羊水粪染与胎儿宫内窘迫的关系目前还有争论。对羊水粪染的发生机制大致可归纳为两种观点,即胎儿成熟理论及胎儿宫内窘迫理论。传统认为羊水粪染是胎儿缺血、缺氧的结果。当胎儿缺血、缺氧时,机体为了保证心、脑等重要脏器的血供,体内循环重新分配,消化系统的血供减少,胃肠道蠕动增加,肛门括约肌松弛,胎粪排出。胎儿成熟理论则认为羊水粪染是一种生理现象。随着妊娠周数增加,胎儿迷走神经张力渐强,胃肠道蠕动渐频,胎粪渐多,羊水粪染率渐增加。

羊水粪染的分度:Ⅰ度,羊水淡绿色、稀薄;Ⅱ度,羊水深绿色且较稠或较稀,羊水内含簇状胎粪;Ⅲ度,羊水黄褐色、黏稠状且量少。Ⅰ度羊水粪染一般不伴有胎儿宫内窘迫,Ⅱ～Ⅲ度羊水粪染考虑有胎儿宫内缺氧的存在。对羊水粪染者应做具体分析,既不要过高估计其严重性,也不要掉以轻心,重要的是应结合其他监测结果,明确诊断,及时处理,以降低围生儿的窒息率。在首次发现羊水粪染时,不论其粪染程度如何,均应作电子胎心监护。若 CST 阳性或者 NST 呈反应型而 OCT 又是阳性,提示胎儿宫内缺氧。如能配合胎儿头皮血 pH 测定而 pH＜7.2 时,提示胎儿处于失代偿阶段,需要立即结束分娩。如 CST 为阴性、pH 正常,可暂不过早干预分娩,但必须在电子胎心监护下严密观察产程进展,一旦出现 CST 阳性,则应尽快结束分娩。

4.胎心

临产后应特别注意胎心变化,可用听诊法、胎心电子监护或胎儿心电图等方法观察。在观察胎心时,应注意胎心的频率、规律性和宫缩之后胎心率的变化及恢复的速度等。胎心的规律性和宫缩对胎心的影响较胎心率的绝对数更重要。

(1)听诊器听取:有普通听诊器、木质听诊器和电子胎心听诊器 3 种,现在通常使用电子胎心听诊器。胎心听取应在宫缩间歇时,宫缩时听诊不能听到胎心。潜伏期应每隔 1 小时听胎心一次,活跃期宫缩较频时,应每 15～30 分钟听胎心一次,每次听诊 1 分钟。如遇有胎心异常,应增加听诊的次数。此法能方便获得每分钟胎心率,但不能分辨胎心率变异、瞬间变化及其与宫缩、胎动的关系。

(2)胎心电子监护:多用外监护描记胎心曲线。将测量胎心的探头置于胎心音最响亮的部分,固定于腹壁上;将测量宫压的探头置于产妇腹壁宫体近宫底部,亦固定于腹壁上。观察胎心率变异及其与宫缩、胎动的关系,每次至少记录 20 分钟,有条件者可应用胎儿监护仪连续监测胎心率。此法能较客观地判断胎儿在宫内的状态,如脐带受压、胎头受压、胎儿缺氧和/或酸中毒等。值得注意的是,在胎头入盆、破膜、阴道检查、肛查及做胎儿内监护安放胎儿头皮电极时,可以发生短时间的早期减速,这是由于胎头受骨盆或宫缩压迫所致。

(3)胎儿心电图:分为直接法和间接法,因直接法需宫口开大到一定程度而且破膜后才能进行,并有增加感染的可能性,故较少采用。目前较多采用非侵入性的间接法,一般用三个电极,两个放在产妇的腹壁上,另一个置于产妇的大腿内侧。在分娩过程中如出现 PR 间期明显缩短、ST 段偏高和 T 波振幅加大,是胎儿缺氧的表现。胎儿发生严重的酸中毒时,则 T 波变形。有研究发现第二产程的胎儿心电图监测与产后胎儿脐动脉血 pH 及血气含量明显相关。

5.胎儿酸血症的监测

胎儿头皮血 pH 与产时异常胎心率的出现,分娩后新生儿脐血 pH 及 Apgar 评分间存在着良好的相关性。因此胎儿头皮血 pH 被认为是判断胎儿是否存在宫内缺氧的最准确方法。胎儿头皮血 pH 正常值为 7.25～7.35。如 pH 为 7.20～7.24 为胎儿酸血症前期，应警惕有胎儿窘迫可能，此时应给孕妇吸氧。pH<7.20 则表示重度酸中毒，是胎儿危险的征兆，应尽快结束分娩。胎儿头皮血血气分析值在正常各产程中的变化见表 12-2。

表 12-2　胎儿头皮血血气分析值在正常各产程中的变化

类别	第一产程早期	第一产程末期	第二产程
pH	7.33±0.03	7.32±0.02	7.29±0.04
PCO_2(mmHg)	44.00±4.05	42.00±5.10	46.30±4.20
PO_2(mmHg)	21.80±2.60	21.30±2.10	17.00±2.00
HCO_3(mmol/L)	20.10±1.20	19.10±2.10	17.00±2.00
BE(mmol/L)	3.90±1.90	4.10±2.50	6.40±1.80

胎儿的 pH 还受母体 pH 水平的影响。产程中母体饥饿、脱水、体力消耗可致代谢性酸中毒，过度通气可致呼吸性碱中毒，均可影响胎儿。为消除母源性酸中毒对胎儿头皮血血气分析的影响，可根据母儿间血气的差异进行判断：

(1)母子间血气 pH 差值(△pH)：<0.15 表示胎儿无酸中毒，0.15～0.20 为可疑，>0.20 为胎儿酸中毒。

(2)母子间碱短缺值：2.0～3.0 mEq/L 表示胎儿正常，>3.0 mEq/L 为胎儿酸中毒。

(3)母子间 Hb 5 g/dL 时的碱短缺值：<0 或由正值变为负值表示胎儿酸中毒。

胎儿头皮血 pH 测定是一种创伤性的检查方法，只能得到瞬时变化而不能连续监测，因而限制了它的应用。当电子胎心监护初筛异常时，可考虑行胎儿头皮血气测定，如临床及胎心监护已确定重度胎儿宫内窘迫，应迅速终止妊娠而抢救胎儿，不必再做头皮血气测定。

6.母体情况观察

(1)生命体征：测量产妇的血压、体温、脉搏和呼吸频率并记录。一般第一产程期间宫缩时血压升高 0.7～1.3 kPa(5～10 mmHg)，间歇期恢复原状。应每隔 4～6 小时测量一次。发现血压升高应增加测量次数。

(2)饮食：鼓励产妇少量多次进食，吃高热量易消化食物，并注意摄入足够水分，以保证充沛的精力和体力。

(3)活动与休息：宫缩不强且未破膜时，产妇可在室内适当活动，有助于产程进展和减轻产痛。待产时产妇的体位应以产妇感到舒适为准。已破膜者应该卧床，如果胎头已衔接，取平卧位即可，如胎头未衔接或臀位、横位时，应取臀高位，以免发生脐带脱垂。如产妇精神过度紧张，宫缩时喊叫不安，应安慰产妇，在宫缩时指导做深呼吸动作，也可用双手轻揉下腹部或腰骶部。产时镇痛可适当的应用哌替啶 50～100 mg 及异丙嗪 25 mg，可 3～4 小时肌内注射一次。也可选择连续硬膜外麻醉镇痛。

(4)排尿与排便：应鼓励产妇每 2～4 小时排尿一次，以免膀胱充盈影响宫缩及胎头下降。因胎头压迫引起排尿困难者，必要时可导尿。初产妇宫口扩张<4 cm，经产妇宫口扩张<2 cm 时可行温肥皂水灌肠，既能避免分娩时粪便污染，又能反射作用刺激宫缩加速产程进展。但胎膜早破、阴道流血、胎头未衔接、胎位异常、有剖宫产史、宫缩很强估计 1 小时内将分娩者或患严重产科并发症、合并症如心脏病等，均不宜灌肠。

二、第二产程及其处理

(一)临床表现

宫口开全后仍未破膜，常影响胎头的下降，应行人工破膜。破膜后宫缩常暂时停止，产妇略感舒适，随后宫缩重现且较前增强，每次持续时间可达 1 分钟，间歇期仅 1～2 分钟。当胎头降至骨盆出口压迫盆底组织时，产妇有排便感，不由自主向下屏气。随着产程进展，会阴会渐渐膨隆和变薄，肛门松弛。于宫缩时胎头露于阴道口，且露出部分不断增大；在宫缩间歇期又缩回阴道内，称为胎头拨露。随产程进展，胎头露出部分逐渐增多，宫缩间歇期胎头不再缩回，称为胎头着冠，此时胎头双顶径超过骨盆出口。会阴极度扩张，应注意保护会阴，娩出胎头。随后胎头复位和外旋转，前肩、后肩和胎体相继娩出，后羊水随之涌出。经产妇第二产程短，有时仅需几次宫缩即可完成胎头娩出。胎儿娩出后产妇顿感轻松。

(二)产程的观察和处理

1.密切监护胎心及产程进展

第二产程宫缩频且强，应密切观察子宫收缩有无异常及胎先露的下降情况。警惕病理性缩复环及强直性子宫收缩的出现，同时密切观察胎心的变化，每 5～10 分钟听胎心一次(或间隔2～3 次宫缩听一次胎心)，如有胎心异常则增加听胎心的次数，有条件者应使用胎心电子监护。尤其应注意观察胎心与宫缩的关系，若第二产程在胎头娩出前，由于脐带受压或受到牵引，可出现变异减速，除非反复多次出现中、重度变异减速，否则不被认为对胎儿有害。如出现胎心变慢且在宫缩后不恢复和恢复慢，应尽快结束分娩。发现第二产程延长，应及时查找原因，采取相应措施尽快结束分娩，避免胎头长时间受压，引起胎儿窘迫、颅内出血等并发症发生。

2.指导产妇用力

宫口开全后，医护人员应指导产妇正确用力。方法是让产妇双膝屈曲外展，双脚蹬在产床上，双手握住产床的把手。一旦出现宫缩，产妇深吸气屏住，并向上拉把手，使身体向下用力如排便状，以增加腹压。子宫收缩间期时，产妇呼气，全身肌肉放松，安静休息。当宫缩再次出现时再用同样的屏气用力动作，以加速产程的进展。当胎头着冠后，宫缩时不应再令产妇用力，以免胎头娩出过快而使会阴裂伤。

指导产妇正确用力十分重要，若用力不当使产妇消耗体力或造成不应有的软产道裂伤。尤其应注意的是宫口尚未开全，不可过早屏气用力，因当胎头位置低已深入骨盆到达盆底时，也可使产妇产生排便感并不自觉地用力。但此时用力非但不利于加速产程的进展，反而使宫颈被挤压在骨盆和胎头之间，从而使宫颈循环障碍而造成宫颈水肿，影响宫口开大而造成难产。

3.接产准备

初产妇宫口开全，经产妇宫口扩张 4 cm 且宫缩规律有力时，应将产妇送至产房做好接产准备工作。让产妇仰卧于产床上(或坐于特制的产椅上)，两腿屈曲分开，露出外阴部，在臀下放一便盆或塑料布，用消毒纱布球蘸肥皂水擦洗外阴部，顺序是大小阴唇、阴阜、大腿内上 1/3、会阴及肛门周围(图 12-21)。然后用温开水冲掉肥皂水，为防止冲洗液流入阴道，用消毒干纱布盖住阴道口，最后以 0.1%新洁尔灭冲洗或涂以碘伏进行消毒，随后取下阴道的纱布球和臀下的便盆或塑料布，铺以消毒巾于臀下。接产者按无菌操作常规洗手后穿手术衣及戴手套，打开产包，铺好消毒巾，准备接产。

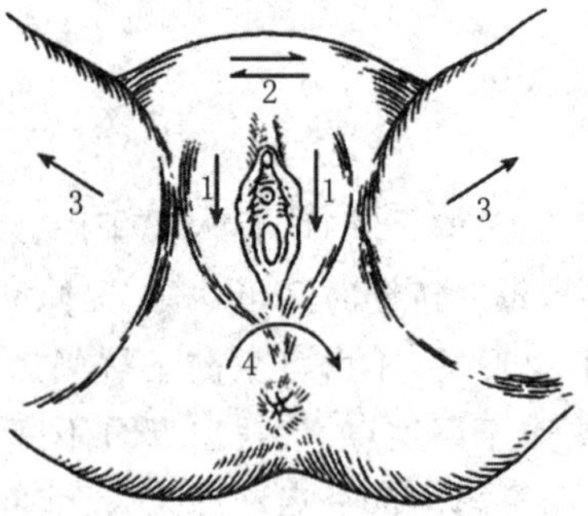

图 12-21　外阴消毒顺序

4.接产

(1)接产的要领:产妇必须与接产者充分合作;保护会阴的同时协助胎头俯屈,让胎头以最小的径线(枕下前囟径)在宫缩间歇时缓慢的通过阴道口,是预防会阴撕裂的关键;控制胎肩娩出速度,胎肩娩出时也要注意保护会阴。

(2)仰卧位分娩:目前国内多数产妇分娩取仰卧位。

其优点:①有利于经阴道助产手术的操作如会阴切开术、胎头吸引术、产钳术等;②对新生儿处理较为便利。

但从分娩的生理来说,并非理想体位。

其缺点:①妊娠子宫压迫下腔静脉,使回心血量减少,产妇可出现仰卧位低血压;②仰卧位使骨盆的可塑性受限,且宫缩的效率较低,从而增加难产的机会;③胎儿的重力失去应有的作用,并导致产程延长;④增加产妇的不安和产痛等。

基于上述原因,仰卧位分娩时继发性宫缩乏力和胎儿窘迫的发生率较坐位分娩高,异常分娩也较多。所以它不是理想的分娩体位。

(3)坐位分娩。

其优点:①可提高宫缩效率,缩短产程。由于胎儿的纵轴和产轴一致,故能充分发挥胎儿的重力作用,可使抬头对宫颈的压力增加。②由于子宫胎盘的血供改善,也可使宫缩加强,胎儿窘迫和新生儿窒息的发生率降低。③可减少骨盆的倾斜度,有利于胎头入盆和分娩机制的顺利完成。④X 线检查表明,由于仰卧位改坐位时,可使坐骨棘间距平均增加 0.76 cm。骨盆出口前后径增加 1～2 cm,骨盆出口面积平均增加 28%。⑤产妇分娩时感觉较舒适,由于产妇在分娩过程中可以环视周围的一切,并与医护人员保持密切联系,可减轻其紧张和不安的情绪。

其缺点:①分娩时间不宜过长,否则易发生阴部水肿;②坐位分娩时胎头娩出较快,易造成新生儿颅内出血及阴道、会阴裂伤;③接生人员需保护会阴和新生儿处理不便,这也是目前坐位分娩较少采用的主要原因。

自 20 世纪 80 年代以来,已对坐式产床做了不少的改进,其基本的构造包括靠背、座椅、扶手和脚踏板等部分。产床的靠背部分是可调节的,在分娩过程中可根据宫缩的情况和胎头下降的程度适当的调整靠背的角度。在胎头即将娩出时可将靠背放平使产妇改为仰卧位,以便于助产者保护会阴和控制胎头娩出的速度。初产妇宫口开全或近开全,经产妇宫口开大 8 cm 时,在坐式产床上就座,靠背角度为 60°～80°。在上坐式产床后一小时内分娩最好,时间过长容易引起会阴水肿。

(4)接产步骤(图 12-22):接产者站在产妇的右侧,当胎头拨露使阴唇后联合紧张时,开始保护会阴。具体方法如下:在会阴部盖上一块消毒巾,接产者右肘支在产床上,右手拇指与其余四指分开,每当宫缩时以手掌大鱼际肌向内上方托住会阴部,同时左手应轻轻下压胎头枕部,协助胎头俯屈,且使胎头缓慢下降。宫缩间歇期,保护会阴的右手应当松弛,以免压迫过久引起会阴部水肿。当胎头枕部在耻骨弓下露出时,左手应按分娩机制协助胎头仰伸。此时若宫缩强,应嘱产妇张口哈气以缓解腹压的作用,让产妇在宫缩间歇期使稍向下屏气,以使胎头缓慢娩出。胎头娩出后,右手仍需保护会阴,不要急于娩出胎肩,而应先以左手自其鼻根向下颌挤压,挤出口、鼻内的黏液和羊水,然后协助胎头复位及外旋转,使胎儿双肩径与骨盆出口前后径相一致。接产者的左手将胎儿颈部向下轻压,使前肩自耻骨弓下先娩出,继之再托胎颈向上,使后肩从会阴前缘缓慢娩出。双肩娩出后,保护会阴的右手方可离开会阴部。最后双手协助胎体和下肢相继以侧位娩出,并记录胎儿娩出时间。

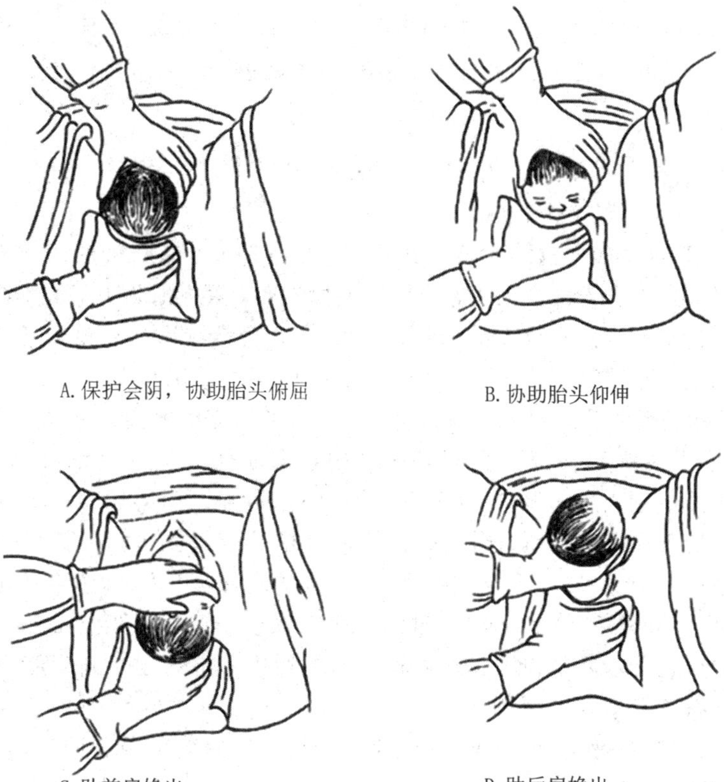

A. 保护会阴，协助胎头俯屈　　B. 协助胎头仰伸

C. 助前肩娩出　　D. 助后肩娩出

图 12-22　接产步骤

胎儿娩出后 2 分钟内断扎脐带。若当胎头娩出时,见脐带绕颈一周且较松时,可用手将脐带顺胎肩推下或从胎头滑下。若脐带绕颈过紧或绕颈两周或两周以上,可先用两把血管钳将脐带一段夹住并从中间剪断,注意勿伤及胎儿颈部,待松弛脐带后协助胎肩娩出(图 12-23)。

(5)会阴裂伤的诱因及预防。

会阴裂伤的诱因:会阴水肿、会阴过紧缺乏弹力,耻骨弓过低,胎儿过大,胎儿娩出过快等,均易造成会阴撕裂。

会阴裂伤的预防:①指导产妇分娩时正确用力,防止胎儿娩出过快。②及时发现会阴、产道的异常,选择合适的分娩方式。如会阴坚韧、水肿或瘢痕形成,估计会造成严重裂伤时,可作较大的会阴切开术或改行剖宫产术。③提高接生操作技术，正确保护会阴。④初产妇行阴道助产前应作会阴切开，切开大小根据胎儿大小及会阴组织的伸展性。助产时术者与助手要密切配合，要求胎头以最小径线通过会阴，且不能分娩过快、过猛。

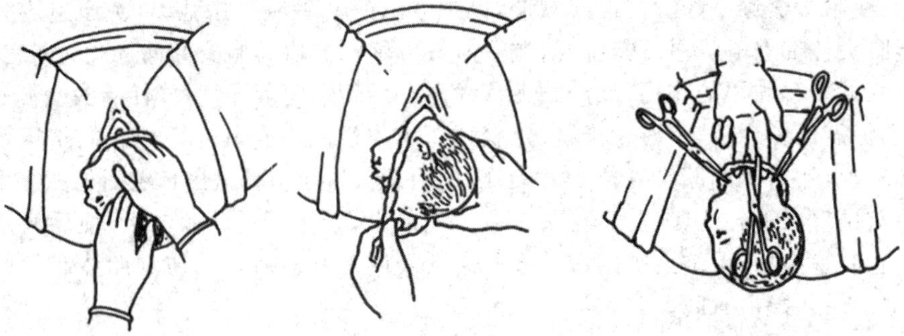

A. 将脐带顺肩部推上　　B. 把脐带从头上退下　　C. 用两把血管钳夹住，从中间剪断

图 12-23　脐带绕颈的处理

(6)会阴切开。

会阴切开的指征：会阴过紧或胎儿过大，产钳或吸引器助产，估计分娩时会阴撕裂不可避免者，或母儿有病理情况急需结束分娩者。

会阴切开的时间：①一般在宫缩时可看到胎头露出外阴口 3～4 cm 时切开，可以防止产后盆底松弛，避免膀胱膨出，直肠膨出及尿失禁；②也有主张胎头着冠时切开，可以减少出血；③决定手术助产时切开。过早地切开不仅无助于胎儿的娩出，反而会导致出血量的增加。

会阴切开术：包括会阴后-侧切开术和会阴正中切开。常用以下两种术式。①会阴左侧后-侧切开术：阴部神经阻滞及局部浸润麻醉生效后，术者于宫缩时以左手食中两指伸入阴道内撑起左侧阴道壁，右手用钝头剪刀自会阴后联合中线向左侧 45°，在宫缩开始时剪开会阴 4～5 cm。若会阴高度膨隆则需外旁开 60°～70°。若会阴体短则以阴唇后联合上 0.5 cm 处为切口起点。会阴侧切时切开球海绵体肌，会阴深、浅横肌及部分肛提肌，切开后用纱布压迫止血。此法可充分扩大阴道口，适于胎儿较大及辅助难产手术，其缺点为出血多，愈合后瘢痕较大；②会阴正中切开术：局部浸润麻醉后，术者于宫缩时沿会阴后联合正中垂直剪开 2 cm。此法切开球海绵体肌及中心腱，出血少，术后组织肿胀疼痛轻微。但切口有自然延长撕裂肛门括约肌危险，胎儿大或接产技术不熟练者不宜采用。

会阴缝合：一般在胎盘娩出后，检查软产道有无裂伤，然后缝合会阴切口。会阴缝合的关键必须彻底止血，重建解剖结构。缝合完毕后亦行肛指检查缝线是否穿过直肠黏膜，如确有缝线穿过黏膜，则应拆除重缝。

三、第三产程及其处理

(一)胎盘剥离的机制

胎儿娩出后，子宫底降至脐平，产妇有轻松感，宫缩暂停数分钟后再次出现。由于子宫腔容积突然明显缩小，而胎盘不能相应的缩小而与子宫壁发生错位而剥离，剥离面出血，形成胎盘后血肿。由于子宫继续收缩，剥离面积继续扩大，直至胎盘完全剥离而娩出。

(二)胎盘剥离的征象

(1)子宫体变硬呈球形，胎盘剥离后降至子宫下段，下段被扩张，子宫体呈狭长形被推向上，宫底升高达脐上。

(2)剥离的胎盘降至子宫下段,使阴道口外露的一段脐带自行延长。

(3)若胎盘从边缘剥离时有少量阴道流血,若胎盘从中间剥离时则无阴道流血。

(4)用手掌尺侧在产妇耻骨联合上方轻压子宫下段时,子宫体上升而外露的脐带不再回缩(图 12-24)。

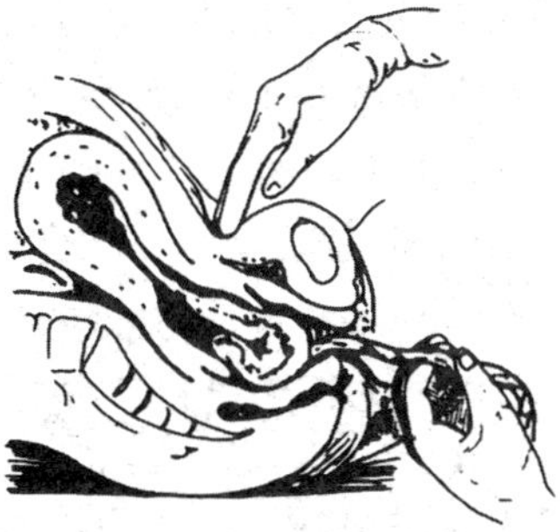

图 12-24　胎盘剥离后在耻骨联合上方压子宫,脐带不再回缩

(三)胎盘娩出方式

胎盘剥离和娩出的方式有两种。

(1)胎儿面娩出式:即胎盘以胎儿面娩出。胎盘从中央开始剥离,然后向周围剥离,剥离血液被包于胎膜内。其特点是胎盘先娩出,随后见少量的阴道流血。这种娩出方式多见。

(2)母体面娩出式:即胎盘以母体面娩出。胎盘从边缘开始剥离,血液沿剥离面流出,最后整个胎盘反转娩出。其特点是先有较多的阴道流血随后胎盘娩出,这种方式较少。

(四)第三产程的处理

1.协助胎盘胎膜娩出

正确处理胎盘娩出,可减少产后出血的发生率。为了使胎盘迅速剥离减少出血,可在胎肩娩出后,静脉注射缩宫素 10 U。接产者切忌在胎盘尚未完全剥离之前,用手按揉、下压宫底或牵拉脐带,以免引起胎盘部分剥离出血或拉断脐带,甚至造成子宫内翻。当确认胎盘完全剥离时,于宫缩时以左手握住宫底(拇指置于子宫前壁,其余四指放在子宫后壁)并按压,同时右手轻拉脐带、协助娩出胎盘(图 12-25)。

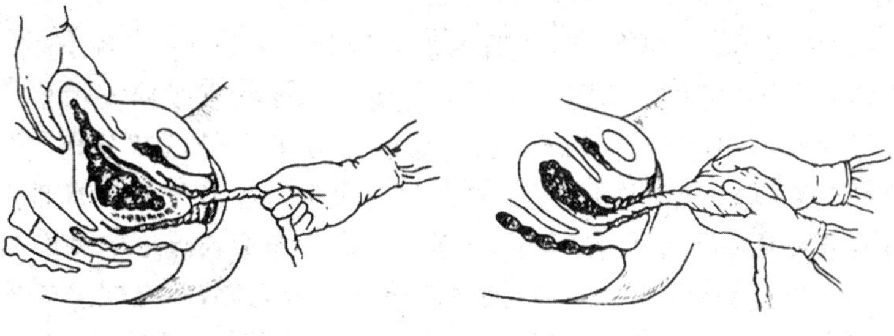

图 12-25　协助胎盘胎膜娩出

当胎盘娩出至阴道口时,接产者用双手捧住胎盘,向一个方向旋转并缓慢向外牵拉,协助胎膜完整剥离娩出。若在胎盘娩出过程中,发现胎膜部分断裂,可用血管钳夹住断裂上端的胎膜,再继续向原方向旋转,直至胎膜完全娩出。胎盘胎膜娩出后,按摩子宫刺激其收缩以减少出血。在按摩子宫的同时注意观察出血量。

2.检查胎盘胎膜

将胎盘铺平,先检查胎盘母体面的胎盘小叶有无缺损,疑有缺损时可用 Küstener 牛乳测试法(从脐静脉注入牛乳,若见牛乳自胎盘母体面溢出,则溢出部位为胎盘小叶缺损部位)。然后将胎盘提起,检查胎膜是否完整。再检查胎盘胎儿面边缘有无血管断裂,以便及时发现副胎盘。副胎盘为另一个小胎盘与正常的胎盘分离,但两者间有血管相连(图 12-26)。若有副胎盘、部分胎盘残留或大块胎膜残留,应无菌操作伸手入宫腔内取出残留组织。若仅有少量胎膜残留,可给予子宫收缩剂待其自然排出。详细记录胎盘娩出时间,方式,以及胎盘大小和重量。胎盘娩出后子宫应呈强直性收缩,硬如球状,阴道出血很少。

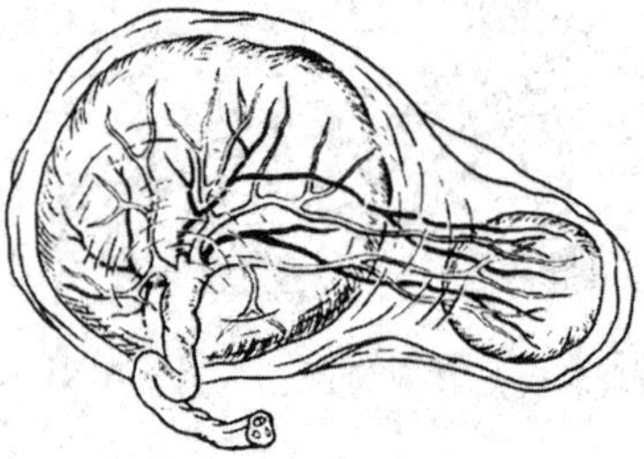

图 12-26 **副胎盘**

3.检查软产道

胎盘娩出后,应仔细检查软产道(包括会阴、小阴唇内侧、尿道口周围、前庭、阴道和宫颈)有无裂伤。如有裂伤应立即按原来的解剖位置或层次逐层缝合。

4.预防产后出血

正常分娩出血量多不超过 300 mL。对既往有产后出血史或易发生产后出血的产妇(如分娩次数≥5 次的多产妇、多胎妊娠、羊水过多、滞产等),可在胎儿前肩娩出后静脉注射麦角新碱 0.2 mg,或缩宫素 10 U 加于 25%葡萄糖液 20 mL 内静脉注射,也可在胎儿娩出后立即经胎盘部脐静脉快速注入加入 10 U 缩宫素的生理盐水 20 mL,均能促使胎盘迅速剥离减少出血。若胎盘尚未完全剥离而阴道出血多时,应行手取胎盘术。若胎儿已娩出 30 分钟,胎盘仍未排出,出血不多时,应排空膀胱,再轻轻按压子宫及静脉注射缩宫素,仍不能使胎盘排出时,再行手取胎盘术。若胎盘娩出后出血多时,可经下腹部直接注入宫体肌壁内或肌内注射麦角新碱 0.2~0.4 mg,并将缩宫素 20 U 加于 5%葡萄糖液 500 mL 内静脉滴注。

手取胎盘时若发现宫颈内口较紧者,应肌内注射阿托品 0.5 mg 及哌替啶 100 mg。术者需更换手术衣及手套,外阴再次消毒后,将一手手指并拢呈圆锥状直接伸入宫腔。手掌面向着胎盘母体面,手指并拢以手掌尺侧缘缓慢将胎盘从边缘开始逐渐自子宫壁分离,另一手在腹部压宫底)。待确认胎盘已全部剥离方可取出胎盘,取出后立即肌内注射子宫收缩剂。注意操作必须轻柔,避免暴力强行剥离或用手抓挖宫壁,防止子宫破裂。若找不到疏松的剥离面,不能分离者,可能是植入性胎盘,不应强行剥离。取出的胎盘立即检查是否完整,若有缺损应再次以手伸入宫腔清除残留胎盘及胎膜,应尽量减少进出宫腔次数。必要时可用大刮匙刮宫。

5.产后观察

分娩结束后应仔细收集并记录产时的出血量。产妇应继续留产房观察 2 小时,注意产妇的一般情况、子宫收缩、子宫底高度、膀胱充盈情况、阴道流血量、会阴及阴道有无血肿等,发现异常情况及时处理。产后 2 小时后,将产妇和新生儿送回病房。

(倪立燕)

第十三章 异常分娩

第一节 产力异常

产力包括子宫收缩(简称宫缩)力、腹肌和膈肌收缩力以及肛提肌收缩力,其中以宫缩力为主。在分娩过程中,宫缩的节律性、对称性及极性不正常,或强度、频率有改变时,称为子宫收缩力异常。临床上多因产道或胎儿因素异常造成梗阻性难产,使胎儿通过产道时的阻力增加,导致继发性产力异常。产力异常分为子宫收缩乏力和子宫收缩过强两类。每类又分协调性宫缩和不协调性宫缩(图 13-1)。

- 子宫收缩力异常
  - 子宫收缩乏力
    - 协调性(低张性)
      - 原发性
      - 继发性
    - 不协调性(高张性)
  - 子宫收缩过强
    - 协调性(急产)
    - 不协调性
      - 强制性子宫收缩(全部子宫收缩)
      - 子宫痉挛性狭窄环(部分子宫肌收缩)

图 13-1 子宫收缩力异常的分类

一、子宫收缩乏力

(一)原因

子宫收缩乏力多由几个因素综合引起。

1.头盆不称或胎位异常

胎先露部下降受阻,不能紧贴子宫下段及宫颈,因此不能引起反射性宫缩,导致继发性子宫收缩乏力。

2.子宫因素

子宫发育不良、子宫畸形(如双角子宫)、子宫壁过度膨胀(如双胎、巨大胎儿、羊水过多等)、经产妇的子宫肌纤维变性或子宫肌瘤等。

3.精神因素

初产妇尤其是高龄初产妇,精神过度紧张、疲劳均可使大脑皮层功能紊乱,导致子宫收缩乏力。

4.内分泌失调

临产后，产妇体内的雌激素、缩宫素、前列腺素的敏感性降低，影响子宫肌兴奋阈，致使子宫收缩乏力。

5.药物影响

产前较长时间应用硫酸镁，临产后不适当地使用吗啡、哌替啶、巴比妥类等镇静剂与镇痛剂；产程中不适当应用麻醉镇痛等均可使宫缩受到抑制。

(二)临床表现

子宫收缩乏力根据发生时期可分为原发性和继发性两种。原发性宫缩乏力是指产程开始即宫缩乏力，宫口不能如期扩张，胎先露部不能如期下降，产程延长；继发性宫缩乏力是指活跃期即宫口开大 3 cm 及以后出现宫缩乏力，产程进展缓慢，甚至停滞。子宫收缩乏力有两种类型，临床表现不同。

1.协调性子宫收缩乏力(低张性子宫收缩乏力)

这是指宫缩具有正常的节律性、对称性和极性，但收缩力弱，宫腔压力低(<2.0 kPa)，持续时间短，间歇期长且不规律，当宫缩达极期时，子宫体不隆起和变硬，用手指压宫底部肌壁仍可出现凹陷，产程延长或停滞。由于宫腔内压力低，对胎儿影响不大。

2.不协调性子宫收缩乏力(高张性子宫收缩乏力)

这是指宫缩的极性倒置，宫缩不是起自两侧宫角；宫缩的兴奋点来自子宫的一处或多处，节律不协调，宫缩时宫底部不强，而是体部和下段强；宫缩间歇期子宫壁不能完全松弛，表现为不协调性子宫收缩乏力。这种宫缩不能使宫口扩张和胎先露部下降，属无效宫缩。产妇自觉下腹部持续疼痛，拒按，烦躁不安，产程长，可导致肠胀气，排尿困难，胎儿胎盘循环障碍，常出现胎儿窘迫。检查时，下腹部常有压痛，胎位触不清，胎心不规律，宫口扩张缓慢，胎先露部下降缓慢或停滞。

3.产程曲线异常

子宫收缩乏力可导致产程曲线异常(图 13-2)。常见的产程曲线异常有以下四种。

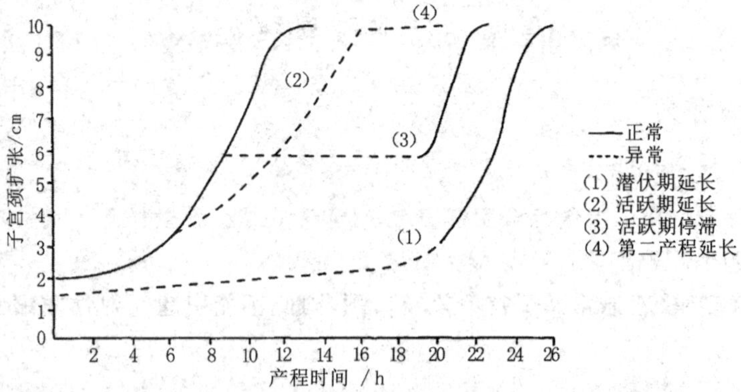

图 13-2 异常的宫颈扩张曲线

(1)潜伏期延长：从临产规律宫缩开始至宫口扩张 3 cm 称为潜伏期，初产妇潜伏期约 8 小时，最大时限为 16 小时。超过 16 小时称为潜伏期延长。

(2)活跃期延长：从宫口扩张 3 cm 至宫口开全为活跃期。初产妇正常活跃期约 4 小时，最大时限 8 小时，超过 8 小时为活跃期延长。

(3)活跃期停滞：进入活跃期后，宫颈口不扩张达2小时以上，称为活跃期停滞，根据产程定期行阴道(肛门)检查。

(4)第二产程延长：第二产程初产妇超过2小时、经产妇超过1小时尚未分娩，称为第二产程延长。

以上四种异常产程曲线，可以单独存在，也可以合并存在。总产程超过24小时称为滞产。

(三)对母儿影响

1.对产妇的影响

产程延长，产妇休息不好，精神疲惫与体力消耗，可出现疲乏无力、肠胀气、排尿困难等，还可影响宫缩，严重时还引起脱水、酸中毒。又由于产程延长，膀胱在胎头与耻骨联合之间受压，导致组织缺血、水肿、坏死，形成瘘，如膀胱阴道瘘或尿道阴道瘘。另外，胎膜早破以及产程中多次阴道(肛门)检查均可增加感染机会；产后宫缩乏力，易引起产后出血。

2.对胎儿的影响

宫缩乏力影响胎头内旋转，增加手术机会。不协调子宫收缩乏力不能使子宫壁完全放松，影响子宫胎盘循环。胎儿在宫内缺氧，胎膜早破，还易造成脐带受压或脱垂，造成胎儿窘迫，甚至胎死宫内。

(四)治疗

1.协调性宫缩乏力

无论是原发性或继发性，一旦出现协调性宫缩乏力，首先寻找原因，对于判断无头盆不称和胎位异常，估计能经阴道分娩者，考虑采取加强宫缩的措施。

(1)第一产程：消除精神紧张，若产妇过度疲劳，可给予地西泮10 mg缓慢静脉注射或哌替啶100 mg肌内注射或静脉注射，经过一段时间，可使宫缩力转强；对不能进食者，可经静脉输液，10%葡萄糖液500～1 000 mL内加维生素C 2 g，伴有酸中毒时可补充5%碳酸氢钠。经过处理，宫缩力仍弱，可选用下列方法加强宫缩。

人工破膜：宫颈口开大3 cm以上，无头盆不称，胎头已衔接者，可行人工破膜。破膜后，胎头紧贴子宫下段及宫颈，引起反射性宫缩，加速产程进展。毕晓普(Bishop)提出用宫颈成熟度评分法估计加强宫缩措施的效果。如产妇得分小于等于3分，表示加强宫缩失败，应改用其他方法；4～6分表示成功率约为50%，7～9分的成功率约为80%，大于等于9分表示加强宫缩成功。

缩宫素静脉滴注：适用于宫缩乏力、胎心正常、胎位正常、头盆相称者。将缩宫素1 U加入5%葡萄糖液200 mL内，以8滴/分，即2.5 mU/min开始，根据宫缩强度调整滴速，维持宫缩强度，每次间隔2～3分钟，持续30～40秒。缩宫素静脉滴注过程应有专人看守，观察宫缩，根据情况及时调整滴速。经过上述处理，如产程仍无进展或出现胎儿窘迫征象，应及时行剖宫产术。

(2)第二产程：第二产程如无头盆不称，出现宫缩乏力时也可加强宫缩，给予缩宫素静脉滴注，促进产程进展。如胎头双顶径已通过坐骨棘平面，可等待自然娩出，或行会阴侧切后行胎头吸引器或低位产钳助产；如胎头尚未衔接或伴有胎儿窘迫征象，均应立即行剖宫产术结束分娩。

(3)第三产程：为预防产后出血，当胎儿前肩露出于阴道口时，可给予缩宫素10 U静脉注射，使宫缩增强，促使胎盘剥离与娩出，以及子宫血窦关闭。如产程长，破膜时间长，应给予抗生素预防感染。

2.不协调性宫缩乏力

不协调性宫缩乏力的处理原则是镇静，调节宫缩，恢复宫缩极性。给予强镇静剂哌替啶

100 mg肌内注射，使产妇充分休息，醒后多能恢复为协调宫缩。如未能纠正，或已有胎儿窘迫征象，立即行剖宫产术结束分娩。

（五）预防

（1）应对孕妇进行产前教育，解除孕妇思想顾虑和恐惧心理，使孕妇了解妊娠和分娩均为生理过程。分娩过程中医护人员热情耐心，家属陪产均有助于消除产妇的紧张情绪，增强其信心，预防精神紧张所致的子宫收缩乏力。

（2）分娩时鼓励产妇及时进食，必要时静脉补充营养。

（3）避免过多使用镇静药物，产程中若使用麻醉镇痛，应在宫口开全前停止给药，注意及时排空直肠和膀胱。

二、子宫收缩过强

（一）协调性子宫收缩过强

宫缩的节律性、对称性和极性均正常，仅宫缩过强、过频，如产道无阻力，宫颈可在短时间内迅速开全，分娩在短时间内结束，总产程不足 3 小时，称为急产，经产妇多见。

1.对母儿影响

（1）对产妇的影响：宫缩过强过频，产程过快，可致宫颈、阴道以及会阴撕裂伤；接生时来不及消毒，可致产褥感染；产后子宫肌纤维缩复不良易发生胎盘滞留或产后出血。

（2）对胎儿和新生儿的影响：宫缩过强影响子宫胎盘的血液循环，易发生胎儿窘迫、新生儿窒息甚或死亡；胎儿娩出过快，胎头在产道内受到的压力突然解除，可致新生儿颅内出血；来不及消毒接生，易致新生儿感染；如坠地可致骨折，外伤。

2.处理

（1）有急产史的产妇：在预产期前 1～2 周不宜外出远走，以免发生意外，有条件者应提前住院待产。

（2）临产后不宜灌肠，提前做好接生和抢救新生儿窒息的准备。胎儿娩出时勿使产妇向下屏气。

（3）产后仔细检查软产道，包括宫颈、阴道、外阴，如有撕裂，及时缝合。

（4）新生儿处理：肌内注射维生素 K_1，每天 2 mg，共 3 天，以预防新生儿颅内出血。

（5）如属未消毒接生，母儿均给予抗生素预防感染，酌情接种破伤风免疫球蛋白。

（二）不协调性子宫收缩过强

1.强直性宫缩

强直性宫缩多由外界因素造成，如临产后分娩受阻或不适当应用缩宫素，或胎盘早剥，血液浸润子宫肌层，均可引起宫颈内口以上部分子宫肌层出现强直性痉挛性宫缩。

（1）临床表现：产妇烦躁不安，持续性腹痛，拒按，胎位触不清，胎心听不清，有时还可出现病理缩复环、血尿等先兆子宫破裂征象。

（2）处理：一旦确诊为强直性宫缩，应及时给予宫缩抑制剂，如 25%硫酸镁 20 mL 加入 5%葡萄糖液 20 mL 缓慢静脉推注；如属梗阻原因，应立即行剖宫产术结束分娩。

2.子宫痉挛性狭窄环

子宫壁某部肌肉呈痉挛性、不协调性收缩所形成的环状狭窄，持续不放松，称为子宫痉挛性狭窄环，多在子宫上下段交界处，也可在胎体某一狭窄部，以胎颈、胎腰处常见（图 13-3）。

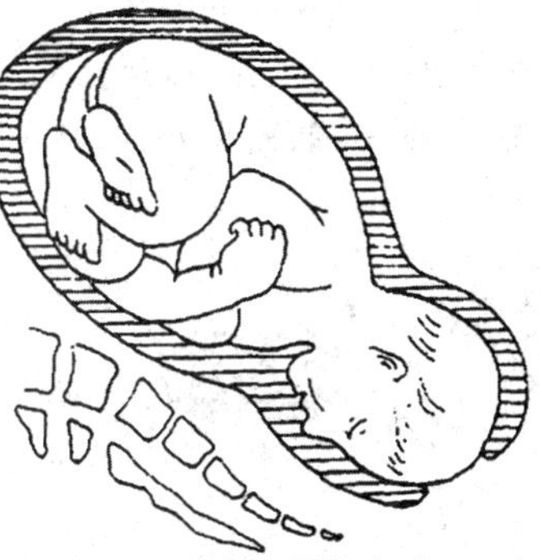

A.狭窄环围绕胎颈

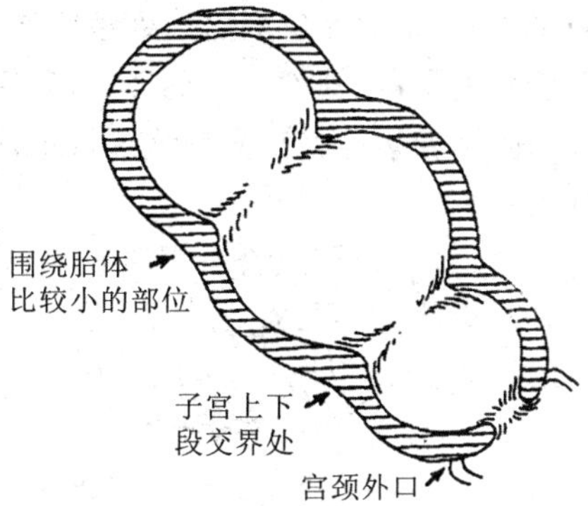

B.狭窄环容易发生的部位

图 13-3　子宫痉挛性狭窄环

(1)原因:多因精神紧张、过度疲劳以及不适当地应用宫缩剂或粗暴地进行产科处理所致。

(2)临床表现:产妇出现持续性腹痛,烦躁不安,宫颈扩张缓慢,胎先露下降停滞。胎心时快时慢,阴道检查可触及狭窄环。子宫痉挛性狭窄环特点是此环不随宫缩上升。

(3)处理:认真寻找原因,及时纠正。禁止阴道内操作,停用缩宫素。如无胎儿窘迫征象,可给予哌替啶 100 mg 肌内注射,一般可消除异常宫缩。当宫缩恢复正常,可行阴道手术助产或等待自然分娩。如经上述处理,狭窄环不缓解,宫口未开全,胎先露部高,或已伴有胎儿窘迫,应立即行剖宫产术。如胎儿已死亡,宫口开全,则可在全麻下经阴道分娩。

(闫丽娟)

第二节　产 道 异 常

产道包括骨产道(骨盆腔)与软产道(子宫下段、宫颈、阴道、外阴),是胎儿经阴道娩出的通道。产道异常可使胎儿娩出受阻,临床上以骨产道异常多见。

一、骨产道异常

骨盆径线过短或形态异常,致使骨盆腔小于胎先露部可通过的限度,阻碍胎先露部下降,称骨盆狭窄。狭窄骨盆可以为一个径线过短或多个径线同时过短,也可为一个平面狭窄或多个平面同时狭窄。当一个径线狭窄时要观察同一个平面其他径线的大小,再结合整个骨盆腔大小与形态进行综合分析,做出正确判断。

(一)分类

1.骨盆入口平面狭窄

骨盆入口平面狭窄以扁平骨盆为代表,主要为入口平面前后径过短。狭窄分三级:Ⅰ级(临界性),绝大多数可以自然分娩,骶耻外径 18 cm,真结合径 10 cm;Ⅱ级(相对性),经试产来决定可否经阴道分娩,骶耻外径 16.5～17.5 cm,真结合径 8.5～9.5 cm;Ⅲ级(绝对性),骶耻外径小于等于 16.0 cm,真结合径小于等于 8.0 cm,足月胎儿不能经过产道,必须行剖宫产终止妊娠。临床中常遇到的是前两种,我国妇女常见以下两种类型的骨盆入口平面狭窄。

(1)单纯扁平骨盆:骨盆入口前后径缩短而横径正常。骨盆入口呈横扁圆形,骶岬向前下突。

(2)佝偻病性扁平骨盆:骨盆入口呈肾形,前后径明显缩短,骨盆出口横径变宽,骶岬前突,骶骨下段变直向后翘,尾骨呈钩状突向骨盆出口平面。髂骨外展,髂棘间径大于等于髂嵴间径,耻骨弓角度增大(图 13-4)。

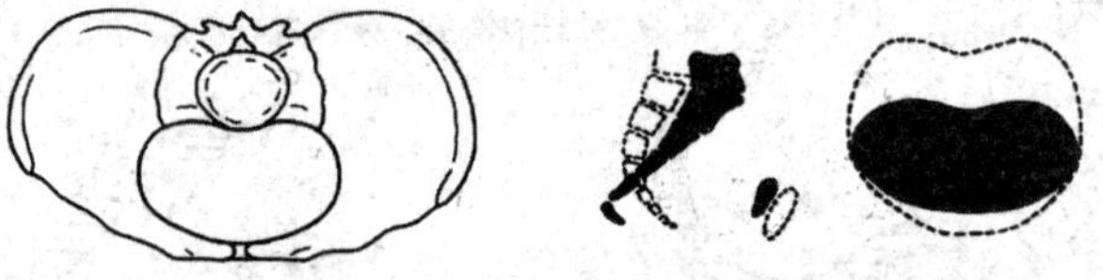

图 13-4 佝偻病性扁平骨盆

2.中骨盆及骨盆出口平面狭窄

狭窄分三级。Ⅰ级(临界性):坐骨棘间径 10 cm,坐骨结节间径 7.5 cm;Ⅱ级(相对性):坐骨棘间径 8.5～9.5 cm,坐骨结节间径 6.0～7.0 cm;Ⅲ级(绝对性):坐骨棘间径小于等于 8.0 cm,坐骨结节间径小于等于 5.5 cm。我国妇女常见以下两种类型的中骨盆及骨盆出口平面狭窄。

(1)漏斗骨盆:骨盆入口各径线值均正常,因两侧骨盆壁向内倾斜似漏斗得名。其特点是中骨盆及骨盆出口平面均明显狭窄,使坐骨棘间径、坐骨结节间径均缩短,耻骨弓角度小于 90°。坐骨结节间径与出口后矢状径之和不足 15 cm。

(2)横径狭窄骨盆:骨盆各横径径线均缩短,各平面前后径稍长,坐骨切迹宽,测量骶耻外径值正常,但髂棘间径及髂嵴间径均缩短。中骨盆及骨盆出口平面狭窄,产程早期无头盆不称征象,当胎头下降至中骨盆或骨盆出口时,常不能顺利地转成枕前位,而形成持续性枕横位或枕后位造成难产。

3.均小骨盆

均小骨盆的骨盆外形属女型骨盆,但骨盆各平面均狭窄,每个平面径线较正常值小 2 cm 或更多,称均小骨盆,多见于身材矮小、体形匀称的妇女。

4.畸形骨盆

骨盆失去正常形态称畸形骨盆。

(1)骨软化症骨盆:现已罕见,是因为缺钙、磷、维生素 D 以及紫外线照射不足造成成人期骨质矿化障碍,被类骨质组织所代替,骨质脱钙、疏松、软化。由于受躯干重力及两股骨向内上方挤压,使骶岬向前,耻骨联合前突,坐骨结节间径明显缩短,骨盆入口平面呈凹三角形(图 13-5)。严重者阴道不能容两指,一般不能经阴道分娩。

(2)偏斜型骨盆:骨盆一侧斜径缩短,一侧髂骨翼与髋骨发育不良导致骶髂关节固定,以及下肢及髂关节疾病(图 13-6)。

(二)临床表现

1.骨盆入口平面狭窄的临床表现

(1)胎头衔接受阻:一般情况下,初产妇在妊娠末期,即预产期前 1～2 周或临产前胎头已衔接,即胎头双顶径进入骨盆入口平面,颅骨最低点达坐骨棘水平。若入口狭窄,即使已经临产,胎头仍未入盆,经检查胎头跨耻征阳性。胎位异常,如臀先露、面先露或肩先露的发生率是正常骨盆的 3 倍。

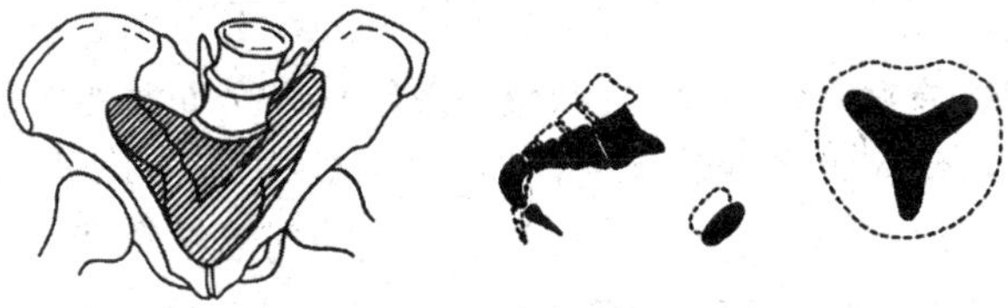

图 13-5　骨软化症骨盆

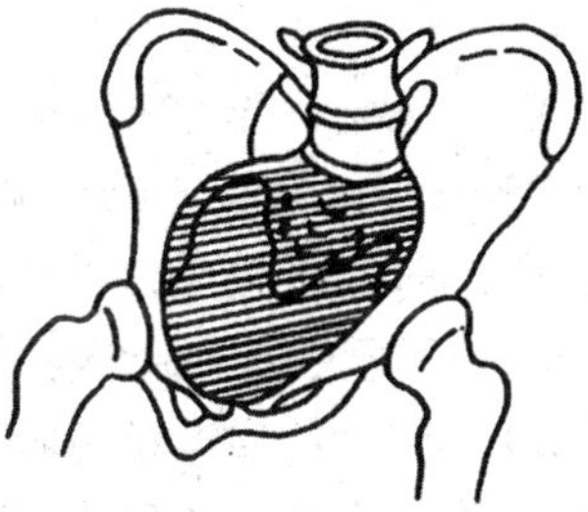

图 13-6　偏斜型骨盆

(2)若孕妇已临产，根据骨盆狭窄程度、产力强弱、胎儿大小及胎位情况不同，临床表现也不一样。①骨盆临界性狭窄：若胎位、胎儿大小及产力正常，胎头常以矢状缝在骨盆入口横径衔接，多取后不均倾势，即后顶骨先入盆，后顶骨逐渐进入骶凹处，再使前顶骨入盆，则于骨盆入口横径上成头盆均倾势。其临床表现为潜伏期活跃早期延长，活跃后期产程进展顺利。若胎头迟迟不入盆，此时常出现胎膜早破，其发生率为正常骨盆的 4～6 倍。由于胎膜早破，母儿可发生感染。胎头不能紧贴宫颈内口诱发宫缩，常出现继发性宫缩乏力。②骨盆绝对性狭窄：若产力、胎儿大小及胎位均正常，但胎头仍不能入盆，常发生梗阻性难产，这种情况可出现病理性缩复环，甚至子宫破裂。如胎先露部嵌入骨盆入口时间长，血液循环障碍，组织坏死，可形成泌尿生殖道瘘。在强大的宫缩压力下，胎头颅骨重叠，可出现颅骨骨折及颅内出血。

2.中骨盆平面狭窄的临床表现

(1)胎头能正常衔接：潜伏期及活跃早期进展顺利，当胎头下降达中骨盆时，由于内旋转受阻，胎头双顶径被阻于中骨盆狭窄部位之上，常出现持续性枕横位或枕后位，同时出现继发性宫缩乏力，活跃后期及第二产程延长甚至第二产程停滞。

(2)胎头受阻于中骨盆：有一定可塑性的胎头开始变形，颅骨重叠，胎头受压，异常分娩使软组织水肿，产瘤较大，严重时可发生脑组织损伤、颅内出血、胎儿窘迫。若中骨盆狭窄程度严重，宫缩又较强，可发生先兆子宫破裂及子宫破裂。强行阴道助产可导致严重软产道裂伤及新生儿产伤。

(3)骨盆出口平面狭窄的临床表现：骨盆出口平面狭窄与中骨盆平面狭窄常同时存在。若单纯骨盆出口平面狭窄，第一产程进展顺利，胎头达盆底受阻，第二产程停滞，继发性宫缩乏力，胎头双顶径不能通过出口横径，强行阴道助产可导致软产道、骨盆底肌肉及会阴严重损伤，胎儿严重产伤，对母儿危害极大。

(三)诊断

在分娩过程中，骨盆是个不变因素，也是估计分娩难易的一个重要因素。狭窄骨盆影响胎位和胎先露部的下降及内旋转，也影响宫缩。在估计分娩难易时，骨盆是首先考虑的一个重要因素。应根据胎儿的大小及骨盆情况尽早做出有无头盆不称的诊断，以决定适当的分娩方式。

1.病史

询问孕妇有无佝偻病、脊髓灰质炎、脊柱和髋关节结核以及骨盆外伤等病史。对经产妇应详细询问其既往分娩史，如有无难产史或新生儿产伤史等。

2.一般检查

测量身高，孕妇身高不足 145 cm 时应警惕均小骨盆。观察孕妇体型、步态，有无下肢残疾，有无脊柱及髋关节畸形，米氏菱形窝是否对称。

3.腹部检查

观察腹型，检查有无尖腹及悬垂腹，有无胎位异常等。骨盆入口异常，因头盆不称、胎头不易入盆常导致胎位异常，如臀先露、肩先露。中骨盆狭窄则影响胎先露内旋转而导致持续性枕横位、枕后位等。部分初产妇在预产期前 2 周左右，经产妇于临产后胎头均应入盆。若已临产而胎头仍未入盆，应警惕是否存在头盆不称。检查头盆是否相称的具体方法：孕妇排空膀胱后，取仰卧位，两腿伸直。检查者用手放在耻骨联合上方，将浮动的胎头向骨盆腔方向推压。若胎头低于耻骨联合，表示胎头可入盆（头盆相称），称胎头跨耻征阴性；若胎头与耻骨联合在同一平面，表示可疑头盆不称，称胎头跨耻征可疑阳性；若胎头高于耻骨联合，表示头盆明显不称，称胎头跨耻征阳性。对出现此类症状的孕妇，应让其取半卧位，两腿屈曲，再次检查胎头跨耻征，若转为阴性，提示为骨盆倾斜度异常，而不是头盆不称。

4.骨盆测量

（1）骨盆外测量：骶耻外径不足 18 cm 为扁平骨盆。坐骨结节间径小于 8 cm，耻骨弓角度小于 90°为漏斗骨盆。各径线均小于正常值 2 cm 或以上为均小骨盆。骨盆两侧斜径（以一侧髂前上棘至对侧髂后上棘间的距离）及同侧直径（从髂前上棘至同侧髂后上棘间的距离）相差超过 1 cm为偏斜骨盆。

（2）骨盆内测量：对角径小于 11.5 cm，骶骨岬突出为入口平面狭窄，属扁平骨盆。应检查骶骨前面弧度。坐骨棘间径小于 10 cm，坐骨切迹宽度小于 2 横指，为中骨盆平面狭窄。如坐骨结节间径小于 8 cm，则应测量出口后矢状径及检查骶尾关节活动度，如坐骨结节间径与出口后矢状径之和小于 15 cm，为骨盆出口平面狭窄。

（四）对母儿的影响

1.对产妇的影响

骨盆狭窄影响胎头衔接及内旋转，容易发生胎位异常、胎膜早破、宫缩乏力，导致产程延长或停滞。胎先露压迫软组织过久导致组织水肿、坏死，形成生殖道瘘。胎膜早破、肛查或阴道检查次数增多及手术助产增加产褥感染机会。剖宫产及产后出血者增多，严重梗阻性难产若得不到及时处理，可导致子宫破裂。

2.对胎儿及新生儿的影响

头盆不称易发生胎膜早破、脐带脱垂，脐带脱垂可导致胎儿窘迫甚至胎儿死亡。产程延长、胎儿窘迫使新生儿容易发生颅内出血、新生儿窒息等并发症。阴道助产机会增多，易发生新生儿产伤及感染。

（五）分娩时处理

处理原则：根据狭窄骨盆类别和程度、胎儿大小、胎心率、宫缩强弱、宫口扩张程度、胎先露下降情况、破膜与否，结合既往分娩史、年龄、产次、有无妊娠合并症及并发症决定分娩方式。

1.一般处理

在分娩过程中，应使产妇树立信心，消除紧张情绪和恐惧心理。保证能量及水分的摄入，必要时补液。注意产妇休息，监测宫缩、胎心，观察产程进展。

2.骨盆入口平面狭窄的处理

(1)明显头盆不称(绝对性骨盆狭窄)：胎头跨耻征阳性者，足月胎儿不能经阴道分娩，应在临产后，行剖宫产术结束分娩。

(2)轻度头盆不称(相对性骨盆狭窄)：胎头跨耻征可疑阳性，足月活胎估计体重不足 3 000 g，胎心正常及产力良好，可在严密监护下试产。胎膜未破者可在宫口扩张 3 cm 时行人工破膜，若破膜后宫缩较强，产程进展顺利，多数能经阴道分娩。试产过程中若出现宫缩乏力，可用缩宫素静脉滴注加强宫缩。试产 2～4 小时胎头仍迟迟不能入盆，宫口扩张缓慢，或伴有胎儿窘迫征象，应及时行剖宫产术结束分娩。若胎膜已破，为了减少感染，应适当缩短试产时间。

(3)骨盆入口平面狭窄的试产：必须以宫口开大 3～4 cm，胎膜已破为试产开始。胎膜未破者在宫口扩张 3 cm 时可行人工破膜。宫缩较强，多数能经阴道分娩。试产过程中如果出现宫缩乏力，可用缩宫素静脉滴注加强宫缩。若试产 2～4 小时，胎头不能入盆，产程进展缓慢，或伴有胎儿窘迫征象，应及时行剖宫产术。如胎膜已破，应适当缩短试产时间。骨盆入口平面狭窄，主要为扁平骨盆的妇女，妊娠末期或临产后，胎头矢状缝只能衔接于骨盆入口横径上。胎头侧屈使其两顶骨先后依次入盆，呈不均倾势嵌入骨盆入口，称为头盆均倾不均。前不均倾为前顶骨先嵌入，矢状缝偏后。后不均倾为后顶骨先嵌入，矢状缝偏前(图 13-7)。当胎头双顶径均通过骨盆入口平面时，即可顺利地经阴道分娩。

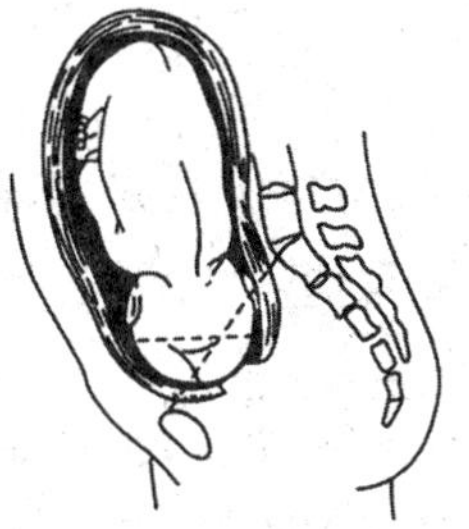

图 13-7 胎头嵌入骨盆姿势——后不均倾

3.中骨盆平面狭窄的处理

在分娩过程中，胎儿在中骨盆平面完成俯屈及内旋转动作。若中骨盆平面狭窄，则胎头俯屈及内旋转受阻，易发生持续性枕横位或持续性枕后位，产妇多表现为活跃期或第二产程延长及停滞、继发性宫缩乏力等。若宫口开全，胎头双顶径达坐骨棘平面或更低，可经阴道徒手旋转胎头至枕前位，待其自然分娩。宫口开全，胎心正常者可经阴道助产分娩。若胎头双顶径在坐骨棘水平以上，或出现胎儿窘迫征象，应行剖宫产术。

4.骨盆出口平面狭窄的处理

骨盆出口平面是产道的最低部位，应于临产前对胎儿大小、头盆关系做出充分估计，决定能否经阴道分娩。诊断为骨盆出口平面狭窄者，不能进行试产。若发现出口横径狭窄，耻骨弓角度变锐，耻骨弓下三角空隙不能被利用，胎先露部后移，应利用出口后三角空隙娩出。临床上常用出口横径与出口后矢状径之和来估计出口大小。当出口横径与出口后矢状径之和大于 15 cm 时，多数可经阴道分娩，有时需阴道助产，应做较大的会阴切开。若两者之和小于 15 cm，不应经阴道试产，应行剖宫产术终止妊娠。

5.均小骨盆的处理

胎儿估计不大，胎位正常，头盆相称，宫缩好，可以试产，通常可通过胎头变形和极度俯屈，以胎头最小径线通过骨盆腔，可能经阴道分娩。若有明显头盆不称，应尽早行剖宫产术。

6.畸形骨盆的处理

根据畸形骨盆种类、狭窄程度、胎儿大小、产力等综合判断。对于畸形严重、明显头盆不称者，应及早行剖宫产术。

二、软产道异常

软产道包括子宫下段、宫颈、阴道及骨盆底软组织构成的弯曲管道。软产道异常所致的难产较少见，临床上容易被忽视。在妊娠前或妊娠早期应常规行双合诊检查，了解软产道情况。

(一)外阴异常

1.外阴白色病变

皮肤黏膜慢性营养不良，组织弹性差，分娩时易发生会阴撕裂伤，宜做会阴后一侧切开术。

2.外阴水肿

某些疾病患者，如重度子痫前期、重度贫血、心脏病及慢性肾炎孕妇若有全身水肿，可同时伴有重度外阴水肿，分娩时可妨碍胎先露部下降，导致组织损伤、感染和愈合不良等情况。临产前可用 50%硫酸镁液湿热敷会阴，临产后仍有严重水肿者，在严格消毒外阴下进行多点针刺皮肤放液；分娩时行会阴后一侧切开；产后加强会阴局部护理，预防感染，可用 50%硫酸镁液湿热敷，配合远红外线照射。

3.会阴坚韧

会阴坚韧尤其多见于 35 岁以上高龄初产妇，在第二产程可阻碍胎先露部下降，宜做会阴后一侧切开，以免胎头娩出时造成会阴严重裂伤。

4.外阴瘢痕

瘢痕挛缩使外阴及阴道口狭小，且组织弹性差，影响胎先露部下降。如瘢痕的范围不大，可经阴道分娩，分娩时应做会阴后一侧切开。如瘢痕过大，应行剖宫产术。

(二)阴道异常

1.阴道横隔

阴道横隔多位于阴道上段或中段，较坚韧，常影响胎先露部下降，因在横膈中央或稍偏一侧常有一小孔，常被误认为宫颈外口，在分娩时应仔细检查。

(1)阴道分娩：横膈被撑薄，可在直视下自小孔处将横隔做“X”形切开。横隔被切开后因胎先露部下降压迫，通常无明显出血，待分娩结束再切除剩余的隔，用可吸收线将残端做间断或连续锁边缝合。

(2)剖宫产：如横隔较高且组织坚厚，阻碍先露部下降，需行剖宫产术结束分娩。

2.阴道纵隔

(1)当阴道纵隔伴有双子宫、双宫颈时，一侧子宫内的胎儿下降，纵隔被推向对侧，阴道分娩多无阻碍。

(2)当阴道纵隔发生于单宫颈时，有时胎先露部的前方可见纵隔，可自行断裂，阴道分娩无阻碍。纵隔厚时应于纵隔中间剪断，用可吸收线将残端缝合。

3.阴道狭窄

产伤、药物腐蚀、手术感染可导致阴道瘢痕形成。若阴道狭窄部位位置低、狭窄程度轻，可经阴道分娩。狭窄位置高、狭窄程度重时宜行剖宫产术。

4.阴道尖锐湿疣

分娩时，为预防新生儿患喉乳头瘤，应行剖宫产术。病灶巨大可能造成软产道狭窄，影响胎先露下降时，也宜行剖宫产术。

5.阴道壁囊肿和肿瘤

(1)阴道壁囊肿较大时，会阻碍胎先露部下降，可行囊肿穿刺，抽出其内容物，待分娩后再选择时机进行处理。

(2)阴道内肿瘤大妨碍分娩，且肿瘤不能经阴道切除时，应行剖宫产术，待产后再行处理阴道内肿瘤。

(三)宫颈异常

1.宫颈外口黏合

宫颈外口黏合多在分娩受阻时被发现。宫口为很小的孔，若宫颈管已消失而宫口却不扩张，一般用手指稍加压力分离，黏合的小孔可扩张，宫口即可在短时间内开全。但有时需行宫颈切开术，使宫口开大。

2.宫颈瘢痕

宫颈瘢痕因孕前曾行宫颈深部电灼术、微波术、宫颈锥形切除术、宫颈裂伤修补术等引起。宫颈瘢痕虽可于妊娠后软化，但若宫缩很强时宫口仍不扩张，应行剖宫产。

3.宫颈坚韧

宫颈组织缺乏弹性，或精神过度紧张使宫颈挛缩，宫颈不易扩张，多见于高龄初产妇，可于宫颈两侧各注射 0.5%利多卡因 5～10 mL，也可静脉推注地西泮 10 mg。如宫颈仍不扩张，应行剖宫产术。

4.宫颈水肿

宫颈水肿多见于扁平骨盆、持续性枕后位或滞产，宫口没有开全而过早使用腹压，致使宫颈前唇长时间被压于胎头与耻骨联合之间，血液回流受阻引起水肿，影响宫颈扩张，多见于胎位异常或滞产。

(1)轻度宫颈水肿：①可以抬高产妇臀部。②同宫颈坚韧的处理。③宫口近开全时，可用手轻轻上托水肿的宫颈前唇，使宫颈越过胎头，能够经阴道分娩。

(2)严重宫颈水肿：经上述处理无明显效果，宫口扩张小于 3 cm，伴有胎儿窘迫时，应行剖宫产术。

5.宫颈癌

宫颈癌患者的宫颈硬而脆，缺乏伸展性，临产后影响宫口扩张，若经阴道分娩，有发生大出血、裂伤、感染及肿瘤扩散等危险，不应经阴道分娩，应考虑行剖宫产术，术后手术或放疗。

6.子宫肌瘤

较小的肌瘤若没有阻塞产道可经阴道分娩，肌瘤可待分娩后再行处理。子宫下段及宫颈部位的较大肌瘤可占据盆腔或阻塞于骨盆入口，阻碍胎先露部下降，宜行剖宫产术。

(闫丽娟)

第三节 胎位异常

胎位异常是造成难产的常见因素之一。分娩时枕前位约占90%，而胎位异常约占10%。其中胎头位置异常居多，有因胎头在骨盆内旋转受阻的持续性枕横位、持续性枕后位，有因胎头俯屈不良呈不同程度仰伸的面先露、额先露，还有高直位、前不均倾位等，总计占6%～7%；胎产式异常的臀先露占3%～4%，肩先露极少见。此外还有复合先露。

一、持续性枕横位

在分娩过程中，胎头以枕后位或枕横位衔接，在下降过程中，强有力的宫缩多能使胎头向前转135°或90°，转成枕前位而自然分娩。如胎头持续不能转向前方，直至分娩后期仍然位于母体骨盆的后方或侧方，致使发生难产，称为持续性枕横位（persistent occipito transverse position，POTP）或持续性枕后位（persistent occipito posterior position，POPP）（图13-8）。

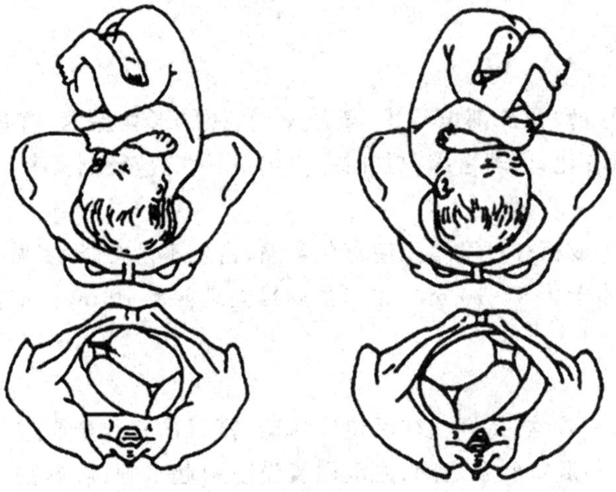

A.枕左后位　　B.枕右后位

图13-8　持续性枕后位

(一)原因

1.骨盆狭窄

男人型骨盆或类人猿型骨盆，其特点是入口平面前半部较狭窄，后半部较宽大，胎头较容易以枕后位或枕横位衔接，又常伴中骨盆狭窄，影响胎头在中骨盆平面向前旋转，致使胎儿成为持续性枕后位或持续性枕横位。

2.胎头俯屈不良

如胎头以枕后位衔接，胎儿脊柱与母体脊柱接近，不利于胎头俯屈，胎头前囟成为胎头下降的最低部位，而最低点又常转向骨盆前方，当前囟转至前方或侧方时，胎头枕部转至后方或侧方，形成持续性枕后位或持续性枕横位。

(二)诊断

1.临床表现

临产后,胎头衔接较晚或俯屈不良,由于枕后位的胎先露部不易紧贴宫颈和子宫下段,常导致宫缩乏力及宫颈扩张较慢;因枕骨持续位于骨盆后方压迫直肠,产妇自觉肛门坠胀及排便感,致使宫口尚未开全时,过早使用腹压,容易导致宫颈前唇水肿和产妇疲劳,影响产程进展,常导致第二产程延长。

2.腹部检查

头位胎背偏向母体的后方或侧方,母体腹部的2/3被胎体占有,而胎儿肢体占1/3者为枕前位,胎体占1/3而肢体占2/3者为枕后位。

3.阴道(肛门)检查

宫颈部分扩张或开全时,产妇感到盆腔后部空虚,胎头矢状缝位于骨盆斜径上,前囟在骨盆右前方,后囟(枕部)在骨盆左后方为枕左后位,反之为枕右后位;当发现产瘤(胎头水肿)、颅骨重叠,囟门触不清时,需借助胎儿耳郭、耳屏位置及方向判定胎位。如耳郭朝向骨盆后方,则可诊断为枕后位;如耳郭朝向骨盆侧方,则为枕横位。

4.B超检查

根据胎头颜面及枕部的位置,可以准确探清胎头位置以明确诊断。

(三)分娩机制

胎头多以枕横位或枕后位衔接。如在分娩过程中胎头不能转成枕前位,可有以下两种分娩机制。

1.枕左后(枕右后)

胎头枕部到达中骨盆,向后行45°内旋转,使矢状缝与骨盆前后径一致,胎儿枕部朝向骶骨成枕后位。其分娩方式有两种。

(1)胎头俯屈较好:当胎头继续下降至前囟,抵达耻骨弓下时,以前囟为支点,胎头俯屈,使顶部和枕部自会阴前缘娩出,继之胎头仰伸,相继由耻骨联合下娩出额、鼻、口、颏,此种分娩方式为枕后位经阴道分娩最常见的方式(图13-9A)。

(2)胎头俯屈不良:当鼻根出现在耻骨联合下缘时,以鼻根为支点,胎头先俯屈,从会阴前缘娩出前囟、顶及枕部,然后胎头仰伸,使鼻、口、颏部相继由耻骨联合下娩出(图13-9B)。因胎头以较大的枕额周径旋转,胎儿娩出困难,多需手术助产。

2.枕横位

部分枕横位于下降过程中无内旋转动作,或枕后位的胎头枕部仅向前旋转45°成为持续性枕横位,多数需徒手将胎头转成枕前位后自然或助产娩出。

(四)对母儿的影响

1.对产妇的影响

持续性枕横位常继发宫缩乏力,产程延长,常需手术助产;且容易发生软产道损伤,增加产后出血及感染的机会;如胎头长时间压迫软产道,可发生缺血、坏死、脱落,形成生殖道瘘。

2.对胎儿的影响

由于第二产程延长和手术助产机会增多,持续性枕横位常引起胎儿窘迫和新生儿窒息,使围生儿发病率和死亡率增高。

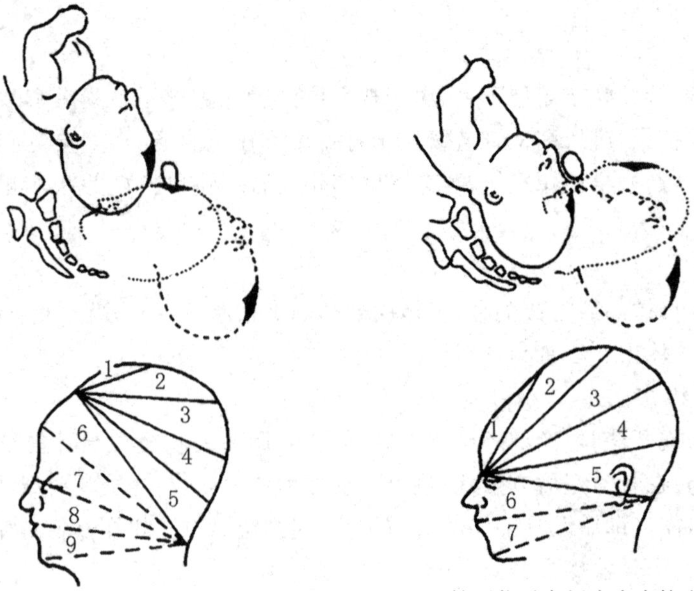

A. 枕后位以前囟为支点娩出
（胎头俯屈较好）

B. 枕后位以鼻根为支点娩出
（胎头俯屈不良 ）

图 13-9　**枕后位分娩机制**

(五)治疗

1.第一产程

严密观察产程，让产妇朝向胎儿背侧方向侧卧，以利胎头枕部转向前方。如宫缩欠佳，可静脉滴注缩宫素。宫口开全之前，嘱产妇不要过早屏气用力，以免引起宫颈水肿而阻碍产程进展。如果产程无明显进展，或出现胎儿窘迫，需行剖宫产术。

2.第二产程

如初产妇分娩已近 2 小时，经产妇已近 1 小时，应行阴道检查，再次判断头盆关系，决定分娩方式。当胎头双顶径已达坐骨棘水平面或更低时，可先行徒手转儿头，待枕后位或枕横位转成枕前位，矢状缝与骨盆出口前后径一致时，可自然分娩，或阴道手术助产（低位产钳或胎头吸引器）；如转成枕前位有困难，也可向后转成正枕后位，再以低产钳助产，但以枕后位娩出时，需行较大侧切，以免造成会阴裂伤。如胎头位置较高，或疑头盆不称，均需行剖宫产术，禁止使用中位产钳。

3.第三产程

因产程延长，易发生宫缩乏力，故胎盘娩出后应立即肌内注射宫缩剂，防止产后出血；有软产道损伤者，应及时修补。重点监护新生儿，对于手术助产及有软产道裂伤者，产后给予抗生素预防感染。

二、高直位

胎头以不屈不仰姿势衔接于骨盆入口，其矢状缝与骨盆入口前后径一致，称为高直位，是一种特殊的胎头位置异常。胎头的枕骨在母体耻骨联合的后方，称高直前位，又称枕耻位（图 13-10）；胎头枕骨位于母体骨盆骶岬前，称高直后位，又称枕骶位（图 13-11）。

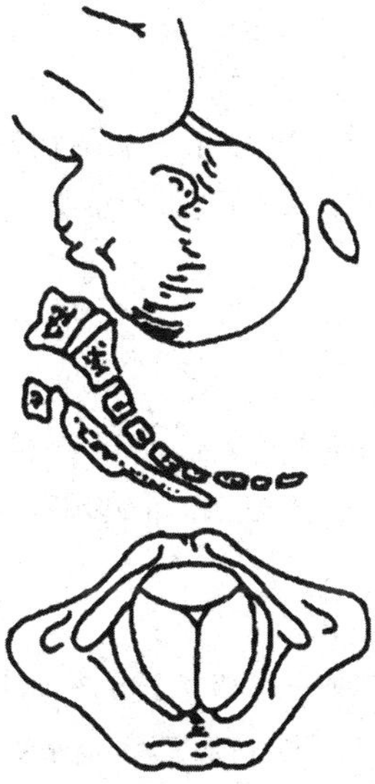

图 13-10　高直前位(枕耻位)

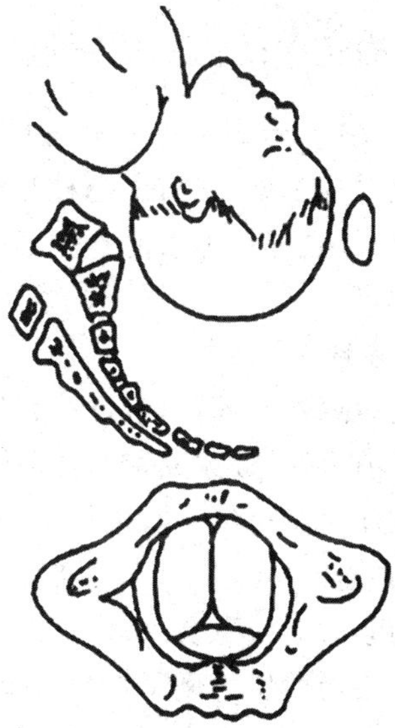

图 13-11　高直后位(枕骶位)

(一)诊断

1.临床表现

临产后胎头不俯屈，胎头进入骨盆入口的径线增大，胎头迟迟不能衔接，胎头下降缓慢或停滞，宫颈扩张也缓慢，致使产程延长。

2.腹部检查

枕耻位时，胎背靠近腹前壁，不易触及胎儿肢体，胎心位置稍高，在腹中部听得较清楚；枕骶位时，胎儿小肢体靠近腹前壁，有时在耻骨联合上方，可清楚地触及胎儿下颏。

3.阴道检查

阴道检查发现胎头矢状缝与骨盆前后径一致，前囟在耻骨联合后，后囟在骶骨前，为枕骶位，反之为枕耻位。由于胎头紧嵌于骨盆入口处，妨碍胎头与宫颈的血液循环，阴道检查时常可发现产瘤，其范围与宫颈扩张程度相符合，一般直径为 3～5 cm。产瘤一般在两顶骨之间，因胎头不同程度的仰伸所致。

(二)分娩机制

1.枕耻位

如胎儿较小，宫缩强，可使胎头俯屈、下降，双顶径达坐骨棘平面以下时，可能经阴道分娩；但胎头俯屈不良而无法入盆时，需行剖宫产。

2.枕骶位

胎背与母体腰骶部贴近，妨碍胎头俯屈及下降，使胎头处于高浮状态，迟迟不能入盆。

(三)治疗

1.枕耻位

枕耻位胎儿可给予试产，加速宫缩，促使胎头俯屈，有望阴道分娩或手术助产，如试产失败，应行剖宫产。

2.枕骶位

一经确诊枕骶位，应行剖宫产。

三、枕横位中的前不均倾位

头位分娩中，胎头不论采取枕横位、枕后位或枕前位通过产道，均可发生不均倾势(胎头侧屈)，枕横位时较多见，枕前位与枕后位时较罕见。而枕横位的胎头(矢状缝与骨盆入口横径一致)如以前顶骨先入盆称为前不均倾。

(一)诊断

1.临床表现

因胎头迟迟不能入盆，宫颈扩张缓慢或停滞，使产程延长，前顶骨紧嵌于耻骨联合后方压迫尿道和宫颈前唇，导致尿潴留，宫颈前唇水肿及胎膜早破。胎头受压过久，可出现胎头水肿，又称产瘤。左枕横时产瘤位于右顶骨上，右枕横时产瘤位于左顶骨上。

2.腹部检查

前不均倾时胎头不易入盆。临产早期，于耻骨联合上方可扪到前顶部；随产程进展，胎头继续侧屈使胎头与胎肩折叠于骨盆入口处，因胎头折叠于胎肩之后，使胎肩高于耻骨联合平面，于耻骨联合上方只能触到一侧胎肩而触不到胎头。

3.阴道检查

胎头矢状缝在骨盆入口横径上，后移靠近骶岬，同时前后囟一起后移，前顶骨紧紧嵌于耻骨联合后方，致使盆腔后半部空虚，而后顶骨大部分嵌在骶岬之上(图 13-12)。

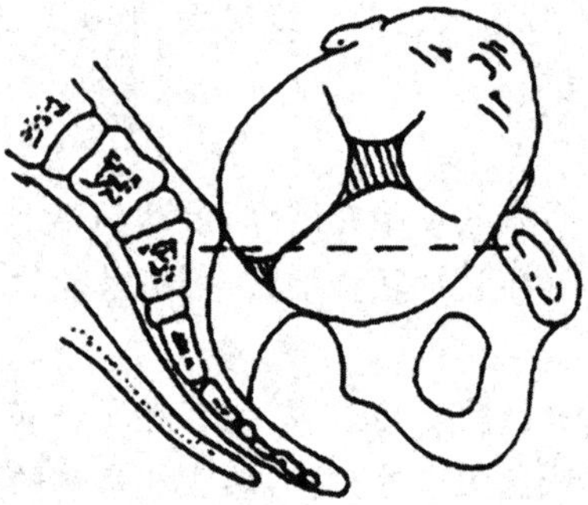

图 13-12　前不均倾位

(二)分娩机制

以枕横位入盆的胎头侧屈，多数以后顶骨先入盆，滑入骶岬下骶骨凹陷区，前顶骨再滑下去，至耻骨联合成为均倾姿势；少数以前顶骨先入盆，由于耻骨联合后面平直，前顶骨受阻，嵌顿于耻骨联合后面，而后顶骨架在骶岬之上，无法下降入盆。

(三)治疗

一经确诊为前不均倾位，应尽快行剖宫产术。

四、面先露

面先露多于临产后发现，是因为胎头极度仰伸，使胎儿枕部与胎背接触。面先露以颏为指示点，有颏左前、颏左横、颏左后、颏右前、颏右横和颏右后六种胎位。面先露以颏左前和颏右后多见，经产妇多于初产妇。

（一）诊断

1.腹部检查

因胎头极度仰伸入盆受阻，胎体伸直，宫底位置较高。颏左前时，在母体腹前壁容易扪及胎儿肢体，胎心由胸部传出，故在胎儿肢体侧的下腹部听得清楚。颏右后时，于耻骨联合上方可触及胎儿枕骨隆突与胎背之间有明显的凹陷，胎心遥远而弱。

2.阴道（肛门）检查

阴道检查可触到高低不平、软硬不均的颜面部，如宫口开大时，可触及胎儿的口、鼻、颧骨及眼眶，并根据颏部所在位置确定其胎位。

（二）分娩机制

1.颏左前位

胎头以仰伸姿势入盆、下降，胎儿面部达骨盆底时，胎头极度仰伸，颏部为最低点，故转向前方。胎头继续下降并极度仰伸，当颏部自耻骨弓下娩出后，极度仰伸的胎颈前面处于产道的小弯（耻骨联合），胎头俯屈时，胎头后部能够适应产道的大弯（骶骨凹），使口、鼻、眼、额、前囟及枕部自会阴前缘相继娩出（图 13-13），但产程明显延长。

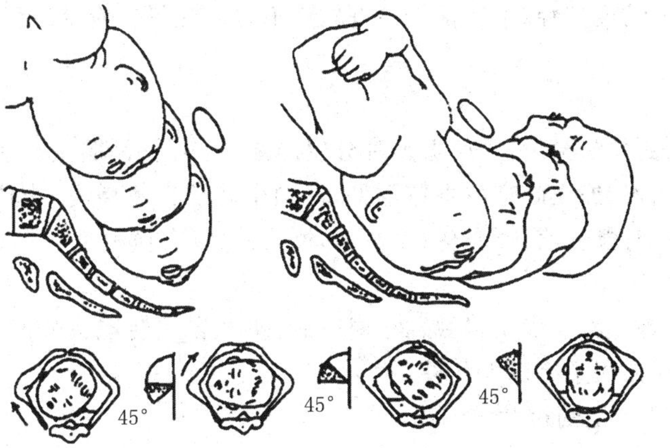

图 13-13　颜面位分娩机制

2.颏右后位

胎儿面部达骨盆底后，有可能经内旋转 135°以颏左前娩出（图 13-14A）；如因内旋转受阻，成为持续性颏右后，胎颈极度伸展，不能适应产道的大弯，足月活胎不能经阴道娩出（图 13-14B）。

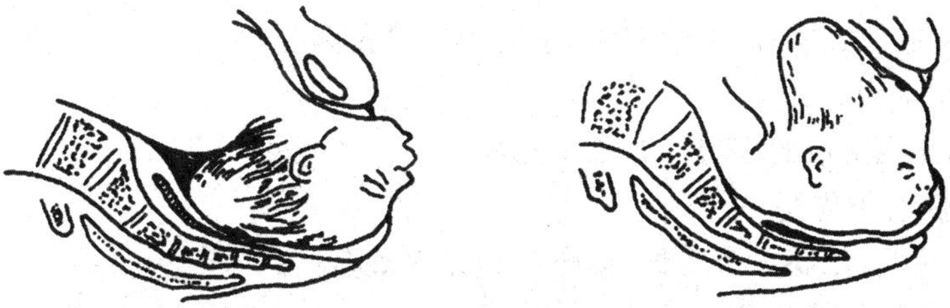

A.颏前位可以自然娩出　　B.持续性颏后位不能自然娩出

图 13-14　颏前位及颏后位分娩示意图

(三)对母儿的影响

1.对产妇的影响

颏左前位时因胎儿面部不能紧贴子宫下段及宫颈，常引起宫缩乏力，致使产程延长，颜面部骨质不能变形，易发生会阴裂伤。颏右后位可发生梗阻性难产，如不及时发现，准确处理，可导致子宫破裂，危及产妇生命。

2.对胎儿和新生儿的影响

胎儿面部受压变形，颜面皮肤青紫、肿胀，尤以口唇为著，影响吸吮，严重时会发生会厌水肿，影响呼吸和吞咽。新生儿常于出生后保持仰伸姿势达数日之久。

(四)治疗

1.颏左前位

如无头盆不称，产力良好，经产妇有可能自然分娩或需行产钳助娩；初产妇有头盆不称或出现胎儿窘迫征象时，应行剖宫产。

2.颏右后位

胎儿为颏右后位时，应行剖宫产术。如胎儿畸形，无论颏左前位或颏右后位，均应在宫口开全后，全麻下行穿颅术结束分娩，术后常规检查软产道，如有裂伤，应及时缝合。

五、臀先露

臀先露是最常见的异常胎位，占妊娠足月分娩的3%～4%，因胎头比胎臀大，且分娩时胎头无法变形，往往娩出困难；加之脐带脱垂较常见，使围生儿死亡率增高，为枕先露的3～8倍。臀先露以骶骨为指示点，有骶左前、骶左横、骶左后、骶右前、骶右横和骶右后六种胎位。

(一)原因

妊娠30周以前，臀先露较多见，妊娠30周以后，多能自然转成头先露。持续为臀先露的原因尚不十分明确，可能的因素有以下几种。

1.胎儿在宫腔内活动范围过大

羊水过多，经产妇腹壁松弛以及早产儿羊水相对偏多，胎儿在宫腔内自由活动形成臀先露。

2.胎儿在宫腔内活动范围受限

子宫畸形(如单角子宫、双角子宫等)、胎儿畸形(如脑积水等)、双胎、羊水过少、脐带缠绕致脐带相对过短等均易发生臀先露。

3.胎头衔接受阻

狭窄骨盆、前置胎盘、肿瘤阻塞盆腔等，也易发生臀先露。

(二)临床分类

臀先露根据胎儿两下肢的姿势分为以下几种。

1.单臀先露或腿直臀先露

胎儿双髋关节屈曲，双膝关节直伸，以臀部为先露最多见。

2.完全臀先露或混合臀先露

胎儿双髋关节及膝关节均屈曲，有如盘膝坐，以臀部和双足为先露较多见。

3.不完全臀先露

胎儿以一足或双足、一膝或双膝，或一足一膝为先露，膝先露是暂时的，随产程进展或破水后发展为足先露较少见。

(三)诊断

1.临床表现

孕妇常感肋下有圆而硬的胎头,由于胎臀不能紧贴子宫下段及宫颈,常导致宫缩乏力,宫颈扩张缓慢,致使产程延长。

2.腹部检查

子宫呈纵椭圆形,胎体纵轴与母体纵轴一致,在宫底部可触到圆而硬、按压有浮球感的胎头,而在耻骨联合上方可触到不规则、软且宽的胎臀,胎心在脐左(或右)上方听得最清楚。

3.阴道(肛门)检查

在肛查不满意时,阴道检查可扪及软而不规则的胎臀或触到胎足、胎膝,同时可以了解宫颈扩张程度及有无脐带脱垂发生。如胎膜已破,可直接触到胎臀、外生殖器及肛门,如触到胎足,应与胎手相鉴别(图 13-15)。

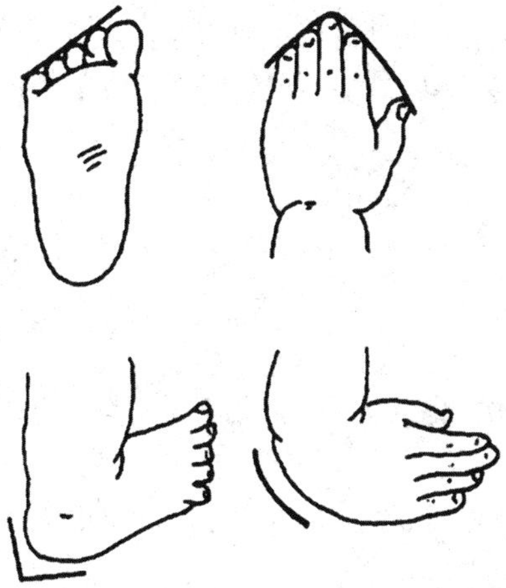

图 13-15 胎手与胎足的区别

4.B 超检查

B 超能准确探清臀先露类型、胎儿大小、胎头姿势等。

(四)分娩机制

在胎体各部中,胎头最大,胎肩小于胎头,胎臀最小。头先露时,胎头一经娩出,身体其他部分随即被娩出;而臀先露时则不同,较小而软的胎臀先娩出,最大的胎头则最后娩出。为适合产道的条件,胎臀、胎肩、胎头需按一定机制适应产道条件方能娩出,故需要掌握胎臀、胎肩及胎头三部分的分娩机制,下文将以骶右前为例加以阐述。

1.胎臀娩出

临产后,胎臀以粗隆间径衔接于骨盆入口右斜径上,骶骨位于右前方,胎臀继续下降,前髋下降稍快,故位置较低,抵达骨盆底遭到阻力后,前髋向母体右侧行 45°内旋转,使前髋位于耻骨联合后方,此时粗隆间径与母体骨盆出口前后径一致。胎臀继续下降,胎体侧屈以适应产道弯曲度,后髋先从会阴前缘娩出,随即胎体稍伸直,使前髋从耻骨弓下娩出,继之,双腿双足娩出,当胎臀及两下肢娩出后,胎体行外旋转,使胎背转向前方或右前方。

2.胎肩娩出

在胎体行外旋转的同时,胎儿双肩径衔接于骨盆入口右斜径或横径上,并沿此径线逐渐下降,当双肩达骨盆底时,前肩向右旋转 45°,转至耻骨弓下,使双肩径与骨盆中、出口前后径一致。

同时胎体侧屈使后肩及后上肢从会阴前缘娩出。继之,前肩及前上肢从耻骨弓下娩出。

3.胎头娩出

当胎肩通过会阴时,胎头矢状缝衔接于骨盆入口左斜径或横径上,并沿此径线逐渐下降,同时胎头俯屈,当枕骨达骨盆底时,胎头向母体左前方旋转 45°,使枕骨朝向耻骨联合。胎头继续下降。当枕骨下凹到达耻骨弓下缘时,以此处为支点,胎头继续俯屈,使颏、面及额部相继自会阴前缘娩出,随后枕部自耻骨弓下娩出。

(五)对母儿的影响

1.对产妇的影响

胎臀不规则,不能紧贴子宫下段及宫颈,容易发生胎膜早破或继发性宫缩乏力,增加产褥感染与产后出血的风险。宫口未开时全强行牵拉,容易造成宫颈撕裂,甚至延及子宫下段。

2.对胎儿和新生儿的影响

胎臀高低不平,对前羊膜囊压力不均匀,常致胎膜早破,脐带脱垂,造成胎儿窘迫甚至胎死宫内。由于娩出胎头困难,可发生新生儿窒息、臂丛神经损伤及颅内出血等。

(六)治疗

1.妊娠期

妊娠 30 周前,臀先露多能自行转成头位,如妊娠 30 周后仍为臀先露,应注意寻找臀位形成的原因。

2.分娩期

分娩期应根据产妇年龄、胎次、骨盆大小、胎儿大小、臀先露类型以及有无并发症,于临产初期做出正确判断,决定分娩方式。

(1)择期剖宫产的指征:狭窄骨盆、软产道异常、胎儿体重大于 3 500 g、儿头仰伸、胎儿窘迫、高龄初产、有难产史、不完全臀先露等。

(2)决定阴道分娩的处理:可根据不同的产程分别处理。

第一产程:产妇应侧卧,不宜过多走动,少做肛查,不灌肠,尽量避免胎膜破裂。一旦胎膜破裂,立即听胎心。如胎心变慢或变快,立即行肛查,必要时行阴道检查,了解有无脐带脱垂。如脐带脱垂,胎心好,但宫口未开全,为抢救胎儿,需立即行剖宫产术。如无脐带脱垂,可严密观察胎心及产程进展。如出现宫缩乏力,应设法加强宫缩,当宫口开大 4～5 cm 时,胎足即可经宫口娩出阴道。为了使宫颈和阴道充分扩张,消毒外阴之后,使用“堵”外阴方法,即当宫缩时,用消毒巾以手掌堵住阴道口让胎臀下降,避免胎足先下降。待宫口及阴道充分扩张后才让胎臀娩出。此法有利于后出胎头的顺利娩出。在堵的过程中,应每隔 10～15 分钟听胎心一次,并注意宫口是否开全。宫口已开全再堵易引起胎儿窘迫或子宫破裂。宫口近开全时,要做好接生和抢救新生儿窒息的准备。

第二产程:接生前,应导尿,排空膀胱,初产妇应做会阴侧切术。可有三种分娩方式:①自然分娩:胎儿自然娩出,不做任何牵拉,此种方式极少见,仅见于经产妇、胎儿小、产力好、产道正常者。②臀助产术:当胎臀自然娩出至脐部后,胎肩及后出胎头由接生者协助娩出。脐部娩出后,胎头娩出最长不能超过 8 分钟。③臀牵引术:胎儿全部由接生者牵引娩出。此种手术对胎儿损伤大,不宜采用。

第三产程:产程延长,易并发子宫乏力性出血。胎盘娩出后,应静推或肌内注射缩宫素,以防止产后出血。若为手术助产分娩,应于产后常规检查软产道,如有损伤,应及时缝合,并给予抗生素预防感染。

六、肩先露

胎体纵轴和母体纵轴相垂直为横产式，胎体横卧于骨盆入口之上，先露部为肩，称为肩先露。肩先露占妊娠足月分娩总数的0.10%～0.25%，是对母儿最不利的胎位。除死胎和早产儿肢体可折叠娩出外，足月活胎不可能经阴道娩出。如不及时处理，容易造成子宫破裂，威胁母儿生命。根据胎头在母体左（右）侧和胎儿肩胛朝向母体前（后）方，肩先露分为肩左前、肩右前、肩左后和肩右后四种胎位。

（一）原因

肩先露与臀先露发生原因类似，初产妇肩先露首先必须排除狭窄骨盆和头盆不称。

（二）诊断

1.临床表现

先露部胎肩不能紧贴子宫下段及宫颈，缺乏直接刺激，容易发生宫缩乏力；胎肩对宫颈压力不均匀，容易发生胎膜早破，破膜后羊水迅速外流，胎儿上肢或脐带容易脱出，导致胎儿窘迫，甚至胎死宫内。随着宫缩不断加强，胎肩及胸廓一部分被挤入盆腔内，胎体折叠弯曲，胎颈被拉长，上肢脱出于阴道口外，胎头和胎臀仍被阻于骨盆入口上方，形成嵌顿性或忽略性肩先露（图13-16）。

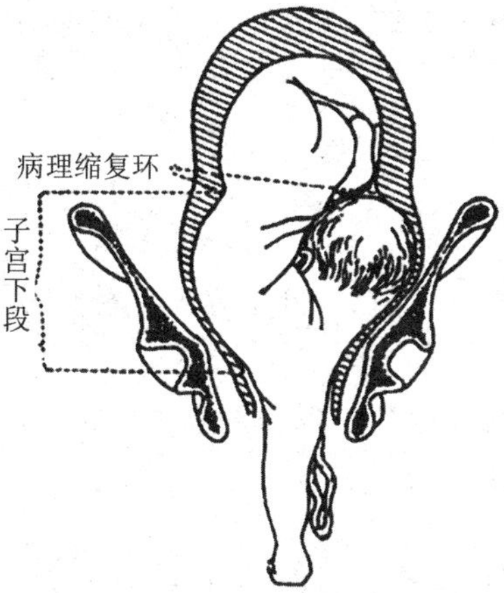

图 13-16 忽略性肩先露

宫缩继续加强，子宫上段越来越厚，子宫下段被动扩张，越来越薄，由于子宫上下段肌壁厚薄相差悬殊，形成环状凹陷，并随宫缩逐渐升高，甚至可达脐上，形成病理缩复环，是子宫破裂的先兆。如不及时处理，将发生子宫破裂。

2.腹部检查

子宫呈横椭圆形，子宫底高度低于正常高度，子宫横径宽，宫底部及耻骨联合上方较空虚，在母体腹部一侧可触到胎头，另一侧可触到胎臀。肩左前时，胎背朝向母体腹壁，触之宽大平坦。胎心于脐周两侧听得最清楚。根据腹部检查多可确定胎位。

3.阴道（肛门）检查

胎膜未破者，因胎先露部浮动于骨盆入口上方，肛查不易触及胎先露部；如胎膜已破，宫口已扩张者，阴道检查可触到肩胛骨、肩峰、肋骨或腋窝。腋窝尖端示胎儿头端，据此可决定胎头在母体左（右）侧，肩胛骨朝向母体前（后）方，可决定肩前（后）位。例如，胎头位于母体右侧，肩胛骨朝向后方，则为肩右后位。胎手若已脱出阴道口外，可用握手法鉴别是胎儿左手或右手。因检查者只能与胎儿同侧手相握，如肩右前位时左手脱出，检查者只能用左手与胎儿左手相握，余类推。

4.B 超检查

B 超检查能准确探清肩先露，并能确定具体胎位。

(三)治疗

1.妊娠期

妊娠后期发现肩先露应及时矫正，可采用胸膝卧位或试行外倒转术转成纵产式(头先露或臀先露)并包扎腹部以固定产式。如矫正失败，应提前入院决定分娩方式。

2.分娩期

根据胎产式、胎儿大小、胎儿是否存活、宫颈扩张程度、胎膜是否破裂、有无并发症等决定分娩方式。

(1)足月，活胎，未临产，择期行剖宫产术。

(2)足月，活胎，已临产，无论破膜与否，均应行剖宫产术。

(3)已出现先兆子宫破裂或子宫破裂征象，无论胎儿存活，均应立即行剖宫产，术中如发现宫腔感染严重，应将子宫一并切除(子宫次全切除术或子宫全切术)。

(4)胎儿已死，无先兆子宫破裂征象，如宫口已开全，可在全麻下行断头术或毁胎术。术后应常规检查子宫下段、宫颈及阴道有无裂伤，如有裂伤应及时缝合。注意预防产后出血，并需应用抗生素预防感染。

七、复合先露

胎先露部(胎头或胎臀)伴有肢体(上肢或下肢)同时进入骨盆入口，称为复合先露。临床以头与手的复合先露最常见，多发生于早产者，发生率为 1.43‰～1.60‰。

(一)诊断

当因产程进展缓慢做阴道检查时，若发现胎先露旁有肢体可明确诊断，常见胎头与胎手同时入盆，应注意与臀先露和肩先露相鉴别。

(二)治疗

(1)无头盆不称，让产妇向脱出的肢体对侧侧卧，肢体常可自然缩回。脱出的肢体与胎头已入盆，待宫口开全后于全麻下上推肢体，将其回纳，然后经腹压胎头下降，以低位产钳助娩，或行内倒转术助胎儿娩出。

(2)头盆不称或伴有胎儿窘迫征象，应行剖宫产术。

(闫丽娟)

第十四章 分娩期并发症

第一节 下生殖道损伤

胎儿经阴道分娩时，宫颈、阴道、会阴都极度扩张，整个下生殖道和邻近器官(膀胱、尿道、直肠)都可能发生损伤，常见的有宫颈裂伤、阴道裂伤、会阴裂伤与阴道和会阴深部血肿形成。产道机械性梗阻、巨大胎儿、胎儿异常、宫缩过强等都是生殖道损伤的高危因素。临床上更多的损伤多发生在协助胎儿娩出所采用的各种阴道助产手术过程中，如产钳术、胎头吸引、臀位牵引术及助产术等。操作者努力提高诊疗操作水平，掌握各种手术指征及正确实施方法，下生殖道损伤是可以被有效控制的。

一、分类及临床表现

(一)会阴阴道裂伤

会阴裂伤和阴道裂伤常常伴发，根据范围不同，会阴的裂伤分为以下四度。①Ⅰ度裂伤：阴蒂、尿道口周围、大小阴唇皮肤黏膜的裂伤，处女膜环断裂，会阴皮肤裂伤。②Ⅱ度裂伤：裂伤达会阴深浅横肌，或深达肛提肌及其筋膜，常沿两侧阴道沟向上延长，严重的可达阴道后穹隆。③Ⅲ度裂伤：在Ⅱ度裂伤基础上深度累及肛门括约肌。④Ⅳ度裂伤：Ⅲ度裂伤并发直肠黏膜裂伤。

阴道裂伤包括表浅的黏膜裂伤、深及盆底组织的裂伤和大面积的阴道壁裂伤。常见的会阴侧切部位的顶点向上纵行裂伤，甚至可以延伸至阴道顶端，其深度也各有不同，个别深度裂伤可达耻骨下支，有时可有数个裂口，直到穹隆。阴道裂伤还可以向外、向内延伸，甚至累及小阴唇或尿道旁组织。形成阴道裂伤的主要原因包括胎儿过大、急产、阴道壁充血水肿等。但产钳使用不当是最重要的原因，胎头旋转不完全，而产钳勉强交合，牵引时，又未沿产道、产轴进行。

(二)宫颈裂伤

常见的宫颈裂伤是纵行裂伤。撕裂位置多位于三点或九点，裂伤有时可深达阴道穹隆部。子宫颈环形撕裂较少见，上唇或下唇的内面因暴力而发生环形撕裂和翻出。宫颈撕裂常发生在胎儿过大、急产、产钳助产不当，以及臀位牵引术后用暴力牵拉胎头时，如撕裂过大过深，或累及血管，均可导致大量出血。

(三)外阴阴道血肿

外阴阴道血肿分两种：一种是开放性血肿，见于会阴阴道裂伤或会阴切开术后切口裂伤，缝合修复时止血不彻底，残留死腔，导致血液局部积聚形成；另一种是闭合性血肿，可发生于产程活跃期、分娩期和产褥期。尽管分娩过程中胎儿始终试图以最小径线通过产道的最大径线，但是产妇阴道会阴软组织仍然会极度扩张，黏膜以下部位血管因牵拉断裂导致自发性的闭合血肿形成，如果孕妇合并妊娠期高血压疾病、营养不良、低蛋白血症等情况，就更容易出现外阴阴道水肿。急产、产钳助产会因为产道扩张不充分而导致血肿发生。血肿多位于外阴深部及阴道下段侧壁，表现为会阴、阴道局部逐渐加重的胀痛、肿块、瘀斑，触痛明显。由于盆底组织的疏松结构，阴道血肿可以沿阴道侧壁扩散形成巨大血肿，甚至压迫直肠、尿道，引起肛门坠胀和排尿障碍，阴道检查有助于明确血肿的存在、位置、范围大小。在妊娠期高血压疾病的情况下，外阴、阴道，甚至阔韧带内都可以有自发性血肿，有时血肿巨大，腹部可以扪及包块，而子宫可被推向一侧。

(四)膀胱破裂

阴道壁以及相邻的膀胱弹性均较大，如在术前常规导尿，则在行阴道的一般助产术时，不易发生破裂，但如因胎位异常等情况行毁胎术，胎儿锐利的骨片或术者器械操作不当，均可能刺破阴道前壁及膀胱，以上各种损伤都可导致出血，特别是妊娠期盆底组织血供丰富，如损伤严重，可发生大量出血。

二、治疗

下生殖道组织血管丰富，容易愈合，但是妊娠和分娩期的生理性改变使得组织充血、水肿，并且容易发生累及宫颈、阴道、会阴的复合性损伤，手术修补要求严格止血、分层对合。组织之间对合牢固但无张力，否则容易因为继发性肿胀导致张力过大，局部缺血坏死而影响预后。阴道、宫颈的损伤往往较深，应适当麻醉患者后摆好其体位，以充分暴露手术视野。良好的照明和熟练的助手也是做好修补手术不可或缺的重要因素。

(一)会阴阴道裂伤

会阴裂伤和阴道裂伤常常同时发生，对于新鲜的裂伤，只要注意消毒止血，正确辨认其解剖结构，并及时正确修补缝合，恢复原有解剖结构，即使是Ⅲ度裂伤，成功率也可达到99%。

Ⅰ度会阴阴道裂伤可能伴有阴蒂及尿道口周围、大小阴唇皮肤黏膜损伤、处女膜环断裂。可选用2-0可吸收线间断缝合止血，恢复组织结构。Ⅰ度会阴裂伤的会阴体皮肤损伤较小，组织缝合对合良好后皮肤可以自然贴合，一般不需单独缝合。

Ⅱ度裂伤会导致会阴浅横肌、深横肌甚至肛提肌及其筋膜断裂，向内沿两侧阴道沟上延形成阴道后壁舌形撕裂。缝合中要注意充分暴露阴道裂伤的顶端，必要时可用纱布填塞阴道后穹隆以协助暴露。2-0可吸收线缝合阴道壁黏膜，部位要超过裂口顶端0.5 cm以上；2-0可吸收线间断缝合撕裂的会阴体肌层，缝合会阴皮下组织；3-0可吸收线行会阴皮内缝合，丝线外缝合定期拆线亦可。术后取出填塞的阴道纱布，先后行阴道和直肠指检，检查有无血肿、直肠黏膜有无损伤或贯穿缝合。

Ⅲ度和Ⅳ度裂伤因为涉及肛门括约肌功能恢复，重点在于恢复正常解剖层次和结构，应当由高年资医生实施修补手术。在阴道穹隆部填塞纱布，阻挡宫腔内出血，以免影响手术视野；充分清洁冲洗创面，严格消毒；直肠内塞入纱条防止肠内容物污染，使用3-0可吸收线，由直肠裂口顶端上0.5 cm处开始间断内翻缝合黏膜下层，不能穿透黏膜，边缝边退出纱条，再间断内翻缝合直肠肌层和筋膜。鼠齿钳(Allis钳)钳夹两侧挛缩的肛门括约肌断端，可用剪刀锐性游离部分断端以便于缝合，用7号丝线端端缝合或重叠缝合两针，嘱患者做缩肛运动，证实肛门括约肌收缩力。

缝合两侧肛提肌，覆盖直肠壁。余步骤同Ⅱ度裂伤。术后无渣流质饮食3天，外阴部用0.5%碘伏溶液冲洗，术后第4天开始，每天口服乳果糖20～30 mL，保持大便软化通畅。

对于创面较深的阴道裂伤，可以采取分层缝合，注意不留死腔。出血多的部位可以置橡皮引流条。对于弥漫性渗血的创面，缝合后可以用碘伏纱布阴道填塞，压迫24小时后取出。

（二）宫颈裂伤

阴道分娩和助产后要常规用无齿卵圆钳从12点部位开始交替检查宫颈一周，若发现累及穹隆的裂伤，还要经阴道探查子宫下段完整性。宫颈最常见的裂伤部位是3点和9点处。如果裂伤超过1 cm，或伴活动性出血，应及时缝合。

用无齿卵圆钳分别钳夹两侧裂缘下端并向下牵拉，必要时配合阴道拉钩能充分暴露裂伤部位。使用2-0可吸收线，在裂伤顶端上0.5 cm处做“8”字缝合，然后间断全层缝合宫颈至游离边缘0.5 cm处。有环形裂伤者，行横行间断缝合。累及阴道穹隆的宫颈裂伤或宫颈裂伤向上超过宫颈阴道部不能完全暴露者，须剖腹探查，经腹修补，同时仔细探查子宫下段裂伤情况。

（三）外阴阴道血肿

外阴和阴道小的血肿，若无继续增大的趋势，没有感染征象，可以采取冰敷、加压包扎、阴道纱布填塞压迫等保守治疗方法处理。如果血肿持续增大，必须及时切开引流，寻找活动性出血点缝扎止血。若未发现明确的活动性出血灶，则清除积血、缝合关闭血肿腔隙、置引流条、术后加压包扎。

阴道血肿可以是闭合性血肿，也可以是阴道裂伤及会阴切开后小血管回缩止血不彻底导致的继发血肿。两者处理原则相同，都是要充分清除积血、止血、缝合关闭死腔。但阴道壁组织疏松，很容易在疏松结缔组织内形成无法被彻底清除的积血，此时充分引流就特别重要，缝合后可以用碘伏纱布填塞阴道，压迫24小时后取出。此外，要特别警惕阴道血肿向盆腔方向蔓延至阔韧带和后腹膜，患者会出现腹痛、腰痛以及难以用显性出血解释的血红蛋白进行性下降。这种情况就必须行开腹手术清除血肿。

（四）膀胱损伤

行毁胎术等操作后要常规检查阴道各个壁的完整性，当发生前壁损伤时需要观察尿液性状，必要时可以采取膀胱亚甲蓝溶液灌注，了解是否存在膀胱壁缺损。新鲜的膀胱损伤若得到及时修补，预后良好。但是如果术中未及时发现而形成陈旧性损伤，即膀胱阴道瘘，手术就相对复杂很多。

阴道分娩或助产术后发生的下生殖道损伤，往往伴有较多的出血、长时间的操作，术中、术后应根据产妇的具体情况予以补液、输血，术后常规予以抗生素预防感染。

三、预防

分娩期下生殖道损伤当以预防为主，尽量降低其发生率，防止严重并发症发生，这也是评价产科质量的标准之一。

（一）掌握阴道分娩产程的要点

掌握阴道分娩产程正确处理方法及各种阴道助产术的适应证、禁忌证，这是防止各种下生殖道损伤的关键。例如，宫颈口未开全时禁止使用产钳术，禁用高位产钳助产；禁止滥用宫缩剂，人为造成急产等。

(二)全面了解产妇全身及产科情况

在试产和实施助产前,系统全面地了解产妇全身及产科情况,详细内容如下所述。

(1)了解产妇有无妊娠合并症及并发症,以及其严重程度,以便做出分娩方式的选择和术前准备。

(2)了解产妇的骨产道、软产道情况,孕妇宫高腹围,超声下胎儿径线,综合评估是否存在显著头盆不称。

(3)阴道助产前需要充分的、适宜的麻醉,以保持会阴和盆底软组织的松弛。

(4)开放静脉通道,以备必要时静脉给药、输血。

(5)阴道助产术前导尿,保持膀胱空虚。

(6)阴道分娩,特别是手术助产后常规检查宫颈、阴道、外阴及会阴部情况,有无撕裂血肿等,检查应仔细完全,避免遗漏。

(齐玉玲)

第二节 子宫破裂

子宫破裂是妊娠期和分娩期极其严重的并发症之一,直接威胁母儿生命,导致灾难性的后果,其中出血、休克、感染是患者死亡的主要原因。子宫破裂的发病率和病因构成在社会经济发展不同的国家和地区的报道中差别很大,美国为0.04%~0.10%,中国为0.10%~0.55%,非洲部分国家地区高达1.0%~1.2%。发达国家导致子宫破裂的主要原因是既往剖宫产瘢痕,经济欠发达地区和落后地区的主要原因是梗阻性难产和不当助产。近年来,随着剖宫产后再次妊娠病例的增多和前列腺素类药物在催引产领域的广泛应用,子宫破裂的发病率较以前有上升的趋势。

一、病因

子宫破裂的病因主要有瘢痕子宫(包括剖宫产术后和其他子宫手术后)、梗阻性难产、宫缩剂应用不当和助产手术损伤。

(一)瘢痕子宫

狭义的瘢痕子宫主要是指子宫有剖宫产手术史或子宫肌瘤剔除病史,特别是古典式的子宫体部剖宫产术和剥除时穿透子宫内膜达宫腔的子宫肌瘤手术对子宫肌壁的损伤较大,形成的瘢痕范围宽,不能承受妊娠子宫胀大和宫缩时的张力,更容易在妊娠晚期和分娩时发生子宫破裂。

广义的瘢痕子宫包括子宫畸形矫形术、子宫角部切除术、子宫破裂修补、子宫穿孔等手术操作对子宫造成的损伤。随着外科和妇科微创手术的迅速发展与广泛开展,高频电刀、超声刀等能量器械在手术中的应用给子宫带来了一系列热损伤的问题;甚至常见的腹腔镜下输卵管峡部或间质部妊娠手术时,能量、器械操作不当会造成子宫角部过度的灼伤,引起中晚孕子宫自发性破裂也时有发生。

(二)梗阻性难产

梗阻性难产是子宫破裂常见的原因之一,该类型子宫破裂好发于伴随有子宫肌壁原发和继发病理性改变者,如多产、畸形子宫肌层发育不良、胎盘植入病史等导致子宫肌壁延展性和抗张能力下降的因素。这些患者如果同时伴有明显的骨盆狭窄、头盆不称、软产道畸形、盆腔肿瘤、胎位异常和胎儿畸形等因素阻碍胎先露下降时,子宫为克服阻力,体部肌肉强烈收缩,子宫下段被迫拉长、变薄,最终破裂,这也是子宫破裂中最常见类型。破裂处多发生于子宫下段,严重的可以延伸到宫体、宫颈、阴道甚至撕裂膀胱。

(三)宫缩剂应用不当

使用前列腺素药物以及缩宫素等宫缩剂引产、催产,若时机把握不当,或超剂量用药都可能会造成子宫平滑肌强烈的痉挛性收缩。值得注意的是,在胎膜自然破裂和人工破膜等存在内源性前列腺素释放的情况下,一定要严格控制宫缩剂使用的指征和时机,避免造成子宫收缩效应叠加,导致宫缩过强、子宫破裂。

(四)助产手术损伤

分娩时实施助产手术引起的子宫破裂损伤,多是由不适当或粗暴的手术操作所导致。宫口未开全,强行产钳术或臀牵引术会导致子宫颈严重裂伤并上延到子宫下段;臀牵引手法粗暴,未按照分娩机转,会引起胎儿手臂上举,出头困难,后出头暴力牵拉;忽略性横位内倒转术,毁胎术以及部分人工剥离胎盘术等由于操作不当,均可造成子宫破裂。第二产程中暴力按压宫底,增加腹压,促使胎儿娩出也是导致子宫破裂的高危因素之一。

二、分类

子宫破裂按照发生时间可以分为妊娠期破裂和分娩期破裂,按照原因可以分为自发性破裂和损伤性破裂,按照程度可分为完全破裂和不完全破裂。

三、临床表现

子宫破裂发生在瘢痕子宫和非瘢痕子宫病例时的表现不尽相同,因此对两类患者的临床表现都要有明确的认识。

(一)非瘢痕子宫破裂

非瘢痕子宫破裂即传统意义上的子宫破裂,几乎均发生于分娩过程中,根据其病程进展可以分为先兆子宫破裂和子宫破裂两个阶段。

1.先兆子宫破裂

先兆子宫破裂多见于产程长、有梗阻性难产高危因素的患者,典型的表现为腹痛、病理性缩复环、胎心改变和血尿的“四联征”。

(1)腹痛:由于宫缩过强,子宫呈现强直性或痉挛性收缩,产妇因剧烈的腹痛而烦躁不安、呼吸心率增快、下腹部拒按。

(2)病理性缩复环:因为梗阻的存在,子宫平滑肌反应性的强直收缩,导致子宫体部肌层增厚,同时下段肌层在强力拉伸作用下延展、菲薄,从腹壁上观察,宫体部和子宫下段之间形成一个明显的凹陷,为病理性缩复环。随着宫缩的进展,子宫下段进一步拉伸,病理性缩复环会逐渐上移达到脐平面或以上,如果此时不能得到处理,子宫下段最终会因为张力过高而断裂,进展成为子宫破裂。

(3)胎心改变:发生先兆子宫破裂时,子宫平滑肌痉挛,强直性收缩,由于没有充分的平滑肌舒张期,有效的胎盘血流灌注和氧气交换会受影响,胎儿会因急性缺氧出现胎动频繁,电子胎心监护可能会显示胎儿心动过速、心动过缓、重度变异减速以及晚期减速等一系列胎儿宫内窘迫的表现。

(4)血尿:发生梗阻性难产时,胎先露部位持续压迫膀胱,膀胱壁水肿、黏膜充血,会导致血尿和排尿困难。

2.子宫破裂

子宫破裂往往在先兆子宫破裂的进展过程中骤然发生,表现如下。

(1)子宫破裂在先兆子宫破裂基础上突然发生。患者感到下腹部"撕裂样"剧烈疼痛,随后强烈的宫缩短暂停止。孕妇自觉腹痛症状会出现一过性的缓解和"轻松感",但是紧接着,由于羊水、胎儿、血液充盈整个腹腔,患者很快出现全腹疼痛及腹膜刺激征。

(2)产妇呼吸急促、浅快,出现心率增快、脉搏细弱、血压下降等失血性休克的表现。

(3)全腹部肌紧张,压痛、反跳痛明显,移动性浊音阳性。从腹部可触及明显的胎儿肢体等部位,胎动停止、胎心消失,有时在胎儿旁可扪及收缩的子宫体。经阴道检查可以发现胎先露上移,宫颈口可见鲜血流出,有时可以经宫颈向上扪及子宫下段前壁缺损。

(4)不完全子宫破裂:不完全子宫破裂是指子宫肌层部分或完全断裂,浆膜完整,此时胎儿、胎盘、脐带等附属物仍然在宫腔内。发生子宫不完全破裂时,宫缩疼痛并不明显,可以有少量的阴道流血,胎儿仍然存活,但会出现严重的晚期减速、基线变异消失等缺氧表现。此时破裂的肌层如果累及血管,也会发生严重的腹腔内出血或阔韧带血肿、后腹膜血肿等,并出现失血性休克症状。

(二)瘢痕子宫破裂

瘢痕子宫破裂发生于既往有子宫手术史或子宫损伤病史的患者,和非瘢痕子宫破裂相比,瘢痕子宫破裂可以发生在妊娠晚期和分娩期,部分严重的病例,如能量器械造成的子宫角部、子宫体部烧灼伤者,甚至会发生中孕期自发性子宫破裂,导致腹腔内出血、急腹症。子宫下段剖宫产术后的瘢痕子宫破裂往往缺乏先兆子宫破裂的表现,部分患者仅有下腹部针刺样疼痛或压痛,伴或不伴血尿,临床上还有部分病例无任何阳性表现,只是剖宫产术中意外发现。

四、诊断和鉴别诊断

(一)诊断

根据典型的病史、症状、体征,典型的子宫破裂诊断并不困难,关键在于根据病史及时筛查和识别子宫破裂的高危因素,并对其重点监测,在临产时能够及时识别先兆子宫破裂的表现,分辨子宫强直性收缩、腹痛和正常产程中的宫缩痛。当产程中出现宫缩突然消失、胎心消失、产妇心率增快、血压下降等表现时,一定要警惕子宫破裂的发生。

对可疑的高危孕产妇,建议产程中持续电子胎心监护,及时发现胎儿心动过速、心动过缓、严重变异减速或晚期减速、延长减速等异常。

腹腔穿刺可以明确诊断腹腔内出血,急诊床旁B型超声检查可以协助诊断腹腔内出血、死胎等。

(二)鉴别诊断

1.胎盘早剥

Ⅱ级以上的胎盘早剥会出现子宫强直收缩、宫体压痛、阴道出血、胎儿窘迫或死亡、孕妇失血性休克等表现,与子宫破裂的临床表现有诸多相似之处。但是严重的胎盘早剥一般都存在子痫前期、子痫、严重腹部外伤等病史,腹部检查无病理性缩复环。超声检查见子宫完整,部分病例可见到胎盘后血肿等典型的胎盘剥离征象。

2.难产伴发绒毛膜羊膜炎

部分病例，特别是合并胎膜早破者，由于产程长、多次行阴道检查、胎头旋转等操作可以导致绒毛膜羊膜炎，出现子宫体压痛、激惹等类似先兆子宫破裂的表现。因为感染的存在，绒毛膜羊膜炎患者可伴有羊水异味、白细胞计数和分类升高、C 反应蛋白及降钙素原增高等表现。结合病理缩复环、血尿等症状的有无及 B 型超声检查，鉴别并不困难。

五、治疗

一般治疗：开放静脉通道、吸氧、输液，做好输血的准备，大剂量应用广谱抗生素预防感染。

（一）先兆子宫破裂

一旦诊断为先兆子宫破裂，立即予以抑制宫缩药物输注，肌内注射或静脉输注镇静剂，如盐酸哌替啶 100 mg 肌内注射，吸入麻醉或静脉全身麻醉，尽快行剖宫产术，抢救胎儿生命。

（二）子宫破裂

确诊子宫破裂，无论胎儿存活与否都应当在积极抗休克治疗的同时急诊剖腹探查，尽量快地找到出血位置，止血。对于新鲜、整齐、无感染的子宫破裂，如果患者有生育要求可以行创面修补缝合。破口不规则或伴感染者应考虑子宫次全切除术。如果子宫破裂口向下延伸至宫颈，建议患者行子宫全切。术中发现有阔韧带巨大血肿时，要打开阔韧带，充分下推膀胱及游离输尿管后再钳夹切断组织。尽量就地抢救已发生失血性休克子宫破裂的患者，避免因搬运加重休克与出血。如果当地条件有限，必须转院时，一定要同时大量输血、输液、抗休克治疗，腹部加压包扎后，依就近原则转运至有救治能力的医疗机构。

（三）预防

子宫破裂是严重的产科并发症，根据国内报道，围生儿死亡率高达 90%，孕产妇死亡率为 12%，一旦发生子宫破裂，后果严重，因此子宫破裂重在预防。而且通过系统化的管理和严密观察，绝大多数子宫破裂是可以避免的。

1.健全妇幼保健制度

加强围生期保健管理，及时发现高危患者，进行追踪管理和适时转诊，按照病情制订适宜的分娩计划。特别强调，对有子宫手术操作史的患者，尽量取得前次手术操作的原始资料，根据手术记录情况综合评估。

2.强化医务人员的理论实践技能培训

严密观察产程，及时识别并正确处理病理缩复环、强直性子宫收缩等异常情况。

3.严格掌握宫缩剂的应用原则

缩宫素、前列腺素制剂在促宫颈成熟、催引产的应用规范。对宫缩药物使用的间隔时间、剂量、叠加效应等要熟练掌握，使用时专人看守、做好相关记录。

4.掌握手术助产的适应证和禁忌证

避免因不恰当的粗暴操作造成医源性子宫破裂。对操作困难的产钳助产、内倒转术、毁胎术等，常规在术后探查宫颈、宫腔，必要时可以利用 B 型超声协助检查。

5.严格掌握剖宫产指征

减少不必要的瘢痕子宫。

6.实施剖宫产后阴道分娩

要稳步有序地开展手术，做到制度先行、规范先行，严格掌握指征，切忌盲目跟风，给医患双方带来不必要的风险和危害。

（闫丽娟）

第三节 羊水栓塞

羊水栓塞(amniotic fluid embolism，AFE)是指羊水进入母体血液循环，引起的急性肺栓塞、休克、弥散性血管内凝血、肾衰竭甚至骤然死亡等一系列病理生理变化过程。羊水栓塞以起病急骤、病情凶险、难以预料、病死率高为临床特点，是极其严重的分娩期并发症。

1926 年，梅金(Megarn)首次描述了 1 例年轻产妇在分娩时突然死亡的典型症状，直到 1941 年，斯坦纳(Steiner)和卢施堡(Luschbaugh)等在患者血液循环中找到羊水有形成分，才命名此病为羊水栓塞。近年的研究认为羊水栓塞与一般的栓塞性疾病不同，而与过敏性疾病更相似，故建议将羊水栓塞更名为妊娠过敏样综合征。

羊水栓塞的发病率国外为 2.0/10 万，我国为 2.18/10 万～5.00/10 万。足月妊娠时发生的羊水栓塞，孕产妇病死率高达 70%～80%，占我国孕产妇死亡总数的 4.6%。羊水栓塞的临床表现主要是迅速出现、发展极快的心肺功能衰竭及肺水肿，继之以因凝血功能障碍而发生大出血及急性肾衰竭。以上表现常是依次出现的，而急性心肺功能衰竭的出现十分迅速而严重，半数以上的患者在发病 1 小时内死亡，以致抢救常不能奏效。症状出现迅速者，甚至距离死亡的时间仅数分钟，所以仅 40%的患者能活至大出血阶段。但也有少数患者(10%)在阴道分娩或剖宫产后 1 小时内，不经心肺功能衰竭及肺水肿阶段直接进入凝血功能障碍所致的大量阴道出血或伤口渗血阶段，这种情况称为迟发性羊水栓塞(delayed AFE)。至于中期妊娠引产时亦可出现羊水栓塞，因妊娠期早，羊水内容物很少，因此症状轻，治疗的预后好。

一、病因

羊水栓塞的病因与羊水进入母体循环有关是研究者们的共识，但是对致病机制的看法则有不同，晚期妊娠时，羊水中水分占 98%，其他为无机盐、糖类及蛋白质，如清蛋白、免疫球蛋白 A 及免疫球蛋白 G 等，此外尚有脂质如脂肪酸及胆红素、尿素、肌酐、各种激素和酶。如果已进入产程，羊水中还含有在产程中产生的大量的各种前列腺素，但重要的是还有胎脂块，自胎儿皮肤脱落下的鳞形细胞、毳毛及胎粪，在胎粪中含有大量的组胺、玻璃酸质酶。很多研究者认为这一类有形物质进入血流是在 AFE 中引起肺血管机械性阻塞的主要原因。而产程中产生的前列腺素类物质进入人体血流，由于其缩血管作用，加强了羊水栓塞病理生理变化的进程。值得注意的是羊水中物质进入母体的致敏问题也成为人们关注的焦点，人们早就提出 AFE 的重要原因之一就是羊水所致的过敏性休克。在 20 世纪 60 年代，一些研究者发现在子宫的静脉内出现鳞形细胞，但患者无羊水栓塞的临床症状。另外，又有一些患者有典型的羊水栓塞的急性心肺功能衰竭及肺水肿症状，而尸检时并未找到羊水中所含的胎儿物质。克拉克(Clark)等在 46 例 AFE 病例中发现有 40%的患者有药物过敏史，基于以上理由，Clark 认为过敏可能也是导致发病的主要原因，他甚至建议用妊娠过敏样综合征，以取代羊水栓塞这个名称。

Clark认为羊水栓塞的表现与过敏及中毒性休克（内毒素性）相似，这些进入循环的物质，通过内源性介质，诸如组胺、缓激肽、细胞活素、前列腺素、白三烯、血栓烷等导致临床症状的产生。不过，败血症患者有高热，AFE则无此表现。过敏性反应中经常出现的皮肤表现、上呼吸道血管神经性水肿等表现，AFE患者亦不见此表现。而且过敏性反应应先有致敏的过程，AFE患者则同样地可以发生在初产妇。所以也有人对此提出质疑。重要的是近几年中，有很多研究者着重研究了内源性介质在AFE发病过程中所起的作用。例如阿格格米（Agegami）等对兔注射含有白三烯的羊水，兔经常以死亡为结局；若对兔先以白三烯的抑制剂预处理，则兔可免于死亡。基茨米勒（Kitzmiller）等则认为PGF_2在AFE中起了重要作用，PGF_2只在临产后的羊水中可以测到，对注射PGF和妇女在产程中取得的羊水可以出现AFE的表现。马拉德尼（Maradny）等则认为在AFE复杂的病理生理过程中，血管内皮素使血流动力学受到一定影响，血管内皮素是人的冠状动脉和肺动脉及人类支气管强有力的收缩剂，对兔及培养中人上皮细胞给予人羊水处理后，血管上皮素水平升高，特别是在注射含有胎粪的羊水后升高更为明显，而注射生理盐水则无此表现。

孔（Khong）等提出血管内皮素-1（endothelin-1）可能在AFE的发病上起一定作用，血管内皮素-1是一种强而有力的血管及支气管收缩物质。他们用免疫组织化学染色法证实在两例AFE死亡病例的肺小叶上皮、支气管上皮及小叶中巨噬细胞均有表达，其染色较浅，而在羊水中鳞形细胞有广泛表达。因此，血管上皮素可能在AFE的早期引起短暂的肺动脉高压的血流动力学变化。所以AFE的病因十分复杂，目前尚难以一种学说来解释其所有变化，故研究尚需不断深入。

（一）羊水进入母体的途径

进入母体循环的羊水量至今无人也无法计算，但羊水进入母体的途径有以下几种。

1.宫颈内静脉

在产程中，宫颈扩张使宫颈内静脉有可能撕裂，或在手术扩张宫颈、剥离胎膜时、安置内监护器引起宫颈内静脉损伤，静脉壁的破裂、开放，是羊水进入母体的一个重要途径。

2.胎盘附着处或其附近

胎盘附着处有丰富的静脉窦，如胎盘附着处附近胎膜破裂，羊水则有可能通过此裂隙进入子宫静脉。

3.胎膜周围血管

如胎膜已破裂，胎膜下蜕膜血窦开放，强烈的宫缩亦有可能将羊水挤入血窦而进入母体循环。另外，剖宫产子宫切口也日益成为羊水进入母体的重要途径之一。Clark所报告的46例羊水栓塞中，8例在剖宫产刚结束时发生。吉伯（Gilbert）报告的53例羊水栓塞中，32例（60%）有剖宫产史。

（二）羊水进入母体循环的条件

一般情况下，羊水很难进入母体循环。但若存在以下条件，羊水则有可能直接进入母体循环。

1.羊膜腔压力升高

多胎、巨大儿、羊水过多使宫腔压力过高；临产后，特别是第二产程子宫收缩过强；胎儿娩出过程中强力按压腹部及子宫等，使羊膜腔压力明显超过静脉压，羊水有可能被挤入破损的微血管而进入母体血液循环。

2.子宫血窦开放

分娩过程中各种原因引起的宫颈裂伤可使羊水通过损伤的血管进入母体血液循环。前置胎盘、胎盘早剥、胎盘边缘血窦破裂时，羊水也可通过破损血管或胎盘后血窦进入母体血液循环。剖宫产或中期妊娠钳刮术时，羊水也可从胎盘附着处血窦进入母体血液循环，发生羊水栓塞。

3.胎膜破裂后

大部分羊水栓塞发生在胎膜破裂以后，羊水可从子宫蜕膜或宫颈管破损的小血管进入母体血液循环中。剖宫产或羊膜腔穿刺时，羊水可从手术切口或穿刺处进入母体血液循环。

可见，羊膜腔压力升高、过强宫缩和血窦开放是发生羊水栓塞的主要原因。高龄产妇、经产妇、急产、羊水过多、多胎妊娠、过期妊娠、巨大儿、死胎、胎膜早破、人工破膜或剥膜、前置胎盘、胎盘早剥、子宫破裂、不正规使用缩宫素或前列腺素制剂引产、剖宫产、中期妊娠钳刮术等则是羊水栓塞的诱发因素。

二、病理生理

羊水进入母体循环后，通过多种机制引起机体的变态反应、肺动脉高压和凝血功能异常等一系列病理生理变化。

(一)过敏性休克

羊水中的抗原成分可引起Ⅰ型变态反应。在此反应中肥大细胞脱颗粒、异常的花生四烯酸代谢产物产生，包括白三烯、前列腺素、血栓素等进入母体血液循环，导致过敏性休克，同时使支气管黏膜分泌亢进，导致肺的交换功能下降，反射性地引起肺血管痉挛。

(二)肺动脉高压

羊水中有形物质可直接形成栓子阻塞肺内小动脉，还可作为促凝物质促使毛细血管内血液凝固，形成纤维蛋白及血小板微血栓机械性阻塞肺血管，引起急性肺动脉高压。同时有形物质尚可刺激肺组织产生和释放 $PGF_{2\alpha}$、5-羟色胺、白三烯等血管活性物质，使肺血管反射性痉挛，加重肺动脉高压。羊水物质也可反射性引起迷走神经兴奋，进一步加重肺血管和支气管痉挛，导致肺动脉高压或心脏骤停。肺动脉高压又使肺血管灌注明显减少，通气和换气障碍，肺组织严重缺氧，肺毛细血管通透性增加，液体渗出，导致肺水肿、严重低氧血症和急性呼吸衰竭。肺动脉高压直接使右心负荷加重，导致急性右心衰竭。肺动脉高压又使左心房回心血量减少，则左心排血量明显减少，引起周围血液循环衰竭，使血压下降产生一系列心源性休克症状，产妇可因重要脏器缺血而突然死亡。

(三)弥散性血管内凝血(DIC)

羊水中含有丰富的促凝物质，进入母血后激活外源性凝血系统，在血管内形成大量微血栓(高凝期)，引起休克和脏器功能损害。同时羊水中含有纤溶激活酶，可激活纤溶系统，加上大量凝血因子被消耗，血液由高凝状态迅速转入消耗性低凝状态(低凝期)，导致血液不凝及全身出血。

(四)多脏器功能衰竭

由于休克、急性呼吸循环衰竭和 DIC 等病理生理变化，常导致多脏器受累。以急性肾脏功能衰竭、急性肝功能衰竭和急性胃肠功能衰竭等多脏器衰竭常见。

三、临床表现

羊水栓塞发病特点是起病急骤、来势凶险。90%发生在分娩过程中，尤其是胎儿娩出前后的短时间内。少数发生于临产前或产后 24 小时以后。剖宫产术或妊娠中期手术过程中也可发病。在极短时间内可因心肺功能衰竭、休克导致死亡。典型的临床表现可分为三个渐进阶段。

(一)心肺功能衰竭和休克

因肺动脉高压引起心力衰竭和急性呼吸循环衰竭,而变态反应可引起过敏性休克。在分娩过程中,尤其是刚破膜不久,产妇突然发生寒战、烦躁不安、呛咳气急等症状,随后出现发绀、呼吸困难、心率加快、面色苍白、四肢厥冷、血压下降。由于中枢神经系统严重缺氧,可出现抽搐和昏迷。肺部听诊可闻及湿啰音,若有肺水肿,产妇可咯血性泡沫痰。严重者发病急骤,甚至没有先兆症状,仅惊叫一声或打一次哈欠后,血压迅速下降,于数分钟内死亡。

(二)DIC 引起的出血

产妇渡过心肺功能衰竭和休克阶段,则进入凝血功能障碍阶段,表现为大量阴道流血、血液不凝固,切口及针眼大量渗血,全身皮肤黏膜出血,血尿甚至出现消化道大出血。产妇可因出血性休克死亡。

(三)急性肾衰竭

由于全身循环衰竭,肾脏血流量减少,出现肾脏微血管栓塞,肾脏缺血引起肾组织损害,表现为少尿、无尿和尿毒症征象。一旦肾实质受损,可致肾衰竭。

典型临床表现的三个阶段可能按顺序出现,但有时亦可不全部出现或按顺序出现,不典型者可仅有休克和凝血功能障碍。中孕引产或钳刮术中发生的羊水栓塞,可仅表现为一过性呼吸急促、烦躁、胸闷后出现阴道大量流血。有些产妇因病情较轻或处理及时可不出现明显的临床表现。

四、诊断

羊水栓塞的诊断缺乏有效、实用的实验室检查,主要依靠的是临床诊断。而临床上诊断羊水栓塞主要根据发病诱因和临床表现,做出初步诊断并立即进行抢救,同时进行必要的辅助检查,目前通过辅助检查确诊羊水栓塞仍较困难。在围生期出现严重的呼吸、循环、血液系统障碍的病因有很多,例如肺动脉血栓性栓塞、感染性休克、子痫等。所以对非典型病例,首先应排除其他原因,即可诊断为羊水栓塞。

需要与羊水栓塞进行鉴别诊断的产科并发症与合并症有空气栓子、过敏性反应、麻醉并发症、吸入性气胸、产后出血、恶性高热、败血症、血栓栓塞、宫缩乏力、子宫破裂及子痫。

(一)病史及临床表现

凡在病史中存在羊水栓塞各种诱发因素及条件,如胎膜早破、人工破膜或剥膜、子宫收缩过强、高龄初产,在胎膜破裂后、胎儿娩出后或手术中产妇突然出现寒战、烦躁不安、气急、尖叫、呛咳、呼吸困难、大出血、凝血障碍、循环衰竭及不明原因休克,休克与出血量不成比例,首先应考虑为羊水栓塞。初步诊断后应立即进行抢救,同时进行必要的辅助检查来确诊。

(二)辅助检查

1.血涂片寻找羊水有形物质

抽取下腔静脉或右心房的血 5 mL,离心沉淀后取上层物做涂片,用瑞氏-吉姆萨(Wright-Giemsa)染色,镜检发现鳞状上皮细胞、毳毛、黏液,或行苏丹Ⅲ染色寻找脂肪颗粒,可协助诊断。过去认为这是确诊羊水栓塞的标准,但近年认为,这一方法既不敏感也非特异,在正常孕妇的血液中也可发现羊水有形物质。

2.宫颈组织学检查

当患者行全子宫切除，或死亡后进行尸体解剖时，可以对宫颈组织进行组织学检查，寻找羊水成分的证据。

3.非侵入性检查方法

(1)Sialyl Tn 抗原检测：胎粪及羊水中含有神经氨酸-N-乙酰氨基半乳糖(Sialyl Tn)抗原，羊水栓塞时母血中 Sialyl Tn 抗原浓度明显升高。应用放射免疫竞争法检测母血 Sialyl Tn 抗原水平，是一种敏感和无创伤性的诊断羊水栓塞的手段。

(2)测定母亲血浆中羊水-胎粪特异性的粪卟啉锌水平、纤维蛋白溶酶及 C3、C4 水平也可以帮助诊断羊水栓塞。

4.胸部 X 线检查

90%患者可出现胸片异常。双肺出现弥散性点片状浸润影，并向肺门周围融合，伴有轻度肺不张和右心扩大。

5.心电图检查

心电图可见 ST 段下降，提示心肌缺氧。

6.超声心动图检查

超声心动图可见右心房、右心室扩大、心排血量减少及心肌劳损等表现。

7.肺动脉造影术

肺动脉造影术是诊断肺动脉栓塞最可靠的方法，可以确定栓塞的部位和范围，但临床较少应用。

8.与 DIC 有关的实验室检查

可进行 DIC 筛选试验(包括血小板计数、凝血酶原时间、纤维蛋白原)和纤维蛋白溶解试验(包括纤维蛋白降解产物、优球蛋白溶解时间、鱼精蛋白副凝试验)。

9.尸检

(1)肺水肿、肺泡出血，主要脏器如肺、心、胃、脑等组织及血管中找到羊水有形物质。

(2)心脏内血液不凝固，离心后镜检找到羊水有形物质。

(3)子宫或阔韧带血管内可见羊水有形物质。

(三)美国羊水栓塞的诊断标准

(1)出现急性低血压或心脏骤停。

(2)急性缺氧，表现为呼吸困难、发绀或呼吸停止。

(3)凝血功能障碍或无法解释的严重出血。

(4)上述症状发生在子宫颈扩张、分娩、剖宫产时或产后 30 分钟内。

(5)排除了其他原因导致的上述症状。

五、处理

羊水栓塞一旦确诊，应立即抢救产妇。主要原则为纠正呼吸循环衰竭、抗过敏、抗休克、防治 DIC 及肾衰竭、预防感染。病情稳定后立即终止妊娠。

(一)纠正呼吸循环衰竭

1.纠正缺氧

出现呼吸困难、发绀者，立即面罩给氧，流速为 5～10 L/min。必要时行气管插管，机械通气，正压给氧，如症状严重，应行气管切开。保证氧气的有效供给，是改善肺泡毛细血管缺氧、预防肺水肿的关键。同时也可改善心、脑、肾等重要脏器的缺氧。

2.解除肺动脉高压

立即应用解痉药，减轻肺血管和支气管痉挛，缓解肺动脉高压及缺氧。常用药物有以下几种。

(1)盐酸罂粟碱：是解除肺动脉高压的首选药物，可直接作用于血管平滑肌，解除平滑肌痉挛，对冠状动脉、肺动脉、脑血管均有扩张作用。首次剂量 30～90 mg，加入 5%葡萄糖液 20 mL 中缓慢静脉注射，每天剂量不超过 300 mg。罂粟碱与阿托品合用，扩张肺小动脉效果更好。

(2)阿托品：可阻断迷走神经反射引起的肺血管痉挛及支气管痉挛，促进气体交换，解除迷走神经对心脏的抑制，使心率加快，增加回心血量，改善微循环，兴奋呼吸中枢。每隔 10～20 分钟静脉注射 1 mg，直至患者面色潮红，微循环改善。心率在 120 次/分以上者慎用。

(3)氨茶碱：可解除肺血管痉挛，松弛支气管平滑肌，降低静脉压与右心负荷，兴奋心肌，增加心排血量。250 mg 加入 5%葡萄糖液 20 mL 缓慢静脉注射，必要时可重复使用。

(4)酚妥拉明：可解除肺血管痉挛，降低肺动脉阻力，消除肺动脉高压。5～10 mg 加入 5%葡萄糖液 250～500 mL 中，以 0.3 mg/min 的速度静脉滴注。

3.防治心力衰竭

为保护心肌和预防心力衰竭，尤其对心率超过 120 次/分者，除用冠状动脉扩张剂外，应及早使用强心剂。常用毛花苷 C 0.2～0.4 mg，加入 25%葡萄糖液 20 mL 中缓慢静脉注射。必要时 4～6 小时后可重复应用。还可用营养心肌细胞药物如辅酶 A、三磷酸腺苷(ATP)和细胞色素 C等。

(二)抗过敏

应用糖皮质激素可解除痉挛，稳定溶酶体，具有保护细胞及抗过敏作用，应及早大量使用。首选氢化可的松 100～200 mg 加入 5%葡萄糖液 50～100 mL 中快速静脉滴注，再用 300～800 mg加入 5%葡萄糖液 250～500 mL 中静脉滴注；也可用地塞米松 20 mg 缓慢静脉注射后，再用 20 mg 加于 5%葡萄糖液 250 mL 中静脉滴注，根据病情可重复使用。

(三)抗休克

1.补充血容量

在抢救过程中，应尽快输新鲜全血和血浆以补充血容量。与一般产后出血不同的是，羊水栓塞引起的产后出血往往会伴有大量的凝血因子的消耗，因此在补充血容量时注意不要补充过量的晶体，要以补充血液，特别是凝血因子和纤维蛋白原为主。扩容首选右旋糖酐-40 500 mL 静脉滴注(每天量不超过 1 000 mL)。应做中心静脉压(CVP)测定，了解心脏负荷状况，指导输液量及速度，并可抽取血液寻找羊水有形成分。

2.升压药

多巴胺 10～20 mg 加于 5%葡萄糖液 250 mL 中静脉滴注。间羟胺 20～80 mg 加于 5%葡萄糖液250～500 mL 中静脉滴注，滴速为 20～30 滴/分。根据血压情况调整滴速。

3.纠正酸中毒

在抢救过程中，应及时做动脉血气分析及血清电解质测定。若有酸中毒可用 5%碳酸氢钠 250 mL 静脉滴注，若有电解质紊乱，应及时纠正。

（四）防治 DIC

1.肝素

在已经发生 DIC 的羊水栓塞的患者使用肝素要非常慎重，一般原则是“尽早使用，小剂量使用”或者是“不用”。所以临床上如果使用肝素治疗羊水栓塞，必须符合以下两个条件：①导致羊水栓塞的风险因素依然存在（子宫和宫颈未被切除，子宫压力继续存在），会导致羊水持续不断地进入母亲的血液循环，不使用肝素会使凝血因子的消耗继续加重；②有使用肝素的丰富经验，并且能及时监测凝血功能的状态。

用于羊水栓塞早期高凝状态时的治疗，尤其在发病后 10 分钟内使用效果更佳。肝素25～50 mg(1 mg＝125 U)加于 0.9％氯化钠溶液 100 mL 中，静脉滴注 1 小时，以后再以 25～50 mg 肝素加于 5％葡萄糖液 200 mL 中静脉缓滴，用药过程中可用试管法测定凝血时间，使凝血时间维持在 20～25 分钟。24 小时肝素总量应控制在 100 mg(12 500 U)以内为宜。肝素过量（凝血时间超过 30 分钟），有出血倾向时，可用鱼精蛋白对抗，1 mg 鱼精蛋白对抗肝素 100 U。

2.抗纤溶药物

羊水栓塞由高凝状态向纤溶亢进发展时，可在肝素化的基础上使用抗纤溶药物，如 6-氨基己酸 4～6 g加于 5％葡萄糖液 100 mL 中，15～30 分钟内滴完，维持量每小时 1 g；氨甲环酸每次 0.5～1.0 g，加于 5％葡萄糖液 100 mL 静脉滴注；氨甲苯酸 0.1～0.3 g 加于 5％葡萄糖液 20 mL 稀释后缓慢静脉注射。

3.补充凝血因子

应及时补充凝血因子，如输新鲜全血、血浆、纤维蛋白原(2～4 g)等。

（五）预防肾衰竭

羊水栓塞的第三阶段为肾衰竭期，在抢救过程中应注意尿量。当血容量补足后仍少尿，应及时应用利尿剂：①呋塞米 20～40 mg 静脉注射；②20％甘露醇 250 mL 静脉滴注，30 分钟滴完。如用药后尿量仍不增加，表示肾功能不全或衰竭，按肾衰竭处理，尽早给予血液透析。

（六）预防感染

应用大剂量广谱抗生素预防感染。应注意选择对肾脏毒性小的药物，如青霉素、头孢菌素等。

（七）产科处理

(1)分娩前出现羊水栓塞，应先抢救母亲，积极治疗急性心力衰竭、肺功能衰竭、监护胎心率变化，病情稳定以后再考虑分娩情况。

(2)在第一产程出现羊水栓塞，考虑剖宫产终止妊娠，若患者系初产，新生儿为活产，术时出血不多，则可暂时保留子宫，宫腔填塞纱布以防产后出血。如宫缩不良，行子宫切除，因为理论上子宫的血窦及静脉内仍可能有大量羊水及其有形成分。在行子宫切除时不主张保留宫颈，因为保留宫颈有时会导致少量羊水继续从宫颈血管进入母体循环，羊水栓塞的病情无法得到有效的缓解。

(3)在第二产程出现羊水栓塞，可考虑阴道分娩。分娩以后，如有多量的出血，虽经积极处理后效果欠佳，应及时切除子宫。

(4)分娩以后宫缩剂的应用：有争论，有人认为会促进更多的羊水成分进入血液循环，但多数人主张使用宫缩剂。

六、预防

严格来说羊水栓塞不是能完全预防的疾病。首先应针对可能发生羊水栓塞的诱发因素加以防范，提高警惕，早期识别羊水栓塞的前驱症状，早期诊断羊水栓塞，以免延误抢救时机。同时应注意下列问题。

(1)减少产程中的人为干预如人工破膜、静脉滴注缩宫素等。

(2)掌握人工破膜的时机，破膜应避开宫缩最强的时间。人工破膜时不要剥膜，以免羊水被挤入母体血液循环。

(3)严密观察产程，正确使用宫缩剂。应用宫缩剂引产或加强宫缩时，应有专人观察，随时调整宫缩剂的剂量及用药速度，避免宫缩过强。宫缩过强时适当应用宫缩抑制剂。

(4)严格掌握剖宫产指征，正确掌握剖宫产的手术技巧。手术操作应轻柔，防止切口延长。胎儿娩出前尽量先吸净羊水，以免羊水进入子宫切口开放的血窦内。

(5)中期妊娠流产钳刮术时，扩张宫颈时应逐号扩张，避免粗暴操作。行钳刮术时应先破膜，待羊水流尽后再钳夹出胎儿和胎盘组织。

(6)羊膜腔穿刺术时，应选用细针头(22 号腰穿针头)。最好在超声引导下穿刺，以免刺破胎盘，形成开放血窦。

(孟双双)

第四节　晚期产后出血

晚期产后出血是指分娩 24 小时后，在产褥期内发生的子宫大量出血，出血量超过 500 mL，产后 1～2 周发病最常见，亦有迟至产后 6 周发病，又称产褥期出血。晚期产后出血发生率的高低与各地产前保健及产科质量水平密切相关。近年来，随着各地剖宫产率的升高，晚期产后出血的发生率有上升趋势。

一、病因

(一)胎盘、胎膜残留

胎盘、胎膜残留是最晚期产后出血常见的病因，多发生于产后 10 天左右。黏附在子宫腔内的小块胎盘组织发生变性、坏死、机化，可形成胎盘息肉。当坏死组织脱落时，基底部血管开放，引起大量出血。

(二)蜕膜残留

产后 1 周内，蜕膜正常脱落并随恶露排出，若蜕膜剥离不全或剥离后长时间残留在宫腔内，可诱发子宫内膜炎症，影响子宫复旧，可引起晚期产后出血。

(三)子宫胎盘附着部位复旧不全

胎盘娩出后，子宫胎盘附着部位即刻缩小，可有血栓形成，随着血栓机化，可出现玻璃样变，血管上皮增厚，管腔变窄、堵塞，胎盘附着部位边缘有内膜向内生长，内膜逐渐修复，此过程需6～8 周。如果胎盘附着面复旧不全，可使血栓脱落，血窦重新开放，导致子宫大量出血。

(四)感染

感染以子宫内膜炎为多见,炎症可引起胎盘附着面复旧不全及子宫收缩不佳,导致子宫大量出血。

(五)剖宫产术后

子宫切口裂开多见于子宫下段剖宫产横切口两侧端,其主要原因有感染与伤口愈合不良。

(六)其他

妊娠合并凝血功能障碍性疾患;胎盘部位滋养细胞肿瘤、子宫黏膜下肌瘤、子宫内膜息肉、宫腔内异物、宫颈糜烂、宫颈恶性肿瘤等均可能引起晚期产后出血。诊断依靠妇科检查血或尿HCG测定、X线或CT检查、B型超声检查及宫腔刮出物病理检查等。

二、临床表现

产后出血的主要临床表现为阴道流血过多,产后24小时内流血量超过500 mL,继发出血性休克及易于发生感染。根据病因的不同,其临床表现亦有差异。

(一)阴道流血

胎盘胎膜残留、蜕膜残留表现为血性恶露持续时间延长,以后反复出血或突然大量流血。检查可发现以下情况。①子宫复旧不全:宫口松弛,有时可触及残留组织。②子宫胎盘附着面感染或复旧不全:表现为突然大量阴道流血,检查发现子宫大而软、宫口松弛,阴道及宫口有血块堵塞。③剖宫产术后:子宫伤口裂开多发生于术后2～3周,出现大量阴道流血,甚至引起休克。

(二)腹痛和发热

腹痛和发热常合并感染,伴有恶露增加,有恶臭。

(三)全身症状

患者可继发性贫血,甚至出现失血性休克而危及生命。

三、处理原则

针对不同出血原因引起的产后出血,采取以下相应的措施。

(一)少量或中等量阴道流血

此类患者应给予足量广谱抗生素及子宫收缩剂。

(二)疑有胎盘、胎膜、蜕膜残留或胎盘附着部位复旧不全

对于此类患者,应行刮宫术。刮宫前做好备血,建立静脉通路及开腹手术准备,刮出物送病理检查,以明确诊断。刮宫后应继续给予抗生素及子宫收缩剂。

(三)疑有剖宫产后子宫切口裂开

若患者仅有少量阴道流血,可先住院给予广谱抗生素及支持疗法,密切观察病情变化;若阴道流血多,可做剖腹探查;若切口周围组织坏死范围小,炎症反应轻微,可做清创缝合及髂内动脉、子宫动脉结扎止血或行髂内动脉栓塞术;若组织坏死范围大,酌情做子宫次全切除术或子宫全切术。

(蔡　芬)

参考文献

[1] 李庆丰,郑勤.妇产科常见疾病临床诊疗路径[M].北京:人民卫生出版社,2021.

[2] 樊明英.临床妇产科诊疗[M].北京:科学技术文献出版社,2020.

[3] 何艳舫.实用妇产科疾病诊断与救治方法[M].开封:河南大学出版社,2021.

[4] 郭历琛.妇产科诊断与治疗[M].天津:天津科学技术出版社,2020.

[5] 张韶兰,王海兰,王玲玲,等.妇产科疾病治疗与护理规范[M].济南:山东大学出版社,2021.

[6] 石一复,郝敏.妇产科症状鉴别诊断学[M].北京:人民卫生出版社,2021.

[7] 王玲.妇产科诊疗实践[M].福州:福建科学技术出版社,2020.

[8] 刘素霞,朱朋朋,刘丽莉,等.现代妇产科规范化诊疗[M].哈尔滨:黑龙江科学技术出版社,2021.

[9] 饶燕.妇产科诊疗思维技巧与疾病研究[M].北京:科学技术文献出版社,2020.

[10] 钟俊平,孔芹,王新悦,等.妇产科临床诊治思维与进展[M].哈尔滨:黑龙江科学技术出版社,2021.

[11] 刘萍.现代妇产科疾病诊疗学[M].开封:河南大学出版社,2020.

[12] 李佳琳.妇产科疾病诊治要点[M].北京:中国纺织出版社,2021.

[13] 郝晓明.妇产科常见病临床诊断与治疗方案[M].北京:科学技术文献出版社,2021.

[14] 李卫燕,武香阁,董爱英,等.现代妇产科进展[M].哈尔滨:黑龙江科学技术出版社,2022.

[15] 崔静.妇产科症状鉴别诊断与处理[M].开封:河南大学出版社,2020.

[16] 赵文芳,田艳春,王照英,等.妇科常见病与产科并发症[M].青岛:中国海洋大学出版社,2021.

[17] 谭娟.妇产科疾病诊断基础与诊疗技巧[M].北京:中国纺织出版社,2020.

[18] 万淑燕,褚晓文,高雯,等.妇产科综合诊疗实践[M].哈尔滨:黑龙江科学技术出版社,2022.

[19] 郭美芳.实用妇产科疾病诊断与治疗[M].天津:天津科学技术出版社,2020.

[20] 位玲霞,高新珍,阎永芳,等.妇产科疾病的临床诊疗与护理[M].北京:中国纺织出版社,2022.

[21] 苏翠红.妇产科常见病诊断与治疗要点[M].北京:中国纺织出版社,2021.

[22] 刘红霞.妇产科疾病诊治理论与实践[M].昆明:云南科技出版社,2020.

[23] 张静.实用临床妇产科诊疗学[M].长春:吉林科学技术出版社,2022.

[24] 李玮.实用妇产科诊疗新进展[M].西安:陕西科学技术出版社,2021.

[25] 胡相娟.妇产科疾病诊断与治疗方案[M].昆明:云南科技出版社,2020.
[26] 董萍萍.妇产科疾病诊疗策略[M].北京:中国纺织出版社,2022.
[27] 成立红.妇产科疾病临床诊疗进展与实践[M].昆明:云南科技出版社,2020.
[28] 人春欣.精编实用妇产科临床治疗精要[M].哈尔滨:黑龙江科学技术出版社,2021.
[29] 张凤.临床妇产科诊疗学[M].昆明:云南科技出版社,2020.
[30] 刘辉,张楠,王素平,等.现代妇产科基础与临床[M].哈尔滨:黑龙江科学技术出版社,2022.
[31] 孙丽丽.妇产科诊断与治疗精要[M].昆明:云南科技出版社,2020.
[32] 郝翠云,申妍,王金平,等.精编妇产科常见疾病诊治[M].青岛:中国海洋大学出版社,2021.
[33] 马丽.现代妇产科疾病诊治[M].沈阳:沈阳出版社,2020.
[34] 马建婷.常见妇产科疾病科普知识荟萃[M].北京:科学技术文献出版社,2022.
[35] 方秀丽,姚艳.腹腔镜子宫肌瘤剔除术治疗子宫肌瘤的效果及对卵巢功能的影响[J].中国医药指南,2022,20(36):5-8.
[36] 马瑞琳,毛艳,赵茵.巨大胎儿的临床评估和引产[J].中国实用妇科与产科杂志,2021,37(9):918-921.
[37] 季小红,吕燕,丁虹娟,等.合并胎儿窘迫的早期早产危险因素及围产儿结局分析[J].实用妇产科杂志,2022,38(12):933-937.
[38] 刘平平.地塞米松在剖宫产中防止羊水栓塞的临床效果[J].中国实用医药,2022,17(19):136-138.
[39] 杨晓玉,李俊峰,王瑞,等.益诺胶囊联合卡前列素治疗产后出血的临床研究[J].现代药物与临床,2023,38(1):190-193.
[40] 廖芸.阴道镜检查在宫颈病变中的临床诊断价值分析[J].中国医疗器械信息,2022,28(22):150-153.